A DECODIFICADORA

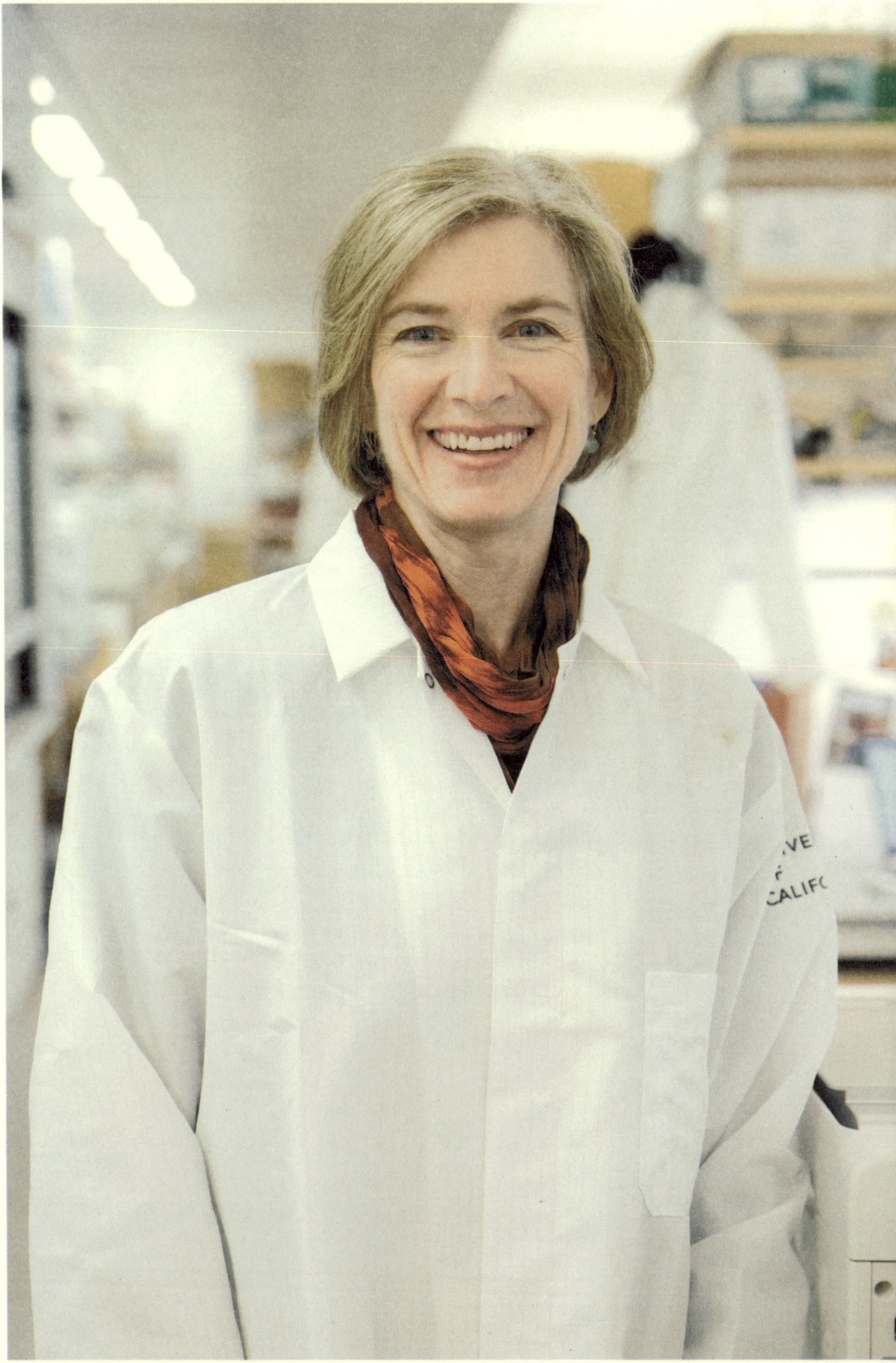

A DECODIFICADORA

Jennifer Doudna, edição de genes e o futuro da espécie humana

WALTER ISAACSON

TRADUÇÃO DE ROGERIO W. GALINDO E ROSIANE CORREIA DE FREITAS

intrínseca

TÍTULO ORIGINAL
The Code Breaker

REVISÃO
Eduardo Carneiro
Amanda Álvares

REVISÃO TÉCNICA
Luiz Otávio Felgueiras

DIAGRAMAÇÃO
Ligia Barreto | Ilustrarte Design

ARTE DE CAPA
Jackie Seow

DESIGN DE CAPA
Debra Lill

FOTO DE CAPA
© Brad Torchia/August Image [O halo na imagem é formado por parte das letras do código genético da Covid-19]

ADAPTAÇÃO DE CAPA
Inês Coimbra

CIP-BRASIL. CATALOGAÇÃO NA PUBLICAÇÃO
SINDICATO NACIONAL DOS EDITORES DE LIVROS, RJ

I73d

Isaacson, Walter, 1952-
A decodificadora : Jennifer Doudna, edição de genes e o futuro da espécie humana / Walter Isaacson ; tradução Rogerio W. Galindo, Rosiane Correia de Freitas. - 1. ed. - Rio de Janeiro : Intrínseca, 2021.
576 p. : il. ; 23 cm.

Tradução de: The code breaker : Jennifer Doudna, gene editing, and the future of the human race
Inclui índice
ISBN 978-65-5560-182-4

1. Doudna, Jennifer. 2. CRISPR (Genética). 3. Edição de genes. I. Galindo, Rogerio W. II. Freitas, Rosiane Correia de. III. Título.

21-68809 CDD: 576.5
CDU: 575

Leandra Felix da Cruz Candido - Bibliotecária - CRB-7/6135

[2021]

EDITORA INTRÍNSECA LTDA.
Rua Marquês de São Vicente, 99, 3º andar
22451-041 — Gávea
Rio de Janeiro — RJ
Tel./Fax: (21) 3206-7400
www.intrinseca.com.br

SUMÁRIO

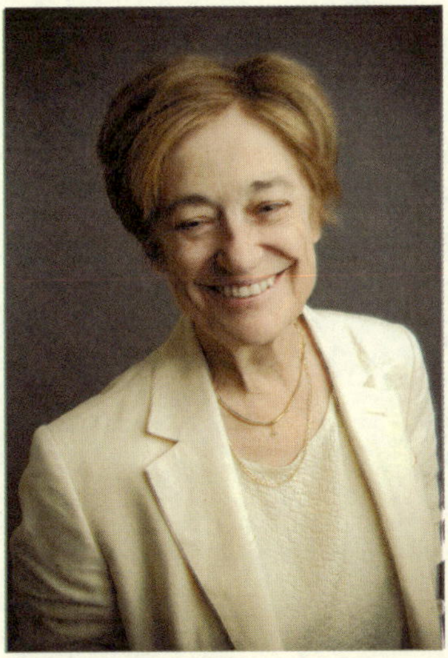 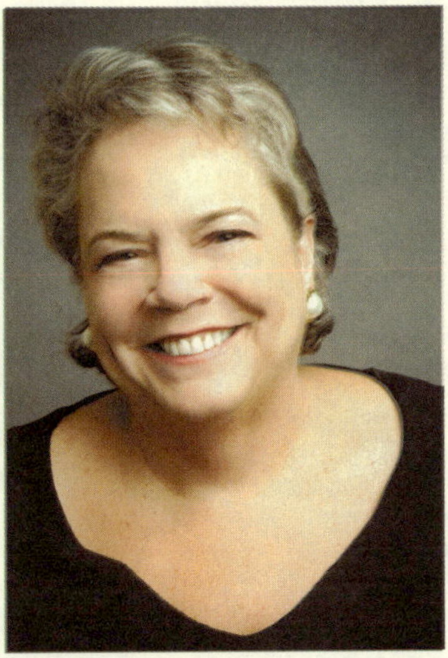

À memória de Alice Mayhew e Carolyn Reidy.
Que alegria era vê-las sorrir.

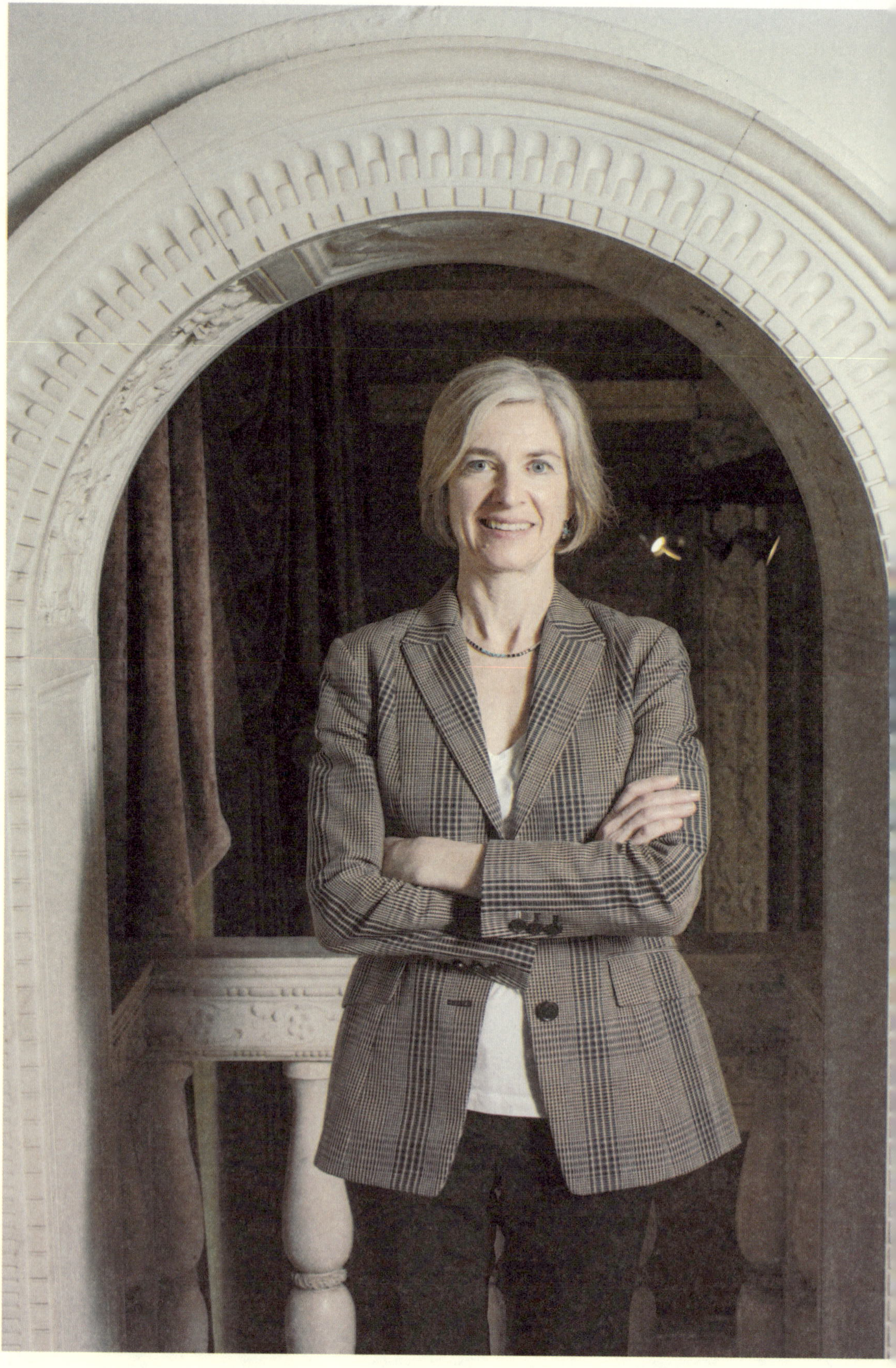

INTRODUÇÃO

Apresentando-se para a missão

Jennifer Doudna não conseguia dormir. Berkeley, a universidade onde ela era uma superestrela em função de seu papel na invenção da tecnologia de edição de genes conhecida como CRISPR, acabara de fechar o campus por causa da rápida disseminação da pandemia de coronavírus. Embora racionalmente soubesse que não deveria fazê-lo, ela levara o filho, Andy, que estava no último ano do ensino médio, de carro até a estação de trem, onde ele embarcaria rumo a Fresno para participar de uma competição de construção de robôs. Às duas da manhã, Doudna acordou o marido e insistiu para que fossem buscar o filho antes do início do torneio, que reuniria mais de 1.200 adolescentes e professores em um centro de convenções fechado. Os dois se vestiram, entraram no carro, encontraram um posto de gasolina 24 horas e fizeram a viagem de três horas. Andy, filho único, não ficou feliz em vê-los, mas os pais o convenceram a fazer as malas e voltar para casa. Enquanto saíam do estacionamento, Andy recebeu uma mensagem da equipe no celular: "Competição cancelada! Todos os alunos devem ir embora imediatamente!"[1]

Foi nesse momento, lembra Doudna, que ela percebeu que seu mundo, e o mundo da ciência, haviam mudado. "Eu sabia que pesquisadores como nós precisariam responder ao desafio." O governo se mostrava confuso quanto ao modo de reagir; era o momento, portanto, de professores universitários e alunos de pós-graduação pegarem tubos de ensaio e pipetas e se apresentarem correndo para a missão. No dia seguinte — sexta-feira,

13 de março de 2020 —, ela presidiu um encontro dos colegas de Berkeley e outros cientistas da região de São Francisco para debater os papéis que eles poderiam desempenhar.

Doze pessoas atravessaram o campus deserto de Berkeley e convergiram para o elegante prédio de pedra e vidro que abriga o laboratório de Doudna. A primeira coisa que fizeram ao entrar foi afastar as cadeiras — colocadas lado a lado —, criando uma distância de um metro e meio entre cada uma. Depois, ligaram um sistema de transmissão por vídeo para que outros cinquenta pesquisadores da região se unissem a eles via Zoom. Enquanto falava diante do grupo, Doudna demonstrou uma intensidade que geralmente mascarava com uma fachada serena. "Não é isso que os acadêmicos fazem normalmente", disse ela para o grupo. "Mas teremos de agir."[2]

Fazia todo sentido que uma equipe de combate a um vírus fosse liderada por uma pioneira do CRISPR. A ferramenta de edição genética desenvolvida em 2012 por Doudna e outros cientistas é baseada em um truque bacteriológico de combate aos vírus, uma vez que as bactérias travam batalhas contra vírus há bilhões de anos. Em seu DNA, elas desenvolvem grupos de sequências repetidas conhecidas como CRISPRs, que são capazes de se lembrar de vírus ofensivos e então destruí-los. Em outras palavras, trata-se de um sistema imunológico que pode se adaptar para combater cada nova onda de vírus — exatamente aquilo que precisamos em uma era que vem enfrentando repetidas epidemias virais como se ainda estivéssemos na Idade Média.

Sempre preparada e metódica, Doudna (pronuncia-se Dáud-nã) apresentou slides que sugeriam possíveis abordagens com o coronavírus. Ela liderava ouvindo. Embora tivesse se tornado uma celebridade científica, as pessoas se sentiam à vontade conversando com ela. Ela havia dominado a arte de, mesmo com a agenda cheia, ter tempo para se conectar emocionalmente.

A primeira equipe organizada por Doudna recebeu a tarefa de criar do zero um laboratório de testes para o coronavírus. Uma das lideranças escolhidas por ela foi uma pós-doutoranda chamada Jennifer Hamilton, que, poucos meses antes, passara um dia comigo no laboratório me ensinando a usar o CRISPR para editar genes humanos. Foi uma experiência agradável, mas também fiquei um pouco aflito por ver como era fácil. Até eu conseguia fazer!

Outra equipe recebeu a missão de desenvolver novos tipos de teste para detecção do coronavírus baseados em CRISPR. O fato de Doudna pertencer a uma geração de pesquisadores afeita aos empreendimentos comerciais ajudou. Três anos antes, ela e dois alunos de pós-graduação fundaram uma empresa para usar o CRISPR como ferramenta de detecção para doenças virais.

Ao dar início a um esforço para encontrar esses novos testes, Doudna abria outra frente em sua feroz e frutífera luta contra um concorrente localizado no outro extremo do país. Feng Zhang, um jovem nascido na China e criado no Iowa, pesquisador no Instituto Broad do MIT e em Harvard, foi seu rival em 2012 na corrida para tornar o CRISPR uma ferramenta de edição de genes humanos, e desde então os dois passaram a travar uma intensa competição por descobertas científicas e para formar empresas baseadas em CRISPR. Com o início da pandemia, Doudna e Zhang passariam a disputar outra corrida, dessa vez motivada não pela busca de patentes e prêmios, mas por um desejo de fazer o bem.

Depois de duas horas, Doudna e os demais participantes se decidiram por dez projetos. Ela sugeriu as lideranças de cada grupo e disse aos demais que se espalhassem pelas equipes. Os pesquisadores deviam formar pares com quem realizasse as mesmas funções, criando assim um sistema: se um fosse atingido pelo vírus, o outro poderia assumir o posto e continuar o trabalho. Seria a última vez que se encontrariam pessoalmente; daquele momento em diante, as equipes colaborariam por meio de Zoom e Slack.

"Quero que todo mundo comece a trabalhar rápido. Rápido de verdade", disse Doudna.

"Não se preocupe", respondeu um dos pesquisadores. "Ninguém tem planos de viajar."

A pauta que nenhum dos participantes do encontro de 13 de março levantou foi uma perspectiva de escopo mais amplo: o uso de CRISPR para engendrar edições herdáveis em humanos, tornando assim a próxima geração, e todas as subsequentes, menos vulnerável a infecções por vírus. Esses aprimoramentos genéticos, se realizados em embriões em estágio inicial ou células reprodutivas, poderiam alterar permanentemente a espécie humana.

"Isso está no campo da ficção científica", disse Doudna, descartando a ideia quando aventei a possibilidade logo após o encontro. Concordei que de fato aquilo parecia um pouco com *Admirável mundo novo* ou *Gattaca*. Mas, assim como acontece em qualquer boa ficção científica, alguns elementos já se tornaram reais. Em novembro de 2018, um jovem cientista chinês que esteve em algumas conferências de Doudna chocou o mundo ao usar o CRISPR em embriões para remover um gene que produz um receptor para o HIV, o vírus que causa a Aids. O experimento, embora descuidado e não autorizado, levou ao nascimento de duas meninas, as primeiras "bebês geneticamente planejadas" do mundo.

Ergueu-se uma onda de admiração, imediatamente seguida por outra, de choque. Pessoas se indignaram, comitês se reuniram. Depois de mais de três bilhões de anos de evolução da vida no planeta, uma espécie (a nossa) havia desenvolvido o talento e a temeridade de assumir o controle do próprio futuro genético. Havia a sensação de que havíamos cruzado o limiar de uma nova era, talvez um admirável mundo novo, assim como quando Adão e Eva morderam a maçã ou quando Prometeu roubou o fogo dos deuses.

Nossa recém-descoberta capacidade de fazer edições herdáveis em nossos genes levanta questões incômodas. Deveríamos editar nossa espécie a fim de nos tornarmos menos suscetíveis a vírus mortais? Que bênção maravilhosa isso seria! Certo? Deveríamos usar a edição genética para eliminar doenças terríveis, como Huntington, anemia falciforme e fibrose cística? Isso também parece bom. E que tal surdez ou cegueira congênitas? Ou baixa estatura? Depressão? Hummm... O que deveríamos pensar a respeito disso? Daqui a poucas décadas, caso o procedimento se torne possível e seguro, deveríamos permitir que pais aumentem o QI e a capacidade muscular dos filhos? Deveríamos permitir que decidam a cor dos olhos? Da pele? A altura?

Certo, uma pausa antes de entrarmos nesse terreno delicado. O que isso poderia fazer com a diversidade de nossas sociedades? Se não estivermos mais sujeitos a uma loteria aleatória no que diz respeito às nossas características naturais, enfraqueceríamos nossa empatia e nossa aceitação? Se essas ofertas disponíveis no supermercado genético não forem gratuitas (e não serão), isso aumentaria imensamente a desigualdade — não iria gravá-la de modo permanente na espécie humana? Tendo em vista essas questões, deveríamos deixar essas decisões nas mãos de alguns indivíduos, ou a sociedade inteira deveria poder se manifestar? Talvez devêssemos criar algumas regras.

Quando digo "nós", estou falando mesmo de *nós*. Todos, incluídos você e eu. Descobrir se devemos ou não editar nossos genes e quando fazê-lo será uma das questões mais importantes do século XXI, por isso imaginei que seria útil compreender como isso é feito. Ao mesmo tempo, a recorrência de epidemias virais torna importante compreender as ciências da vida. Compreender o funcionamento de uma coisa traz uma sensação de alegria, especialmente quando aquilo que compreendemos somos nós mesmos. Doudna regozijava-se com essa alegria, e nós podemos fazer o mesmo. É disso que este livro trata.

A descoberta do CRISPR e o flagelo da Covid-19 apressarão nossa transição para a terceira grande revolução da modernidade. Essas revoluções surgiram pouco mais de um século atrás, com a descoberta de três núcleos fundamentais de nossa existência: o átomo, o bit e o gene.

A primeira metade do século XX, a partir dos artigos de Albert Einstein sobre a relatividade e a teoria quântica, assistiu a uma revolução guiada pela física. Nas cinco décadas seguintes ao ano milagroso de Einstein, 1905, as teorias desenvolvidas por ele nos levaram à bomba atômica e à energia nuclear, aos transistores e às naves espaciais, aos lasers e ao radar.

A segunda metade do século XX foi a era da tecnologia da informação, baseada na ideia de que toda informação poderia ser transformada em números binários — conhecidos como bits — e todo processo lógico poderia ser realizado por circuitos com chaves do tipo on-off. Na década de 1950, esse pensamento levou ao desenvolvimento do microchip, do computador e da internet. A soma dessas três inovações fez nascer a revolução digital.

Agora entramos em uma terceira era, ainda mais crucial: a revolução nas ciências da vida. Crianças que estudam código computacional serão superadas por aquelas que estudam código genético.

Quando Doudna era aluna de pós-graduação, nos anos 1990, vários biólogos corriam para mapear os mais de vinte mil genes codificados em nosso DNA. Mas, na verdade, o que despertou seu interesse foi o irmão menos celebrado do DNA, o RNA. Essa é a molécula que efetivamente faz o trabalho em uma célula ao copiar parte das instruções codificadas no DNA e usá-las, passo a passo, para fabricar proteínas. A pesquisa de Doudna para compreender o RNA a levou à mais fundamental das perguntas: à de como surgiu a vida. Ela estudou moléculas de RNA capazes de se replicar, suscitando a hipótese de que, no caldo de componentes químicos que havia em nosso planeta quatro bilhões de anos atrás, elas começaram a se reproduzir antes mesmo de o DNA existir.

Como bioquímica em Berkeley estudando as moléculas da vida, Doudna se concentrou em decifrar essa estrutura. Se você é um detetive, as pistas mais básicas de um mistério biológico surgem ao descobrir como os contornos de determinada molécula configuram seu modo de interagir com outras moléculas. No caso de Doudna, isso significava estudar a estrutura do RNA. Essa análise era um eco daquilo que Rosalind Franklin fez com o DNA, um trabalho que foi usado por James Watson e Francis Crick para descobrir a estrutura de dupla hélice do DNA em 1953. Watson, aliás, é uma figura complexa que várias vezes entrou e saiu da vida de Doudna.

O conhecimento que Doudna tinha sobre o RNA fez com que um amigo biólogo de Berkeley que estudava o sistema CRISPR, desenvolvido pelas bactérias em sua batalha contra os vírus, lhe telefonasse. O CRISPR fora descoberto graças à curiosidade de caçadores de micro-organismos fascinados por organismos estranhos em lugares esquisitos. Assim como muitas descobertas da ciência básica, essa também acabou tendo aplicações práticas. Algumas eram bastante banais, como proteger bactérias em culturas de iogurtes. Mas, em 2012, Doudna e outros cientistas descobriram um uso mais importante: transformar o CRISPR em uma ferramenta de edição de genes humanos.

Hoje, o CRISPR vem sendo usado para tratar anemia falciforme, cânceres e cegueira, além de criar novos métodos para diagnosticar doenças. E em 2020, Doudna e suas equipes começaram a explorar como ele poderia detectar e destruir o coronavírus. "O CRISPR evoluiu em culturas de bactérias que travam uma longa guerra contra os vírus", explica Doudna. "Nós, humanos, não temos tempo para esperar que nossas células evoluam a ponto de criar uma resistência natural a esses vírus, por isso temos de ser engenhosos. Não faz todo o sentido que uma das ferramentas seja esse sistema imunológico antigo das bactérias chamado de CRISPR? A natureza é linda assim." Ah, guarde esta frase: a natureza é linda assim. Este é um dos temas deste livro.

Existem outras superestrelas no mundo da edição genética. A maioria merece ser foco de biografias ou, quem sabe, até de filmes (em poucas palavras: uma mistura de *Uma mente brilhante* com *Parque dos Dinossauros*). Esses outros personagens desempenham papéis importantes na história narrada neste livro, já que a ciência é um esporte coletivo. Mas, ao mesmo tempo, há o impacto que um indivíduo persistente, curioso, teimoso e bastante competitivo pode ter no jogo. Com um sorriso que por vezes (mas nem sempre) disfarça a timidez de seu olhar, Jennifer Doudna acabou se revelando uma grande protagonista. Ela é instintivamente colaborativa, como todo cientista deve ser, mas, além disso, possui a veia competitiva presente que a maioria dos grandes inovadores tem. Capaz de manter suas emoções cuidadosamente sob controle, de modo geral, seu status de estrela não afeta seu comportamento.

A história de sua vida — como pesquisadora, cientista de laboratório, líder de equipes e pensadora de políticas públicas — conecta a história do CRISPR a acontecimentos históricos mais amplos, incluído o papel das mulheres na ciência. Assim como Leonardo da Vinci, o trabalho de Doudna também exemplifica como a chave para a inovação é conectar a curiosidade em relação à ciência básica e o trabalho prático de inventar ferramentas aplicáveis na vida real: levar as descobertas dos laboratórios para dentro de casa.

Ao contar sua história, espero mostrar como a ciência funciona. O que acontece em um laboratório? Até que ponto as descobertas dependem de gênio individual e em que medida o trabalho em equipe se torna mais decisivo? A competição por prêmios e patentes mina o espírito colaborativo?

E o mais importante: quero mostrar a importância da ciência *básica*, ou seja, de pesquisas movidas pela curiosidade, e não voltadas exclusivamente para a aplicação. Essas pesquisas diante das maravilhas da natureza plantam sementes, às vezes de maneiras imprevisíveis, para inovações posteriores.[3] Pesquisas sobre a física dos estados de superfície levaram ao transistor e ao microchip. Foi assim também que estudos sobre o impressionante método que as bactérias usam para repelir os vírus acabou levando a uma ferramenta de edição de genes e a técnicas que podemos usar em nossa luta contra os vírus.

Este é um livro sobre uma história repleta de questões importantíssimas, desde as origens da vida até o futuro da espécie humana. E ela começa com uma aluna de sexto ano que adorava procurar "não-me-toques" e outros fenômenos fascinantes em meio às rochas vulcânicas do Havaí, que um dia chegou em casa e encontrou em cima da cama uma história de detetive sobre as pessoas que descobriram aquilo que, segundo elas mesmas — com um pouquinho de exagero —, era "o segredo da vida".

PARTE UM

As origens da vida

E plantou o Senhor Deus um jardim no Éden, na direção do Oriente, e pôs nele o homem que havia formado. Do solo fez o Senhor Deus brotar toda sorte de árvores agradáveis à vista e boas para alimento; e também a árvore da vida no meio do jardim e a árvore do conhecimento do bem e do mal.

Gênesis 2:8,9

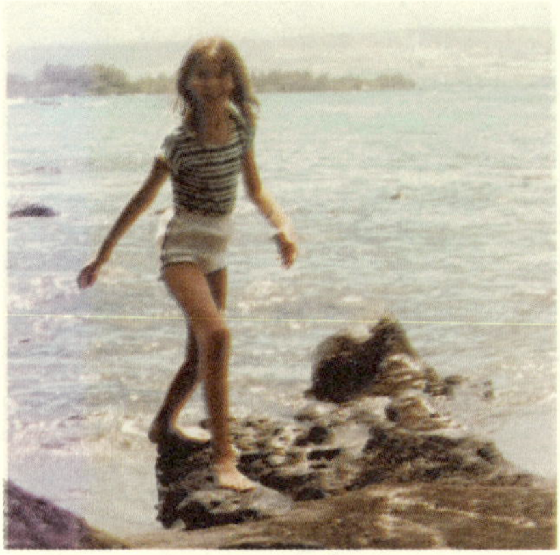

Jennifer em Hilo

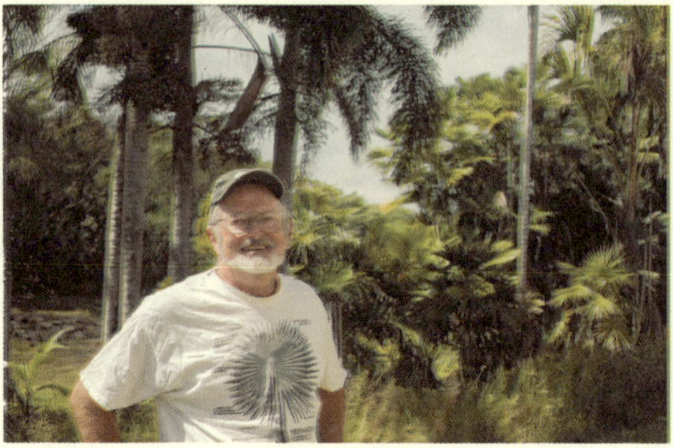

Don Hemmes

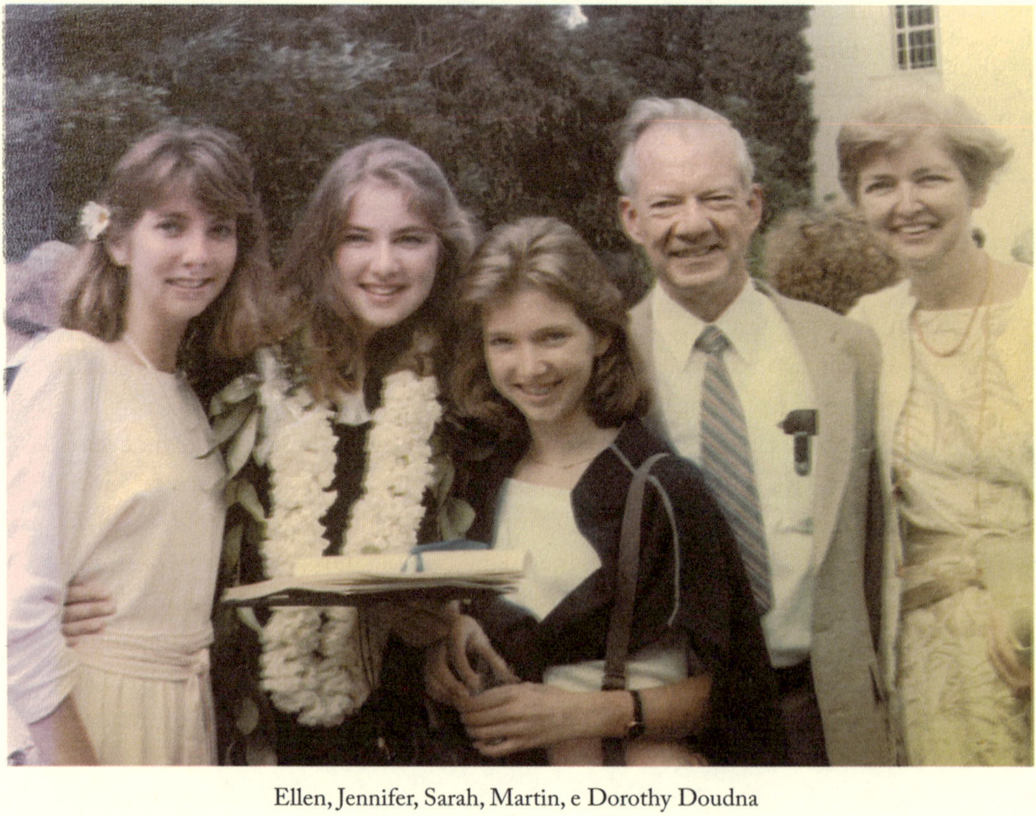

Ellen, Jennifer, Sarah, Martin, e Dorothy Doudna

CAPÍTULO I

Hilo

HAOLE

Caso tivesse crescido em qualquer outra parte dos Estados Unidos, Jennifer Doudna poderia se sentir uma criança normal. No entanto, em Hilo, uma cidade antiga em uma região pontilhada de vulcões na grande ilha do Havaí, conhecida mais por suas florestas do que por suas praias, o fato de ser loura, magra e de olhos azuis fez com que ela se sentisse, como diria mais tarde, "uma aberração". Ela era alvo de provocações das outras crianças, especialmente dos meninos, porque, ao contrário deles, tinha pelos nos braços. Chamavam-na de "*haole*", que, embora não seja tão ruim quanto possa parecer, é um termo usado pejorativamente no Havaí para identificar não nativos. Isso criou nela uma fina capa de timidez sob sua índole agradável e encantadora.[1]

Uma história que se tornou parte do folclore da família envolvia uma das bisavós de Jennifer, membro de uma família de três irmãos e três irmãs. Como os pais não tinham condições de bancar os estudos de todos, decidiram mandar as três meninas para a escola. Uma se tornou professora em Montana e manteve um diário que foi repassado de geração em geração. O diário estava cheio de histórias de perseverança, luta, trabalho na loja da família e outros esforços de se viver na fronteira. "Ela era mal-humorada, teimosa e uma pioneira por natureza", disse Sarah, a irmã de Jennifer que é hoje a guardiã do diário.

Jennifer também vem de uma família com três irmãs, mas sem irmãos. Sendo a mais velha, recebia muita atenção do pai, Martin Doudna, que às vezes se referia às filhas como "Jennifer e as meninas". Ele trabalhava como autor de discursos do Departamento de Defesa em Washington, D.C., quando Jennifer nasceu, em 19 de fevereiro de 1964. Como desejava se tornar professor de literatura americana, mudou-se para Ann Arbor com a esposa, uma professora universitária chamada Dorothy, e se matriculou na Universidade do Michigan.

Quando terminou o doutorado, Martin se inscreveu para cinquenta vagas de trabalho e recebeu apenas uma proposta, da Universidade do Havaí, em Hilo. Sendo assim, fez um empréstimo de 900 dólares do fundo de aposentadoria da esposa e se mudou com a família para lá em agosto de 1971, quando Jennifer tinha sete anos de idade.

Muitas pessoas criativas — e já biografei muitas, como Leonardo da Vinci, Albert Einstein, Henry Kissinger e Steve Jobs — cresceram sentindo-se um pouco deslocadas em seu ambiente. É o caso de Doudna, uma jovem loira em meio aos polinésios de Hilo. "Eu ficava muito, muito sozinha e isolada na escola", recorda ela. Na terceira série, sentia-se tão excluída que chegou a desenvolver problemas alimentares. "Tive todo tipo de problema alimentar, que mais tarde perceberia ter relação com o estresse. As crianças me provocavam todo dia." Sendo assim, Jennifer se refugiou nos livros e desenvolveu uma camada defensiva. "Me pergunto se crescer naquele ambiente me tornou uma pessoa mais forte."

Ao longo da carreira, ela lutaria contra crises de estresse, muitas vezes ocultas por uma aparência de alegria deliberada. Sua essência, porém, era teimosa e resiliente. "Existe uma parte dentro de mim que eles jamais vão tocar", dizia para si mesma na época. Assim como muitos outros excluídos, Jennifer desenvolveu uma ampla curiosidade sobre o papel dos seres humanos na criação. "Minha experiência formativa foi tentar entender quem eu era no mundo e como poderia me encaixar nele de alguma maneira."[2]

Felizmente, essa sensação de alienação não criou raízes muito profundas. A vida escolar melhorou e as lembranças da infância começaram a cicatrizar. Só ressurgiriam nas raras ocasiões em que alguma coisa — um truque aplicado na hora de conseguir uma patente, um colega de trabalho homem agindo de modo dissimulado ou enganador — arranhava sua pele fundo o bastante.

DESABROCHANDO

As coisas começaram a melhorar na metade do terceiro ano, quando a família se mudou do centro de Hilo para um então novo conjunto habitacional de casas pré-fabricadas, localizado em uma encosta arborizada nos flancos do vulcão Mauna Loa. Ela passou de uma escola grande, com sessenta alunos por turma, para outra, menor, com apenas vinte crianças na turma dela. Estavam estudando história americana, um assunto que fazia com que ela se sentisse mais conectada. "Foi o momento da virada", lembraria ela. Doudna se saiu tão bem que, ao chegar à quinta série, o professor de matemática e ciências insistiu para que ela pulasse o ano e os pais dela a transferiram para o sexta série.

Foi quando Jennifer conheceu sua amiga mais próxima, uma amizade que manteria por toda a vida. Lisa Hinkley (hoje Lisa Twigg-Smith) era de uma clássica família miscigenada havaiana, com ancestrais escoceses, dinamarqueses, chineses e polinésios. Era, portanto, alguém que sabia como lidar com as provocações. "Quando alguém me chamava de *haole* de m..., eu me encolhia", relembra Doudna. "Mas quando alguém xingava Lisa, ela se virava, olhava o menino bem nos olhos e respondia à altura. Eu decidi que queria ser assim." Certo dia, na sala de aula, perguntaram aos alunos o que queriam ser quando crescessem. Lisa respondeu: paraquedista. "Achei aquilo o máximo. Eu jamais imaginaria responder daquele jeito. Lisa era muito corajosa de um jeito que eu não era, e decidi que tentaria ser também."

Doudna e Hinkley passavam as tardes pedalando e fazendo caminhadas pelos campos de cana-de-açúcar. A natureza era exuberante e diversa: musgos e cogumelos, pêssegos e palmeiras-do-açúcar. Elas encontraram campinas cheias de pedras vulcânicas cobertas de samambaias. Nas cavernas de lava vivia uma espécie de aranha sem olhos. Jennifer se perguntava: como aquilo tinha acontecido? Também lhe intrigava uma videira espinhenta chamada *hilahila* — ou "não-me-toque", porque suas folhas, parecidas com as da samambaia, se fechavam ao passar dos dedos. "Eu me perguntava o que fazia as folhas reagirem daquele modo?"[3]

Todos os dias testemunhamos as maravilhas da natureza, seja uma planta que se move, seja um pôr do sol que com seus raios rosados colore um céu azul profundo. A chave para a verdadeira curiosidade é parar para pensar nas causas. O que torna um céu azul ou um pôr do sol cor-de-rosa ou faz com que uma folha de não-me-toque se encolha?

Doudna logo encontrou alguém que podia ajudar a responder a essas perguntas. Seus pais eram amigos de um professor de biologia chamado Don Hemmes, e todos iam juntos fazer caminhadas em meio à natureza. "Fazíamos excursões ao vale do Waipio e a outros lugares da Grande Ilha para procurar cogumelos, que eram meu interesse científico", relembra Hemmes. Depois de fotografar os fungos, ele consultava seus livros de referência e mostrava a Doudna como identificá-los. Ele também coletava conchas na praia, e depois contava com a ajuda dela para categorizá-las — e assim poderiam tentar descobrir como haviam evoluído.

O pai de Doudna comprou um cavalo para ela, um alazão batizado Mokihana, em homenagem a uma árvore havaiana com um fruto perfumado. Ela também entrou para o time de futebol, jogando como volante, uma posição difícil de preencher por exigir alguém com pernas longas e muita energia para correr. "É uma boa analogia para a abordagem que tive com o meu trabalho. Eu procurava oportunidades de ocupar um nicho em que não houvesse muitas outras pessoas com o mesmo conjunto de habilidades."

Matemática era a matéria preferida de Doudna porque resolver problemas lembrava o trabalho de um detetive. No ensino médio, foi aluna de Marlene Hapai, uma professora de biologia alegre e entusiasmada, perita em transmitir aos alunos a ideia de como é boa a alegria das descobertas. "Ela nos ensinou que a ciência tem tudo a ver com o processo de descobrir como as coisas funcionam ", relembra Doudna.

Embora tenha começado a se sair bem, Jennifer não tinha grandes expectativas em sua pequena escola na periferia de Hilo. "Eu tinha a impressão de que os professores não esperavam grande coisa de mim", disse. Teve, contudo, uma resposta imunológica interessante: a ausência de desafios fez com que se sentisse à vontade para se arriscar mais. "Decidi que precisava ir atrás das coisas. Não ter nada a perder me deixava mais disposta a arriscar, algo que fiz mais tarde como cientista ao escolher meus projetos."

O pai era quem a incentivava. Ele via a filha mais velha como sua alma gêmea na família, a intelectual fadada a ingressar em uma faculdade e a seguir carreira acadêmica. "Sempre tive a impressão de que eu era o filho que ele queria ter tido. Ele me tratava um pouco diferente de como tratava minhas irmãs."

A DUPLA HÉLICE, DE JAMES WATSON

O pai de Doudna era um leitor voraz. Todo sábado ele pegava uma pilha de livros na biblioteca local e lia todos antes do fim de semana seguinte. Seus autores favoritos eram Emerson e Thoreau, mas à medida que Jennifer crescia Martin passou a tomar consciência de que a maior parte dos livros que indicava para os alunos era escrita por homens. Por isso acrescentou Doris Lessing, Anne Tyler e Joan Didion à ementa.

Era comum que ele levasse um livro para Jennifer, ou da biblioteca ou de um sebo local. E foi assim que um dia, quando estava na sexta série, um exemplar de segunda mão de *A dupla hélice*, de James Watson, surgiu em cima de sua cama quando ela voltou da escola.

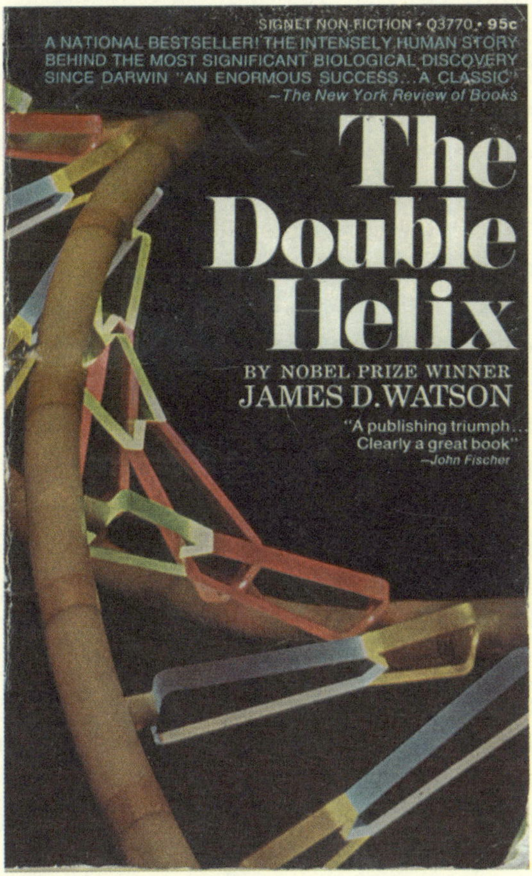

Jennifer deixou o livro de lado, achando que era uma história de detetive. Quando finalmente começou a ler algumas semanas depois, em uma tarde chuvosa de sábado, descobriu que, em certo sentido, estava certa. Percorrendo rapidamente as páginas, a menina ficou encantada por aquele drama investigativo extremamente pessoal, cheio de personagens retratados de maneira vívida, que falava sobre ambição e competição na busca por uma das verdades intrínsecas da natureza. "Quando terminei de ler, meu pai conversou comigo a respeito do livro. Ele gostava da história e especialmente do lado pessoal dela, do fator humano envolvido naquele tipo de pesquisa."

No livro, Watson contava (de maneira um pouco exageradamente dramática) como aos 24 anos, quando era um pretensioso aluno de biologia no Meio-oeste americano, foi parar na Universidade de Cambridge, na Inglaterra, trabalhou com o bioquímico Francis Crick e ganhou a corrida para descobrir a estrutura do DNA em 1953. Escrito com o discurso chamativo e cheio de intrigas de um americano impertinente que dominou a arte inglesa de se autodepreciar e contar vantagem ao mesmo tempo, o livro contrabandeia uma boa dose de ciência para dentro de uma narrativa cheia de fofocas. *A dupla hélice* fala sobre as fraquezas de professores famosos e os prazeres do flerte, de tênis, de experimentos de laboratório e de chá da tarde.

Depois da persona do ingênuo sortudo que criou para si mesmo, a segunda personagem mais interessante de Watson é Rosalind Franklin, uma bióloga estrutural e cristalógrafa cujos dados ele usou sem permissão. Com o sexismo casual dos anos 1950, Watson se refere de modo condescendente a ela como "Rosy", um nome que Rosalind jamais usou, e tira sarro de sua aparência austera e sua personalidade reservada. Ao mesmo tempo, ele é generoso ao demonstrar respeito pelo domínio de Rosalind sobre as ciências complexas e a bela arte de usar difração de raios X para descobrir estruturas moleculares.

"Acho que me dei conta de que ela era tratada com certa condescendência, mas o que mais me impressionou foi ver que uma mulher podia ser uma grande cientista", diz Doudna. "Pode parecer meio maluco. Acho que eu já tinha ouvido falar em Marie Curie, mas foi lendo aquele livro que pensei nisso pela primeira vez, e abriu meus olhos. Mulheres podiam ser cientistas."[4]

O livro também levou Doudna a perceber algo a respeito da natureza que era ao mesmo tempo lógico e espantoso. Havia mecanismos biológicos regendo os seres vivos, que incluíam os prodigiosos fenômenos que chamavam sua atenção quando caminhava pela floresta tropical. Esses mecanismos eram resultado do comportamento das células e das moléculas químicas contidas nelas. "Tendo sido criada no Havaí, sempre gostei de procurar coisas interessantes na natureza com meu pai, como a não-me-toque. O livro me fez perceber que também era possível procurar as razões para a natureza funcionar como funciona."

A carreira de Jennifer seria moldada pelo insight no centro de *A dupla hélice*: a forma e a estrutura de uma molécula química determinam o papel biológico que ela pode desempenhar. Trata-se de uma revelação extraordinária para quem se interessa pelos segredos fundamentais da vida. É assim que a química — o estudo de como os átomos se unem para criar moléculas — torna-se biologia.

Em um sentido mais amplo, sua carreira também seria moldada pela percepção de que estava certa ao ver *A dupla hélice* em cima da cama e pensar que se tratava de uma história de detetive. "Sempre adorei histórias de mistério", diria anos depois. "Talvez isso explique meu fascínio pela ciência, que é a tentativa da humanidade de compreender o mais duradouro mistério que conhecemos: a origem e a função do mundo natural e nosso lugar nele."[5]

Embora sua escola não incentivasse meninas a se tornar cientistas, Jennifer decidiu que era isso que queria ser. Movida por uma paixão por compreender como a natureza funciona e um desejo competitivo de transformar descobertas em invenções, ela ajudaria a fazer aquilo que, mais tarde, James Watson — com sua grandiosidade típica disfarçada por um pretenso véu de humildade — descreveria como o mais importante avanço na biologia desde a dupla hélice.

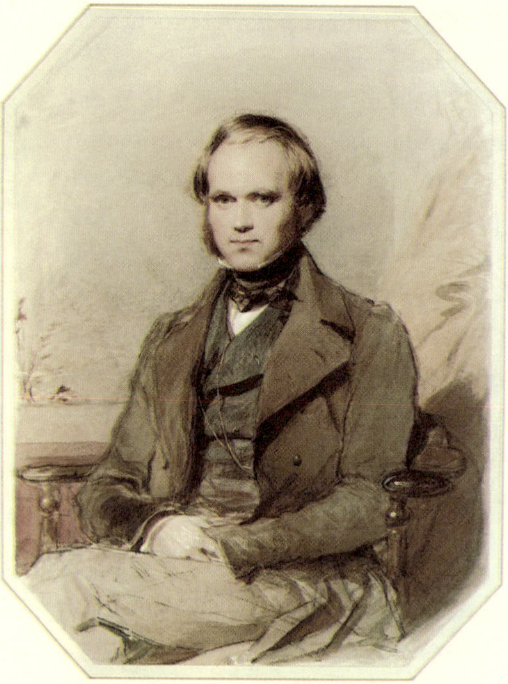

Darwin

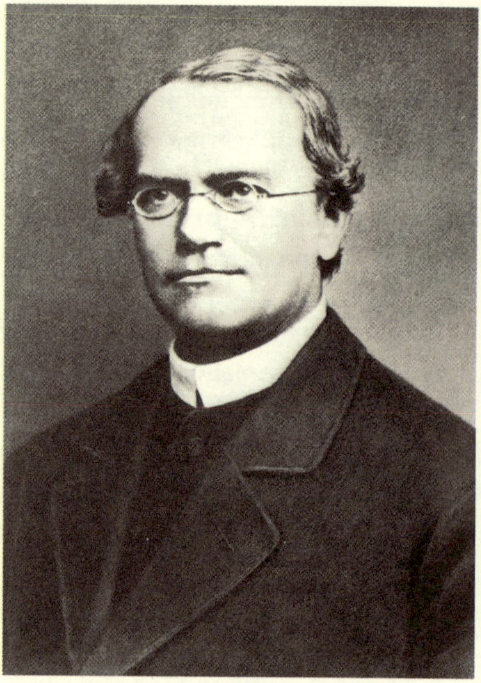

Mendel

CAPÍTULO 2

O gene

DARWIN

Os caminhos que levaram Watson e Crick a descobrir a estrutura do DNA foram desbravados um século antes, na década de 1850, quando o naturalista inglês Charles Darwin publicou *A origem das espécies* e Gregor Mendel, um padre com tempo livre da cidade de Brno (hoje parte da República Tcheca), começou a criar ervilhas no jardim de sua abadia. Os bicos dos tentilhões de Darwin e as características das ervilhas de Mendel fizeram nascer a ideia do gene, uma individualidades interna aos organismos vivos que carrega o código da hereditariedade.[1]

A princípio, Darwin queria seguir a carreira do pai e do avô, que eram médicos renomados. Descobriu-se horrorizado, porém, ao ver sangue e ouvir os gritos de uma criança amarrada enquanto passava por uma cirurgia. Por isso abandonou a faculdade de medicina e começou a estudar para se tornar sacerdote da Igreja Anglicana, outra vocação para a qual era singularmente inadequado. Sua verdadeira paixão, desde que começou a coletar espécimes aos oito anos de idade, era ser naturalista. A oportunidade surgiu em 1831, quando aos 22 anos lhe ofereceram a chance de servir como coletor na viagem do veleiro HMS *Beagle*, uma embarcação particular, ao redor do mundo.[2]

Em 1835, no quarto ano de uma viagem de cinco anos, o *Beagle* explorou mais ou menos uma dezena das minúsculas ilhas Galápagos, na costa do Pacífico da América do Sul. Lá, Darwin coletou carcaças daquilo que registrou como tentilhões, melros, pardais-do-norte, cotovias e carriças.

Contudo, dois anos depois, de volta à Inglaterra, foi informado pelo ornitólogo John Gould de que aqueles pássaros eram, na verdade, espécies diferentes de tentilhões. Darwin começou a formular uma teoria de que todos tinham evoluído a partir de um ancestral comum.

Darwin nasceu na área rural da Inglaterra, e sabia que cavalos e vacas por lá ocasionalmente nasciam com ligeiras variações e que, ao longo dos anos, os criadores selecionavam os melhores indivíduos para produzir rebanhos com características mais desejáveis. E se a natureza estivesse fazendo o mesmo? A isso, ele deu o nome de "seleção natural". Em certos locais isolados como as ilhas Galápagos, teorizou que umas poucas mutações (brincalhão, usou a expressão "mutantes") ocorreriam a cada geração, e que uma mudança nas condições poderia tornar mais provável que alguns vencessem a corrida por alimento escasso, e assim aumentar suas chances de se reproduzir. Imagine que uma espécie de tentilhão tivesse bicos adaptados para comer frutas, mas uma seca destruísse as árvores frutíferas. Nesse caso, umas poucas variações aleatórias mais bem adaptadas para quebrar nozes se sairiam melhor. "Nessas circunstâncias, as variações favoráveis tendem a ser preservadas e as desfavoráveis, destruídas", descreve Darwin. "O resultado seria a formação de uma nova espécie."

Por ser deveras herética, Darwin hesitou em publicar a teoria, mas, como frequentemente acontece na história da ciência, a concorrência serviu de estímulo. Em 1858, Alfred Russel Wallace, um naturalista mais jovem, enviou para Darwin o esboço de um artigo que propunha uma teoria semelhante. Darwin logo correu para viabilizar a publicação de um artigo e os dois concordaram em apresentá-los no mesmo dia em uma reunião de uma sociedade científica de renome. No ano seguinte, Darwin publicou seu livro *A origem das espécies*, cuja tiragem inicial de 1.250 exemplares esgotou no dia do lançamento.

Darwin e Wallace tinham uma característica fundamental que serve como catalisador para a criatividade: tinham interesses amplos e eram capazes de fazer conexões interdisciplinares. Ambos tinham viajado para lugares exóticos, onde observaram as variações das espécies, e leram "Ensaio sobre o princípio da população", de Thomas Malthus, economista inglês. Malthus defendia que a população humana provavelmente cresceria mais rápido do que a produção de alimentos. O excesso de população levaria à fome, o que eliminaria populações mais fracas e mais pobres.

Darwin e Wallace perceberam que o conceito era aplicável a todas as espécies e levaria a uma teoria da evolução movida pela sobrevivência dos mais aptos. "Li por acaso, por diversão, o texto de Malthus sobre população e (...) imediatamente me ocorreu que, em tais circunstâncias, variações favoráveis tenderiam a ser preservadas e as desfavoráveis, a ser destruídas", lembraria Darwin. Como mais tarde observou o escritor de ficção científica e professor de bioquímica Isaac Asimov, "era necessário alguém que estudasse espécies, lesse Malthus e tivesse a capacidade de ligar os pontos".[3]

A percepção de que as espécies evoluem por meio de mutações e de seleção natural deixava uma grande questão a ser respondida: qual seria o mecanismo? Como ocorre uma variação benéfica no bico do tentilhão ou no pescoço da girafa, e como isso poderia ser passado para futuras gerações? Darwin achava que os organismos talvez tivessem partículas minúsculas, as quais continham informações hereditárias, e especulou que as informações do macho e da fêmea se mesclavam no embrião. Logo percebeu, porém, assim como outros, que isso significaria que qualquer nova característica benéfica seria diluída com o passar das gerações em vez de ser repassada intacta.

Darwin tinha em sua biblioteca particular um exemplar de um periódico científico obscuro, no qual havia um artigo de 1866 com a resposta. Mas, assim como a maior parte dos cientistas da época, Darwin nunca chegou a ler esse texto.

MENDEL

O autor desse artigo era Gregor Mendel, um monge baixinho e roliço filho de pais falantes de alemão, agricultores na Morávia, na época parte do Império Austríaco. Mendel se saía melhor tagarelando no jardim da abadia em Brno do que como pároco, pois falava mal o tcheco e era tímido demais para ser um bom pastor. Decidiu então ser matemático e professor de ciências. Infelizmente, fracassou inúmeras vezes nos exames qualificatórios, mesmo depois de ingressar na Universidade de Viena. O desempenho de Mendel em um exame de biologia e ciências naturais foi especialmente ruim.[4]

Tendo pouco mais a fazer depois de seu fracasso final em ser aprovado nos exames de 1856, Mendel se retirou para o jardim da abadia com o propósito de cultivar ervilhas, um interesse que se transformara em obsessão. Antes, estivera obcecado com a criação de raças puras. Suas plantas tinham sete características que se apresentavam em duas variações: sementes amarelas ou verdes, flores brancas ou violeta, sementes lisas ou enrugadas, e assim por diante. Por meio de cuidadosa seleção, obteve plantas de linhagem pura, por exemplo, que tivessem apenas flores violeta ou apenas sementes enrugadas.

Quando retornou aos experimentos em 1856, tentou algo novo: híbridos que, mesclados, dessem origem a plantas com características diferentes, como, por exemplo, cruzar plantas de flores brancas com as de flores violeta. Era uma tarefa meticulosa que envolvia girar cada um dos receptores a fórceps e usar uma minúscula escova para transferir o pólen.

O que o experimento demonstrou foi de grande importância, tendo em vista o que Darwin escrevia naquele momento. Os traços não hibridizavam. Cruzamentos entre plantas altas e plantas baixas não produziam plantas de estatura média, assim como cruzamentos entre plantas com flores roxas e outras com flores brancas não produziam flores de um tom malva-claro. Em vez disso, a prole resultante do cruzamento entre uma planta alta e outra baixa era toda alta. O cruzamento entre plantas de flores roxas e outras de flores brancas resultava apenas em flores roxas. Mendel chamou esses traços de dominantes; os que não prevaleciam, chamou de recessivos.

Uma descoberta ainda maior ocorreu no verão seguinte, quando ele produziu plantas cruzando seus híbridos. Embora a primeira geração de híbridos tenha exibido apenas traços dominantes (como flores roxas ou caules altos), o traço recessivo reapareceu na geração seguinte. Seus registros revelaram um padrão: na segunda geração, o traço dominante era exibido em três de cada quatro indivíduos, com o traço recessivo aparecendo em apenas um. Quando uma planta herdava duas versões dominantes do gene ou uma versão dominante e uma recessiva, exibia o traço dominante. Mas se acontecesse de receber duas versões recessivas do gene, exibia o traço menos comum.

A publicidade catalisa os avanços científicos. O discreto monge Mendel, no entanto, parecia ter nascido sob um manto de invisibilidade. Apresentou seu volumoso artigo em 1865, em duas partes mensais, a quarenta fazendeiros e criadores de plantas da Sociedade de Ciências Naturais de Brno, que depois o publicaram em seu anuário. O artigo raramente era citado até 1900, quando foi redescoberto por cientistas que realizavam experimentos semelhantes.[5]

Os achados de Mendel e dos cientistas que vieram depois dele levaram ao conceito de uma unidade de hereditariedade, aquilo a que um botânico dinamarquês chamado Wilhelm Johannsen, em 1905, daria o nome de "gene". Então, havia uma molécula que codificava trechos de informações hereditárias. Meticulosamente, ao longo de muitas décadas, os cientistas estudaram células vivas para tentar determinar que molécula poderia ser essa.

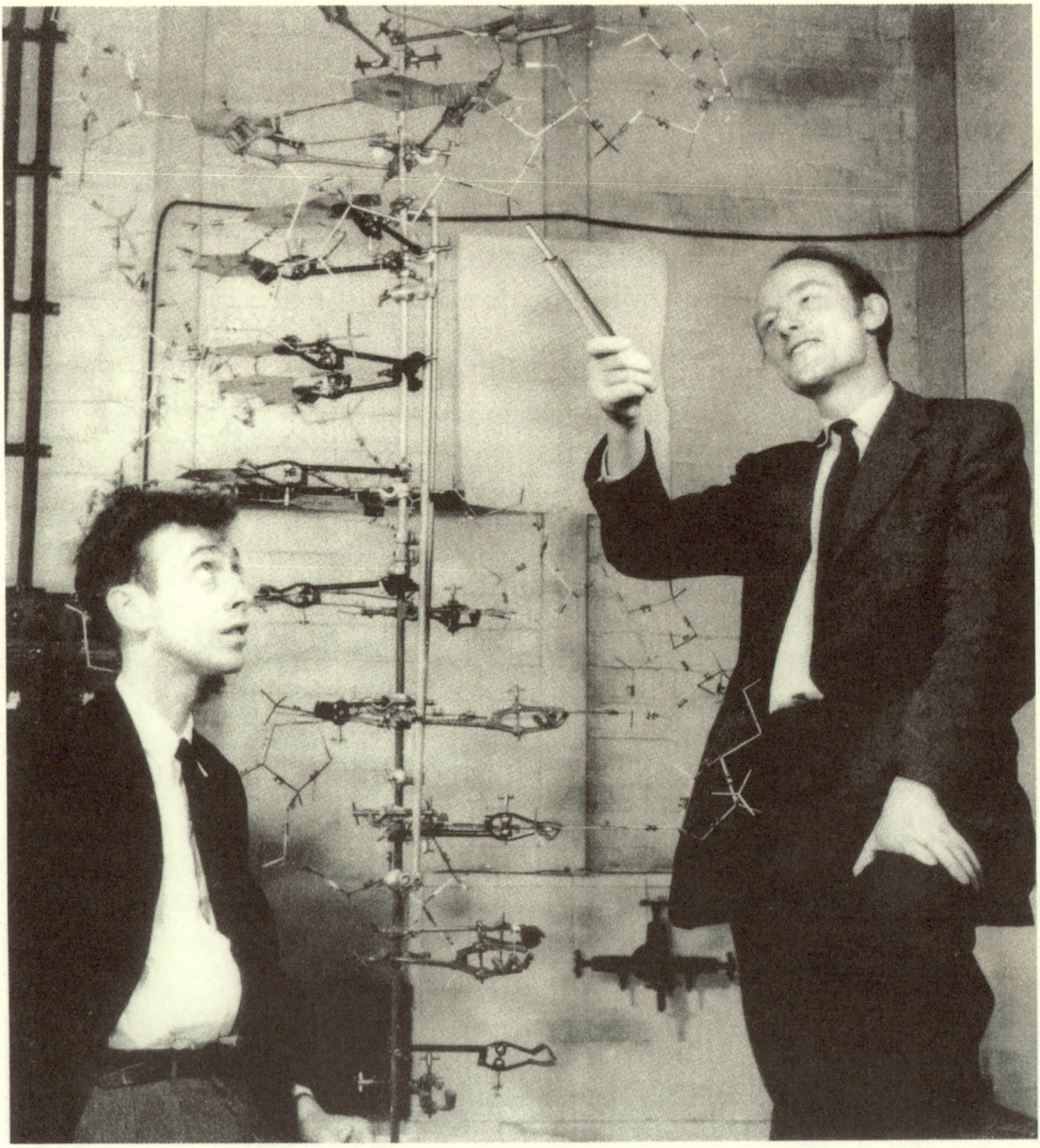

Watson and Crick com seus modelos de DNA, 1953

CAPÍTULO 3

DNA

Inicialmente, a comunidade científica presumiu que os genes fossem repassados de geração em geração por proteínas — porque, afinal, elas fazem a maioria das tarefas importantes nos organismos. No entanto, os cientistas acabaram descobrindo que são outras substâncias comuns nas células vivas, os ácidos nucleicos, que transportam a hereditariedade. Essas moléculas são compostas de um açúcar, fosfatos e uma dentre quatro possibilidades das chamadas bases que se interligam em cadeias. Elas têm duas variedades: ácido ribonucleico (RNA, na sigla em inglês) e uma molécula semelhante à qual falta um átomo de oxigênio, chamada, portanto, de ácido desoxirribonucleico (DNA, na sigla em inglês). De um ponto de vista evolucionário, tanto o mais simples coronavírus quanto o ser humano mais complexo são simplesmente pacotes de proteína que contêm e buscam replicar esse material genético codificado pelos ácidos nucleicos.

A descoberta que apontou para o DNA como o repositório da informação genética foi feita em 1944 pelo bioquímico Oswald Avery e seus colegas na Universidade Rockefeller em Nova York. Eles extraíram DNA de uma cepa de bactérias, misturaram com outra cepa e demonstraram que o DNA transmitia transformações hereditárias.

O passo seguinte para resolver o mistério da vida foi descobrir como o DNA fazia isso. Para tanto, foi necessário decifrar a pista fundamental para todos os mistérios da natureza. Determinar a estrutura exata do DNA — como todos os átomos se encaixam uns nos outros e qual é a forma resultante disso — poderia explicar como ele operava. Era uma tarefa que exigia misturar três disciplinas que surgiram no século XX: genética, bioquímica e biologia estrutural.

JAMES WATSON

Na época em que frequentou a escola pública em Chicago, James Watson não se dedicava muito aos estudos, mas era diabolicamente esperto e atrevido. Esses aspectos lhe deram a tendência a ser intelectualmente provocador — o que era muito bom para um cientista, mas não para uma figura pública. Ao longo da vida, suas frases murmuradas e inacabadas disparadas como balas de metralhadora revelariam a impaciência e a incapacidade de filtrar suas percepções impulsivas. Tempos depois, ele diria que uma das lições mais importantes ensinadas por seus pais foi: "Ser hipócrita em busca de aceitação social corrói o autorrespeito." Ele não poderia tê-la aprendido tão bem. Desde a infância até depois dos noventa anos, emitiu opiniões com uma sinceridade brutal, estivesse certo ou errado, o que por vezes o tornava socialmente inaceitável, mas jamais sem autorrespeito.[1]

Na juventude, era apaixonado por observação de pássaros. Quando ganhou três bônus de guerra no programa de rádio *Quiz Kids*, usou-os para comprar um binóculo da Bausch e Lomb. Acordava antes do raiar do dia para ir com o pai até Jackson Park, onde passava horas procurando toutinegras raras, depois pegava o bonde para o colégio de aplicação, um caldeirão de jovens gênios.

Com quinze anos, ingressou na Universidade de Chicago, com planos de saciar seu amor por pássaros — e sua aversão por química — tornando-se ornitólogo. Entretanto, no último ano da graduação, leu uma resenha de *O que é vida?*, de Erwin Schrödinger. O físico quântico voltava sua atenção para a biologia, afirmando que a descoberta das estruturas moleculares de um gene demonstrariam como informações são repassadas de uma geração para outra. Watson pegou o livro na biblioteca na manhã seguinte e dali em diante ficou obcecado por compreender o gene.

Com notas modestas, foi rejeitado quando se candidatou a um doutorado na Cal Tech e não recebeu oferta de bolsa de Harvard.[2] Assim, ingressou na Universidade de Indiana, que havia construído, em parte por meio do recrutamento de judeus que enfrentavam problemas para conseguir cargos vitalícios na Costa Leste, um dos melhores departamentos de genética do país, tendo como astros o futuro ganhador do prêmio Nobel Hermann Muller e o imigrante italiano Salvador Luria.

Tendo Luria como seu orientador de doutorado, Watson estudou vírus. Esses minúsculos pacotes infecciosos de material genético são desprovidos de vida própria, mas, ao invadirem uma célula viva, sequestram sua maquinaria e se multiplicam. Os vírus mais fáceis de estudar são os que atacam bactérias, e eles foram chamados (lembre-se do termo, pois vai reaparecer quando discutirmos a descoberta do CRISPR) de "fagos", uma abreviação de "bacteriófagos" — o que quer dizer comedores de bactérias.

Watson entrou para o círculo internacional de biólogos de Luria conhecido como Grupo Fago. "Luria desprezava a maior parte dos químicos, ainda mais aquele tipo competitivo saído das selvas da cidade de Nova York", disse Watson. Luria, porém, logo percebeu que seria necessário o estudo da química para decifrar os fagos. Por isso, ajudou Watson a conseguir uma bolsa de pós-doutorado para estudar o tema em Copenhague.

Entediado e sem conquistar o químico que supervisionava seus estudos, Watson tirou umas férias de Copenhague na primavera de 1951 para participar de um encontro em Nápoles sobre as moléculas encontradas nas células vivas. A maior parte das palestras era incompreensível para ele, que ficou fascinado por uma palestra de Maurice Wilkins, bioquímico da londrina King's College.

Wilkins tinha se especializado em cristalografia e difração por raios X. Resumindo: ele pegava um líquido que estava saturado de moléculas, deixava esfriar e purificava os cristais formados. Depois tentava descobrir a estrutura daqueles cristais. Se você iluminar um objeto a partir de ângulos diferentes, pode descobrir sua estrutura ao estudar as sombras que surgem. Cristalógrafos de raios X fazem algo semelhante. Eles emitem raios X sobre um cristal em vários ângulos diferentes e registram as sombras e os padrões de difração. No slide que Wilkins mostrou no fim de sua palestra em Nápoles, essa técnica tinha sido usada em DNA cristalizado.

"De repente, me vi empolgado com química", relembraria Watson. "Se podiam ser cristalizados, os genes deviam ter uma estrutura regular que podia ser decifrada de modo bastante direto." Nos dois dias seguintes, Watson andou o tempo todo atrás de Wilkins na esperança de conseguir um convite para integrar sua equipe de laboratório, mas não conseguiu.

FRANCIS CRICK

Em vez disso, Watson conseguiu, no outono de 1951, se tornar estudante de pós-graduação no Laboratório Cavendish da Universidade de Cambridge, que era dirigido pelo pioneiro da cristalografia, sir William Bragg, que mais de trinta anos antes tinha se tornado o que ainda é: a pessoa mais jovem a ganhar um prêmio Nobel em ciências.[3] Ele e seu pai, com quem dividiu o prêmio, descobriram a lei matemática básica de como os cristais difratam raios X.

No Laboratório Cavendish, formou-se um dos vínculos mais poderosos entre dois cientistas de todos os tempos: Watson e Francis Crick. Um bioquímico teórico que havia combatido na Segunda Guerra Mundial, Crick chegara à maturidade dos 36 anos sem conquistar o doutorado. No entanto, confiava o bastante em seus instintos e sentia desdém suficiente pela etiqueta de Cambridge para corrigir pensamentos pouco consistentes de seus colegas e depois sair contando vantagem sobre como sua intervenção foi importante. Como Watson afirma de maneira memorável em sua frase de abertura de *A dupla hélice*: "Jamais vi Francis Crick sendo modesto." Isso também serviria para Watson, e eles admiravam a falta de modéstia um do outro mais do que seus colegas o faziam. "Uma arrogância juvenil, um modo implacável e uma impaciência com pensamento pouco consistente eram coisas naturais para nós dois", lembraria Crick.

Crick compartilhava a crença de Watson de que a descoberta da estrutura do DNA forneceria a chave para os mistérios da hereditariedade. Logo, os dois estavam almoçando juntos, comendo uma típica torta de carne inglesa e conversando sem parar no Eagle, um pub surrado perto dos laboratórios. Crick tinha uma risada barulhenta e uma voz tonitruante, que distraíam sir Lawrence Bragg — e isso fez com que os dois fossem isolados em uma sala de tijolos claros.

"Eles eram fios complementares, entrelaçados pela irreverência, pela excentricidade e pelo brilho ardente", observou o escritor e médico Siddhartha

Mukherjee. "Eles desprezavam a autoridade, mas desejavam intensamente seu aval. Consideravam o establishment científico ridículo e lento, mas sabiam como fazer parte dele. Eles se imaginavam a quinta-essência dos cientistas que não se adaptavam ao sistema, mas se sentiam bastante à vontade nos pátios gramados de Cambridge. Eles haviam decidido ser bufões em uma corte de bobos."[4]

O bioquímico Linus Pauling, da Cal Tech, recentemente havia abalado o mundo científico e pavimentado o caminho para o seu primeiro prêmio Nobel ao descobrir a estrutura das proteínas usando uma combinação de cristalografia de raios X, compreensão da mecânica quântica das ligações químicas e seu modelo de estrutura molecular feito de brinquedo. Enquanto almoçavam no Eagle Pub, Watson e Crick tramavam para usar os mesmos truques e superar Pauling na corrida para descobrir a estrutura do DNA. Eles chegaram a pedir que a oficina do Laboratório Cavendish cortasse placas de estanho e fios de cobre com a finalidade de representar os átomos e outros componentes para o modelo que pretendiam usar até ter compreendido de maneira correta todos os elementos e suas ligações.

Eles estariam entrando no território de Maurice Wilkins, o bioquímico da King's College cuja fotografia de um cristal de DNA despertou o interesse de Watson na palestra em Nápoles — e isso era um obstáculo. "A ideia que os ingleses tinham de jogo limpo não permitiria a Francis fazer aquilo com Maurice", escreveu Watson. "Na França, onde essa ideia obviamente não existia, esses problemas não teriam surgido. Nos Estados Unidos também não se permitiria uma situação como essa."

Wilkins, de sua parte, parecia não ter pressa para ganhar de Linus Pauling. Ele enfrentava uma estranha luta interna, ao mesmo tempo dramatizada e banalizada no livro de Watson, desde que uma brilhante nova colega foi trabalhar na King's College em 1951: Rosalind Franklin, uma bioquímica de 31 anos que havia aprendido técnicas de difração por raios X enquanto estudava em Paris.

Ela foi sido atraída para a King's College achando que lideraria uma equipe que estudaria o DNA. Wilkins, que era quatro anos mais velho e já estudava o DNA, tinha entendido que ela viria como uma colega novata para ajudá-lo com as difrações de raios X. Isso resultou em uma situação explosiva. Em questão de meses, eles mal falavam um com o outro. A estrutura sexista da King's ajudou a mantê-los separados; havia duas salas de professores, uma para homens e outra para mulheres, sendo a das mulheres insuportavelmente abjeta e a dos homens um lugar onde ocorriam almoços elegantes.

Franklin era uma cientista com foco, que se vestia de modo sensato, sem minimizar o fato de ser mulher nem fazer disso uma questão. Como resultado, ela entrou em conflito com o gosto da academia inglesa por tipos excêntricos e com sua tendência de olhar para as mulheres por meio de uma lente sexual, o que fica aparente na descrição que Watson faz dela. "Embora seus traços fossem fortes, ela não era feia e poderia ter sido deslumbrante caso demonstrasse o mínimo interesse por roupas", escreveu ele. "Mas ela não se interessava por isso. Nunca usava batom para contrastar com seus cabelos pretos lisos, e aos 31 anos as roupas dela demonstravam toda a imaginação das nerds adolescentes inglesas."

Franklin se recusava a compartilhar suas imagens de difração por raios X com Wilkins, ou com qualquer outra pessoa, até, em novembro de 1951, marcar uma palestra para resumir seus mais recentes achados. Wilkins avisou Watson, que pegou o trem de Cambridge para a conferência e estudou cristalografia às pressas para entendê-la. "Ela falou para uma plateia de mais ou menos quinze pessoas em um estilo rápido, nervoso, que combinava com o velho auditório sem ornamentos onde estávamos sentados", recordaria Watson. "Não havia o menor vestígio de entusiasmo ou frivolidade nas palavras dela. E, no entanto, era impossível considerá-la desinteressante. Por um momento eu me perguntei qual seria a aparência dela caso ela tirasse os óculos e fizesse algo diferente com o cabelo. Mas a minha principal preocupação era com a descrição que ela fez do padrão cristalino de difrações por raios X."

Na manhã seguinte, Watson resumiu para Crick o que viu. Como não tinha feito anotações — o que irritou o colega —, era vago quanto a vários pontos, especialmente sobre a água que Franklin havia encontrado em suas amostras de DNA. No entanto, Crick começou a rabiscar diagramas, afirmando que os dados de Franklin indicavam uma estrutura de duas, três ou quatro fitas retorcidas em uma hélice. Ele achava que, ao brincar com possíveis modelos, eles poderiam descobrir a resposta. Em questão de semanas, tinham algo que achavam ser a solução, com alguns átomos teoricamente próximos demais uns dos outros: três fitas de fosfato de açúcar formavam uma espiral no meio, e quatro bases avançavam para fora a partir desse eixo.

Em uma crise de arrogância, eles telefonaram para Maurice Wilkins e Rosalind Franklin para irem a Cambridge e dar uma olhada. Eles chegaram na manhã seguinte e, sem muita conversa fiada, Crick começou a mostrar a estrutura de tripla hélice. Franklin viu na mesma hora que aquilo estava errado. "Vocês estão errados pelos seguintes motivos", disse ela, suas palavras rasgando como as de uma professora exasperada.

Ela insistia que suas imagens do DNA não demonstravam que a molécula fosse helicoidal. Sobre isso, no fim das contas, ela estava errada. As duas outras objeções, porém, estavam corretas: os eixos serpenteantes tinham de estar do lado de fora, não de dentro, e o modelo proposto não continha água suficiente. "Nesse ponto veio à tona o fato constrangedor de que eu podia estar errado quanto à quantidade de água que havia nas amostras de DNA de Rosy", observou Watson de maneira seca. Wilkins, que momentaneamente se aliou a Franklin, disse que, se eles partissem imediatamente para a estação, seria possível pegar o trem das 15h40 para Londres — e foi o que fizeram.

Watson e Crick não só estavam constrangidos, como também foram colocados de castigo. Foram informados de que sir Lawrence Bragg, o diretor do laboratório, determinou que os dois parassem de trabalhar com DNA e deixassem esse assunto para Maurice Wilkins e Rosalind Franklin. Os componentes improvisados da maquete deles foram empacotados e mandados para a King's College.

Para piorar a consternação de Watson, chegou a notícia de que Linus Pauling estava vindo da Cal Tech para fazer uma palestra na Inglaterra, o que provavelmente mexeria com sua veia competitiva e aceleraria a tentativa dele de decifrar a estrutura do DNA. Felizmente, o Departamento de Estado americano interveio. Por causa do ambiente estranho criado pelo medo do comunismo e pelo macartismo, Pauling foi barrado no aeroporto de Nova York e teve seu passaporte confiscado por emitir opiniões pacifistas o suficiente para que o FBI o visse como possível ameaça ao país caso tivesse autorização para viajar. Uma das consequências foi que ele jamais teve a oportunidade de discutir o trabalho de cristalografia feito na Inglaterra, o que levou os Estados Unidos a perder a corrida para decifrar o DNA.

Watson e Crick conseguiam monitorar parte do progresso do trabalho de Pauling por meio do filho dele, Peter, que era um jovem estudante no laboratório deles em Cambridge. Watson achava o rapaz amistoso e divertido. "A conversa podia girar em torno das virtudes relativas das garotas inglesas, do continente e da Califórnia", lembraria ele. Contudo, em um certo dia de dezembro de 1952, o jovem Pauling entrou no laboratório, pôs os pés em cima de uma mesa e deu a notícia que Watson temia. Nas mãos dele estava uma carta do pai, dizendo ter descoberto uma estrutura para o DNA e estar prestes a publicá-la.

O artigo de Linus Pauling chegou a Cambridge no início de fevereiro. Peter conseguiu um exemplar antes e foi ao laboratório para dizer a Watson e Crick que a solução de seu pai era semelhante à que eles tinham tentado: uma hélice de três fitas com um eixo de fosfato de açúcar no centro. Watson pegou o artigo do bolso do casaco de Peter e começou a ler. "Imediatamente tive a impressão de que alguma coisa não estava certa", recordou-se. "Eu não conseguia identificar o erro, até que olhei por vários minutos para as ilustrações."

Pauling tinha proposto ligações entre alguns dos átomos que, Watson percebeu, não seriam estáveis. Conversando sobre isso com Crick e outros cientistas no laboratório, convenceram-se de que Pauling tinha "escorregado" feio. E ficaram tão empolgados que saíram cedo do trabalho naquela tarde direto para o Eagle Pub. "No instante em que o bar abriu as portas, estávamos lá para brindar ao fracasso de Pauling", disse Watson. "Em vez de xerez, deixei Francis me pagar um uísque."

"O SEGREDO DA VIDA"

Eles sabiam que não podiam mais perder tempo ou continuar a respeitar o édito segundo o qual precisavam se submeter a Maurice Wilkins e Rosalind Franklin. Por isso, em uma tarde, Watson pegou o trem para a King's College a fim de encontrá-los, levando a cópia antecipada que conseguira do artigo de Linus Pauling. Wilkins não estava quando ele chegou, por isso Watson entrou sem ser convidado no laboratório de Franklin, que estava debruçada sobre uma mesa de luz medindo as imagens cada vez mais nítidas de raios X que estava conseguindo. Ela olhou brava para ele, mas Watson começou a resumir o artigo de Pauling.

Por alguns instantes, eles discutiram a probabilidade de o DNA ser uma hélice, o que ainda era um conceito duvidoso para Franklin. "Interrompendo a ladainha dela, afirmei que o formato mais simples para qualquer molécula polimérica era uma hélice", relembraria Watson. "Àquela altura, Rosy mal conseguia controlar seus nervos, e ela ergueu a voz dizendo que a estupidez dos meus comentários ficaria evidente se eu parasse com a choradeira e prestasse aos indícios que ela havia obtido com raios X."

A conversa foi ladeira abaixo, com Watson ressaltando, de maneira correta, mas pouco educada, que como boa empirista ela teria mais êxito se soubesse como colaborar com teóricos. "De repente, Rosy saiu de trás da bancada do laboratório que estava entre nós e veio na minha direção. Temendo que em meio àquele acesso de fúria ela pudesse me bater, peguei o manuscrito de Pauling e bati em retirada."

Quando o confronto chegava ao clímax, Wilkins passou por ali e levou Watson para tomar um chá e se acalmar. Ele confidenciou que Franklin havia feito novas imagens de uma forma molhada de DNA que oferecia novos indícios de sua estrutura. Depois, passou a uma sala ao lado e imprimiu algo que ficaria conhecido como "fotografia 51". Wilkins conseguiu a imagem de maneira lícita: ele era orientador de doutorado do aluno que trabalhou com Franklin e devido a isso conseguiu obtê-la. Menos apropriado foi mostrar aquilo para Watson, que registrou alguns dos parâmetros essenciais e os levou para Cambridge e compartilhou-os com Crick. Aquilo indicava que Franklin estava correta ao afirmar que as cadeias que formavam o eixo da estrutura estavam do lado de fora, tal como os corrimões de uma escada em espiral, e não do lado de dentro da molécula. Ela, porém, estava errada em resistir à possibilidade de que o DNA fosse uma hélice. "A cruz preta de reflexos que dominava a imagem só podia ser resultado de uma estrutura helicoidal", observou Watson. Um estudo das notas de Franklin mostra que mesmo depois da visita de Watson ela ainda estava a muitos passos de discernir a estrutura do DNA.[5]

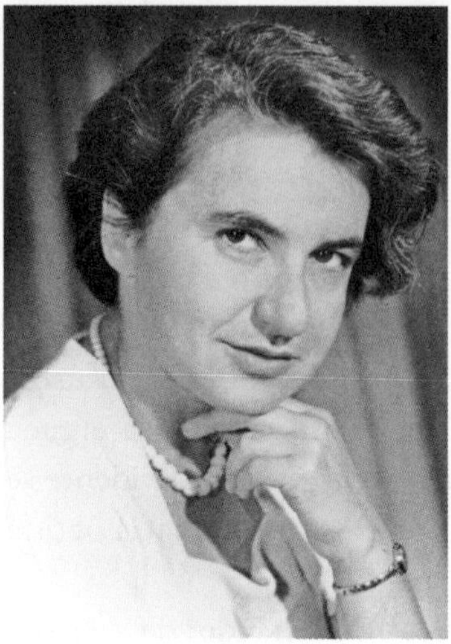

Rosalind Franklin

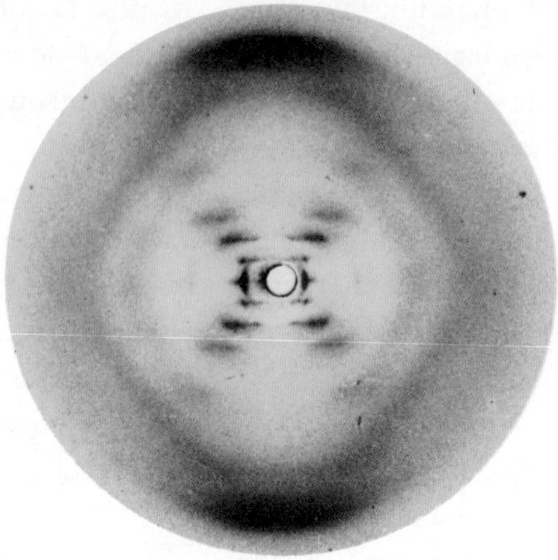

"Fotogafia 51"

* * *

No vagão de trem sem aquecimento de volta para Cambridge, Watson rabiscou ideias nas margens de seu exemplar do *Times*, depois teve que pular o portão do bloco residencial da faculdade, que àquela hora da noite já estava fechado. Na manhã seguinte, quando foi para o Laboratório Cavendish, encontrou seu diretor, sir Lawrence Bragg, que havia ordenado que ele e Crick ficassem longe do estudo do DNA. Confrontado com o resumo entusiasmado de Watson sobre o que havia ficado sabendo, e ao ouvi-lo dizer que queria voltar à construção de modelos, sir Lawrence deu sua permissão. Watson correu escada abaixo para que a oficina começasse a trabalhar em um novo conjunto de componentes.

Watson e Crick logo conseguiram mais dados de Franklin. Ela havia submetido um relatório sobre seu trabalho ao Conselho Britânico de Pesquisa Médica. Um membro do conselho, Max Perutz, que era colega próximo de Watson e Crick, compartilhou o relatório com eles. O resultado foi que, embora não tenham exatamente roubado as descobertas de Franklin, Watson e Crick se apropriaram delas sem permissão.

Àquela altura os dois tinham uma boa ideia de como era a estrutura do DNA: duas fitas de fosfato-açúcar que se retorciam e formavam uma espiral que resultava em uma dupla hélice. Dali saíam as quatro bases do DNA: adenina, timina, guanina e citosina, hoje mais comumente conhecidas pelas letras A, T, G e C. Eles concordaram com Franklin que as cadeias estavam do lado de fora e que as bases apontavam para dentro, como em uma escada retorcida, ou em espiral. Como Watson mais tarde admitiu em uma frágil tentativa de afabilidade: "as afirmações inflexíveis que ela fez anteriormente sobre esse tema, portanto, eram reflexo de ciência de ponta, e não algo que partia de uma feminista desorientada."

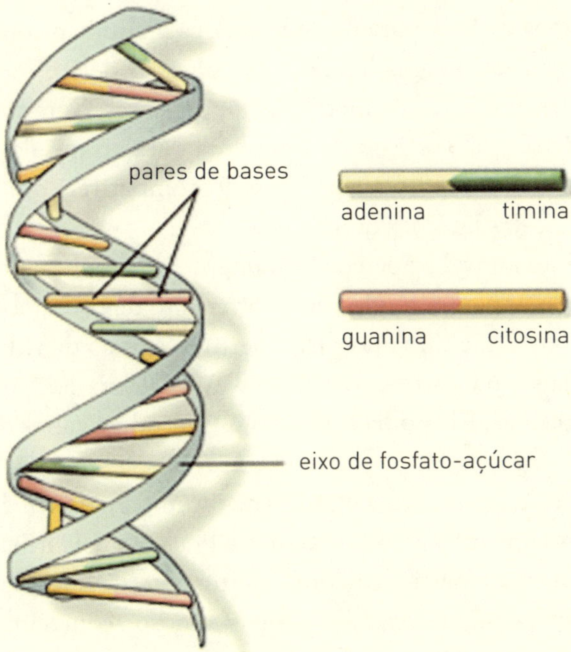

Ao colocar as duas cadeias do lado de fora, eles precisavam descobrir como os pares de bases se ligavam de maneira uniforme, sem causar protuberâncias. A princípio, presumiram que elas formavam pares entre si, como se um degrau fosse composto por uma adenina se ligando a outra adenina. Um dia, porém, Watson, usando alguns modelos de papelão das bases que havia cortado por conta própria, começou a brincar com diferentes pareamentos. "De repente percebi que um par de adenina-timina unido por duas ligações de hidrogênio tinha uma forma idêntica a um par de guanina-citosina unido por, no mínimo, duas ligações de hidrogênio."

Ele teve sorte de trabalhar em um laboratório de cientistas com diferentes especialidades — um deles, um químico quântico, confirmou que a adenina atrairia a timina e que a guanina atrairia a citosina.

Essa estrutura tinha uma consequência empolgante: ao se separarem, as duas cadeias poderiam se replicar de forma perfeita, porque qualquer metade de um degrau atrairia seu parceiro natural. Em outras palavras, essa estrutura de DNA permitiria que a molécula se replicasse e passasse adiante a informação codificada em suas sequências.

Watson desceu até a oficina do laboratório para apressar a produção dos quatro tipos de base para o modelo. A essa altura, os operadores das máquinas estavam contagiados pela empolgação dele e terminaram de soldar as brilhantes placas de metal em poucas horas. Com todas as partes em mãos, Watson só precisou de uma hora para arranjá-las de maneira que os átomos se comportassem de modo compatível com os dados de raios X e as leis das ligações químicas.

Na frase memorável e apenas ligeiramente hiperbólica em *A dupla hélice*, "Francis voou para o Eagle com o propósito de contar a todo mundo que pudesse ouvir que tínhamos descoberto o segredo da vida". A solução era bela demais para não ser verdadeira. A estrutura era perfeita para a função da molécula. Ela podia transportar um código capaz de se replicar.

Watson e Crick terminaram seu artigo no último fim de semana de março de 1953. Eram apenas 975 palavras, datilografadas pela irmã de Watson, que foi convencida a participar com o argumento de que "ela estaria participando daquele que talvez fosse o mais famoso acontecimento da biologia desde o livro de Darwin". Crick queria incluir uma seção expandida com as implicações para a hereditariedade. Mas Watson o convenceu de que uma conclusão mais breve teria mais impacto. Assim foi produzida uma das mais significativas frases da história da ciência: "Não deixamos de perceber que o pareamento específico que postulamos sugere de imediato um possível mecanismo de cópia para o material genético."

O prêmio Nobel foi concedido em 1962 para Watson, Crick e Wilkins. Franklin não poderia ser incluída porque morreu em 1958, aos 37 anos, devido a um câncer possivelmente causado pela exposição à radiação. Caso ela tivesse sobrevivido, o comitê do Nobel teria enfrentado uma situação curiosa — pois cada prêmio só pode ser concedido a três vencedores.

* * *

Duas revoluções coincidiram na década de 1950. Matemáticos, entre os quais Claude Shannon e Alan Turing, demonstraram que toda informação podia ser codificada por meio de números binários, conhecidos como bits. Isso levou a uma revolução digital movida por circuitos com chaves on/off que processavam informações. Ao mesmo tempo, Watson e Crick, entre outros, descobriram como as instruções para criar cada célula em todas as formas de vida eram codificadas pelas sequências de quatro letras do DNA. Nasceu assim uma era da informação baseada em códigos digitais (0100110111001...) e códigos genéticos (ACTGGTAGATTACA...). O fluxo da história é acelerado quando dois rios convergem.

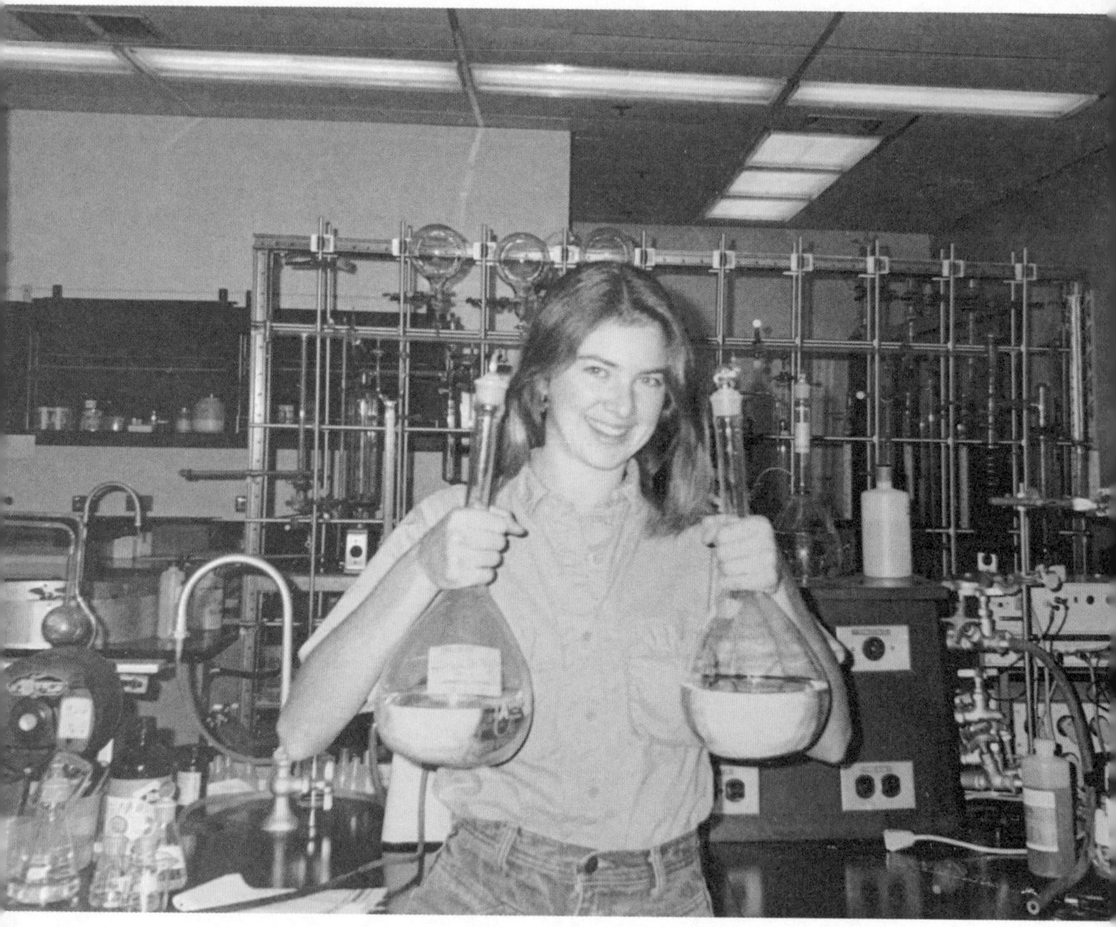

No laboratório em Pomona College

CAPÍTULO 4

A educação de uma bioquímica

GAROTAS FAZEM CIÊNCIA

Mais tarde, Jennifer Doudna conheceria James Watson, trabalharia ocasionalmente com ele e se exporia a todas as complexidades de sua personalidade. De certo modo, ele seria uma espécie de padrinho intelectual, pelo menos até começar a dizer coisas que pareciam vir do lado negro da força. (Como o chanceler Palpatine diz a Anakin Skywalker: "O lado negro da força é um caminho para muitas habilidades que alguns consideram não ser naturais.")

Mas as reações que ela teve ao ler pela primeira vez o livro de Watson na sexta série foram bem mais simples. Aquilo fez Doudna perceber que era possível remover as camadas da beleza da natureza e descobrir, ela lembra, "como e por que as coisas funcionam no nível mais fundamental e secreto". A vida era constituída de moléculas. Os componentes químicos e a estrutura dessas moléculas determinavam o que elas iam fazer.

O livro também causou a sensação de que a ciência podia ser divertida. Todos os livros de ciência que ela havia lido tinham "imagens de homens sem emoções usando jalecos e óculos". Mas *A dupla hélice* pintava um quadro mais vibrante. "Aquilo me fez perceber que a ciência pode ser muito empolgante, como se fosse um mistério interessante, e você vai conseguindo uma pista aqui, outra ali. E aí você junta todas as peças." A história de Watson, Crick e Franklin era uma história de competição e colaboração, de deixar que os dados dançassem com a teoria e de estar em uma corrida contra laboratórios rivais. Tudo isso a empolgava quando garota, e continuaria a empolgar por toda a sua carreira.[1]

No ensino médio, Doudna teve a chance de realizar os experimentos padrão de biologia envolvendo DNA — um deles envolvia quebrar células de esperma de salmão e agitar seu conteúdo gosmento com um bastão de vidro. Ela foi inspirada por uma professora de química cheia de energia e por uma mulher que fez uma palestra sobre os motivos bioquímicos para que as células se tornassem cancerosas. "Aquilo reforçou minha descoberta de que mulheres podiam ser cientistas", lembra ela.

Havia um fio que começou a ligar suas curiosidades infantis sobre as aranhas sem olhos nas cavernas de lava, a não-me-toque que se encolhia quando tocada e as células humanas que se tornavam cancerosas: tudo aquilo estava conectado à história de detetive sobre a dupla hélice.

Ela decidiu que queria estudar química na faculdade, mas, como muitas cientistas mulheres da época, enfrentou resistência. Quando chegou a hora de falar com seu orientador vocacional, um japonês mais velho e bem tradicional, ela se sentou na sala sem janelas ocupada por ele e explicou qual era seu objetivo na faculdade. Ele começou a grunhir. "Não, não, não." Ela parou e olhou para ele. "Garotas não fazem ciência", explicou o orientador. Ele a desestimulou até mesmo de fazer o exame de química da College Board, insinuando que ela sequer sabia do que se tratava. "Você sabe mesmo o que é isso, para que serve esse teste?"

"Fiquei magoada", lembraria Doudna, mas aquilo também aumentou sua determinação. "Sim! Eu vou fazer isso", disse a si mesma. "Vou mostrar para você. Se quero fazer ciência, vou fazer." Ela se inscreveu para uma vaga na Pomona College, na Califórnia, que tinha um bom programa de química e bioquímica, e foi aceita. Ela se matriculou no outono de 1981.

POMONA

De início, ela foi infeliz. Tendo pulado um ano na escola, ela estava com apenas dezessete anos. "Do nada, me vi como um peixinho pequeno em um lago imenso, e duvidei que fosse capaz de fazer o que era preciso." Ela sentia saudades de casa e, mais uma vez, teve a sensação de estar deslocada. Muitos colegas de classe dela eram de famílias ricas do sul da Califórnia e tinham os próprios carros. Doudna tinha uma bolsa de estudos e trabalhava em meio expediente para pagar as contas. Naquela época, era caro ligar para casa. "Meus pais não tinham muito dinheiro, por isso me disseram para ligar a cobrar só uma vez por mês, e eu ficava no corredor do meu dormitório, pegava o telefone preto de disco e ligava a cobrar para meus pais na primeira sexta-feira à noite de cada mês."

Tendo desejado se formar em química, ela começou a duvidar que conseguiria. Talvez o orientador vocacional do colégio estivesse certo. A turma de química geral em que ela estava tinha duzentos alunos, sendo que a maioria conseguiu nota 5 na prova de química do exame de admissão. "Isso fazia eu me perguntar se não tinha desejado algo que não tinha como conseguir", comenta ela. Sendo competitiva, a área teria pouco apelo se ela fosse apenas uma estudante medíocre. "Eu pensava: não quero ser química se não vou ter chance de chegar ao topo."

Ela pensou em mudar sua graduação para francês. "Fui falar com minha professora de francês sobre isso, e ela me perguntou o que eu estava estudando." Quando Doudna respondeu que era química, a professora de francês disse para ela continuar onde estava. "Ela foi insistente. Disse que eu poderia fazer qualquer coisa se me formasse em química. Se me graduasse em francês, seria professora de francês."[2]

No verão, as perspectivas ficaram melhores depois do primeiro ano de faculdade, quando ela conseguiu um emprego no laboratório de Don Hemmes, o amigo de sua família que era professor de biologia na Universidade do Havaí e a levara para caminhadas pela natureza. "Naquela época, eu estava usando microscópio eletrônico para investigar secreção celular, e Jennifer estava fascinada com a possibilidade de olhar dentro das células e estudar o que as pequenas partículas estavam fazendo", recorda ele.[3]

Hemmes estava estudando a evolução das minúsculas conchas encontradas nas praias do Havaí. Mergulhador, ele colhia exemplos das menores de todas, de tamanho quase microscópico, e seus alunos o ajudavam a engastá-las em resina e a fatiar lâminas finíssimas para serem analisadas no microscópio eletrônico. "Ele nos ensinava a usar vários tipos de produtos químicos para marcar as amostras de modos diferentes, para podermos ver coisas como depósitos de cálcio nas conchas e olhar para o desenvolvimento da concha", recorda Doudna. Pela primeira vez, ela manteve um diário de anotações de laboratório.[4]

Na aula de química da faculdade, a maior parte dos experimentos seguia uma receita. Havia um protocolo rigoroso e uma resposta certa. "O trabalho no laboratório de Don não era assim", ressalta ela. "Diferentemente do que acontecia na sala de aula, a gente não sabia a resposta que devia encontrar. A ideia era só descobrir o resultado." Isso deu a ela um gostinho da emoção da descoberta. E também ajudou a ver como seria integrar uma comunidade de cientistas, conseguindo avanços e juntando as peças para descobrir como a natureza funciona.

Quando voltou para Pomona, ela começou a fazer amizades, a se encaixar melhor no grupo e ganhou mais confiança na sua capacidade de fazer química. Como parte de seu programa de trabalho/estudo, ela teve uma série de empregos nos laboratórios de química da faculdade. A maior parte não empolgava Doudna, porque não explorava as intersecções entre química e biologia. Mas isso mudou depois do primeiro ano, quando ela conseguiu um trabalho de verão no laboratório de sua orientadora, Sharon Panasenko, que era professora de bioquímica. "Era mais desafiador para mulheres bioquímicas na época, e eu tinha admiração por ela não só por ser uma boa cientista, mas também por ser um exemplo para mim."[5]

Na época, Panasenko estudava um tópico que se alinhava com o interesse que Doudna tinha pelos mecanismos das células vivas: o modo como algumas bactérias encontradas no solo são capazes de se comunicar de modo a se unirem quando estão com dificuldade de encontrar nutrientes. Elas formam uma comuna chamada corpo frutífero. Milhões de bactérias descobrem como se agregar enviando sinais químicos. Panasenko, com a ajuda de Doudna e de outros do laboratório, tentava descobrir como esses sinais químicos funcionavam.

"Eu tenho que alertar", disse Panasenko a ela, "que existe um técnico que está tentando cultivar essas bactérias no meu laboratório faz seis meses e não conseguiu nada". Doudna começou tentando cultivar as bactérias em grandes assadeiras, em vez de usar as costumeiras placas de Petri. Certa noite, ela colocou os preparados na incubadora. "No dia seguinte, cheguei e, quando removi a lâmina da assadeira onde não havia nutrientes, fiquei espantada de ver aquelas estruturas lindas!" Elas pareciam pequenas bolas de futebol americano. Ela conseguiu o que outros não tinham conseguido. "Foi um momento incrível, e me fez pensar que eu podia fazer ciência."

Os experimentos renderam resultados suficientes para que Panasenko conseguisse publicar um artigo no *Journal of Bacteriology*. Doudna foi citada como um dos quatro membros do laboratório "cujas observações preliminares deram contribuições significativas para este projeto". Foi a primeira vez que o nome dela apareceu em um periódico científico.[6]

HARVARD

Quando chegou a hora da pós-graduação, ela não pensou em Harvard, embora fosse a melhor aluna em química física. Mas o pai dela fez pressão para que ela se candidatasse. "Deixa disso, pai", pediu ela, "eu nunca vou ser aprovada". Ao ouvir isso, ele respondeu: "Verdade, você nunca vai ser aprovada se não se inscrever." Ela foi aprovada — e Harvard ainda ofereceu uma bolsa generosa.

Ela passou parte do verão viajando pela Europa com o dinheiro que economizou de seu programa de trabalho/estudo. Quando voltou, em julho de 1985, foi direto para Harvard começar a trabalhar em um laboratório antes do início das aulas. Como outras universidades, Harvard exigia que os estudantes de pós-graduação trabalhassem a cada semestre no laboratório de um professor diferente. O objetivo dessa rotatividade era permitir que estudantes aprendessem técnicas diferentes para depois escolher um laboratório para sua pesquisa de dissertação.

Doudna ligou para Roberto Kolter, chefe do programa de estudos da pós-graduação, a fim de perguntar se podia começar pelo laboratório dele. Um jovem espanhol especialista em bactérias, ele tinha um grande sorriso, um penteado elegante, óculos sem armação e um jeito irreverente de falar. O laboratório dele era internacional, com muitos pesquisadores da Espanha ou da América Latina, e Doudna ficou espantada ao ver como eles eram jovens e politicamente ativos. "Eu me lembro de perceber como fui influenciada pela mídia apresentando os cientistas como homens brancos e velhos, e imaginei que ia interagir com essas pessoas em Harvard. Essa não foi nem de longe a minha experiência no laboratório de Kolter." A carreira dela, do CRISPR até o coronavírus, refletiria a natureza global da ciência moderna.

Kolter colocou Doudna para estudar o modo como as bactérias produzem moléculas tóxicas para outras bactérias. Ela ficou responsável por clonar (produzir uma cópia exata do DNA) genes de bactérias e testar suas funções. Ela pensou em um novo modo de realizar o processo, mas Kolter achou que não funcionaria. Doudna foi teimosa. "Fiz do meu jeito e consegui o clone", disse a ele, que ficou surpreso, e a incentivou. Foi um passo para superar a insegurança que se escondia dentro dela.

Doudna decidiu fazer seu trabalho de dissertação no laboratório de Jack Szostak, um biólogo intelectualmente versátil de Harvard que estava estudando o DNA de leveduras. Canadiano-americano de ascendência polonesa, Szostak era um dos jovens gênios que na época estavam no Departamento de Biologia Molecular de Harvard. Embora dirigisse um laboratório, Szostak continuava com o trabalho prático, então Doudna podia acompanhar seus experimentos, ver como seu raciocínio funcionava e admirar o modo como ele assumia riscos. O aspecto fundamental de seu intelecto, ela percebeu, era a capacidade de fazer conexões inusitadas entre campos diferentes.

De início, ela se concentrou em recombinação de DNA, que acontece quando duas moléculas de DNA fazem uma troca de sequências de seu material genético, como ocorre quando as células se dividem para produzir uma descendência geneticamente diversa. Isso também se dá durante o processo chamado de recombinação homóloga, em que sequências são trocadas entre duas cadeias semelhantes de DNA para fazer reparos quando ocorre uma ruptura.

Os experimentos permitiram que ela vislumbrasse como a ciência básica pode se transformar em ciência aplicada. Células de levedura são muito eficientes em pegar pedaços de DNA e integrá-los a sua própria composição genética. Por isso, Doudna trabalhou de forma a usar isso. Ela projetou cadeias de DNA que terminavam em uma sequência igual à sequência de uma levedura. Com um breve choque elétrico, ela abriu minúsculas passagens na parede da célula de levedura, permitindo que o DNA que ela criou entrasse. Então, ele se recombinou com o DNA da levedura. Ela havia construído uma ferramenta capaz de editar genes de levedura.

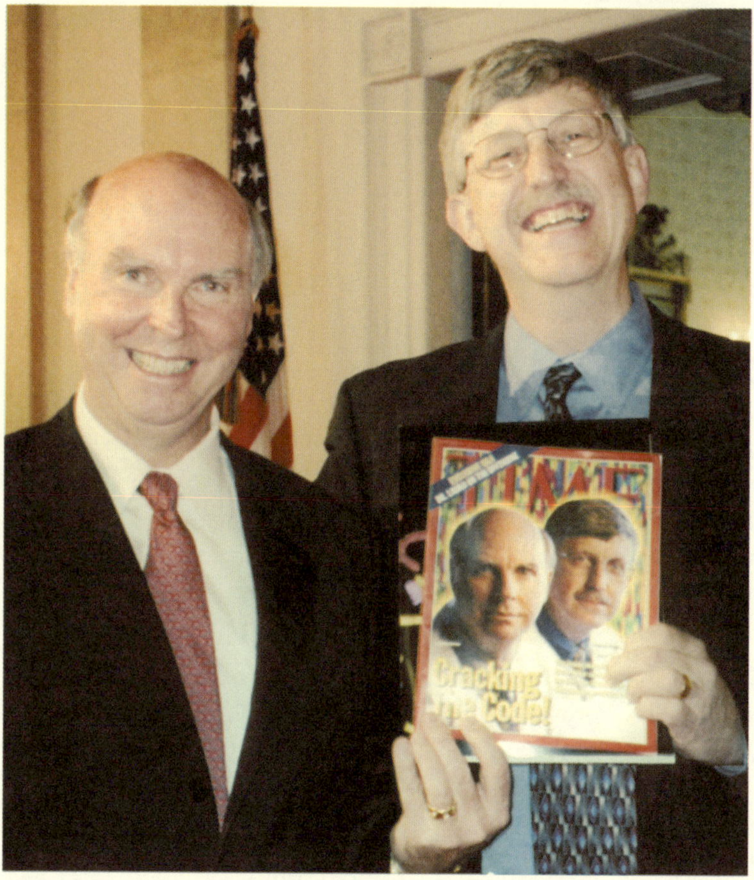

Craig Venter e Francis Collins

CAPÍTULO 5

O genoma humano

JAMES E RUFUS WATSON

Em 1986, enquanto Doudna estava trabalhando no laboratório de Jack Szostak, um imenso projeto de colaboração internacional de cientistas estava tomando forma.[1] Seu nome era Projeto Genoma Humano e seu objetivo era descobrir a sequência de todos os pares de bases de DNA (seriam mais de três bilhões) e mapear todos os genes que esses pares de bases codificam (seriam perto de 24 mil).

Uma das muitas raízes do Projeto Genoma Humano envolvia o herói de infância de Doudna, James Watson, e seu filho Rufus, que sofre de esquizofrenia. O provocativo autor de *A dupla hélice* na época era diretor do Cold Spring Harbor Laboratory, que abrigava pesquisa biomédica e seminários em um campus de 450 mil metros quadrados no litoral norte de Long Island, em Nova York.

Fundado em 1890, o laboratório tem um histórico de pesquisas importantes. Foi lá que na década de 1940 Salvador Luria e Max Delbrück coordenaram um grupo de estudos sobre fagos que incluiu o jovem Watson. Mas o lugar também era assombrado por fantasmas mais controversos. Entre 1904 e 1939, sob a direção de Charles Davenport, o local serviu como centro de eugenia e produziu estudos os quais afirmavam que diferentes raças e grupos étnicos apresentavam diferenças genéticas em características como inteligência e criminalidade, o que, segundo Davenport, devia ser levado em conta na política de imigração.[2] No fim da gestão de James Watson, que durou de 1968 a 2007, as declarações que ele próprio deu sobre raça e genética fariam esses fantasmas voltarem à vida.

Além de ser um centro de pesquisas, Cold Spring Harbor abriga cerca de trinta encontros por ano sobre tópicos selecionados. Em 1986, Watson decidiu lançar uma série anual sobre a "biologia dos genomas". A ideia era usar o encontro do primeiro ano para planejar o Projeto Genoma Humano.

No dia em que o encontro começou, Watson fez um anúncio chocante para os cientistas que estavam reunidos ali. Seu filho Rufus tinha fugido de um hospital psiquiátrico, onde tinha sido internado depois de tentar quebrar uma janela e saltar para a morte no World Trade Center. Com o filho desaparecido, Watson estava deixando o encontro para tentar encontrá-lo.

Nascido em 1970, Rufus tinha o rosto magro, o cabelo despenteado e o sorriso assimétrico do pai. E também era brilhante. "Eu ficava muito feliz", diz Watson, "porque durante uma época ele ia observar pássaros comigo e tínhamos uma relação." Era algo que Watson tinha feito com o próprio pai quando era um menino inteligente e magricela em Chicago. Mas Rufus começou a dar sinais de que não conseguia interagir bem com as pessoas, e na décima série no internato em que estudava, em Exeter, teve um episódio psicótico e foi mandado para casa. Dias depois, foi para o topo do World Trade Center planejando pôr fim à própria vida — o que não aconteceu. Os médicos o diagnosticaram como esquizofrênico. Watson pai chorou. "Eu nunca tinha visto James chorar antes — nem depois", comenta sua esposa, Elizabeth.[3]

Watson perdeu a maior parte do encontro sobre genoma em Cold Spring Harbor. Ele e Elizabeth participaram da caçada ao filho. Ele foi encontrado no dia seguinte, andando em meio a um matagal. A ciência de Watson estava tendo uma intersecção com a vida real. O projeto internacional para mapear o genoma humano deixou de ser uma busca abstrata, acadêmica. Era algo pessoal, e que desenvolveria nele uma crença, beirando a obsessão, no poder da genética para explicar a vida humana. A natureza, não o ambiente em que foi criado, fez Rufus ser daquele jeito, e também fazia com que diferentes grupos de pessoas fossem como eram.

Ou pelo menos era essa a impressão de Watson, que via as coisas pelas lentes de sua descoberta do DNA e da doença do filho. "Rufus é muito inteligente, muito perspicaz e pode ser atencioso. Mas também pode ser intenso quando está com raiva", observa Watson. "Quando ele era novo, minha esposa e eu tentamos criar o ambiente certo para que ele se saísse bem. Mas logo percebi que os problemas dele estavam nos genes. Isso me levou a liderar o Projeto Genoma Humano. O único jeito para compreender nosso filho e de ajudá-lo a ter uma vida normal era decifrar o genoma."[4]

A CORRIDA PELO SEQUENCIAMENTO

Quando o Projeto Genoma Humano foi formalmente iniciado em 1990, Watson foi ungido como seu primeiro diretor. Os principais postos foram preenchidos por homens. Mais tarde, Watson foi sucedido por Francis Collins, hoje diretor do Instituto Nacional de Saúde dos Estados Unidos (NIH, na sigla em inglês). Entre os meninos-prodígio estava o carismático e obstinado Eric Lander, um matemático que se transformou em geneticista no MIT. O nome mais controverso era do brilhante, selvagem e cáustico Craig Venter, que trabalhara em um hospital de campanha da Marinha enquanto cumpria serviço militar obrigatório na Ofensiva do Tet na Guerra do Vietnã, tentara suicídio ao nadar em mar aberto e depois se tornara bioquímico e empreendedor da área de biotecnologia.

O projeto começou como uma colaboração, mas, como em muitas histórias de descoberta e inovação, também se tornou, como no caso da corrida para descobrir a estrutura do DNA ou os componentes do CRISPR, uma competição. Craig Venter começou como um dos cientistas do governo, mas encontrou jeitos diferentes de fazer o sequenciamento a custo baixo e mais rápido. Então, saiu para fundar uma empresa privada, a Celera, e lucrar com o patenteamento de suas descobertas. Watson convocou Lander para ajudá-lo a reorganizar o esforço público e acelerar o trabalho. Lander feriu alguns egos, mas conseguiu manter o projeto andando paralelamente ao de Venter.[5]

No começo dos anos 2000, à medida que a competição se tornava um espetáculo público, o presidente Bill Clinton forçou uma trégua entre Venter e Collins, que vinham se atacando na imprensa. Collins comparou o sequenciamento de Venter a um resumo barato de um trabalho sério e à revista *Mad*. Venter ridicularizou o projeto do governo por custar dez vezes mais para fazer o trabalho de maneira bem mais lenta. "Deem um jeito nisso — façam esses caras trabalharem juntos", disse Clinton a seu principal consultor para a área de ciência. Assim, Collins e Venter se encontraram para comer pizza e tomar cerveja, tentando ver se conseguiam chegar a um acordo sobre como compartilhar o crédito e se concordavam em tornar público o que em breve se tornaria o mais importante conjunto de dados biológicos do mundo.

Depois de mais alguns encontros privados, Clinton recebeu os dois em uma cerimônia na Casa Branca para anunciar os resultados iniciais do Projeto Genoma Humano e o acordo para compartilhamento de crédito. James Watson celebrou a decisão. "Os acontecimentos das últimas semanas demonstraram que os que trabalham pelo bem público não ficam necessariamente atrás dos que são motivados por ganhos pessoais", comentou.

Eu era editor da *Time* na época, e nós estávamos trabalhando com Venter fazia semanas para ter acesso exclusivo à história dele e colocá-lo na capa. Ele era um personagem atraente para a capa, porque tinha usado o dinheiro da Celera para se transformar em um chamativo dono de iate, um surfista competitivo e um anfitrião de festas. Na semana em que estávamos fechando a reportagem, recebi um telefonema inesperado do vice-presidente, Al Gore. Ele me forçou — de maneira muito insistente e convincente — a colocar Francis Collins na capa junto. Venter resistiu. Ele tinha sido forçado a compartilhar o crédito com Collins em uma entrevista coletiva, mas não queria dividir também a capa da *Time* com ele. No entanto acabou concordando, mas na sessão de fotos não conseguia evitar de tirar sarro de Collins por não conseguir acompanhar a velocidade do sequenciamento da Celera. Collins sorriu e não disse nada.[6]

"Hoje estamos aprendendo o idioma em que Deus criou a vida", disse o presidente Clinton na cerimônia da Casa Branca com a presença de Venter, Collins e James Watson. O anúncio conquistou a imaginação do público. O *New York Times* deu uma manchete de primeira página que dizia: "Cientistas decifram código genético da vida humana." A reportagem, escrita pelo renomado jornalista Nicholas Wade, especializado em biologia, começava dizendo: "Em uma conquista que representa um pináculo do autoconhecimento humano, dois grupos rivais de cientistas disseram hoje ter decifrado a escrita da hereditariedade, o conjunto de instruções que define o organismo humano."[7]

Doudna conversava com Szostak, Church e outros em Harvard, que se questionavam se os 3 bilhões de dólares investidos no projeto valiam a pena. Church era cético na época, e continua sendo. "Aquele dinheiro não comprou grande coisa", diz ele. "Não descobrimos nada. Nenhuma das tecnologias sobreviveu." Ter um mapa do DNA não levou a grande parte dos avanços médicos previstos. Foi feito o mapeamento de milhares de genes. Mais de quatro mil mutações de DNA causadoras de doenças foram encontradas. Nenhuma cura, porém, surgiu nem mesmo para as mais simples doenças causadas por um único gene, como a doença de Tay-Sachs, a anemia falciforme ou a doença de Huntington. Os homens que sequenciaram o DNA nos ensinaram a ler o código da vida, mas o passo mais importante seria aprender a escrever naquele código. Isso exigiria um conjunto diferente de ferramentas, que envolveriam a molécula operária que Doudna achou mais interessante do que o DNA.

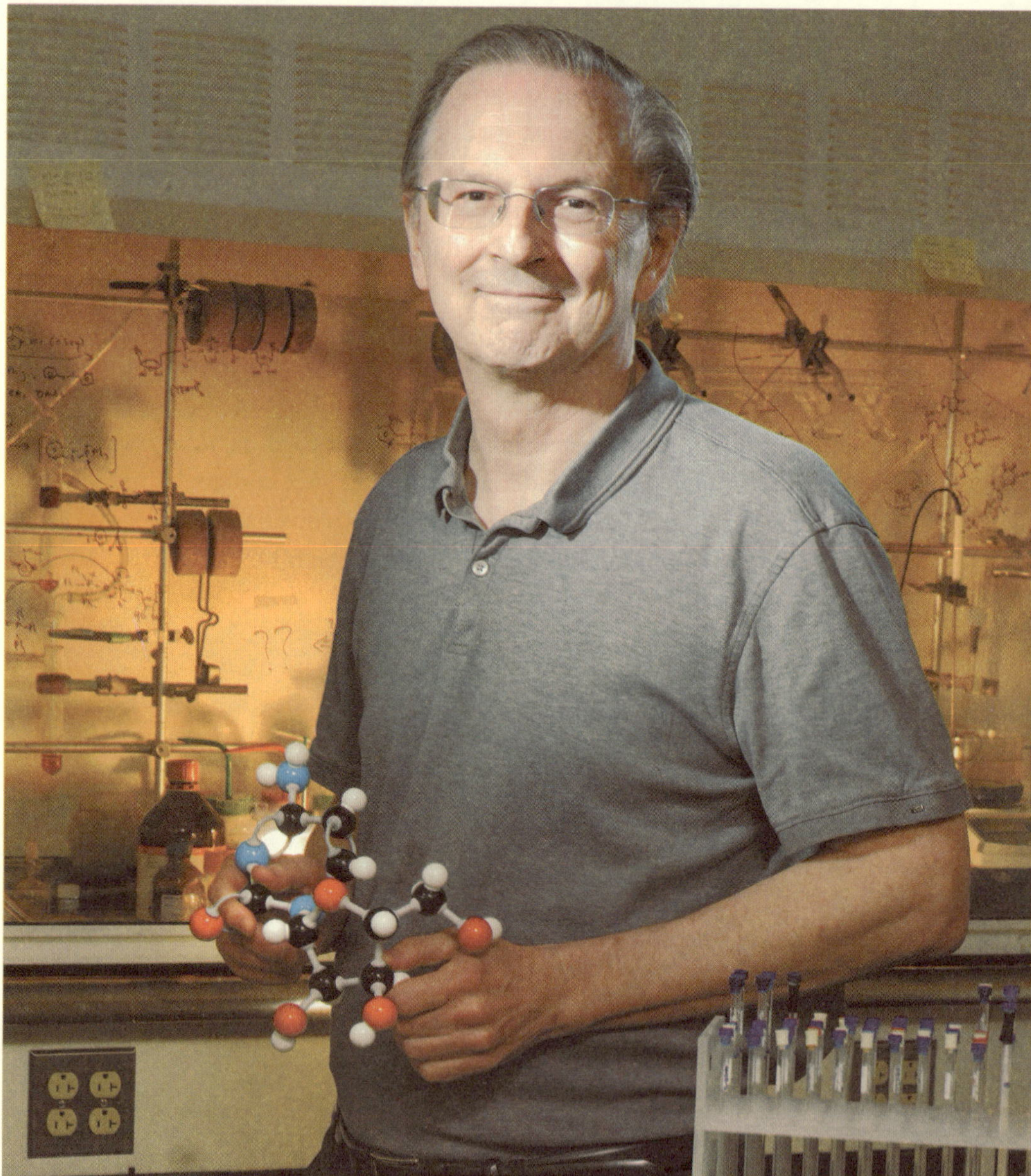

Jack Szostak

CAPÍTULO 6

RNA

O DOGMA CENTRAL

Atingir a meta de conseguir *escrever* e não apenas *ler* os genes humanos exigia uma mudança de foco do DNA para seu irmão menos famoso que, na verdade, transporta as instruções codificadas. O RNA (ácido ribonucleico) é uma molécula semelhante ao DNA (ácido desoxirribonucleico), só que com um átomo de oxigênio a mais em seu eixo de fosfato de açúcar e uma diferença em uma de suas quatro bases.

Apesar de ser a molécula mais famosa do mundo, a ponto de aparecer na capa de revistas e ser usada como metáfora para características embutidas em uma cidade ou uma sociedade ou uma organização, o DNA não trabalha muito — como muitos de seus irmãos famosos. Ele basicamente fica em casa, no núcleo de nossas células, sem nunca sair do lugar. Sua principal atividade é proteger a informação codificada dentro dele e ocasionalmente se replicar. O RNA, por outro lado, é quem faz o trabalho. Em vez de ficar parado em casa guardando informações, ele efetivamente produz coisas, como proteínas. Preste atenção nele. Desde o CRISPR até a Covid-19, ele será a estrela deste livro e da carreira de Doudna.

Na época do Projeto Genoma Humano, o RNA era visto como uma molécula mensageira, transportando informações do DNA, que fica aninhado em segurança no núcleo das células. Um pequeno segmento do DNA que codifica um gene é transcrito em um fragmento de RNA, que então viaja para a região de manufatura da célula. Ali esse "RNA mensageiro" facilita a montagem da sequência adequada de aminoácidos para que se produza uma proteína específica.

As proteínas são de diversos tipos. Proteínas fibrosas, por exemplo, formam estruturas como ossos, tecidos, músculos, cabelo, chifres, unhas, tendões, tecido conjuntivo e células da pele. Outro tipo são as proteínas membranares, que transmitem sinais dentro das células. E, acima de tudo, existe o tipo mais fascinante de proteínas: as enzimas. Elas servem como catalisadores — iniciam, aceleram e modulam as reações químicas em todos os seres vivos. Quase toda ação que acontece em uma célula precisa ser catalisada por uma enzima. Preste atenção nelas. Elas serão as coadjuvantes do RNA e suas parceiras de dança neste livro.

Francis Crick, um dos descobridores da estrutura do DNA, cinco anos depois, bolou um nome para esse processo de informação genética que passa do DNA para o RNA para a construção de proteínas. Ele o chamou de "dogma central" da biologia. Mais tarde, admitiu que "dogma", cujo significado implica uma fé imutável e inquestionável, era uma escolha ruim.[1] Mas a palavra "central" era adequada. Mesmo com as mudanças do dogma, o processo permaneceu central para a biologia.

RIBOZIMAS

Uma primeira modificação no dogma central ocorreu quando Thomas Cech e Sidney Altman, de maneira independente, descobriram que as proteínas não eram as únicas moléculas na célula que podiam atuar como enzimas. Em um trabalho feito no início da década de 1980 que valeria o prêmio Nobel para os dois, eles fizeram a descoberta surpreendente de que algumas formas de RNA também podiam ser enzimas. Especificamente, descobriram que algumas moléculas de RNA podem se dividir ao dar início a uma reação química. Eles chamaram esses RNAs catalisadores de "ribozimas" — uma palavra criada pela combinação de "ácido ribonucleico" e "enzima".[2]

Cech e Altman fizeram essa descoberta ao estudar os chamados "íntrons". Algumas partes das sequências de DNA não codificam instruções sobre como produzir proteínas. Quando essas sequências são transcritas em moléculas de RNA, causam obstruções. Por isso, precisam ser removidas antes que o RNA saia em sua missão para comandar o processo de fabricação de proteínas. O processo de cortar e colar da remoção dos íntrons e a posterior união dos trechos úteis de RNA exige um catalisador, e esse papel normalmente é feito por uma proteína enzima. O que Cech e Altman descobriram, porém, foi que havia certos íntrons que removiam a si mesmos!

Isso tinha implicações muito bacanas. Caso algumas moléculas de RNA fossem capazes de armazenar informação genética e também de agir como catalisadores para dar início a reações químicas, elas poderiam ser mais fundamentais para a origem da vida do que o DNA, que não pode replicar a si mesmo sem a presença de proteínas que sirvam como catalisadoras.[3]

RNA MAIS DO QUE DNA

A descoberta de que o RNA podia agir como uma enzima levou Jack Szostak a mudar o foco de sua pesquisa. Durante a passagem de Doudna por seu laboratório em Harvard, ela estudou o DNA em leveduras. Quando seu período no laboratório terminou, na primavera de 1986, ela perguntou se podia ficar e fazer sua tese de doutorado orientada por ele. Szostak aceitou — mas acrescentou uma condição. Ele não ia mais se concentrar em leveduras e DNA. Embora outros bioquímicos estivessem empolgados com o sequenciamento do DNA do Projeto Genoma Humano, Szostak decidiu voltar as atenções de seu laboratório para o RNA, o qual ele achava que poderia revelar segredos sobre o maior de todos os mistérios biológicos: a origem da vida.

Ele disse a Doudna que estava intrigado com as descobertas de Cech e Altman. A meta dele era descobrir se essas ribozimas podiam usar esse poder para se replicar. "Será que esse pedaço do RNA tinha a capacidade química para copiar a si mesmo?", perguntou a Doudna. Ele sugeriu que esse deveria ser o foco da tese de doutorado dela.[4]

Ela se deixou contagiar pelo entusiasmo dele e se inscreveu para ser a primeira aluna pós-graduanda no laboratório dele trabalhando com RNA. "Quando tive aula de biologia, aprendemos sobre a estrutura e o código do DNA, e aprendemos sobre como as proteínas fazem todo o trabalho duro nas células, e o RNA era tratado como esse intermediário tedioso, uma espécie de segundo escalão", lembra ela. "Fiquei surpresa em descobrir que existia esse jovem gênio em Harvard que queria se concentrar 100% no RNA por achar que ele era a chave para compreender a origem da vida." Como seus outros alunos ainda estavam trabalhando com DNA e levedura, Szostak fez grande parte dos experimentos iniciais com as próprias mãos, o que significava que Doudna pôde ficar na bancada ao lado dele.

Tanto para Szostak, que estava bem estabelecido na carreira, quanto para Doudna, que ainda nem tinha uma carreira, mudar o foco para o RNA era arriscado. "Em vez de seguir o rebanho trabalhando com DNA", comentou Szostak, "achamos que estávamos sendo pioneiros de algo novo, explorando uma fronteira negligenciada mas que todos nós achávamos empolgante". Isso foi muito antes de o RNA ser considerado uma tecnologia para interferir na expressão do gene ou para fazer edição em genes humanos. Szostak e Doudna escolheram o tema por mera curiosidade, por quererem saber como a natureza funciona.

Szostak tinha um princípio orientador: nunca faça algo que mil outras pessoas estejam fazendo. Isso tinha certo peso para Doudna. "Foi como quando eu estava no campo de futebol e queria jogar numa posição que as outras crianças não queriam", relembra ela. "Aprendi com o Jack que havia mais riscos e uma recompensa maior se você se arriscasse em uma área nova."

Àquela altura, ela sabia que a pista mais importante para compreender um fenômeno natural era decifrar a estrutura das moléculas envolvidas. Isso exigiu que ela aprendesse algumas das técnicas que Watson, Crick e Franklin usaram para desvendar a estrutura do DNA. Caso ela e Szostak tivessem êxito, poderia ser um passo significativo para responder a uma das maiores dentre todas as questões biológicas, talvez *a* maior: a de como a vida começou.

A ORIGEM DA VIDA?

A empolgação de Szostak com a possibilidade de descobrir como a vida começou ensinou uma segunda lição a Doudna, além de arriscar em novos campos: faça grandes perguntas. Embora Szostak gostasse de mergulhar nos detalhes dos experimentos, ele pensava grande, estava sempre em busca de investigações profundas. "Se não for por isso, para que fazer ciência?", perguntou ele a Doudna. Esse se tornou um dos princípios que orientaram o trabalho dela.[5]

Existem algumas perguntas realmente importantes que nossa mente mortal talvez jamais seja capaz de responder: Como o universo começou? Por que existe algo em vez de nada? O que é a consciência? Talvez outras perguntas possam ser respondidas até o fim deste século: O universo é determinístico? Existe uma teoria unificada de tudo? Nós temos livre-arbítrio? De todas as perguntas realmente grandes, a que estamos mais perto de responder é como a vida começou.

O dogma central da biologia exige a presença do DNA, do RNA e de proteínas. Como é improvável que esses três elementos tenham surgido exatamente ao mesmo tempo de algum caldo primordial, uma hipótese surgiu no início da década de 1960, formulada de maneira independente pelo onipresente Francis Crick e por outros cientistas: deve ter havido um sistema precursor mais simples. A hipótese de Crick era de que, no início da história da Terra, o RNA conseguia se replicar. Isso levanta a questão de onde veio o primeiro RNA. Alguns especulam que do espaço. Contudo, a resposta mais simples pode ser que a Terra em seus estágios iniciais contivesse os elementos químicos constitutivos do RNA, e que não foi necessário nada além da mistura aleatória para que eles se juntassem. No ano em que Doudna entrou para o laboratório de Szostak, o bioquímico Walter Gilbert batizou essa hipótese de "o mundo do RNA".[6]

Uma qualidade essencial dos seres vivos é possuir um método para criar mais organismos parecidos consigo: ou seja, poderem se reproduzir. Portanto, caso você quisesse defender o argumento de que o RNA poderia ser a molécula precursora que levou à origem da vida, seria útil demonstrar que ele é capaz de se replicar. E Szostak e Doudna embarcaram nesse projeto. [7]

Doudna usou muitas táticas para criar uma enzima de RNA, uma ribozima, que pudesse costurar pequenos pedaços de RNA. Ela e Szostak acabaram conseguindo criá-la, e ela organizava uma cópia de si mesma.

"Essa reação demonstra a viabilidade de replicações de RNA catalisadas pelo próprio RNA", escreveram ela e Szostak em um artigo de 1998 para a *Nature*. Mais tarde, o bioquímico Richard Lifton chamaria esse artigo de um "*tour de force* técnico".[8] Doudna se tornou uma estrela em ascensão no rarefeito mundo da pesquisa com RNA. Esse ainda era um campo novo na biologia, mas ao longo das duas décadas seguintes a compreensão de como pequenas cadeias de RNA se comportavam se tornaria cada vez mais importante, tanto para o campo da edição genética quanto para a luta contra os coronavírus.

Como jovem aluna de doutorado, Doudna dominava a combinação especial de habilidades que distinguiam Szostak e outros grandes cientistas: era boa em fazer experimentos práticos e também se fazia as grandes perguntas. Ela sabia que Deus estava nos detalhes e também no grande quadro. "Jennifer era fantasticamente boa na bancada, porque era rápida e inteligente e parecia fazer qualquer coisa funcionar", diz Szostak. "Ela falava bastante sobre por que as grandes questões são as que importam."

Doudna também mostrou saber trabalhar em equipe, o que era muito importante para Szostak, que compartilhava essa característica com George Church e alguns outros cientistas do campus da escola de medicina de Harvard. Isso se refletia na quantidade de coautores que havia na maior parte de seus artigos. Nas publicações científicas, o primeiro autor listado é o pesquisador mais jovem responsável pela maior parte do experimento prático, e o último é o principal pesquisador ou o chefe do laboratório. Os que estão listados no meio em geral são ordenados pelas contribuições que deram. Em um dos artigos importantes que ela ajudou a produzir para a revista *Science* em 1989, Doudna está listada entre os autores do meio, porque era mentora de um aluno de graduação sortudo de Harvard que trabalhava meio expediente no laboratório. Ela achou que o aluno devia aparecer como primeiro autor. Durante seu último ano no laboratório de Szostak, o nome dela aparece em quatro artigos acadêmicos em periódicos de prestígio, todos descrevendo aspectos de como as moléculas de RNA são capazes de se reproduzir.[9]

A disposição, até mesmo certa avidez, que Doudna demonstrava para enfrentar desafios difíceis também chamava a atenção de Szostak. Isso se tornou evidente perto do fim da sua passagem pelo laboratório dele, em

1989. Ela percebeu que para compreender o funcionamento de um pedaço de RNA capaz de se remover seria preciso discernir completamente a sua estrutura, átomo por átomo. "Naquela época, a estrutura do RNA era vista como algo difícil a ponto de talvez ser impossível", observa Szostak. "Duvido que mais alguém estivesse tentando descobrir aquilo."[10]

CONHECENDO JAMES WATSON

A primeira vez que Jennifer Doudna se apresentou em uma conferência científica foi no laboratório de Cold Spring Harbor, e James Watson, como de costume, estava sentado na primeira fila como anfitrião. Foi no verão de 1987, e o seminário era para discutir "os acontecimentos evolucionários que podem ter feito surgir os organismos vivos que existem hoje na Terra".[11] Em outras palavras, como a vida começou?

O foco da conferência eram as recentes descobertas mostrando que certas moléculas de RNA podiam se replicar sozinhas. Tom Cech estava entre os cem participantes e, como Szostak não estava disponível, um convite foi enviado para Doudna. Com apenas 23 anos na época, ela apresentaria o trabalho que fazia com Szostak: criar uma molécula de RNA que se autorreplicasse. Quando recebeu a carta assinada por James Watson, endereçada à "Cara sra. Doudna" (ela ainda não era "dra. Doudna"), ela não só aceitou, como também mandou emoldurar.

A palestra dela, baseada em um artigo que havia escrito com Szostak, foi altamente técnica. Ela começou dizendo "Descrevemos mutações de eliminação e substituição nos domínios catalítico e substrato do íntron capaz de se remover", que é o tipo de frase que empolga biólogos pesquisadores. Watson estava fazendo anotações atentamente. "Eu estava tão nervosa que as palmas das minhas mãos suavam", recorda ela. Mas, no final, Watson lhe deu os parabéns e Tom Cech se inclinou e sussurrou: "Bom trabalho."[12]

Enquanto estava no evento, Doudna fez uma caminhada pela Bungtown Road, que corta o campus. No caminho, ela viu uma mulher levemente encurvada andando na direção dela. Era Barbara McClintock, bióloga que trabalhava como pesquisadora em Cold Spring Harbor havia mais de quatro décadas e que recentemente recebera o prêmio Nobel por sua descoberta dos transpósons, conhecidos como "genes saltadores", que podem mudar de posição em um genoma. Doudna parou, mas era tímida demais para se apresentar. "Era como se eu estivesse na presença de uma deusa", lembra ela. "Ali estava aquela mulher tão famosa e tão influente agindo de maneira tão pouco presunçosa e andando até seu laboratório enquanto pensava no próximo experimento. Ela era o que eu queria ser."

Doudna permaneceria em contato com James Watson, participando de muitos eventos organizados por ele em Cold Spring Harbor. Ele também fez algumas visitas a Berkeley. Ao longo dos anos, ele se tornaria uma personagem cada vez mais controversa em função de seus pronunciamentos confusos sobre diferenças genéticas raciais. Doudna não deixava que o comportamento dele diminuísse o respeito dela por suas realizações científicas. "Quando nos víamos, ele dizia coisas que achava serem provocantes", lembra ela com uma rápida risada defensiva. "Era o jeito dele. Sabe como é." Apesar de seus frequentes comentários públicos sobre a aparência de mulheres, começando com Rosalind Franklin em *A dupla hélice*, ele podia ser um bom mentor para mulheres. "Ele incentivou demais uma amiga minha muito próxima que estava no pós-doutorado", diz Doudna. "Isso influenciou minha opinião sobre ele."

CAPÍTULO 7

Curvas e dobras

BIOLOGIA ESTRUTURAL

Desde o momento em que ficou intrigada com a não-me-toques e suas folhas sensíveis ao contato que encontrava em suas caminhadas durante a infância no Havaí, Doudna tinha verdadeira paixão e curiosidade pelos mecanismos ocultos da natureza. O que fazia aquelas folhas parecidas com as da samambaia se encolherem quando tocadas? Como as reações químicas causam as atividades biológicas? Ela aprendeu a parar, como todos nós fazíamos quando crianças, e a pensar como as coisas funcionam.

O campo da bioquímica oferecia muitas respostas ao estudar o modo como as moléculas químicas das células vivas se comportam. Mas havia uma especialidade que investigava a natureza de maneira ainda mais profunda: a biologia estrutural. Lançando mão de técnicas de imagem como a cristalografia de raios X, usada por Rosalind Franklin para encontrar indícios da estrutura do DNA, os biólogos estruturais tentam descobrir a forma tridimensional das moléculas. Linus Pauling decifrou a estrutura espiral das proteínas no início dos anos 1950, e em seguida veio o artigo de Watson e Crick sobre a estrutura de dupla hélice do DNA.

Doudna percebeu que precisaria aprender mais sobre biologia estrutural caso quisesse compreender como algumas moléculas de RNA podiam se reproduzir. "Para descobrir como esses RNAs fazem química, eu precisava saber qual era a aparência deles." Ela precisava descobrir as curvas e dobras da estrutura tridimensional dos RNAs capazes de se remover. Tinha consciência de que esse trabalho seria um eco daquilo que Rosalind

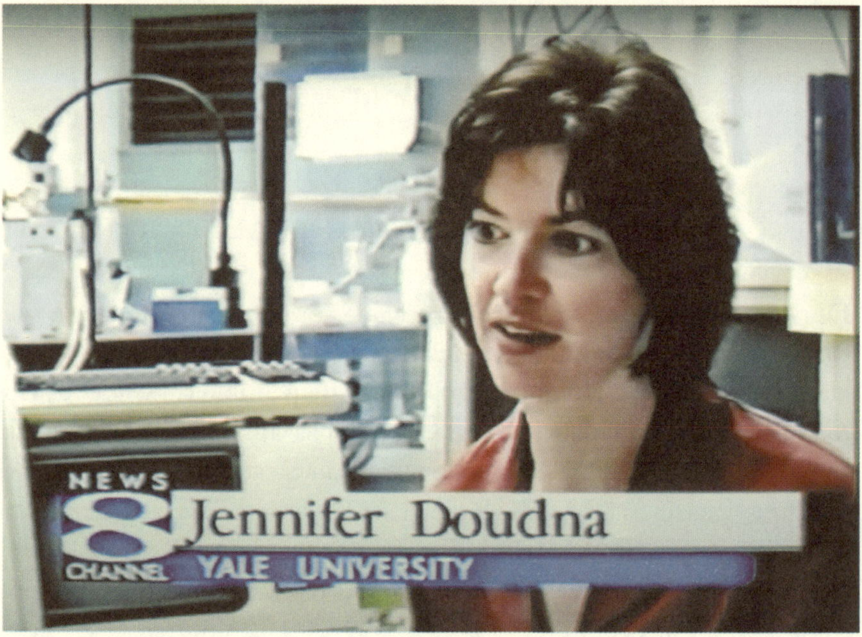

Estrela em ascensão em Yale

Franklin fez com o DNA, e o paralelo a agradava. "Ela formulava uma pergunta semelhante sobre a estrutura de uma molécula que sempre esteve presente na vida dela", diz Doudna. "Ela acreditava que sua estrutura forneceria todo tipo de insight."[1]

Doudna também tinha a impressão de que descobrir a estrutura de uma ribozima poderia levar a tecnologias genéticas inovadoras. A citação do prêmio Nobel que Cech recebeu junto com Sidney Altman dava uma pista sobre isso. "Uma possibilidade futurista de corrigir certas doenças genéticas", afirmou o comitê do Nobel. "Um uso como esse de cortes genéticos exigirá que saibamos mais sobre os mecanismos moleculares." *Cortes genéticos*. Sim, o comitê do Nobel foi profético.

Esse caminho significava que era hora de deixar para trás o laboratório de Jack Szostak, que admitia não ter pensamento visual nem ser um especialista em biologia estrutural. Portanto, em 1991, Doudna começou a procurar outro lugar para fazer seu pós-doutorado. Havia uma escolha óbvia: o biólogo estrutural que acabava de receber um prêmio Nobel por descobrir o RNA catalisador que ela e Szostak vinham estudando, Tom Cech (pronuncia-se "tchék"), da Universidade do Colorado em Boulder, que estava usando cristalografia de raios X para explorar cada detalhe da estrutura do RNA.

TOM CECH

Doudna já conhecia Cech. Foi ele quem sussurrou "bom trabalho" depois de ela fazer sua palestra com as mãos suadas no Cold Spring Harbor no verão de 1987. Ela também o encontrara ao fazer uma viagem para o Colorado naquele ano. "Como éramos meio que concorrentes amistosos, ambos disputando para fazer descobertas sobre os íntrons que se autorremovem, mandei um bilhete para ele", lembra ela.

Foi um bilhete de verdade, em uma folha de papel, porque e-mails ainda não eram comuns. Ela escreveu que ia passar por Boulder e perguntou se podia visitar o laboratório dele. Para surpresa dela, ele respondeu rápido, telefonando um dia quando ela estava trabalhando no laboratório de Jack Szostak. "Ei, Tom Cech no telefone pra você", disse o colega que atendeu ao telefone. Os colegas de laboratório olharam cheios de curiosidade para ele, mas ela deu de ombros. Cech avisou que a receberia quando estivesse em Boulder.

Eles se encontraram em um sábado. Cech tinha levado a filhinha de dois anos para o laboratório e ficou brincando com ela nos joelhos enquanto conversava com Doudna, que estava encantada tanto com a mente dele quanto com seus instintos paternos. O encontro foi um exemplo da mescla de competição e companheirismo que é a marca da pesquisa científica (e de muitas outras atividades). "Acho que Tom aceitou falar comigo porque o laboratório de Szostak era um potencial concorrente e por acreditar que também podíamos aprender um com o outro", diz ela. "E talvez ele achasse que era um modo de conseguir informações sobre o que o nosso laboratório estava fazendo."

Depois de terminar sua tese no laboratório de Szostak e obter o doutorado em Harvard em 1989, ela decidiu fazer o pós-doutorado com Cech. "Percebi que, se eu realmente queria decifrar a estrutura das moléculas de RNA, o mais inteligente era ir para o melhor laboratório de bioquímica que estudava RNA", comenta ela. "Quem melhor do que Tom Cech? Esse era o laboratório que havia descoberto os íntrons autorremovedores."

TOM GRIFFIN

Havia mais uma razão que levara Doudna a decidir fazer o pós-doutorado em Boulder. Em janeiro de 1988, ela se casou com um aluno da faculdade de medicina de Harvard chamado Tom Griffin, que trabalhava em um laboratório ao lado do dela. "Ele viu em mim coisas que eu não via na época, o que incluía potencial como cientista", comenta ela. "Ele me forçou a ser mais ousada do que eu era."

Griffin, de uma família de militares, adorava o Colorado. "Quando conversávamos sobre aonde ir quando terminássemos os estudos, ele queria muito, muito, se mudar para Boulder", diz Doudna. "Percebi que se fôssemos para lá, eu poderia trabalhar com Tom Cech." Sendo assim, eles se mudaram para lá no verão de 1991, e Griffin conseguiu um emprego em uma *startup* de biotecnologia.

No começo, o casamento deu certo. Doudna comprou uma *mountain bike* e patins, e eles faziam passeios ao longo do riacho Boulder. Ela também começou a ter aulas de esqui. Mas a paixão dela era a ciência, e Griffin não tinha esse foco obstinado. A ciência para ele era um trabalho que ia das nove da manhã às cinco da tarde, e ele não tinha ambições de ser um pesquisador acadêmico. Ele adorava música e livros, e se tornou fã dos computadores pessoais quando eles surgiram. Doudna respeitava a ampla gama de interesses dele, mas não compartilhava os mesmos gostos. "Eu penso em ciência o tempo todo", confessa ela. "Estou sempre focada no que está acontecendo no laboratório, no próximo experimento, ou na pergunta mais importante que devemos tentar responder."

Doudna diz que as diferenças entre eles "dizem algo negativo" sobre ela. Pode ser, mas acho que ela não acredita nisso, e eu também não. As pessoas têm jeitos diferentes de lidar com seu trabalho e com suas paixões. Ela queria passar os fins de semana e as noites no laboratório fazendo experimentos. Nem todo mundo deve ser assim. E algumas pessoas devem.

Depois de alguns anos, eles decidiram seguir caminhos separados e se divorciar. "Eu vivia obcecada com qual seria meu próximo experimento", relembra ela. "Ele não tinha a mesma intensidade. Isso criou uma barreira insuperável."

A ESTRUTURA DE UMA RIBOZIMA

A missão de Doudna quando ela chegou à Universidade do Colorado como pós-doutoranda era mapear o íntron capaz de se remover, descoberto por Tom Cech, mostrando todos os seus átomos, suas ligações e formas. Decifrar tal estrutura tridimensional ajudaria a demonstrar como suas curvas e voltas poderiam reunir os átomos certos para causar reações químicas e permitir que o trecho de RNA se replicasse.

Era arriscado e exigia trabalhar com algo que não atraísse muitas pessoas. Na época não havia muito trabalho sendo feito com cristalografia de RNA, e a maior parte das pessoas olhava para Doudna como se ela estivesse doida. Mas, caso ela fosse bem-sucedida, haveria um enorme ganho para a ciência.

Durante a década de 1970, biólogos decifraram a estrutura de uma molécula menor e mais simples de RNA. Entretanto, pouco se avançou nos vinte anos seguintes porque os cientistas achavam difícil isolar RNAs maiores e conseguir imagens deles. Colegas contaram a Doudna que conseguir uma boa imagem de uma molécula grande de RNA seria, naquele momento, uma tolice. Nas palavras de Cech: "Se tivéssemos pedido que o Instituto Nacional de Saúde financiasse esse projeto, teriam rido da nossa cara e nos expulsado."[2]

O primeiro passo era cristalizar o RNA — em outras palavras, converter a molécula líquida de RNA em uma estrutura sólida bem organizada conhecida como cristal. Isso era necessário para poder usar a cristalografia de raios X e outras técnicas de imagem para discernir seus componentes e suas formas.

Doudna tinha a ajuda de um aluno de pós-graduação tranquilo, mas alegre, chamado Jamie Cate. Ele vinha usando cristalografia de raios X para estudar a estrutura de proteínas, mas aderiu ao projeto de Doudna ao conhecê-la. "Contei sobre o projeto em que eu estava trabalhando e ele ficou bem interessado", diz ela. "Era uma coisa louca. A gente não tinha ideia do que ia encontrar." Eles estavam desbravando um campo novo. Não estava claro nem mesmo que as moléculas de RNA teriam estruturas bem definidas, como acontece no caso das proteínas. Ao contrário de Tom Griffin, Cate adorava se concentrar no trabalho de laboratório. Ele e Doudna conversavam todo dia sobre como cristalizar o RNA, e não demorou para continuarem a conversa tomando café e às vezes enquanto jantavam.

Um avanço ocorreu das coisas aleatórias que acontecem na ciência: um pequeno erro, como o mofo nas placas de Petri de Alexander Fleming, que leva a uma descoberta. Certo dia, uma técnica estava trabalhando com Doudna para tentar produzir cristais e colocou o experimento em uma incubadora que não estava funcionando bem. A temperatura subiu a trinta graus célsius. Elas acharam que o experimento estava arruinado, mas, quando observaram as amostras em um microscópio, viram cristais crescendo. "Os cristais tinham RNA e eram lindos", lembra Doudna, "e esse foi o primeiro avanço o qual nos mostrou que, para conseguir esses cristais, era preciso elevar a temperatura".

Outro avanço mostrou o poder duradouro de estar no mesmo lugar em que outras pessoas inteligentes. Tom e Joan Steitz, uma equipe de bioquímicos de Yale que também eram marido e mulher, estudavam RNA e estavam passando um ano sabático em Yale. Tom era muito sociável, e sempre parecia estar matando tempo no refeitório do laboratório de Cech, segurando uma caneca de café. Doudna mencionou que tinha conseguido bons cristais da molécula de RNA que estava estudando, que se quebravam rápido demais ao ser expostos aos raios X.

Steitz comentou que em seu laboratório em Yale vinha testando uma nova técnica para resfriamento criogênico de cristais. Eles mergulhavam cristais em nitrogênio líquido para que o material congelasse muito rapidamente. Isso ajudava a preservar a estrutura dos cristais mesmo quando expostos aos raios X. Ele providenciou para que Doudna voasse a Yale e passasse um tempo com os pesquisadores de seu laboratório, que eram os pioneiros da técnica. Funcionava com perfeição. "Àquela altura, sabíamos que teríamos cristais organizados o suficiente para uma hora sermos capazes de decifrar a estrutura", diz ela.

YALE

A visita dela ao laboratório de Steitz em Yale, onde técnicas e equipamentos inovadores, como resfriadores criogênicos, eram comprados, ajudou a convencê-la a aceitar um cargo como professora lá no outono de 1993, com possibilidade de promoção a titular. Não chegou a surpreender que Jamie Cate quisesse ir com ela. Ela entrou em contato com as autoridades de Yale e ajudou na transferência dele para lá como aluno de pós-graduação no laboratório dela. "Eles exigiram que ele refizesse os exames de seleção", observa ela, "e você já deve imaginar que ele passou com notas extraordinárias".

Com o uso de técnicas de super-resfriamento, Doudna e Cate conseguiram criar cristais que suportavam bem a difração por raios X. Mas o avanço deles era bloqueado por aquilo que na cristalografia é conhecido como o "problema da fase". Detectores de raios X podem medir adequadamente a intensidade de uma onda e não a fase da onda. Um dos modos de atacar o problema é introduzir um íon de metal em algumas poucas regiões do cristal. As imagens da difração dos raios X mostra a posição dos íons de metal, e isso pode ajudar a calcular o restante da estrutura molecular. Isso foi feito com moléculas de proteína, mas ninguém tinha descoberto como fazer com RNA.

Cate resolveu o problema. Ele usou uma molécula chamada *hexamina de ósmio*, de estrutura interessante que a levava a interagir com alguns pontos das moléculas de RNA. O resultado foi que as difrações de raios X conseguiram produzir um mapa da densidade dos elétrons que oferecia pistas da estrutura de uma importante região encurvada do RNA. Eles começaram o processo criando esses mapas de densidade e depois construindo modelos de estruturas potenciais, do mesmo modo que Watson e Crick tinham feito com o DNA.

O ADEUS DO PAI

Quando o trabalho deles estava chegando ao clímax, no outono de 1995, Doudna recebeu uma ligação do pai. Ele tinha sido diagnosticado com melanoma e estava com metástase no cérebro. Portanto, disse, só tinha três meses de vida.

Ela passou o restante daquele outono indo de New Haven para Hilo e voltando, uma viagem de mais de doze horas. Os momentos ao lado da cama do pai eram alternados com horas ao telefone com Cate. Todos os dias, ele lhe mandava via fax ou e-mail um novo mapa de densidade eletrônica, e eles conversavam sobre modos de interpretar aqueles dados. "Foi uma época incrível de altos e baixos e mudanças de ânimo bruscas", recorda ela.

Por sorte, o pai dela tinha uma característica que ajudou a diminuir o sofrimento: uma curiosidade genuína pelo trabalho da filha. Entre os períodos de dor, ele pedia explicações a ela sobre as últimas imagens que havia recebido. Ela entrava no quarto e ele estava lá deitado, olhando para os dados mais recentes. Antes que pudessem começar a falar sobre a saúde dele, ele começava a fazer perguntas. "Aquilo me lembrava da curiosidade científica dele e de como ele tinha compartilhado aquilo comigo quando eu era criança", conta ela.

Durante uma visita em novembro, que incluiu o Dia de Ação de Graças, Doudna percebeu que um mapa de densidade de elétrons que chegara de New Haven era bom o suficiente para decifrar a estrutura da molécula do RNA. Ela conseguia ver como o RNA estava retorcido em uma incrível forma tridimensional. Ela e Cate vinham trabalhando nisso havia mais de dois anos, embora inúmeros colegas tivessem alertado que era impossível, e agora os dados mais recentes mostravam que eles haviam triunfado.

Nessa época, o pai dela estava preso à cama. Mal conseguia se mexer. Mas continuava lúcido. Ela entrou no quarto e mostrou para ele uma impressão colorida de um arquivo de dados do mapa mais recente. A imagem lembrava uma fita verde retorcida de forma interessante. Quando viu, ele disse: "Parece *fettuccini* verde." E completou, sério: "O que significa?"

Ao tentar explicar para ele, ela conseguiu clarear as próprias ideias sobre o significado dos dados. Eles mostravam uma região do mapa causada por um grupo de íons metálicos, e ela especulava sobre como o RNA podia se curvar em torno desse agrupamento. "Talvez haja um centro formado por metais aqui que ajude o RNA a se dobrar nessa forma específica", explicou ela.

"Por que isso é importante?", perguntou o pai. Ela explicou que o RNA é composto de pouquíssimos elementos químicos, por isso realiza tarefas complexas com base nos diferentes modos como se curva. Um dos desafios com o RNA é o fato de se tratar de uma molécula composta por apenas quatro "unidades" básicas, ao contrário de proteínas que chegam a ter vinte unidades componentes. "Por ter uma complexidade química muito menor", explica ela, "o desafio é pensar como o RNA se molda em uma forma peculiar".

A visita deixou claro como o tempo havia tornado mais profunda a relação que ela mantinha com o pai. Ele levava a ciência e a filha a sério. Ele se sentia atraído por todos os detalhes, mas também queria entender o quadro geral. Ela lembrou quando tinha entrado na sala de aula dele e visto sua empolgação ao comunicar suas paixões. Ela também lembrou, com mais tristeza, as vezes em que tinha ficado brava com ele por achar que ele tinha julgado as pessoas rápido demais, às vezes com base em preconceitos. Laços podem assumir formas diferentes, tanto na química quanto na vida. Às vezes uma ligação intelectual é a mais forte de todas.

Quando Martin Doudna morreu, poucos meses depois, Jennifer, a mãe dela e as irmãs fizeram uma caminhada por uma trilha para jogar as cinzas dele no vale de Waipio, perto de Hilo. O nome do vale significa "água curva", e o rio que se retorce em meio à natureza exuberante tem lindas quedas-d'água. Elas estavam acompanhadas de Don Hemmes, o professor de biologia que foi mentor de Jennifer, e sua amiga de infância mais próxima, Lisa Hinkley Twigg-Smith. "Enquanto lançávamos as cinzas dele ao vento", lembra Twigg-Smith, "uma ave endêmica conhecida como falcão-havaiano, associado com os deuses, voou sobre nós".[3]

"Foi só depois de sua morte que percebi como ele influenciou minha decisão de me tornar cientista", confessa Doudna. Entre os muitos legados que ele deixou para ela estava um amor pelas humanidades e pelo modo como elas se cruzavam com as ciências. A necessidade dessa intersecção se tornava cada vez mais clara à medida que a pesquisa se encaminhava para domínios em que marcos morais eram tão necessários quanto mapas de densidade de elétrons. "Acho que meu pai teria adorado entender o CRISPR", reflete Doudna. "Ele era um humanista, um professor de humanidades, que também adorava ciências. Quando falo sobre os efeitos do CRISPR na nossa sociedade, dá para ouvir a voz do meu pai na minha cabeça."

TRIUNFO

A morte do pai de Doudna coincidiu com o primeiro grande êxito científico dela. Ela e Cate, junto com os colegas de laboratório, conseguiram determinar a localização de cada átomo de uma molécula autorremovedora de RNA. Especificamente, eles demonstraram como a estrutura de uma região fundamental da molécula permitia que o RNA compactasse as hélices para criar sua estrutura tridimensional. Um grupo de íons metálicos naquela região formava um núcleo em torno do qual a estrutura se revolvia. Assim como a estrutura de dupla hélice do DNA revelou como ele era capaz de armazenar e transmitir informações genéticas, a estrutura descoberta por Doudna e sua equipe explicou como o RNA poderia ser uma enzima e era capaz de se dividir, se autorremover e se replicar.[4]

Quando o artigo deles foi publicado, Yale mandou um texto para a imprensa que chamou a atenção de uma emissora de televisão local de New Haven. Depois de tentar explicar o que é uma ribozima, o âncora disse que ela havia intrigado cientistas porque eles nunca tinham visto sua forma antes. "Mas agora uma equipe liderada pela cientista de Yale Jennifer Doudna conseguiu uma imagem da molécula", afirmou o âncora. A reportagem entrevistou uma Doudna jovem, de cabelos escuros, em seu laboratório exibindo uma imagem borrada em seu computador. "Esperamos que nossa descoberta ofereça pistas que nos permitia saber como modificar a ribozima para que ela possa consertar genes defeituosos", comentou ela. Foi uma declaração formidável, embora ela não tenha visto assim na época. Seria o começo de uma caminhada para traduzir a ciência básica do RNA em uma ferramenta capaz de editar genes.

Outra reportagem de televisão mais sofisticada, feita por um programa sobre ciências distribuído para várias emissoras, mostrou Doudna vestindo um jaleco e segurando uma pipeta para colocar uma solução em um tubo de proveta. "Sabe-se há cinquenta anos que as moléculas de RNA são capazes de funcionar como proteínas nas células, mas ninguém sabia como isso era possível, porque ninguém sabia como era a aparência das moléculas de RNA", explicou ela. "Como átomos se organizam e formam as complexas moléculas tridimensionais? Agora conseguimos ver como uma molécula de RNA é capaz de se formar e ganhar uma complicada estrutura tridimensional." Quando perguntaram quais poderiam ser as consequências, ela voltou a apontar para aquele que seria seu trabalho no futuro. "Uma possibilidade", disse ela, "é que possamos curar ou tratar pessoas que têm defeitos genéticos".[5]

Ao longo das duas décadas seguintes, muitas pessoas contribuíram para o desenvolvimento de tecnologia de edição de genes. O que torna a história de Doudna diferente é que, quando entrou no campo da edição genética, ela já havia conquistado uma reputação e se distinguido na mais básica ciência que estava por trás disso: a estrutura do RNA.

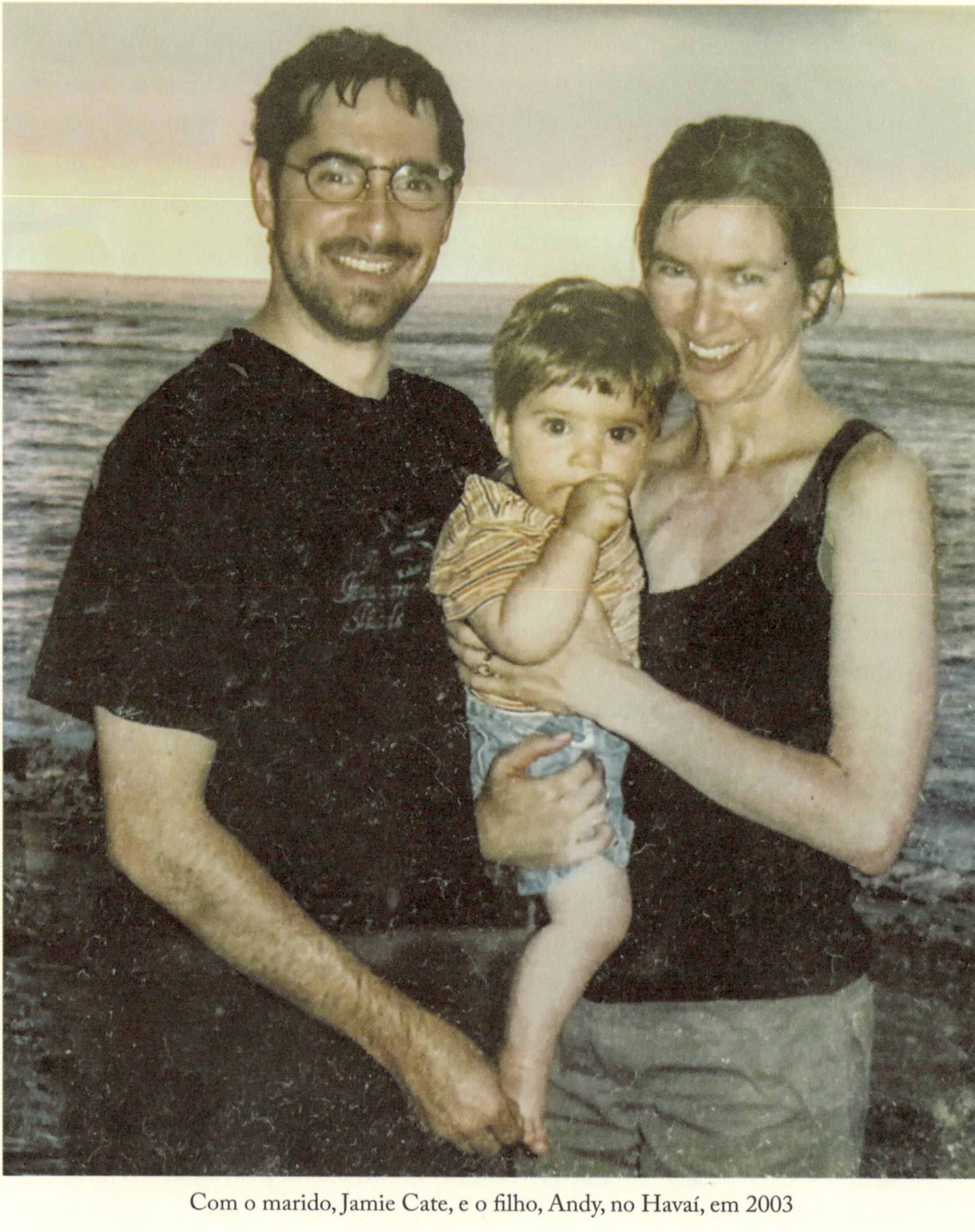

Com o marido, Jamie Cate, e o filho, Andy, no Havaí, em 2003

CAPÍTULO 8

Berkeley

INDO PARA O OESTE

No artigo que Doudna e seus colegas escreveram sobre sua descoberta da estrutura do RNA, publicado na *Science* em setembro de 1996, o nome dela está listado por último, o que significa que ela foi a principal investigadora que coordenou o laboratório. O nome de Jamie Cate aparece em primeiro lugar, porque ele fez os experimentos mais importantes.[1] Àquela altura, eles eram mais do que cientistas parceiros. Estavam envolvidos romanticamente. Depois que o divórcio dela ficou pronto, eles se casaram no verão de 2000, no Melaka Beach Hotel, do outro lado da grande ilha do Havaí. Dois anos depois, eles tiveram seu único filho, Andrew.

Cate havia então se tornado professor-assistente no MIT, e por isso eles viviam entre New Haven e Cambridge. De trem, são menos de três horas, mas era cansativo, e eles decidiram ver se conseguiam trabalhar na mesma cidade.[2]

Yale se esforçou para manter Doudna, e a promoveu para a cátedra Henry Ford II como professora de biofísica molecular e bioquímica. Para resolver aquilo que é conhecido na academia como "problema dos dois corpos", a universidade também ofereceu a Cate uma vaga no corpo docente. No entanto, Tom Steitz, o biólogo estrutural que lhes mostrara as técnicas do criocongelamento, estava lá fazendo o mesmo tipo de trabalho que Cate queria fazer, e ele achou que isso limitaria suas chances de crescimento. "Meu concorrente direto estava lá", explica Cate. "Ele é um cara ótimo, mas ia ser difícil estar na mesma instituição."

Harvard ofereceu a Doudna um cargo no departamento de química e biologia química, que acabava de ser rebatizado e estava em crescimento. Ela foi para lá como professora visitante, e no primeiro dia o chefe do departamento lhe fez a proposta de uma posição permanente. Com Cate no MIT, parecia ser o arranjo ideal. "Eu pensava como era ótimo ir parar em Boston, de volta ao lugar onde fiz a pós-graduação e me diverti tanto", diz ela.

É interessante imaginar como a carreira dela seria diferente caso ela tivesse ficado em Harvard. Ao lado do MIT e administrada em conjunto pelo Instituto Broad, a universidade era um caldeirão de pesquisa biotecnológica, especialmente no campo da engenharia genética. Uma década depois, ela estaria em uma corrida para desenvolver o CRISPR como ferramenta de edição de genes contra vários pesquisadores baseados em Cambridge, incluídos George Church, de Harvard, e os homens que logo se tornariam seus implacáveis rivais, Feng Zhang e Eric Lander, do Instituto Broad.

Então, ela recebeu uma ligação da Universidade da Califórnia em Berkeley. A primeira reação dela foi rejeitar a oferta. Mas quando foi para casa e contou para Cate, ele ficou chocado. "Você devia ligar para eles. Berkeley é ótima", comentou ele. Quando fez o pós-doutorado em Santa Cruz, ele foi várias vezes ao Lawrence Berkeley National Laboratory, administrado pela universidade, para fazer experimentos em seu cíclotron, um acelerador de partículas.

Quando eles visitaram o campus, Doudna ainda relutou. Cate, porém, estava mais empolgado. "Eu gosto do oeste dos Estados Unidos", diz ele. "Eu achava Cambridge muito certinha. Meu diretor na época sempre ia trabalhar de gravata-borboleta. Eu ficava mais feliz com a ideia de estar em Berkeley, onde a energia era excelente." Isso também significava que ele poderia continuar usando o cíclotron de Berkeley com facilidade. Se tivesse ficado no MIT, teria de voar para algum lugar como o Argonne National Lab, em Chicago, para usar um cíclotron, "uma coisa que eu não ia querer fazer, especialmente no inverno". Doudna se deixou convencer facilmente, e na verdade logo se apaixonou por Berkeley. No verão de 2002, eles tinham se mudado.

A escolha deles por Berkeley foi um testemunho do investimento dos Estados Unidos na educação superior. Ao contrário dos outros lugares que eles estavam cogitando, Berkeley era uma universidade pública. Suas raízes remontavam à Guerra Civil, quando Abraham Lincoln achou que a educação era importante o suficiente a ponto de forçar a aprovação da Lei Morrill de Concessão de Terras de 1862, que usava fundos abastecidos com dinheiro de vendas de terras federais para criar novas faculdades de agricultura e mecânica.

Entre elas, estava a Faculdade de Artes Agrícolas, Mineradoras e Mecânicas, localizadas perto de Oakland, na Califórnia, fundada em 1866, que dois anos depois se fundiria com a Faculdade da Califórnia, uma instituição privada próxima. Essa instituição se tornou a Universidade da Califórnia em Berkeley e cresceu até se transformar em uma das mais importantes instituições de pesquisa e aprendizado do mundo. Na década de 1980, mais da metade do financiamento de Berkeley vinha do Estado. No entanto, desde então, Berkeley, assim como outras universidades públicas, enfrentou reduções. Quando Doudna chegou, o financiamento estatal respondia por apenas 30% do orçamento da universidade. Em 2018, o financiamento estatal foi cortado de novo, e equivalia a menos de 14% do orçamento da universidade. Como resultado, a anuidade de um curso de graduação em Berkeley para um morador da Califórnia em 2020 era de US$ 14.250, mais do triplo do que custava em 2000. Hospedagem, alimentação e outras despesas elevavam o custo total para US$ 36.264. Para um estudante de fora do estado, os custos totais ficavam em torno de US$ 66 mil dólares por ano.

INTERFERÊNCIA DO RNA

O estudo que Doudna fez da estrutura do RNA a levou para um campo que se tornaria inesperadamente relevante mais tarde na sua carreira: vírus. Para ser mais específico, ela estava interessada no modo como o RNA de alguns vírus, especialmente os tipos conhecidos como coronavírus, permite que esses seres sequestrem a maquinaria produtora de proteínas das células vivas. Durante o primeiro semestre dela em Berkeley, no outono de 2002, houve um surto na China de um vírus que causava uma síndrome respiratória aguda grave (SARS). Muitos vírus são compostos de DNA, mas o SARS era um coronavírus que continha RNA. Quando o surto acabou, oito meses depois, cerca de oitocentas pessoas no mundo todo tinham morrido. A doença ficou conhecida oficialmente como SARS-CoV. Em 2020, ela foi renomeada como SARS-CoV-1.

Ela também se interessou pelo RNA de interferência. Normalmente, os genes codificados pelo DNA nas células enviam RNA-mensageiros para comandar a construção de células de proteína. O RNA de interferência faz exatamente aquilo que está implícito em seu nome: pequenas moléculas de RNA encontram um meio de perturbar os RNA-mensageiros.

O RNA de interferência foi descoberto na década de 1990, em parte por pesquisadores que estavam tentando tornar as petúnias mais roxas mexendo com os genes de cor da flor. Mas o processo acabou suprimindo a expressão de alguns dos genes, levando a petúnias manchadas e salpicadas. Craig Mello e Andrew Fire cunharam o termo RNA de interferência em um artigo escrito em 1998, e mais tarde receberam o prêmio Nobel quando descobriram como o fenômeno funciona em nematoides, vermes de tamanho diminuto.[3]

O RNA de interferência opera por meio de uma enzima conhecida como "Dicer". A enzima corta um longo trecho de RNA em fragmentos pequenos. Esses fragmentos podem então embarcar em uma missão de busca e destruição: eles procuram uma molécula de RNA-mensageiro que tenha letras equivalentes, depois usam uma enzima semelhante a uma tesoura para cortá-lo. A informação genética transportada por aquele RNA--mensageiro é silenciada.

Doudna começou a trabalhar para descobrir a estrutura molecular da Dicer. Como tinha feito no caso dos íntrons auto-organizadores do RNA, ela usou cristalografia de raios X para mapear seus contornos, na esperança de que isso revelasse seu funcionamento. Até então, os pesquisadores não sabiam como a Dicer era capaz de cortar o RNA formando exatamente a sequência de letras que silenciaria aquele gene. Ao estudar a estrutura da Dicer, Doudna demonstrou que ela agia como uma tesoura com uma braçadeira em uma das pontas e uma machadinha na outra, usada para cortar o segmento exatamente no tamanho certo.

Doudna e sua equipe continuaram o estudo para demonstrar como uma parte específica daquela enzima podia ser substituída para criar ferramentas que silenciariam outros genes. "Talvez o achado mais empolgante desse estudo seja o fato de que a Dicer pode ser alvo de reengenharia", esclareceu o artigo de 2006.[4] Era uma descoberta bastante útil. Isso permitia aos pesquisadores utilizar o RNA de interferência para desligar uma ampla variedade de genes. Assim, é possível descobrir o que cada gene faz e regular sua atividade para propósitos medicinais.

Na era dos coronavírus, existe outro papel que o RNA de interferência pode desempenhar. Ao longo da história da vida em nosso planeta, alguns organismos (não humanos) desenvolveram meios de usar o RNA de interferência para combater vírus.[5] Como Doudna escreveu em uma publicação acadêmica em 2013, pesquisadores esperavam encontrar modos de usar o RNA de interferência como forma de proteger os humanos contra as infecções.[6] Dois artigos publicados na *Science* naquele ano ofereceram fortes indícios de que isso poderia funcionar. A esperança na época era que remédios baseados em RNA de interferência pudessem um dia ser uma boa opção para tratar infecções virais severas, incluídas as causadas pelo novo coronavírus.[7]

O artigo de Doudna sobre RNA de interferência apareceu na *Science* em janeiro de 2006. Meses depois, um artigo publicado em um periódico pouco conhecido descreveu um mecanismo de combate a vírus que existe na natureza. O trabalho era de um cientista espanhol obscuro, que o descobriu em microrganismos semelhantes a bactérias — que têm uma história mais longa e mais brutal de luta contra os vírus do que nós humanos. De início, o punhado de cientistas que estudou esse sistema presumiu que ele funcionava por meio de RNA de interferência. Mas não levaria muito tempo para que descobrissem que esse fenômeno era muito mais interessante.

PARTE DOIS

CRISPR

O cientista não estuda a natureza por ela ser útil, ele a estuda pelo prazer que lhe dá e este prazer advém da beleza.

Henri Poincaré, *Science and Method*, 1908

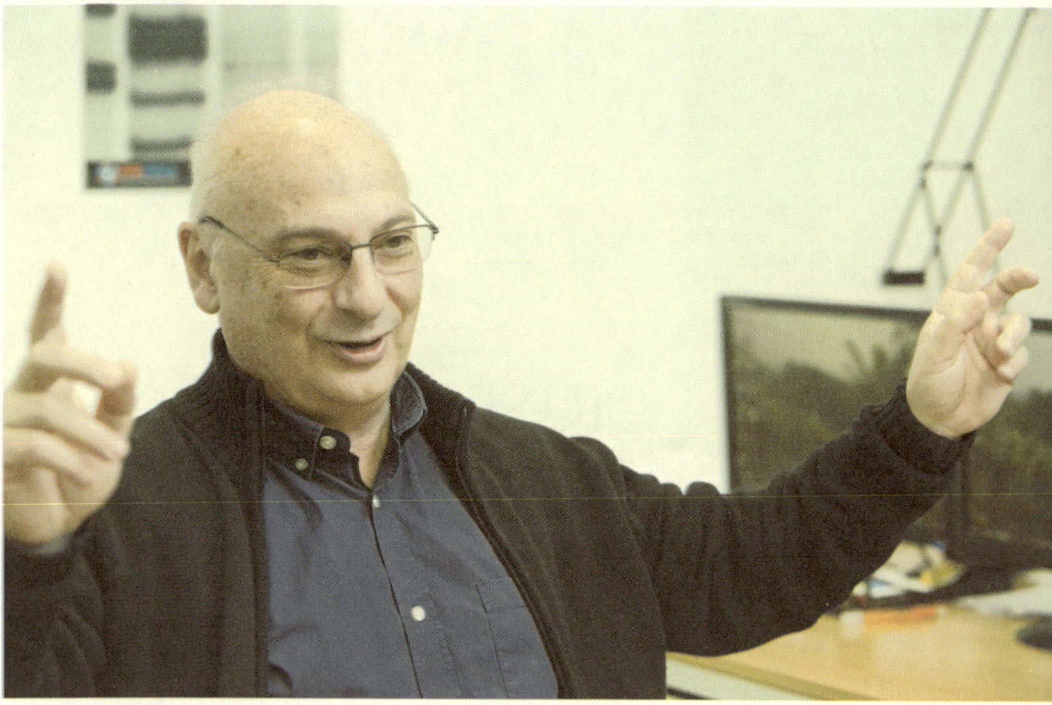

Francisco Mojica

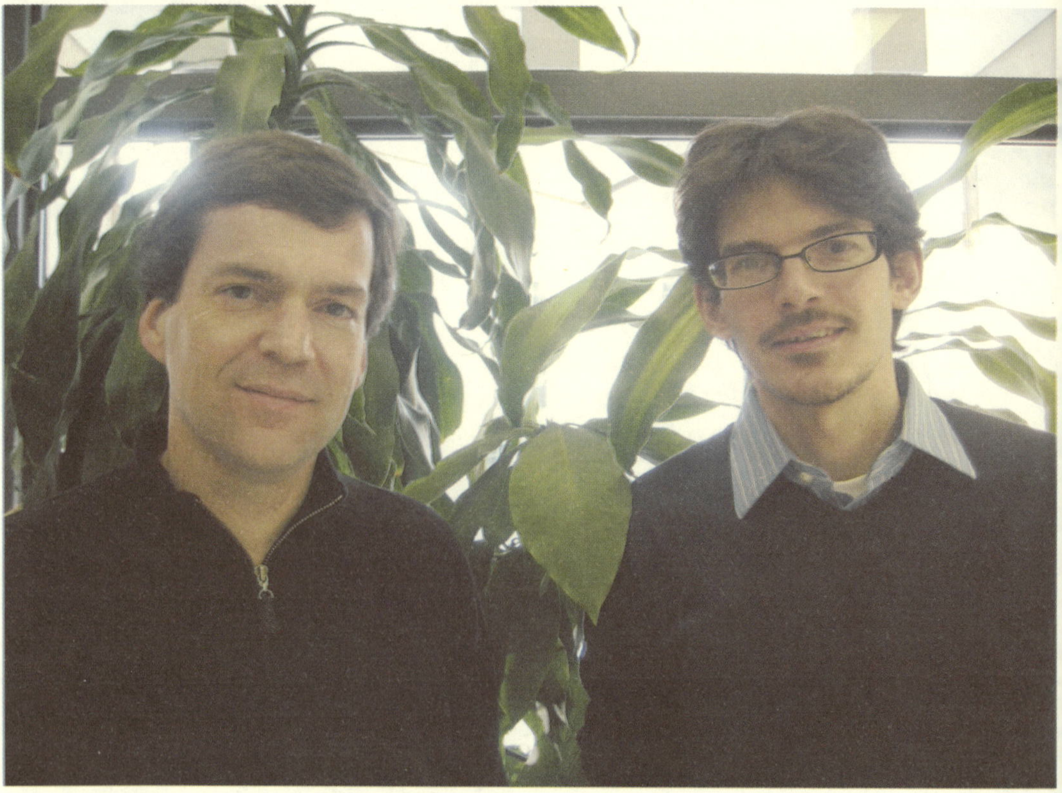

Erik Sontheimer e Luciano Marraffini

CAPÍTULO 9

Clusters de repetições

FRANCISCO MOJICA

Quando Yoshizumi Ishino era aluno da Universidade de Osaka, no Japão, sua pesquisa de doutorado incluiu o sequenciamento de um gene da bactéria *E. coli*. O ano era 1986, o sequenciamento genético era um trabalho difícil, mas Ishino acabou conseguindo determinar os 1.038 pares de bases de DNA que compunham o gene em questão. No último parágrafo de um longo artigo publicado no ano seguinte, o pesquisador observou um fato estranho que não considerou importante o suficiente para mencionar no resumo do trabalho. "Uma estrutura incomum foi encontrada. Cinco sequências altamente homólogas de 29 nucleotídeos organizavam-se como repetições diretas umas das outras." Em outras palavras, Ishino havia encontrado cinco segmentos de DNA idênticos entre si. Essas sequências repetidas, com 29 pares de extensão, espalhavam-se entre sequências de DNA de aparência normal, chamadas de "regiões espaçadoras". Ishino não tinha ideia do que eram essas sequências espaçadoras. Na última linha do artigo, escreveu: "Não se sabe qual é a importância biológica delas." Ishino não se estendeu na investigação.[1]

O primeiro pesquisador a descobrir a função das sequências repetidas foi Francisco Mojica, pós-graduando da Universidade de Alicante, na costa mediterrânea da Espanha. Em 1990, Mojica começou a trabalhar em uma tese de doutorado sobre arqueas, que, assim como as bactérias, são organismos unicelulares desprovidos de núcleo. A arquea que ele estudava cresce em lagos cuja concentração de sal é dez vezes maior do que a do oceano. Mojica sequenciou regiões que imaginava que poderiam explicar o amor daquele organismo pelo sal quando identificou catorze sequências idênticas de DNA a intervalos regulares. Pareciam palíndromos, o que significa que podiam ser lidas, igualmente, da esquerda para a direita e vice-versa, com o mesmo sentido.[2]

Sua primeira reação foi achar que tinha errado o sequenciamento. "Achei que era um erro, porque era difícil fazer sequenciamentos na época", explica ele com uma risada amistosa. Mas em 1992, quando os dados continuaram indicando repetições idênticas a espaços regulares, Mojica começou a se perguntar se mais alguém teria encontrado algo semelhante. O Google ainda não existia, muito menos indexadores on-line, então Mojica buscou manualmente citações da palavra "repetição" em um catálogo da *Current Contents*, um índice impresso de artigos acadêmicos. Como estamos falando de um acontecimento do século passado, tempo em que havia pouquíssimas publicações on-line, Mojica, sempre que se interessava por um período, precisava ir até a biblioteca. Em dado momento, acabou esbarrando com o artigo de Ishino.

A bactéria *E. coli* que Ishino estudou é um organismo muito diferente da arquea de Mojica. Era surpreendente, portanto, que ambas contivessem essas sequências repetidas e regiões espaçadoras. O fato convenceu Mojica de que o fenômeno devia ter algum propósito biológico importante. Em um artigo publicado em 1995, ele e o orientador de sua tese apelidaram o fenômeno de "repetições enfileiradas" (TREPs, na sigla em inglês) e imaginaram, equivocadamente, que aquilo devia ter algo a ver com a replicação celular.[3]

Depois de dois curtos períodos de pós-doutorado, um em Salt Lake City e outro em Oxford, em 1997, Mojica retornou à Universidade de Alicante, localizada a poucos quilômetros de sua cidade natal, e montou um grupo de pesquisa para estudar essas misteriosas sequências repetidas. "Me disseram para abandonar essa obsessão com as repetições, que fenômenos desse tipo são muito comuns nos organismos e o meu provavelmente não tinha nada de especial", lembra ele.

Mas Mojica sabia que bactérias e arqueas contam com uma quantidade pequena de material genético e não podem, portanto, se dar ao luxo de desperdiçá-lo com sequências que não tenham função importante. Assim, ele continuou tentando descobrir o propósito daqueles *clusters* de repetições. Quem sabe ajudassem a moldar a estrutura do DNA ou formassem *loops* aos quais as proteínas pudessem se ligar. As duas especulações estavam erradas.

O NOME CRISPR

Àquela altura os pesquisadores já haviam descoberto sequências repetidas como essas em vinte espécies diferentes de bactérias e arqueas, e muitos nomes haviam sido dados para o fenômeno. Mojica não gostava daquele que o orientador de sua dissertação havia lhe imposto, repetições em tandem (TREPs). As sequências tinham espaços entre elas, não estavam enfileiradas. Inicialmente, ele rebatizou o fenômeno de "repetições curtas com espaçamento regular", ou SRSR, na sigla em inglês, que, embora fosse mais descritivo, era um nome difícil de memorizar com seu acrônimo impronunciável.

Mojica vinha se correspondendo com Ruud Jansen, da Universidade de Utrecht, na Holanda, que estudava essas sequências em bactérias da tuberculose. Ele vinha usando o nome "repetições diretas", mas concordava que era preciso encontrar um melhor. Certa noite, dirigindo na volta para casa, Mojica criou o nome CRISPR: Repetições Palindrômicas Curtas Agrupadas e Regularmente Interespaçadas. Embora a frase desajeitada fosse quase impossível de lembrar, o acrônimo CRISPR era conciso e fácil de pronunciar. Soava mais amistoso do que intimidador. Parecia uma palavra natural, embora o "e" faltante no fim dê ao termo um lustro futurista. Quando chegou em casa, Mojica perguntou à esposa o que ela achava do nome. "Parece ótimo para um cachorro", disse ela. "Crispr, Crispr, venha cá!"

Mojica riu e decidiu que serviria.

Em 21 de novembro de 2001, o nome foi ungido em um e-mail de Jansen em resposta à sugestão de Mojica. "Caro Francis", escreveu ele, "que excelente acrônimo é CRISPR. Acho que cada letra que era removida das alternativas tornava a pronúncia mais difícil, por isso prefiro o cativante CRISPR a SRSR ou a SPIDR".[4]

Jansen formalizou a decisão em um artigo publicado em abril de 2002, relatando a descoberta de genes que pareciam associados aos CRISPRs.

Na maioria dos organismos que tinham CRISPRs, as sequências repetidas eram ladeadas por um desses genes, que tinham ordens codificadas para a produção de uma enzima específica, a qual passou a se chamar "associada ao CRISPR", ou Cas.[5]

UMA DEFESA CONTRA OS VÍRUS

Quando Mojica começou a sequenciar o DNA dos micro-organismos de ambientes de alta salinidade, em 1989, o sequenciamento genético era um processo lento. Mas o Projeto Genoma Humano, que estava apenas começando, findou oferecendo novos métodos de sequenciamento, muito mais rápidos. Em 2003, quando Mojica se concentrou em descobrir o papel desempenhado pelo CRISPR, os genomas de quase duzentas bactérias já haviam sido sequenciados (assim como o dos seres humanos e o dos camundongos).

Em agosto daquele ano, Mojica estava de férias na casa dos sogros, em uma praia de Santa Polo, mais ou menos vinte quilômetros ao sul de Alicante. Não era exatamente a coisa mais divertida do mundo para ele. "Realmente não gosto de areia nem de praias no verão, quando está quente e lotado. Minha esposa ficava lá deitada se bronzeando enquanto eu passava o dia no meu laboratório em Alicante. Para ela era ótimo estar na praia, mas eu me divertia mais analisando sequências da bactéria *E. coli*."[6] Uma fala típica do pesquisador dedicado.

Os "espaçadores" fascinavam Mojica, aquelas regiões de segmentos de DNA de aparência normal aninhadas entre os segmentos repetidos de CRISPR. Ele jogou as sequências espaçadoras do *E. coli* em bancos de dados e descobriu algo intrigante: os segmentos espaçadores eram iguais a sequências que existiam em vírus que atacavam a *E. coli*. Mojica descobriu o mesmo observando outras bactérias com sequências CRISPR — seus segmentos espaçadores eram idênticos ao dos vírus que atacavam aquelas bactérias. "Meu Deus!", exclamou a certa altura.

Certa noite, de volta à casa de praia e já certo de sua descoberta, ele a explicou para a esposa. "Acabei de descobrir uma coisa realmente impressionante. As bactérias têm sistema imunológico. Elas conseguem lembrar quais vírus as atacaram no passado." A esposa de Mojica riu, admitindo que não conseguia entender muito bem, mas, diante de toda aquela empolgação, disse que acreditava se tratar de algo importante. Ele respondeu: "Daqui a alguns anos, você vai ver isso que acabei de descobrir nos jornais e nos livros de história." Nessa parte ela não acreditou.

Mojica tinha esbarrado com o front da mais antiga, gigantesca e cruel guerra deste planeta: aquela entre as bactérias e os vírus "bacteriófagos" ou "fagos", que as atacam. Os fagos são a maior categoria de vírus na natureza. Na verdade, são de longe a entidade biológica mais abundante na natureza. Existem 10^{31} deles — um trilhão de fagos para cada grão de areia, e mais do que todos os organismos (incluídas as bactérias) somados. Em um milímetro cúbico (0,85 grama) de água do mar pode haver até novecentos milhões desses vírus.[7]

Como nós, humanos, também lutamos para combater novas cepas de vírus, é útil perceber que as bactérias vêm fazendo isso há mais ou menos três bilhões de anos, com uma margem de erro de poucos milhões de séculos. Quase desde o início da vida em nosso planeta, as bactérias estão empenhadas em uma intensa corrida armamentista, desenvolvendo métodos elaborados de defesa contra os vírus, e os vírus também, uma vez que seguem em constante evolução, buscando modos de driblar essas defesas.

Mojica descobriu que as bactérias com sequências espaçadoras de CRISPR pareciam imunes a infecções de um vírus com a mesma sequência. Bactérias sem espaçadores, porém, estavam expostas à infecção. Era um sistema de defesa bastante engenhoso, mas havia um aspecto ainda melhor: o sistema parecia ser capaz de se adaptar contra novas ameaças. Quando novos vírus surgiam, as bactérias sobreviventes eram capazes de incorporar parte do DNA do vírus e assim criar, em sua descendência, uma imunidade adquirida. Mojica se lembra de ter ficado tão emocionado ao perceber isso que chegou a ficar com os olhos marejados.[8] A perfeição da natureza às vezes provoca esse tipo de reação.

Era uma descoberta impressionante e sofisticada, que teria enorme repercussão. Mas Mojica enfrentou uma dificuldade absurda para conseguir publicá-la. Submeteu à *Nature*, em outubro de 2003, um artigo intitulado "Repetições procarióticas estão envolvidas em um sistema imunológico". Em outras palavras, o texto dizia que os sistemas CRISPR eram um meio pelo qual as bactérias adquiriam imunidade contra os vírus. Os editores nem sequer enviaram o artigo para revisão. Equivocados, alegaram que o artigo não continha grande novidade em relação aos textos anteriores sobre o tema. Disseram também, e quanto a isso tinham certamente razão, que Mojica não tinha apresentado experimentos laboratoriais que demonstrassem o funcionamento do sistema CRISPR.

O artigo de Mojica seria rejeitado por mais duas publicações até finalmente ser publicado no *Journal of Molecular Evolution*, que não tinha o mesmo prestígio, mas o tornou acessível para a revisão de pares. Mesmo nesse periódico, Mojica precisou correr atrás dos editores, que pouco se manifestavam. "Eu ligava e tentava falar com eles quase toda semana. Toda semana era péssimo, um pesadelo, porque eu sabia que havíamos descoberto uma coisa realmente grande. E sabia que em algum momento mais alguém descobriria a mesma coisa. Eu não conseguia fazer os editores entenderem quanto aquilo era importante."[9] Os editores, que receberam o artigo em fevereiro de 2004, só tomaram uma decisão em outubro e o artigo só foi de fato publicado em fevereiro de 2005, dois anos depois da descoberta de Mojica.[10]

Mojica diz ter sido movido por seu amor pela natureza. Em Alicante, dava-se ao luxo de fazer pesquisas básicas sem demonstrar como aquilo poderia se traduzir em algo útil, e jamais tentou patentear suas descobertas relacionadas ao CRISPR. "Quando você trabalha com organismos estranhos que vivem em ambientes incomuns, como lagos muito salgados, sua única motivação é a curiosidade. Não parecia provável que nossa descoberta fosse ter aplicações em relação aos organismos mais comuns, mas estávamos errados."

Como muitas vezes ocorre na história da ciência, algumas descobertas podem ter aplicações inusitadas. "Quando você faz pesquisas motivadas por curiosidade, nunca dá para saber aonde aquilo pode levar no futuro", explica Mojica. "Alguma descoberta básica pode mais tarde ter consequências amplas." A previsão que ele havia feito para a esposa, de ter o nome um dia escrito nos livros de história, estava correta.

A publicação de Mojica deu início a uma onda de artigos os quais procuravam provar que o CRISPR era, na verdade, um sistema imunológico que as bactérias adaptavam toda vez que eram atacadas por um tipo novo de vírus. Dentro de um ano, Eugene Koonin, pesquisador no Centro Nacional para Informações Biotecnológicas dos Estados Unidos, aplicou a teoria de Mojica para demonstrar que o papel das Cas era obter pedaços do DNA dos vírus que atacavam as bactérias e inseri-los no DNA da própria bactéria, mais ou menos como se recortassem e colassem fotos dos vírus perigosos e procurados.[11] Mas Koonin e sua equipe se equivocaram em relação a uma coisa. Especulavam que o sistema de defesa do CRISPR funcionava por RNA de interferência. Em outras palavras, imaginaram que as bactérias usavam as "fotos" para encontrar um modo de interferir nos RNAs mensageiros, responsáveis pelo transporte das instruções codificadas pelo DNA.

Outros cientistas pensaram o mesmo. Por isso que Jennifer Doudna, principal expert em RNA de interferência em Berkeley, acabou recebendo uma ligação inesperada de uma colega que tentava desvendar o CRISPR.

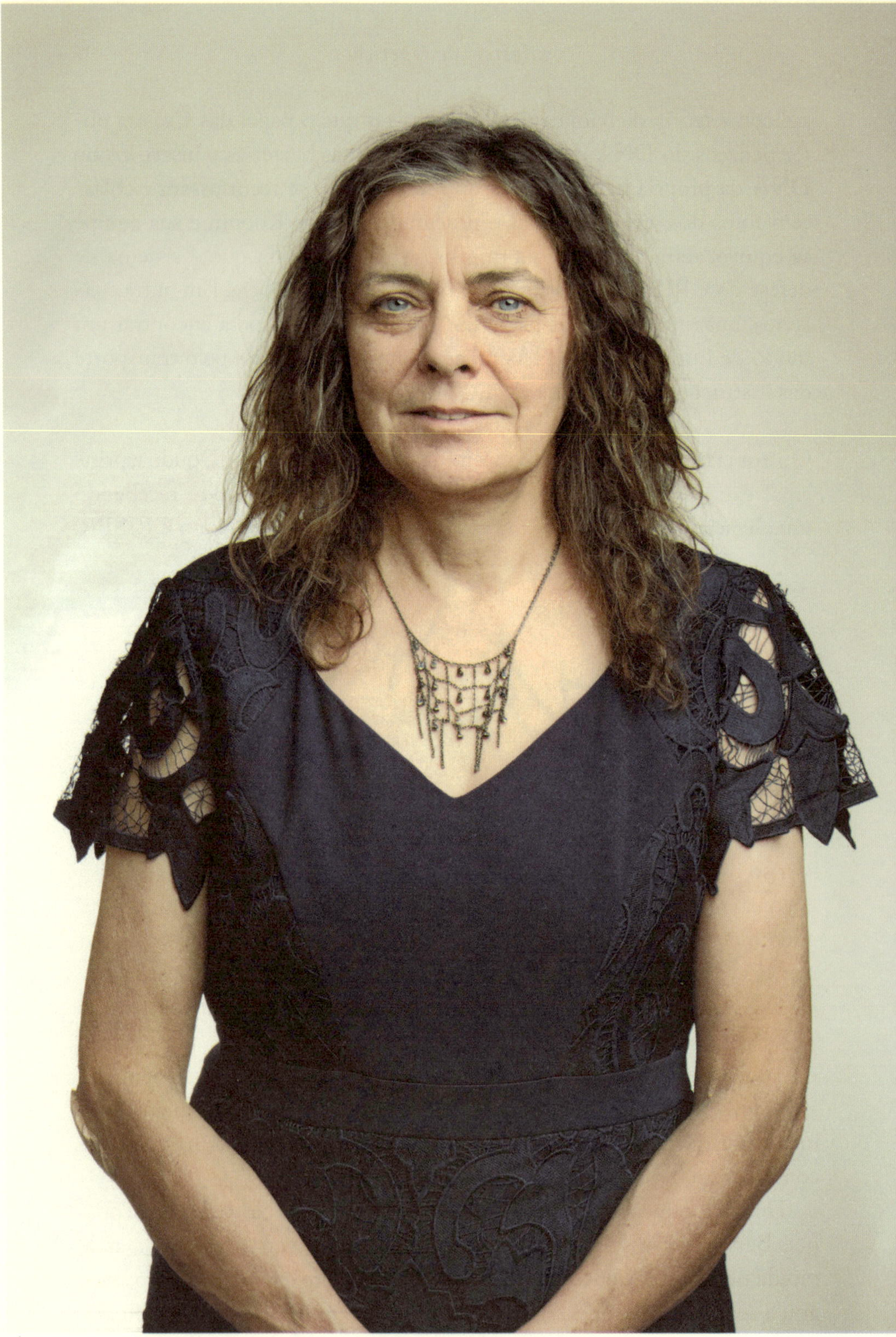

Jillian Banfield

CAPÍTULO 10

Café do Movimento pela Liberdade de Expressão

JILLIAN BANFIELD

No início de 2006, pouco depois de ter publicado seu primeiro artigo sobre Dicer, Doudna estava em seu escritório em Berkeley quando recebeu a ligação de uma professora também de Berkeley de quem tinha ouvido falar, embora não a conhecesse pessoalmente: Jillian Banfield, uma microbiologista que, assim como Mojica, estava interessada em organismos minúsculos que viviam em ambientes extremos. A australiana sociável de sorriso irônico e natureza colaborativa estudava bactérias que sua equipe encontrara em um lago extremamente salgado na Austrália, em um gêiser quente em Utah e em um pântano salgado que recebia rejeitos extremamente ácidos de uma mina de cobre na Califórnia.[1]

Quando sequenciou o DNA de sua bactéria, Banfield encontrou vários exemplos de CRISPRs. Ela foi uma das que presumiram que o sistema funcionava por meio do RNA de interferência. "Procurei alguém em Berkeley que estivesse trabalhando com RNA guia único, e quando fiz uma busca no Google seu nome apareceu", disse ela a Doudna. As duas combinaram de se encontrar para um chá.

Doudna nunca tinha ouvido falar em CRISPR. Na verdade, achou que Banfield tivesse dito "crisper". Depois da conversa, fez uma busca rápida na internet e encontrou poucos artigos sobre o tema. Quando chegou a certa altura de um artigo o qual explicava que CRISPR significava

"Repetições Palindrômicas Curtas Agrupadas e Regularmente Interespaçadas", Doudna decidiu esperar que Banfield explicasse aquilo direito.

Encontraram-se em uma tarde de primavera chuvosa no pátio do Free Speech Movement Café [Café do Movimento pela Liberdade de Expressão]. Localizado na entrada da biblioteca dos cursos de graduação de Berkeley, o café servia sopas e saladas. Banfield havia imprimido os artigos de Mojica e Koonin. Tinha percebido que, para decifrar a função dessas sequências CRISPR, fazia sentido colaborar com uma bioquímica como Doudna, capaz de analisar em laboratório cada componente de uma molécula misteriosa.

Quando me sentei com as duas para ouvir sobre o encontro, ambas demonstravam a mesma empolgação que descreveram ter sentido à época. As duas falavam rápido, principalmente Banfield, e completavam as frases uma da outra com o riso solto. "Estávamos sentadas ali tomando chá, você estava com uma pilha de páginas cheias de informações das sequências que tinha encontrado", lembrou Doudna. Banfield, que em geral trabalha no computador e raramente imprime algo, concordou. "Eu ficava mostrando as sequências", disse ela, ao que Doudna concordou, acrescentando: "Você estava superentusiasmada, falando rápido, cheia de dados. E eu fiquei pensando: *ela está realmente empolgada com isso.*"[2]

À mesa do café, Banfield desenhou uma sequência de diamantes e quadrados que representavam os segmentos do DNA que havia encontrado em sua bactéria. Os diamantes, disse, tinham todos sequências idênticas, mas os quadrados na região intermediária tinham, cada um, uma sequência única. "É como se estivessem se diversificando muito rápido em resposta a *algo*", explicara a Doudna. "Digo, o que estaria causando essas estranhas sequências agrupadas de DNA? Como isso realmente funciona?"

Até aquele momento os CRISPRs tinham sido investigados, principalmente, por microbiologistas como Mojica e Banfield, cujo objeto de estudo são os organismos vivos. Formularam teorias sofisticadas sobre o CRISPR, algumas corretas, mas não realizaram experimentos controlados em tubos de ensaio. "Na época, ninguém tinha isolado os componentes moleculares do sistema CRISPR, testado isso em laboratório e decifrado suas estruturas", disse Doudna. "Era, portanto, o momento certo para bioquímicos e biólogos estruturais, como eu, entrarem em cena."[3]

CAPÍTULO 11

Entrando em cena

BLAKE WIEDENHEFT

Quando Banfield pediu que ela colaborasse no estudo do CRISPR, Doudna de início hesitou. Não tinha ninguém em seu laboratório que pudesse trabalhar com aquilo.

Então um candidato incomum entrou em seu escritório para tentar uma vaga de pós-doutorado. Era Blake Wiedenheft, um sujeito carismático e amável de Montana, quase um filhote de urso entusiasmado com a vida ao ar livre. Wiedenheft tinha passado a maior parte de sua vida acadêmica, quando não estava de folga em busca de aventuras na natureza, coletando micro-organismos de ambientes extremos, desde Kamchatka, na Rússia, até o Parque Nacional de Yellowstone, no quintal de sua casa, tal como fizeram Banfield e Mojica. Suas cartas de referência não eram as melhores, mas ele era dedicado e estava animado com a ideia de mudar sua pesquisa da biologia de pequenos organismos para a biologia molecular. Quando Doudna perguntou com o que ele queria trabalhar, Wiedenheft disse as palavras mágicas: "Você já ouviu falar em CRISPR?"[1]

Wiedenheft nasceu no posto avançado de Fort Peek, uma cidade com 233 habitantes a 130 quilômetros da fronteira canadense e distante de tudo. Filho de um biólogo especializado em animais aquáticos que trabalhava para o departamento de vida selvagem de Montana, praticou atletismo, esquiou, treinou luta livre e jogou futebol americano no ensino médio.

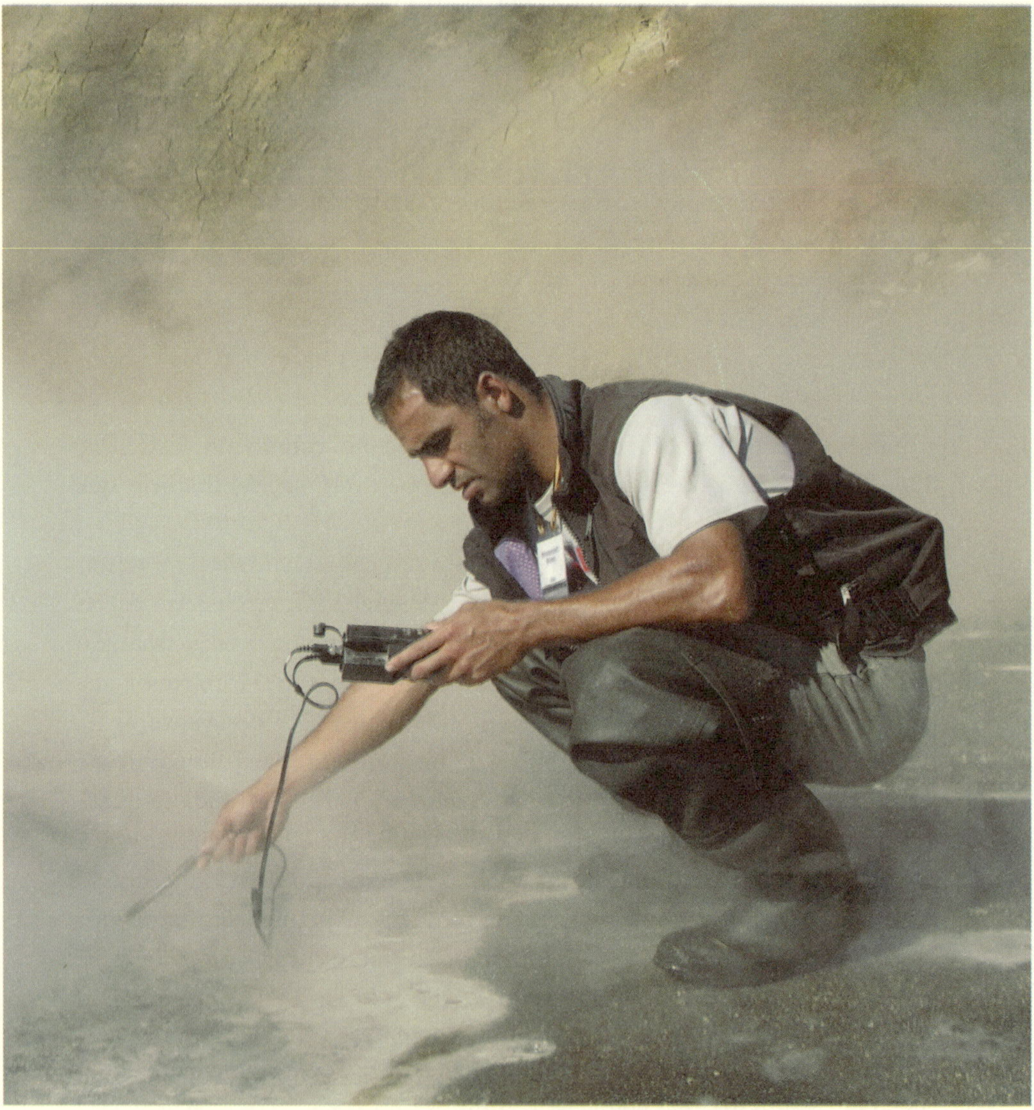

Blake Wiedenheft em Kamchatka, Rússia

Na Universidade Estadual de Montana, graduou-se em biologia, mas passou pouco tempo no laboratório do departamento. Em vez disso, Wiedenheft gostava de ir a uma área perto de Yellowstone, que considerava um laboratório natural, e coletar micro-organismos que podem sobreviver em fontes naturais de água ácida e fervente. "Eu achava muito impressionante poder ir a Yellowstone e coletar amostras de organismos de uma fonte de água quente e ácida, levar aquilo em uma garrafa térmica para cultivar nas fontes quentes artificiais que criávamos no laboratório e depois analisar as amostras no microscópio. Adorava olhar pelas lentes e ver uma coisa que ninguém tinha visto antes. Aquilo mudou o modo como eu imaginava a vida."

A Universidade Estadual de Montana era o ambiente perfeito para Wiedenheft porque ali ele satisfazia seu amor pela natureza. "Eu sempre quero saber o que tem em cima do próximo cume", diz ele.[2] Quando se formou, Wiedenheft não tinha planos de se tornar pesquisador. Tal qual o pai, estava interessado na biologia dos peixes e se inscreveu para trabalhar em um pesqueiro de caranguejos que navegaria pelo mar de Bering, perto do Alasca, coletando dados para órgãos do governo. Passou o verão ensinando ciências para jovens estudantes de Gana, depois trabalhou por um tempo como socorrista nas pistas de esqui de Montana. "Gosto de dizer que eu era viciado em aventura."

Mas durante as viagens ele se pegou relendo seus velhos livros didáticos de biologia à noite. Seu mentor na faculdade, Mark Young, estudava os vírus que atacavam as bactérias nas fontes de Yellowstone. "A empolgação de Mark diante do desafio de entender o funcionamento dessas máquinas biológicas era, literalmente, contagiosa."[3] Wiedenheft decidiu, depois de três anos vagando sem destino, que era possível viver aventuras não apenas ao ar livre, mas também dentro de um laboratório. Retornou à Universidade Estadual de Montana como aluno de doutorado sob orientação de Young e, juntos, estudaram como aqueles vírus invadiam as bactérias.[4]

Embora tenha conseguido sequenciar o DNA daquele vírus, Wiedenheft se viu querendo mais. "Depois que comecei a observar as sequências, percebi que continham pouca informação. Era preciso determinar suas estruturas, porque seus contornos e formas são preservados por um período evolucionário mais longo do que as sequências de ácido nucleico." Em outras palavras, a sequência de letras no DNA não revelava sobre seu funcionamento — o ponto relevante era como ele moldava seus contornos. Era isso que revelaria seu modo de interagir com outras moléculas.[5]

Wiedenheft decidiu que precisava aprender biologia estrutural e não havia lugar melhor para isso do que o laboratório de Doudna em Berkeley.

Wiedenheft é diligente demais para ser inseguro, e isso ficou nítido em sua entrevista com Doudna. "Eu vinha de um laboratório pequeno em Montana e tinha arrogância suficiente para não me deixar intimidar, embora eu devesse estar intimidado", relembra. Ele planejava falar de algumas áreas, mas quando Doudna demonstrou interesse pelo CRISPR, que era sua maior paixão, Wiedenheft se empolgou. "Comecei a tagarelar e tentei vender meu peixe o melhor que pude." Ele foi para a lousa e mapeou os projetos de CRISPR que estavam sendo realizados por outros pesquisadores, incluídos John van der Oost e Stan Brouns, da Holanda, com quem Wiedenheft havia trabalhado quando os dois estiveram em Yellowstone para coletar micro-organismos nas fontes termais.

Ele e Doudna trocaram ideias sobre oportunidades que o laboratório dela poderia aproveitar, principalmente a descoberta das funções das Cas. Doudna ficou impressionada com a energia e o entusiasmo contagiante de Wiedenheft. Ele, por sua vez, ficou impressionado por Doudna compartilhar esse entusiasmo. "Ela tem uma grande habilidade para enxergar qual vai ser o próximo grande objeto de pesquisa", disse ele.[6]

Wiedenheft se lançou em seu trabalho no laboratório de Doudna com a mesma paixão que mostrava nas aventuras ao ar livre. Estava disposto a mergulhar de cabeça em técnicas que jamais usara. Na hora do almoço, saía para uma pedalada vigorosa, depois trabalhava à tarde e à noite ainda com o equipamento de ciclista, andando pelo laboratório de capacete. Certa vez passou 48 horas ininterruptas em um experimento, chegando a dormir ao lado dele.

MARTIN JINEK

O desejo de Wiedenheft de aprender biologia estrutural o levou a se associar, tanto intelectual quanto socialmente, a outro pós-doutorando do laboratório de Doudna com perfil bem diferente do seu. Martin Jinek (Jínek), especialista em cristalografia, nasceu na Silésia, na cidade de Třinec, que à época fazia parte da Tchecoslováquia. Estudou química orgânica em Cambridge e fez doutorado sob orientação da bioquímica italiana Elena Conti em Heidelberg, Alemanha. Além de um perfil científico ágil, a mistura de países criou um sotaque híbrido apresentado em frases repetidas enunciadas de modo muito preciso e espaçadas pela palavra, usada como uma interjeição, "basicamente".[7]

No laboratório de Conti, Jinek desenvolveu uma paixão pela molécula astro deste livro, o RNA. "É uma molécula extremamente versátil, capaz de agir como catalisador, de se moldar para formar estruturas 3-D", diria ele mais tarde a Kevin Davies, do *The CRISPR Journal*. "Além disso tudo, ele transporta informação. É o multiatleta do mundo das biomoléculas!"[8] O objetivo de Jinek era trabalhar em um laboratório em que pudesse descobrir a estrutura dos complexos que combinavam RNA e enzimas.[9]

Jinek era bom em traçar o próprio caminho. "Ele demonstrava ser capaz de trabalhar de modo independente, o que sempre foi importante no meu laboratório, porque eu não sou do tipo que fica orientando muito de perto", disse Doudna. "Gosto de contratar pessoas que tenham ideias próprias e queiram trabalhar sob minha orientação e como parte de uma equipe, mas sem esperar orientações no dia a dia." Doudna marcou um encontro com Jinek na ocasião de uma visita a Heidelberg para uma conferência, depois o instigou a ir a Berkeley conversar com os membros do laboratório. Achava importante que a equipe se sentisse à vontade com cada novo contratado.

O trabalho inicial de Jinek no laboratório de Doudna se concentrava no funcionamento do RNA de interferência. Pesquisadores haviam descrito o processo pela análise de células vivas, mas Jinek sabia que a explicação completa exigia recriar o processo por inteiro em um tubo de ensaio. Os experimentos *in vitro* permitiram que ele isolasse as enzimas essenciais para interferir na expressão de um gene. Ele também conseguiu determinar a estrutura em cristal de uma enzima específica, demonstrando como ela é capaz de recortar o RNA mensageiro.[10]

Com históricos e personalidades muito diferentes, Jinek e Wiedenheft tornaram-se partículas complementares. O cristalógrafo queria mais experiência trabalhando com células vivas e o microbiologista queria aprender cristalografia. Eles gostaram de cara um do outro. Wiedenheft tinha um senso de humor muito mais acentuado do que Jinek, tão contagioso que Jinek logo foi infectado. Em uma viagem junto com os demais colegas ao Laboratório Nacional Argonne, perto de Chicago, trabalharam no imenso edifício circular que abriga a Fonte Avançada de Fótons, uma poderosa máquina de raios X, tão grande que o deslocamento pelo local era feito de triciclo. Às quatro da manhã, depois de trabalhar madrugada adentro, Wiedenheft organizou uma corrida de triciclos em volta do complexo, que, evidentemente, foi ganha por ele.[11]

Doudna decidiu que o objetivo de sua equipe seria dissecar o CRISPR até seus componentes químicos e estudar a forma como cada um trabalhava. Ela e Wiedenheft decidiram se concentrar primeiro nas Cas.

CASI

Façamos aqui uma pausa para uma breve recapitulação.

As enzimas são um tipo de proteína. Sua função principal é agir como um catalisador capaz de disparar reações químicas nas células dos organismos vivos, desde bactérias até humanos. Existem mais de cinco mil reações químicas passíveis de catálise enzimática. Entre elas estão a quebra de amidos e proteínas no sistema digestivo, a contração dos músculos, o envio de sinais entre células, a regulação do metabolismo e —mais importante para esta discussão —, corte e ligação de DNA e RNA.

Em 2008, cientistas haviam descoberto um grupo de enzimas produzidas por genes adjacentes às sequências CRISPR no DNA de uma bactéria. Essas "enzimas associadas ao CRISPR" permitem que o sistema corte e cole novas memórias de vírus que atacam as bactérias. Também criam segmentos curtos de RNA, conhecidos como RNA CRISPR (crRNA), capazes de guiar uma enzima semelhante a uma tesoura até um vírus perigoso a fim de cortar seu material genético. Eureca! É assim que funciona o sistema imunológico adaptativo das bactérias!

O sistema de notação para essas enzimas ainda estava em fluxo em 2009, em grande parte porque elas estavam sendo descobertas em diferentes laboratórios. Mais tarde, foram padronizadas com nomes como Cas1 e Cas9 e Cas12 e Cas13.

Doudna e Wiedenheft decidiram se concentrar naquela que ficou conhecida como Cas1, a única enzima Cas que aparece em todas as bactérias com sistemas CRISPR, indicando que ela realiza uma função fundamental. A Cas1 apresenta outra vantagem para laboratórios que usam cristalografia por raios X para descobrir como a estrutura de uma molécula determina suas funções: é fácil cristalizá-la.[12]

Wiedenheft conseguiu isolar o gene Cas1 da bactéria e cloná-lo. Usando difusão de vapor, cristalizou-a. Mas, sem experiência suficiente com o uso de cristalografia de raios X, encontrou uma barreira ao tentar decifrar a estrutura exata do cristal.

Doudna escalou Jinek, que havia acabado de publicar um artigo em parceria com ela sobre RNA de interferência,[13] para ajudar Blake com a cristalografia. Juntos, foram até o acelerador de partículas do Laboratório Nacional Lawrence Berkeley, ali perto, e Jinek ajudou a analisar os dados a fim de construir o modelo atômico da proteína Cas1. "No processo, fui contaminado pelo entusiasmo do Blake", relembra. "Depois disso, decidi continuar envolvido com a parte do laboratório da Jennifer que estudava CRISPR."[14]

Eles descobriram que a Cas1 tinha uma dobra específica, o indicador de ser ela o mecanismo utilizado pelas bactérias para fazer a clivagem de um fragmento de DNA do vírus invasor e incorporá-lo a seu arranjo do CRISPR. A Cas1 era, portanto, a chave para o estágio de formação de memória do sistema imunológico. Em junho de 2009, o grupo publicou a descoberta em um artigo que foi a contribuição inicial de Doudna para o campo das pesquisas sobre CRISPR. Era a primeira explicação de um mecanismo CRISPR baseada na análise estrutural de um de seus componentes.[15]

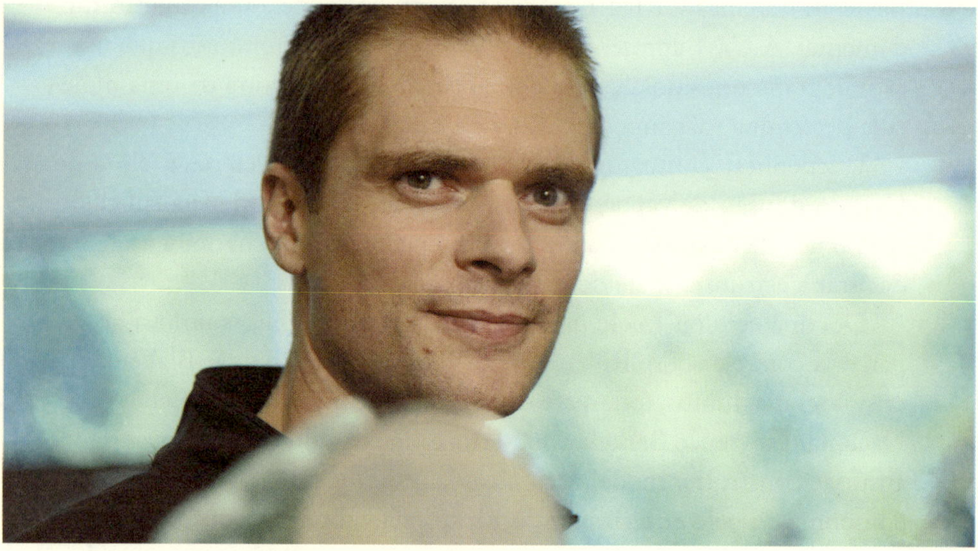

Rodolphe Barrangou

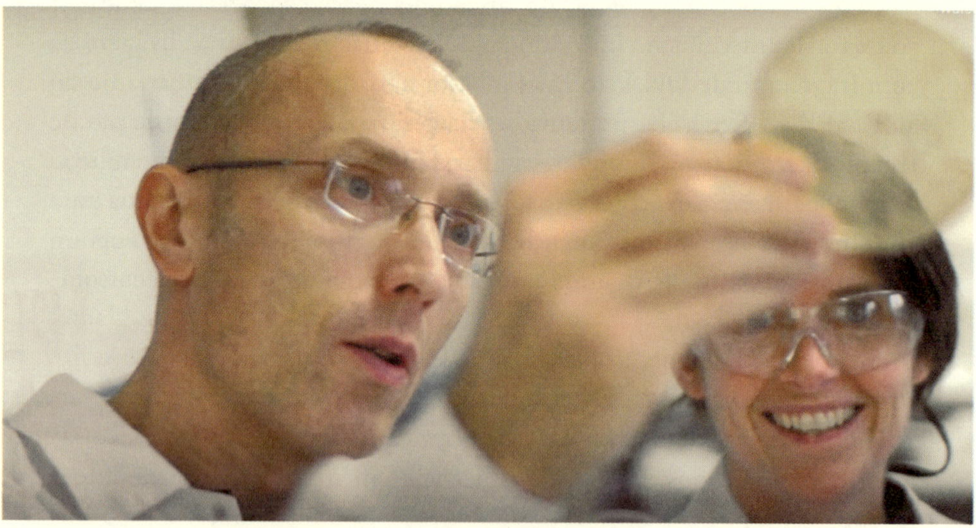

Philippe Horvath

CAPÍTULO 12

Os fabricantes de iogurte

Historiadores da ciência e da tecnologia, eu inclusive, muitas vezes escrevem sobre aquilo que é chamado de "modelo linear de inovação". Essa ideia foi propagada por Vannevar Bush, que coordenou a área de engenharia do MIT, foi um dos fundadores da Raytheon e durante a Segunda Guerra Mundial chefiou o Escritório de Pesquisa e Desenvolvimento Científico dos Estados Unidos, supervisionando a invenção do radar e da bomba atômica. Em um relatório de 1945, "Ciência, a fronteira sem fim", Bush afirmou que a ciência básica movida pela curiosidade é a semente de novas tecnologias e inovações. "Novos produtos e processos não surgem em seu estado final", escreveu. "Eles têm fundações em princípios e conceitos novos que, por sua vez, são meticulosamente desenvolvidos por meio de pesquisa nos domínios mais puros da ciência. A pesquisa básica é a precursora do progresso tecnológico."[1] Com base nesse relatório, o presidente Harry Truman criou a Fundação Nacional de Ciências, um órgão que provê financiamentos para pesquisa básica, principalmente em universidades.

Existe certa verdade no modelo linear. A pesquisa básica sobre teoria quântica e física dos estados de superfície em materiais semicondutores levou ao desenvolvimento do transístor e do microchip. Mas não foi assim tão simples nem tão linear. O transístor foi desenvolvido na Bell Labs, a organização de pesquisa da companhia americana de Telefone e Telégrafos. A empresa tinha em seus quadros muitos pesquisadores de ciência básica e teóricos, como William Shockley, Walter Brattain e John

Bardeen. Até Albert Einstein passou por lá. Mas essas pessoas também se misturavam com engenheiros e os funcionários que subiam nos postes para amplificar um sinal telefônico. Também havia executivos de desenvolvimento de negócios que corriam atrás de tecnologias que viabilizassem ligações de longa distância transcontinentais. Todos esses agentes trocavam informações e instigavam uns aos outros.

A princípio, a história do CRISPR parece se encaixar no modelo linear. Cientistas de pesquisa básica como Francisco Mojica tentaram compreender algo estranho na natureza por mera curiosidade, e suas iniciativas foram sementes para tecnologias aplicadas, como a edição de gentes e ferramentas de combate a vírus. No entanto, assim como no caso do transístor, o que se deu não foi uma progressão linear de mão única. Houve, em vez disso, uma dança contínua de cientistas da área de pesquisa básica, inventores, inovadores e empresários.

A ciência pode ser a mãe da inovação. Mas, como Matt Ridley ressalta em seu livro *Como funciona a inovação*, às vezes trata-se de uma via de mão dupla. "Acontece igualmente de a inovação ser a mãe da ciência: desenvolvem-se técnicas e processos que funcionam, mas sua compreensão só surge depois", explica ele. "Os motores a vapor levaram à compreensão da termodinâmica, e não o contrário. O voo motorizado precedeu quase toda a aerodinâmica."[2]

A pitoresca história do CRISPR é outro grande exemplo dessa simbiose entre ciência básica e ciência aplicada. E isso tem a ver com iogurte.

BARRANGOU E HORVATH

Enquanto Doudna e sua equipe começavam a trabalhar com o CRISPR, dois jovens cientistas de alimentos de continentes diferentes também o estudavam. Seu objetivo era aprimorar os métodos de fabricação de iogurte e queijo. Rodolphe Barrangou, na Carolina do Norte, e Philippe Horvath, na França, trabalhavam para a Danisco, uma fabricante de ingredientes dinamarquesa que produz culturas-mãe, iniciando e controlando a fermentação de laticínios.

Culturas-mãe para iogurtes e queijos são feitas a partir de bactérias, e a maior ameaça a esse mercado global de 40 bilhões de dólares são os vírus. A Danisco estava, portanto, disposta a gastar uma boa quantia em pesquisa para descobrir meios de defesa bacteriológica. A empresa tinha um ativo valioso: um registro histórico das sequências de DNA das bactérias que havia usado ao longo dos anos. E foi assim que Barrangou e Horvath, que tinham ouvido falar pela primeira vez da pesquisa de Mojica com o CRISPR em uma conferência, entraram na dança entre a ciência básica, a ciência aplicada e o mercado.

Barrangou nasceu em Paris, o que lhe deu entusiasmo pela comida. Também adorava ciência, e na faculdade decidiu combinar essas paixões. Barrangou é a única pessoa que já conheci que se mudou da França para a Carolina do Norte com o propósito de aprender mais sobre comida. O francês se matriculou na Universidade Estadual da Carolina do Norte, em Raleigh, e concluiu o mestrado em ciência das conservas e do chucrute. Em seguida, concluiu o doutorado na mesma instituição, casou-se com uma cientista especializada em alimentação que conheceu por lá e seguiram juntos para Madison, no Wisconsin, quando ela foi chamada para trabalhar no frigorífico Oscar Mayer. Madison também abriga uma unidade da Danisco que anualmente produz centenas de megatoneladas de culturas de bactérias para produtos lácteos fermentados, incluído o iogurte. Barrangou foi contratado como diretor de pesquisa em 2005.[3]

Anos antes, ele tinha feito amizade com outro cientista francês da área de alimentação, Philippe Horvath, que trabalhava como pesquisador no laboratório da Danisco em Dangé-Saint-Romain, uma cidade na região central da França. Horvath desenvolvia ferramentas para identificar os vírus que atacavam diferentes cepas de bactérias, e os dois deram início a uma parceria de longa distância para pesquisar o CRISPR.

Falavam por telefone de duas a três vezes por dia, em francês, enquanto traçavam seus planos. O método deles era usar a biologia computacional para estudar as sequências CRISPR de bactérias no vasto banco de dados da Danisco, começando com a *Streptococcus thermophilus*, a bactéria que é a grande operária das culturas da indústria de laticínios. Eles comparavam as sequências CRISPR dessas bactérias com o DNA dos vírus que as atacavam. A beleza da coleção histórica da Danisco era contar com registros de cepas de todos os anos desde o início da década de 1980, o que lhes permitiu observar mudanças ocorridas ao longo do tempo.

Os dois perceberam que bactérias coletadas após um grande ataque de vírus tinham novas regiões espaçadoras com sequências daqueles vírus, indicando tinham sido adquiridas para repelir futuros ataques. Como a imunidade passava a ser parte do DNA da bactéria, todas as suas futuras gerações continham a informação. Depois de uma comparação feita em maio de 2005, os pesquisadores perceberam que tinham conseguido. "Havia uma identidade perfeita entre o CRISPR da cepa de bactérias e a sequência dos vírus que sabíamos que as atacavam", lembra Barrangou. "Foi nosso momento eureca."[4] Era uma confirmação importante da tese de Mojica e Koonin.

E então a dupla realizou algo muito útil. Os dois demonstraram ser capazes de desenvolver essa imunidade ao inventar e acrescentar suas próprias regiões espaçadoras. A unidade de pesquisa na França não tinha permissão para realizar engenharia genética, por isso Barrangou fez essa parte dos experimentos em Wisconsin. "Demonstrei que quando acrescentamos sequências do vírus X na região do CRISPR, a bactéria desenvolve imunidade ao vírus X", explica ele.[5] Além disso, Barrangou e Horvath provaram que as Cas eram decisivas no que diz respeito à aquisição de novas regiões espaçadoras e para a proteção contra ataques dos vírus. "O que fiz foi suprimir dois genes Cas", explica Barrangou. "Isso não era fácil de fazer doze anos atrás. Um deles foi a Cas9, e demonstramos que ao suprimi-la a bactéria perde a resistência."

As descobertas foram usadas em agosto de 2005 para registrar uma das primeiras patentes concedidas a sistemas CRISPR-Cas. Naquele ano a Danisco começou a usar CRISPR para vacinar suas cepas de bactérias.

Barrangou e Horvath escreveram um artigo para a revista *Science*, publicado em março de 2007. "Foi um grande momento", diz Barrangou. "Ali estávamos nós, funcionários de uma empresa dinamarquesa desconhecida, enviando um manuscrito sobre um sistema não muito conhecido em um organismo para o qual nenhum cientista dava a menor bola. Conseguir que o artigo fosse revisado já foi algo incrível. E fomos aceitos!"[6]

OS ENCONTROS DO CRISPR

O artigo ajudou a elevar o interesse pelo CRISPR a um novo patamar. Jillian Banfield, a bióloga de Berkeley que havia recrutado Doudna durante uma conversa no Café do Movimento pela Liberdade de Expressão, imediatamente ligou para Barrangou. Decidiram fazer aquilo que os pioneiros de campos em ascensão frequentemente fazem: uma conferência anual. A primeira edição, organizada por Barrangou e Banfield, aconteceu em julho de 2008 no Stanley Hall, de Berkeley, onde ficava o laboratório de Doudna. Só 35 pessoas participaram, entre elas Francisco Mojica, diretamente da Espanha para dar uma palestra.

Parcerias de longa distância funcionam bem no campo das ciências — e especialmente na área do CRISPR, como demonstraram Barrangou e Horvath. Mas a proximidade física pode ter efeitos ainda mais poderosos; ideias se consolidam quando as pessoas tomam chá em lugares como o Café do Movimento pela Liberdade de Expressão. "Sem aquelas conferências, o campo não teria avançado na mesma velocidade nem seria tão colaborativo", disse Barrangou. "A camaradagem jamais teria existido."

As regras da conferência, formuladas inicialmente por Banfield, eram permissivas. As pessoas podiam conversar informalmente a respeito de dados ainda não publicados e os demais participantes não tirariam vantagem disso. Uma das primeiras conquistas foi a padronização do jargão e dos nomes, incluída a adoção de uma designação comum para as proteínas associadas ao CRISPR. Sylvain Moreau, uma das participantes das primeiras conferências, chamava o encontro de julho de "nossa festa de Natal científica".[7]

SONTHEIMER E MARRAFFINI

O ano da conferência inaugural produziu grandes avanços. Luciano Marraffini e seu orientador, Erik Sontheimer, da Universidade Northwestern, em Chicago, demonstraram que o alvo do sistema CRISPR era o DNA Em outras palavras, o CRISPR não funcionava por RNA de interferência, como era consenso geral na época em que Banfield abordou Doudna. O sistema CRISPR tinha como alvo, na verdade, o DNA do vírus invasor.[8]

A consequência disso era surpreendente. Como Marraffini e Sontheimer perceberam, se o sistema CRISPR objetivava o DNA dos vírus, era possível transformá-lo em uma ferramenta de edição genética. Essa descoberta seminal despertou um novo nível de interesse pelo CRISPR ao redor do mundo. "Isso levou à ideia de que o CRISPR podia ser fundamentalmente transformador", explica Sontheimer. "Se ele visa ao DNA e é capaz de cortá-lo, poderia, talvez, consertar a causa de um problema genético."[9]

Ainda havia muito a ser decifrado antes que isso pudesse acontecer. Marraffini e Sontheimer não sabiam exatamente como a enzima de CRISPR cortava o DNA. Talvez o fizesse de um modo incompatível com a edição genética. Ainda assim, em setembro de 2008 eles entraram com um pedido de patente para o uso do CRISPR como ferramenta de edição genética. O pedido foi rejeitado, e com razão. O palpite de que um dia o CRISPR poderia atuar desse modo estava correto, mas ainda não estava embasado por evidências experimentais. "Não se pode simplesmente patentear uma ideia", admite Sontheimer. "Na verdade é preciso que você tenha inventado aquilo que reivindica." A bolsa que solicitaram aos Institutos Nacionais de Saúde (NHI, na sigla em inglês) para estudar a possibilidade de uma ferramenta de edição genética também foi rejeitada. Mesmo assim, os dois entraram para a história como os primeiros a sugerir que os sistemas CRISPR-Cas poderiam ser usados como ferramentas de edição genética.[10]

Sontheimer e Marraffini tinham estudado o CRISPR em células vivas como as bactérias. Outros biólogos moleculares fizeram o mesmo e publicaram artigos sobre CRISPR naquele ano. Era necessário, no entanto, uma abordagem diferente para determinar os componentes essenciais do sistema: bioquímicos trabalhando com as moléculas *in vitro*. Ao isolar os componentes em um tubo de ensaio, esses pesquisadores poderiam explicar em nível molecular as descobertas feitas por microbiologistas trabalhando *in vivo* e por geneticistas computacionais comparando dados de sequenciamento *in silico*.

"Experimentos *in vivo* nunca fornecem certeza absoluta das causas", admite Marraffini. "Não dá para olhar o interior de uma célula e ver como as coisas estão funcionando." Para entender cada componente por completo é preciso retirá-los da célula e colocá-los em um tubo de ensaio, onde é possível controlar com precisão o que é incluído. Essa era a especialidade de Doudna, e era isso que Blake Wiedenheft e Martin Jinek realizavam em seu laboratório. “Lidar com essas questões exigiria que fôssemos além da genética e usássemos uma abordagem mais bioquímica”, escreveria ela algum tempo depois, “uma abordagem que nos permitisse isolar as moléculas e estudar seu comportamento”.[11]

Mas, antes disso, Doudna vivenciaria uma estranha virada em sua carreira.

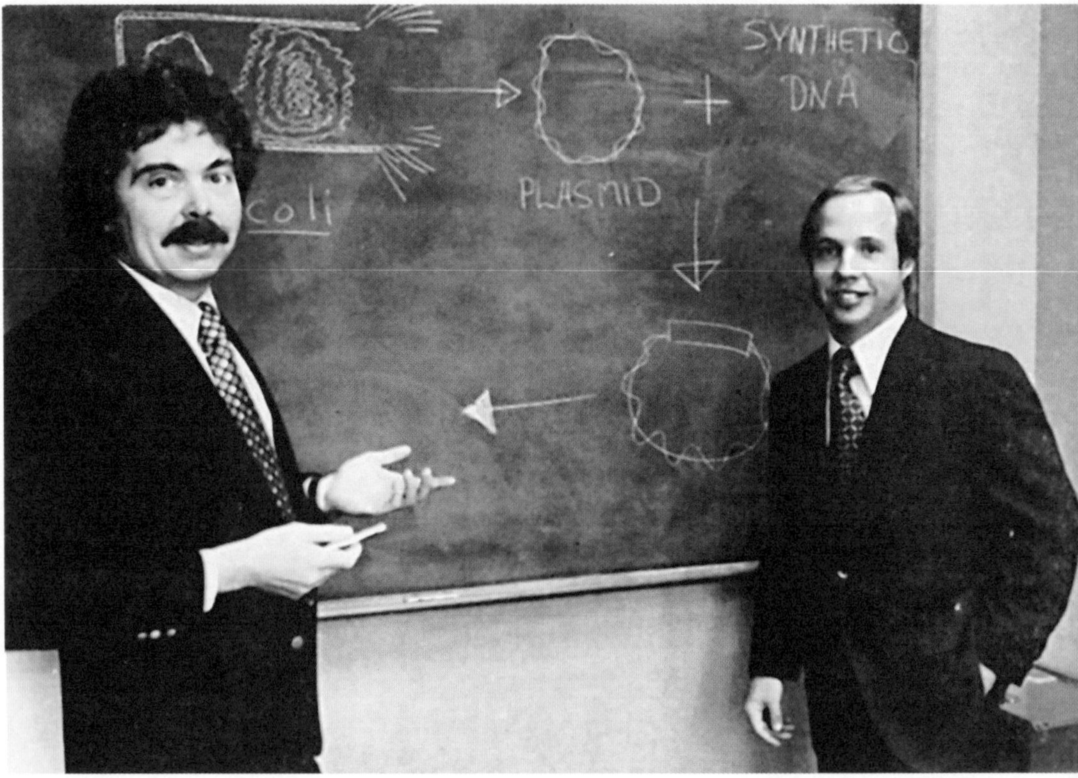

Herbert Boyer e Robert A. Swanson

CAPÍTULO 13

Genentech

INQUIETA

No outono de 2008, pouco depois dessa enxurrada de artigos sobre CRISPR ser publicada, Jillian Banfield disse a Doudna que estava preocupada com a possibilidade de que as descobertas mais importantes já tivessem sido feitas e talvez fosse hora de "partir para a próxima". Doudna objetou. "Eu via o que tinha sido descoberto como o começo de uma jornada empolgante, não o fim. Sabia que havia algum tipo de sistema imunológico adaptativo ali e queria saber como isso funcionava."[1]

Naquele momento, no entanto, Doudna, reservadamente, planejava partir para a próxima.

Ela estava com 44 anos, em um casamento feliz e mãe de um menino de sete anos inteligente e educado. No entanto, apesar do sucesso, ou talvez em parte por causa dele, Doudna enfrentava uma leve crise de meia-idade. "Eu dirigia um laboratório de pesquisas acadêmicas fazia quinze anos, e começava a me perguntar: 'Existe algo além disso?' Eu me perguntava se meu trabalho estava gerando impacto em um sentido mais amplo."

Apesar da empolgação de estar na vanguarda do emergente campo do CRISPR, Doudna começava a se sentir inquieta com a ciência básica. Sentia vontade de fazer mais ciência aplicada e pesquisa translacional, cujo objetivo é transformar conhecimento científico fundamental em terapias de aprimoramento da saúde humana. Embora houvesse pistas de que o CRISPR pudesse se tornar uma ferramenta de edição genética, o que poderia ser de grande valor prático, Doudna sentia-se impelida a ir atrás de projetos que teriam impacto mais imediato.

De início, pensou em ingressar na graduação de medicina. "Achei que poderia gostar de trabalhar com pacientes reais e me envolver em testes clínicos", disse. Doudna também pensou em cursar administração. Na época, Columbia tinha um programa de MBA com aulas presenciais em um fim de semana por mês e todo o resto do conteúdo passado on-line. As viagens de ida e volta para Berkeley, e também para o Havaí, onde a mãe convalescia, seriam exaustivas, mas Doudna cogitou seriamente.

Foi quando encontrou por acaso um ex-colega que havia ingressado na poderosa empresa de biotecnologia Genentech, de São Francisco, no ano anterior. A empresa era garota-propaganda da inovação e dos lucros que podem resultar do encontro de ciência básica, direito de patentes e capitalismo de risco.

GENENTECH INC.

A Genentech foi criada em 1972, quando Stanley Cohen, professor de medicina em Stanford, e o bioquímico Herbert Boyer, da Universidade da Califórnia, em São Francisco, participaram de uma conferência em Honolulu sobre DNA recombinante, descoberta do bioquímico de Stanford Paul Berg sobre como organizar pedaços de DNA de diferentes organismos para criar híbridos. Na conferência, Boyer deu uma palestra sobre sua descoberta de uma enzima capaz de criar esses híbridos de maneira muito eficiente. Em seguida, Cohen falou sobre como clonar milhares de cópias idênticas de um pedaço de DNA ao introduzi-lo em uma bactéria *E. coli*.

Certa noite, entediados e ainda um tanto famintos depois do jantar da conferência, os dois foram a pé até uma delicatessen no estilo de Nova York — cujo letreiro em neon dizia "Shalom" em vez do usual "Aloha" — em um centro comercial perto da praia de Waikiki. Enquanto comiam seus sanduíches de pastrami, trocaram ideias sobre como combinar suas descobertas para criar um método aprimorado de manufatura e engenharia genética. Concordaram em trabalhar juntos nessa ideia, e quatro meses depois tinham unido fragmentos de DNA de diferentes organismos e clonado milhões deles, dando início ao campo que se tornaria conhecido como biotecnologia e à revolução da engenharia genética.[2]

Atento, um dos advogados de propriedade intelectual em Stanford abordou os dois e, para surpresa deles, se ofereceu para ajudar a requerer a patente. Em 1974, a patente foi aprovada. Não havia, no entanto, passado pela cabeça deles que alguém poderia patentear processos de DNA recombinantes, coisas encontráveis na natureza. A ideia também não tinha passado pela cabeça de outros cientistas, e muitos ficaram furiosos — especialmente Paul Berg, autor das descobertas originais sobre DNA recombinante. Berg chamou as reivindicações dos dois de "duvidosas, presunçosas e arrogantes".[3]

No fim de 1975, um ano depois do pedido de patente de Cohen-Boyer, Robert Swanson, um jovem que batalhava para se tornar investidor de risco, começou a fazer telefonemas não solicitados para cientistas que pudessem ter interesse em fundar uma empresa de engenharia genética. Swanson tinha um histórico perfeito de fracassos como investidor. Na época, ele morava em um apartamento compartilhado, dirigia um Datsun surrado e vivia à base de sanduíches de frios. Mas tinha lido sobre DNA recombinante e estava convencido de que finalmente havia encontrado um cavalo vencedor. Ligando em ordem alfabética para os cientistas da lista, o primeiro que concordou em se encontrar com ele foi Boyer (Berg se recusou). Swanson foi ao escritório de Boyer para uma reunião que devia durar dez minutos, mas os dois acabaram passando três horas em um bar nas proximidades, planejando um novo tipo de empresa que fabricaria medicamentos a partir de genes manipulados. Cada um colocaria US$ 500 para cobrir as despesas jurídicas iniciais.[4]

Swanson sugeriu que batizassem a empresa de HerBob, uma recombinação de seus primeiros nomes que soava como um serviço de encontros on-line ou um salão de beleza barato. Boyer sabiamente rejeitou a ideia e sugeriu que a empresa se chamasse Genentech, uma fusão de *Genetic Engineering Technology* [Tecnologia de Engenharia Genética]. A empresa começou a fabricar remédios geneticamente modificados e, em agosto de 1978, entrou em um *boom* de crescimento ao ganhar uma corrida que podia ter acabado com o negócio: criaram uma versão sintética da insulina para o tratamento de diabetes.

Até ali, eram necessárias 3,6 toneladas de glândulas pancreáticas extraídas de mais de 23 mil porcos ou vacas para produzir meio quilo de insulina. O sucesso da Genentech com a insulina não só mudou a vida deles, como elevou a empresa e todo o mercado da biotecnologia a um novo patamar. Um retrato pintado de um Boyer sorridente apareceu na capa da revista *Time*, com a manchete "A explosão da engenharia genética". A edição foi publicada na mesma semana em que o príncipe Charles, da Inglaterra, escolheu Diana para ser sua princesa, um acontecimento que, naqueles tempos de um jornalismo mais puro, recebeu apenas uma menção secundária na capa da revista.

O sucesso da Genentech levou a uma primeira página memorável no jornal *San Francisco Examiner* em outubro de 1980, quando a empresa se tornou a primeira na área de biotecnologia a fazer um IPO e a lançar ações na bolsa. As ações, vendidas sob o símbolo GENE, abriram a 35 dólares e dentro de uma hora estavam sendo vendidas a 88 dólares. "Genentech sacode Wall Street", alardeava a manchete da primeira página. Logo abaixo havia a imagem de uma história totalmente diferente: ao telefone, um Paul Berg sorridente era informado que, naquele mesmo dia, havia ganhado o prêmio Nobel por sua descoberta do DNA recombinante.[5]

DESVIO

No fim de 2008, quando a Genentech começou a recrutar Doudna, a empresa valia perto de 100 bilhões de dólares. O antigo colega de Doudna, que então trabalhava desenvolvendo remédios geneticamente modificados para tratamento de câncer na Genentech, disse que adorava a nova função. Sua pesquisa era muito mais focada do que na época da universidade e ele trabalhava diretamente com os problemas que levariam a novos tratamentos. "Aquilo me fez pensar. Em vez de voltar para a faculdade, talvez eu devesse simplesmente ir para algum lugar onde pudesse aplicar meu conhecimento", explica Doudna.

O primeiro passo foi apresentar alguns seminários na Genentech descrevendo seu trabalho. Foi o modo que ela e equipe da empresa encontraram para se conhecerem melhor. Entre os que cortejavam Doudna estava Sue Desmond-Hellmann, chefe de desenvolvimento de produto. A personalidade das duas era parecida, ambas ouvintes ávidas, de raciocínio rápido e sorriso fácil. "Na época em que eu estava sendo recrutada, Sue e eu sentamos no escritório dela e ela me disse que seria minha mentora caso fosse para a Genentech", diz Doudna.

Quando Doudna decidiu aceitar o emprego, disseram que ela poderia levar alguns membros de sua equipe em Berkeley. "Todos estávamos nos preparando para a mudança", lembra Rachel Haurwitz, uma aluna de doutorado no laboratório de Doudna que, como a maioria, decidiu ir com ela. "Estávamos decidindo quais equipamentos levaríamos e tínhamos começado a empacotar tudo."[6]

Mas assim que começou a trabalhar na Genentech, em janeiro de 2009, Doudna percebeu que havia cometido um erro. "Meus instintos me disseram muito rapidamente que eu estava no lugar errado", disse ela. "Era uma resposta visceral. Todo dia e toda noite eu achava que tinha tomado a decisão errada." Doudna não dormia muito. Em casa, ficava chateada. Tinha dificuldade para fazer as coisas mais básicas. A crise de identidade da meia-idade transformava-se em um leve colapso mental. Doudna, que sempre fora uma pessoa muito estável, sempre manteve suas inseguranças e ocasionais ansiedades bem escondidas e sob controle. Até aquele momento.[7]

O clímax do turbilhão veio semanas depois. Em uma noite de muita chuva no fim de janeiro, Doudna, depois de rolar na cama, se levantou e saiu de pijamas. O mundo estava desabando em um temporal. "Sentei no quintal e fiquei ali, encharcada, pensando 'acabou'", relembra ela. O marido, Jamie, encontrou Doudna sentada imóvel na chuva e a convenceu a voltar para dentro. Doudna sentia-se clinicamente deprimida. Sabia que queria voltar para o laboratório de pesquisa em Berkeley, mas temia que essa porta tivesse se fechado.

Seu vizinho, Michael Marletta, que era chefe do departamento de Química em Berkeley, veio em seu resgate. Ela telefonou para ele na manhã seguinte e pediu que fosse até sua casa. Doudna pediu que Jamie saísse com o filho deles, Andrew, pois queria ter aquela conversa séria a sós. Pela aparência da colega, Marletta percebeu imediatamente como Doudna estava infeliz.

— Aposto que você quer voltar para Berkeley — disse ele.

— Receio que eu possa ter fechado essa porta — respondeu ela.

— Não, não fechou — garantiu ele. — Posso ajudar você a voltar.

Imediatamente o ânimo de Doudna melhorou. Naquela noite ela conseguiu dormir de novo. "Eu sabia que voltaria para o lugar em que deveria estar. No começo de março, passados apenas dois meses fora, Doudna estava de volta a Berkeley.

Depois desse passo em falso, Doudna ficou mais consciente de suas paixões e habilidades — e também de suas fraquezas. Ela gostava de ser uma cientista fazendo pesquisa em laboratório. Não se saía bem no ambiente corporativo, onde o que move a competição são mais o poder e o reconhecimento do que as descobertas em si. "Eu não tinha as habilidades nem as aspirações certas para trabalhar em uma grande empresa." Mas, embora sua breve passagem pela Genentech não tenha dado certo, o desejo de associar pesquisa à criação de ferramentas práticas que pudessem ser comercializadas levou Doudna ao capítulo seguinte de sua vida.

CAPÍTULO 14

O laboratório

RECRUTANDO

As descobertas científicas exigem dois componentes: pesquisas de grande porte e um laboratório que as realize. Uma vez perguntei a Steve Jobs qual foi o melhor produto que ele criou, imaginando que diria o Macintosh ou o iPhone. Em vez disso, Jobs disse que criar grandes produtos é importante, mas criar uma equipe que possa criá-los continuamente é mais.

Doudna sentia imenso prazer em ser aquilo que se chama de cientista de bancada, uma pesquisadora que chega cedo ao laboratório, veste luvas de látex e um jaleco branco e começa a trabalhar com pipetas e placas de Petri. Nos primeiros anos de seu laboratório em Berkeley, ela conseguiu trabalhar na bancada durante metade do tempo. "Eu não queria abrir mão daquilo. Acho que eu era bem boa fazendo experimentos porque minha mente funciona assim. Eu vejo o experimento na minha mente, especialmente quando eu mesma estou operando." Mas em 2009, depois de voltar da Genentech, Doudna percebeu que precisava passar mais tempo cuidando do laboratório e menos de suas culturas de bactérias.

Essa transição de jogador para treinador acontece em muitos campos. Escritores se tornam editores, engenheiros se tornam gestores. Quando cientistas de bancada se tornam chefes de laboratório, parte de suas novas atribuições administrativas inclui contratar jovens pesquisadores capazes, orientá-los, analisar seus resultados, sugerir novos experimentos e oferecer insights baseados em expertise.

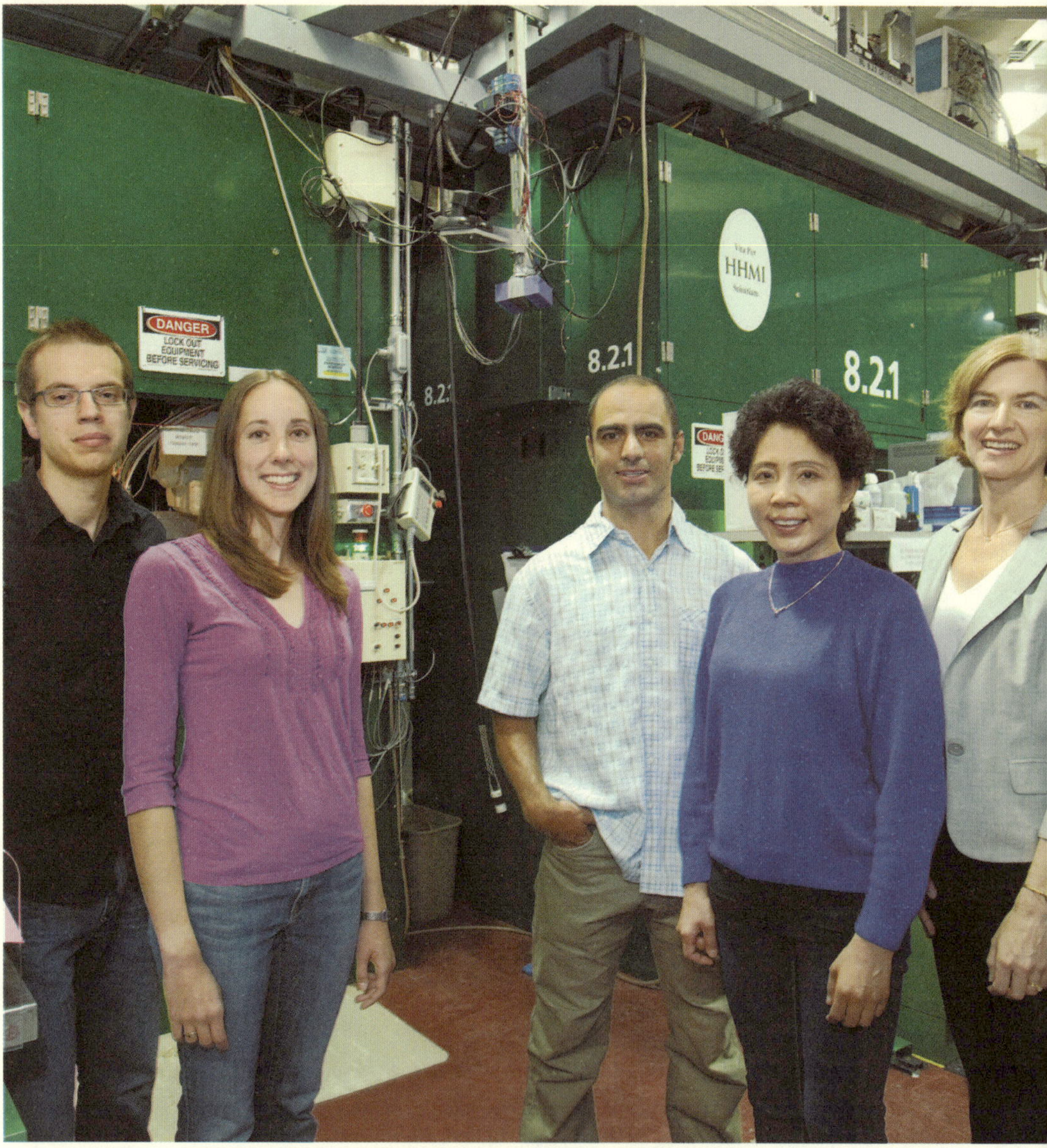
DANGER
LOCK OUT
EQUIPMENT
BEFORE SERVICING
8.2.1
HHMI
8.2.1

Martin Jinek, Rachel Haurwitz, Blake Wiedenheft, Kaihong Zhou e Jennifer Doudna

Doudna era excelente nessas tarefas. Ao considerar os candidatos a vagas de doutorado e pós-doutorado em seu laboratório, ela se certificava de saber se os demais membros da equipe achavam que a pessoa se encaixava no time. O objetivo era escolher pessoas não só com base em credenciais acadêmicas. Ela queria encontrar quem gerisse e ao mesmo tempo soubesse trabalhar em equipe. À medida que o volume de trabalho com o CRISPR aumentava, Doudna encontrou dois alunos de doutorado que tinham a mistura certa de vontade e inteligência para se tornarem membros centrais de sua equipe junto com Blake Wiedenheft e Martin Jinek.

RACHEL HAURWITZ

Quando jovem em Austin, no Texas, Rachel Haurwitz era, em suas próprias palavras, "uma nerd da ciência". Assim como Doudna, Haurwitz se interessou pelo RNA, que se tornou o foco de sua graduação em Harvard e depois do doutorado em Berkeley. Não surpreende que ela quisesse trabalhar no laboratório de Doudna. Haurwitz ingressou no time em 2008 e logo foi levada para a órbita do CRISPR de Blake Wiedenheft, atraída pela personalidade magnética dele e pelo entusiasmo alegre que ele sentia por bactérias estranhas. "Quando comecei a trabalhar com Blake, eu mal tinha ouvido falar de CRISPR, por isso procurei ler todos os artigos publicados sobre o tema", relembra Haurwitz. "Precisei de mais ou menos duas horas. Nem Blake nem eu fazíamos ideia da minúscula ponta do iceberg que vislumbrávamos."[1]

No início de 2009, Haurwitz estava em casa estudando para o exame de seleção do doutorado quando ouviu que Doudna decidira deixar a Genentech e voltar para Berkeley. Era auspicioso. Haurwitz vinha planejando procurá-la na Genentech, mas o que realmente queria era continuar em Berkeley e elaborar sua tese sobre CRISPR juntamente com Wiedenheft. Ele inclusive ajudou Haurwitz a desenvolver um treino e uma dieta que a levaram de volta às maratonas.

Doudna reconheceu algo de si mesma em Haurwitz: por ser muito novo, o CRISPR era um campo arriscado, e era justamente por isso que Haurwitz queria participar. "Embora muitos estudantes pudessem sentir medo disso, Haurwitz adorava o fato de ser uma área nova. Então eu simplesmente disse para ela: 'vai nessa.'"

Depois de ter compreendido a estrutura da Cas1, Wiedenheft decidiu fazer o mesmo com as outras cinco proteínas associadas ao CRISPR presentes na bactéria que analisava. Quatro foram fáceis. Mas a Cas6* mostrava-se mais difícil, e por isso ele recrutou Haurwitz. "Ele me deu o filho problemático", diz ela.

A dificuldade, no fim das contas, vinha do fato de o sequenciamento do genoma da bactéria ter sido anotado incorretamente nos compêndios e bancos de dados. "Blake percebeu que o motivo de tanto trabalho era um erro no começo", explica Haurwitz. Entendido o problema, logo conseguiram produzir a Cas6 em laboratório.[2]

O passo seguinte foi descobrir o que ela fazia e como. "Usei as duas coisas que o laboratório da Doudna faz: bioquímica para descobrir a função e biologia estrutural para descobrir a aparência", explica Haurwitz. Os experimentos bioquímicos revelaram que o papel da Cas6 era aderir aos RNAs longos produzidos pelo CRISPR e cortá-los em trechos mais curtos de RNA CRISPR, cujo alvo é o DNA dos vírus invasores.

O passo seguinte seria decifrar a estrutura da Cas6, o que explicaria *como* ela funciona. "Àquela altura eu e Blake não tínhamos credenciais suficientes para realizar experimentos de biologia estrutural sem ajuda", explica Haurwitz. "Então dei um tapinha no ombro de Martin Jinek, que sentava na bancada ao lado, e pedi que ele entrasse no projeto e mostrasse para nós como fazer aquilo."

Encontraram algo incomum. A Cas6 se conecta ao RNA de um modo que os livros dizem que não funcionaria: ela encontra a sequência cuja estrutura é exata para a conexão. "Nenhuma das outras proteínas Cas observadas era capaz de fazer isso", explica ela. A Cas6 reconhecia um ponto muito preciso do RNA e fazia o corte sem bagunçar outras partes.

No artigo, isso foi descrito como "um mecanismo inusitado de reconhecimento". O RNA possui uma estrutura em formato de grampo com

* Na época, era chamada de Csy4 e, posteriormente, de Cas6f.

a qual a Cas6 é capaz de interagir exatamente. Mais uma vez, o formato da molécula era a chave para entender seu funcionamento.[3]

SAM STERNBERG

No início de 2008, Sam Sternberg foi aceito em vários dos melhores programas de doutorado, entre eles Harvard e o MIT. Optou, no entanto, por Berkeley porque queria trabalhar com Doudna em estruturas de RNA. Acabou postergando a matrícula para terminar um artigo sobre o trabalho que vinha desenvolvendo como aluno de graduação na Universidade de Columbia.[4]

Durante esse período, ficou surpreso ao ouvir sobre a transferência abrupta de Doudna para a Genentech e sobre sua volta ainda mais abrupta. Preocupado com a decisão que havia tomado, escreveu um e-mail no qual perguntava qual era o grau de comprometimento dela com Berkeley. "Achei que não teria coragem de perguntar pessoalmente, estava nervoso demais", relembra. Doudna respondeu com uma mensagem tranquilizadora, dizendo que no momento estava certa de que Berkeley era o lugar certo para ela. "Foi convincente o bastante para eu decidir levar em frente meus planos de estudar lá", diz ele.[5]

Haurwitz queria que Sternberg se concentrasse no CRISPR, e convidou-o para comemorar a Páscoa judaica no apartamento que dividia com o namorado. Diferentemente do que acontecia na maioria das celebrações de Pessach, um dos assuntos principais foi o CRISPR. "Eu ficava pedindo que ela me contasse mais sobre os experimentos", diz ele. Sternberg ficou fascinado quando Doudna mostrou um artigo que estava escrevendo sobre Cas. "Depois disso eu deixei claro para ela que não queria mais trabalhar com RNA de interferência. Eu queria aquela coisa nova, o tal CRISPR."

Depois de assistir a uma palestra do professor de Columbia Eric Greene sobre microscopia de fluorescência de detecção de molécula única, Sternberg perguntou a Doudna, bastante hesitante, se podia tentar aplicar o método a uma proteína Cas. "Minha nossa, é claro que sim. Faça isso com toda a certeza", respondeu ela. Era o tipo de abordagem arriscada da qual Doudna gostava. Seu sucesso científico sempre viera de conectar pequenos pontos para formar o panorama do todo; temia, portanto, que Sternberg estivesse focando apenas em tópicos menos relevantes. Ela disse a Sternberg que ele era brilhante e talentoso, mas foi direto ao ponto quando comentou: "Só que nesse momento você está enfrentando só os peixes pequenos. Não está assumindo o tipo de projeto que um aluno como você é capaz. Por qual outro motivo fazemos ciência? Além de ir atrás de questões importantes e correr riscos? Se você não tentar, jamais vai fazer uma descoberta importante."[6]

Sternberg ficou convencido. Perguntou se podia ir a Columbia para saber mais sobre a técnica. "Ela me mandou para lá por uma semana para tentar, e acabou me pagando para passar seis meses", escreveria Sternberg mais tarde nos agradecimentos de sua tese de doutorado. A parceria entre Berkeley e Columbia estava em andamento e, nos seis meses em que esteve de volta à sua *alma mater*, Sternberg entendeu como usar a fluorescência de moléculas únicas para testar o comportamento das enzimas associadas ao CRISPR.[7]

A colaboração resultou em dois artigos que representaram avanços importantes — tendo como coautores Greene, de Columbia, Sternberg, Jinek, Wiedenheft e Doudna —, quando mostraram pela primeira vez o modo exato como o sistema de proteínas guiadas por RNA do sistema CRISPR encontrava as sequências exatas a atacar no vírus invasor.[8]

Sternberg ficou particularmente amigo de Wiedenheft, que se tornou um exemplo a seguir. Tiveram a oportunidade de dividir uma semana de trabalho intenso no fim de 2011, quando Wiedenheft escrevia um artigo de revisão sobre CRISPR para a *Nature*.[9] Passaram dias sentados lado a lado ao computador, debatendo sobre o texto e selecionando as imagens que seriam publicadas. Ficaram ainda mais próximos quando se hospedaram no mesmo quarto em Vancouver, no Canadá, onde estavam para uma conferência. "Foi ótimo ter tempo para conversar sobre ciência no hotel", lembra Sternberg. "Foi naquele momento que minha carreira como cientista começou a decolar, quando comecei a pensar como poderia fazer algo maior que incluísse Blake."[10]

As baias de Sternberg, Wiedenheft e Hauerwitz ficavam a poucos metros uma da outra no laboratório, agora um covil de bio-*geeks*. Quando um experimento grande acontecia, os três apostavam sobre o resultado. "O que vamos apostar?", perguntava Blake, e depois ele mesmo respondia: "Um milk-shake." Mas os arredores de Berkeley eram *hipster* demais, ou ainda não eram *hipster* o bastante, para que encontrassem um lugar que servisse essa bebida. Mesmo assim, a pontuação era contada em milk-shakes.

* * *

A camaradagem no laboratório não era acidental: sempre que contratava alguém, Doudna se preocupava tanto em saber se a pessoa se encaixava no time quanto em avaliar suas realizações como pesquisador. Certo dia, enquanto caminhávamos pelo laboratório, questionei Doudna sobre isso. Essa política não poderia findar eliminando alguns mal-ajustados brilhantes? Pessoas que desafiam as demais ou que rompem o *status quo*, mas de uma maneira benéfica? "Pensei um pouco a respeito", disse ela. "Sei que tem gente que gosta de conflito criativo, mas eu gosto de trabalhar com pessoas que entrem em sintonia."

LIDERANÇA

Quando Ross Wilson, doutor recém-formado da Universidade Estadual de Ohio, se inscreveu para um período de pós-doutorado no laboratório de Doudna, Martin Jinek o chamou até um canto para aconselhá-lo. "Você precisa ser autossuficiente. Se não tiver motivação por conta própria, Jennifer não vai ajudá-lo nem vai fazer o trabalho para você. Em alguns momentos ela vai parecer desinteressada, mas se você demonstrar iniciativa, ela vai te oferecer a chance de correr riscos, dar conselhos realmente inteligentes e vai estar lá quando você precisar dela."[11]

A única entrevista que Wilson fez em 2010 foi para o laboratório de Doudna. Seu foco era entender como o RNA interage com enzimas, e achava que Doudna era a maior autoridade do mundo no assunto. Quando foi aceito, Wilson chorou de alegria. "Chorei de verdade. Foi a única vez na vida que fiz isso."

O conselho de Jinek, diz ele, estava "cem por cento certo", mas isso tornava o laboratório dela um lugar empolgante para pessoas de iniciativa como ele. "Doudna, definitivamente, não fica em cima da gente", diz

Wilson, que hoje dirige um laboratório próprio em Berkeley, alinhado ao dela. "Mas quando ela analisa seus experimentos e resultados junto com você, em alguns momentos ela abaixa um pouquinho o tom de voz, olha bem nos seus olhos, se inclina e diz: 'E que tal se você tentasse...'" E aí ela pode descrever uma nova abordagem, um novo experimento ou pode até mesmo revelar uma nova grande ideia, normalmente envolvendo algum novo meio de usar o RNA.

Um dia, por exemplo, Wilson foi ao escritório dela para mostrar alguns resultados sobre a interação de duas moléculas que ele havia cristalizado. "Se você souber como essa interação se dá e com isso puder interrompê-la, talvez possamos causar essa mesma interrupção dentro da célula e ver como isso muda o comportamento molecular." A orientação de Doudna serviu como impulso para que Wilson fosse além do tubo de ensaio e investigasse o funcionamento interno de uma célula viva. "Eu jamais teria pensado em fazer isso, mas funcionou."

Na maioria de suas manhãs no laboratório, Doudna organiza o fluxo de pesquisadores que vão até ela apresentar seus resultados mais recentes. As perguntas tendem a ser socráticas. Pensou em acrescentar RNA? Podemos imaginar isso em células vivas? "Jennifer tem um talento para fazer as perguntas decisivas na fase de desenvolvimento do projeto", diz Jinek. Essas perguntas são planejadas para fazer com que os pesquisadores tirem os olhos dos detalhes e enxerguem o todo. "Por que você está fazendo isso?", perguntará ela. "Qual é o propósito?"

Doudna não costuma interferir muito nas etapas iniciais, mas à medida que o projeto vai se aproximando da materialização ela mergulha intensamente. "Quando surge alguma coisa empolgante ou se está na iminência de uma descoberta genuína, ela é capaz de perceber quando se trata de algo grandioso e fica superenvolvida", diz Lucas Harrington, um de seus antigos alunos. "A coisa vem em pulsos." É aí que a veia competitiva de Doudna aparece. Ela não quer que outro laboratório vença. "Nesses momentos ela surge no laboratório quando ninguém espera", diz Harrington, "e, sem levantar a voz, deixa claro quais coisas devem ser feitas e ser feitas com rapidez".

A cada nova descoberta, Doudna era incansável em conseguir que fosse publicada. "Descobri que editores de periódicos dão preferência para quem é mais agressivo ou insistente", explica Doudna. "Não sou necessariamente assim por natureza, mas fico mais agressiva quando os editores de uma revista X não se dão conta de que algum trabalho nosso é realmente importante."

No campo da ciência, as mulheres tendem a ser tímidas na hora de se promover, e essa atitude tem um preço alto. Em 2019, um estudo que analisou mais de seis milhões de artigos cuja autoria principal era feminina, demonstrou que as mulheres são menos propensas a usar termos de autopromoção, como "novo", "singular" e "sem precedentes" para descrever suas descobertas. A tendência ocorre especialmente em artigos publicados em periódicos de maior prestígio, que quase por definição tratam de pesquisas inovadoras. Nos periódicos de maior impacto, responsáveis por publicar as pesquisas de ponta mais importantes, as mulheres têm probabilidade 21% menor de usar palavras positivas e autopromocionais na descrição de seu trabalho. Uma das consequências é que seus artigos são citados com frequência aproximadamente 10% menor.[12]

Doudna não cai nessa armadilha. Em 2011, por exemplo, a certa altura ela e Wiedenheft, junto com Eva Nogales, também colega de Berkeley, concluíram um artigo sobre um determinado arranjo de enzimas Cas apelidado CASCADE. O conjunto era capaz de encontrar um ponto exato do DNA do vírus invasor e recrutar uma enzima para dividi-lo em centenas de pedaços. Enviaram o artigo para uma das revistas de maior prestígio, a *Nature*, que o aceitou. Os editores disseram, porém, que não se tratava de uma descoberta importante para aparecer como "artigo" e queriam publicá-la como "relatório", que fica um grau abaixo em importância. A maioria da equipe ficou emocionada pelo artigo ter sido aceito tão rapidamente por uma publicação tão prestigiada, mas Doudna estava incomodada. Ela defendeu veementemente que se tratava de um grande avanço e merecia destaque — por isso escreveu uma carta e solicitou cartas de apoio —, mas os editores se mantiveram firmes. "A maioria das pessoas daria pulos de alegria ao receber um sim da *Nature*", diz Wiedenheft. "Jennifer estava dando pulos de raiva porque seria um relatório e não um artigo."[13]

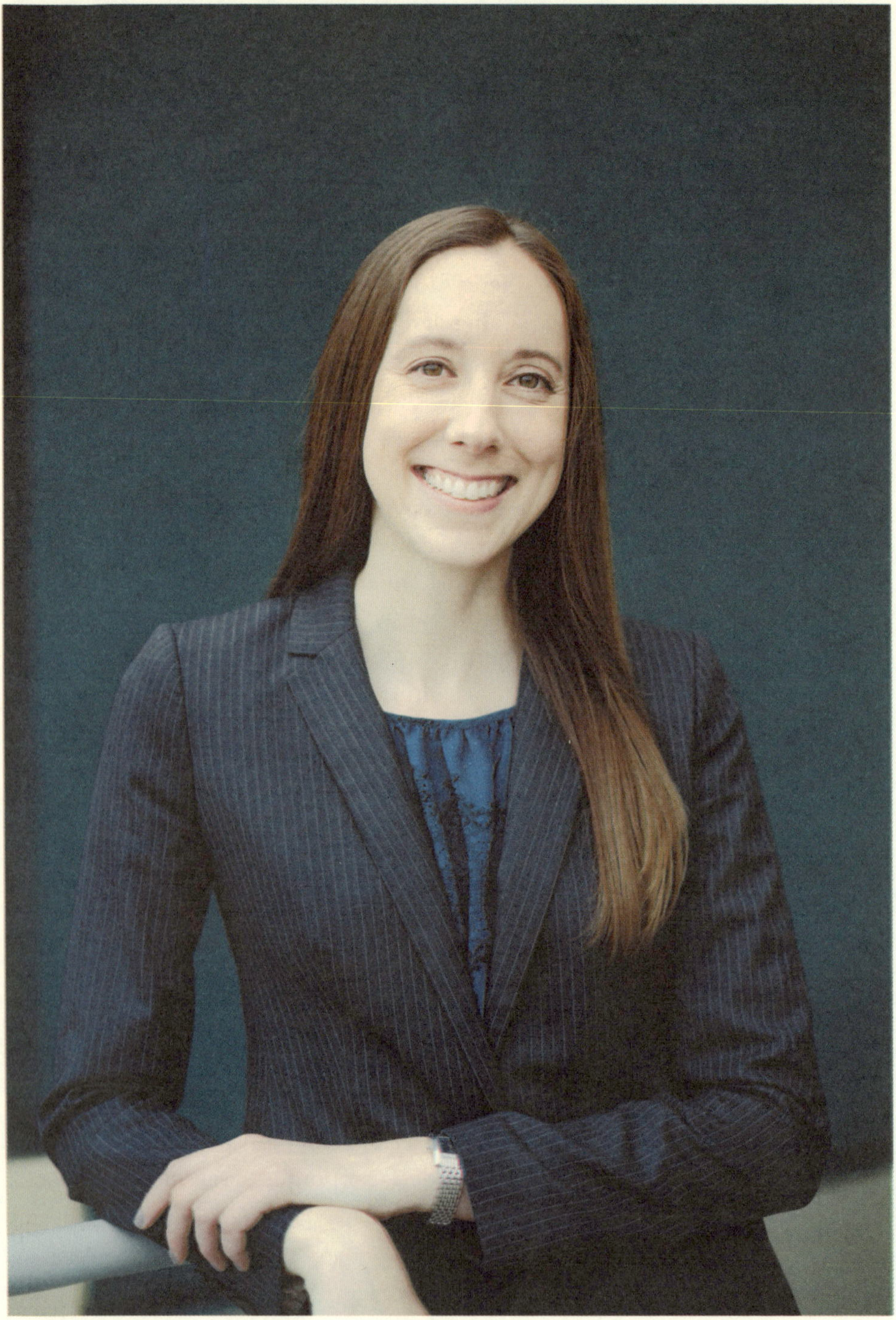

Rachel Haurwitz

CAPÍTULO 15

Caribou

DA BANCADA PARA A CAIXA DE REMÉDIOS

Embora tenha decidido sair da Genentech e não fazer parte do mundo corporativo da ciência, Doudna continuava querendo traduzir as descobertas básicas sobre o CRISPR em aplicações possíveis. A oportunidade aconteceu depois que Wiedenheft e Haurwitz conseguiram descobrir a estrutura da Cas6.

Era o início de um novo aspecto da carreira de Doudna. Haurwitz foi quem levou a ideia um passo adiante. Se a Cas6 podia ser transformada em ferramenta médica, poderia também justificar a criação de uma empresa. "Quando conseguimos entender o funcionamento da Cas6, começamos a ter algumas ideias sobre como podíamos roubá-la das bactérias e usar para nossos propósitos",[1] diz ela.

Durante grande parte do século XX, a maioria dos medicamentos se baseava em avanços da química. O surgimento da Genentech, em 1976, mudou o foco da comercialização para o ramo da biotecnologia. Os novos tratamentos passaram a envolver a manipulação de células vivas, muitas vezes por meio do uso de engenharia genética. Em pouco tempo, a Genentech tornou-se o modelo para a comercialização de descobertas biotecnológicas: cientistas e investidores levantavam recursos dividindo entre si as ações da empresa e depois fazendo acordos com grandes companhias farmacêuticas para licenciar, produzir e comercializar suas descobertas.

A biotecnologia foi então seguindo os passos da tecnologia digital, tornando mais tênue a fronteira entre a pesquisa acadêmica e o mercado.

Na esfera da tecnologia digital, a fusão começou logo depois da Segunda Guerra Mundial, principalmente em torno de Stanford. Incitados por seu reitor, Frederick Terman, os professores eram estimulados a transformar descobertas em startups. Entre as empresas que brotaram da universidade estão a Litton Industries, a Varian Associates e a Hewlett-Packard, seguidas pela Sun Microsystems e pelo Google. O processo ajudou a criar um vale de damascos no Vale do Silício.

Durante esse período, muitas outras universidades, entre elas Harvard e Berkeley, acharam que era mais adequado se manter fazendo pesquisa científica básica. Professores e reitores tradicionais desdenhavam relações comerciais. Depois de invejar o sucesso de Stanford nos campos da infotecnologia e da biotecnologia, no entanto, todas abraçaram o empreendedorismo. Pesquisadores eram incentivados a patentear suas descobertas, a fazer parcerias com investidores e a criar empresas. "Essas empresas frequentemente têm ligações com as universidades, trabalhando em projetos de pesquisa em parceria com membros do corpo docente e pós-doutorandos, e por vezes usando os laboratórios da universidade", conta Gary Pisano, professor da Harvard Business School. "Em muitos casos, os fundadores inclusive mantêm seus cargos como professores."[2] Seria essa a abordagem de Doudna.

STARTUP

Até seu breve encontro com a Genentech, Doudna nunca havia pensado muito sobre mercado. Dinheiro não era na época (nem seria depois) uma motivação primordial para ela. Jamie, ela e Andy moravam numa casa espaçosa, mas sem luxos, em Berkeley, e ela jamais quis se mudar para uma maior. No entanto, Doudna gostava da ideia de fazer parte de uma empresa, especialmente uma que tivesse impacto direto na saúde das pessoas. E diferentemente da Genentech, uma startup não estaria sujeita a políticas corporativas nem iria afastá-la do mundo acadêmico.

Haurwitz também se sentia atraída pelo mundo dos negócios. Embora fosse boa na bancada, fazendo experimentos, percebeu que não era talhada para ser pesquisadora acadêmica. Começou a fazer alguns cursos na Haas School of Business de Berkeley. A disciplina favorita era ministrada pelo investidor Larry Lasky, que dividia a turma em grupos de seis, uma metade composta por alunos de administração e a outra por pesquisadores. As equipes precisavam elaborar uma startup biotecnológica fictícia e depois passavam o restante do semestre aperfeiçoando o modo com que ela seria apresentada aos investidores. Haurwitz também cursou uma disciplina ministrada por Jessica Hoover, que tinha sido chefe de desenvolvimento de negócios em uma empresa de biotecnologia que estudava modos de comercializar insumos médicos, incluídos como garantir e licenciar patentes.

Durante o último ano de Haurwitz em seu laboratório, Doudna perguntou o que ela queria fazer a seguir. "Administrar uma empresa de biotecnologia", respondeu Haurwitz. Não seria uma resposta surpreendente em Stanford, onde a comercialização das pesquisas era celebrada, mas era a primeira vez que Doudna ouvia essa resposta em Berkeley, onde a maioria dos alunos de doutorado pretendia seguir carreira acadêmica.

Dias depois, Doudna foi até o laboratório falar com Haurwitz. "Andei pensando. Talvez devêssemos fundar uma empresa para usar a Cas6 e algumas outras enzimas CRISPR como ferramentas", dissera. Sem hesitar, Haurwitz respondeu: "Com certeza devemos."[3]

E assim, em outubro de 2011 foi fundada, permanecendo baseada no laboratório de Doudna por um ano enquanto Haurwitz terminava seus estudos. Depois de concluir o doutorado na primavera de 2012, Haurwitz se tornou a presidente e Doudna a principal consultora científica do novo empreendimento.

A ideia era que a empresa, que depois se mudou para um pequeno espaço em um centro comercial próximo ao campus, licenciasse patentes relacionadas à estrutura da Cas6 e eventualmente de outras descobertas que saíssem do laboratório de Doudna. O objetivo inicial era explorar a capacidade da Cas6 de reconhecer estruturas específicas de RNA, transformando-a em uma ferramenta de diagnóstico que as clínicas poderiam usar para detectar a presença de vírus em humanos.

A EMPRESA

Quando Doudna e Haurwitz fundaram a empresa, em 2011, Berkeley estava mais experiente em estimular seus pesquisadores a empreender. A universidade havia lançado várias incubadoras e programas para fomentar startups formadas por seus alunos e professores. Uma delas, fundada em 2000 em parceria com os demais *campi* da Universidade da Califórnia na área de São Francisco, foi a *California Institute for Quantitative Biosciences* (QB3), cujo objetivo era estabelecer "uma parceria catalisadora entre a pesquisa universitária e a indústria privada". Doudna e Haurwitz foram selecionadas para se tornar participantes do programa *Startup in a Box* [Startup numa caixa] da QB3, que oferecia treinamento, orientação jurídica e serviços bancários para cientistas-empreendedores que queriam transformar suas descobertas em empreendimentos comerciais.

Um dia Doudna e Haurwitz foram de metrô até São Francisco para se encontrar com o advogado que a Startup in a Box havia designado para ajudá-las a fundar a nova empresa. Quando ele perguntou o nome da empresa, Haurwitz disse: "Falei com meu namorado e achamos que devia ser Caribou." Era uma fusão de Cas e ribonucleotídeos, os elementos básicos do RNA e do DNA.

Haurwitz tinha talentos incomuns entre os CEOs do Vale do Silício. De personalidade firme, era uma gestora naturalmente boa, pé no chão, imperturbável, prática e franca. Não demonstrava o menor vestígio da combinação de ego e insegurança que dominava muitos CEOs de startups. Ela não exagerava nem prometia demais, o que trazia muitas desvantagens. Uma delas era que as pessoas tinham a tendência de subestimá-la.

Mas Haurwitz nunca tinha sido CEO, e ela sabia que tinha muito a aprender. Ela procurou o grupo local de desenvolvimento e apoio profissional para jovens CEOs, a *Alliance of Chief Executives* [Aliança de CEOs]. Os encontros aconteciam uma vez por mês, e durante meio dia todos compartilhavam problemas e soluções. É difícil imaginar um Steve Jobs ou um Mark Zuckerberg entrando para um grupo de apoio desse tipo, mas Haurwitz tinha, assim como sua mentora Doudna, uma autoconsciência e uma humildade quase nunca vistas em machos alfa. Entre outras coisas, o grupo a ajudou a criar uma equipe com expertises diferentes.

Hoje, basta a mera presença do termo CRISPR em folheto para empolgar investidores. Mas Doudna e Haurwitz não tiveram essa sorte. "Na época, o diagnóstico molecular desestimulava os investidores", diz Doudna. "Também sinto certa tendência misógina, e me preocupava imaginar que Rachel podia ser retirada da posição de CEO caso aceitássemos o dinheiro de algum investidor." O ano era 2012 e nenhum dos investidores com quem se encontraram era mulher. Por isso, em vez de continuar correndo atrás de dinheiro por esse caminho, decidiram levantar quanto fosse possível com amigos e parentes. Tanto Doudna quanto Haurwitz colocaram dinheiro do próprio bolso no negócio.

O TRIÂNGULO

Valendo-se de recursos próprios, o sucesso da Caribou Biosciences pôde fazê-la parecer uma garota-propaganda do puro capitalismo de livre mercado. Houve, sim, um pouco disso, mas, olhando mais de perto, percebe-se que, como tantas outras empresas, desde a Intel até a Google, a inovação foi produto de uma mistura de catalisadores tipicamente norte-americana.

Quando a Segunda Guerra Mundial estava chegando ao fim, o grande engenheiro e político Vannevar Bush escreveu um relatório para o presidente chamado "Ciência, a fronteira sem fim". Além de defender um modelo linear de inovação, que dizia que os avanços na ciência básica levavam a novas tecnologias, ele afirmava que o motor da inovação nos Estados Unidos exigiria uma parceria tripartite entre governo, empresas e universidades. Bush tinha qualificações únicas para vislumbrar esse triângulo, tendo experiência nos três campos. Ele tinha sido chefe do departamento de engenharia do MIT, fundado a Raytheon e era a principal autoridade do governo na área de ciências, supervisionando, entre outros projetos, a construção da bomba atômica.[4]

A recomendação de Bush era que o governo não construísse grandes laboratórios de pesquisa próprios, como fez no projeto da bomba atômica, dando preferência, em vez disso, ao financiamento de pesquisas em universidades e laboratórios corporativos. A parceria governo-empresas-universidade produziu as grandes inovações que impulsionaram a economia americana no pós-guerra, incluindo os transístor, o microchip, o computador, as interfaces gráficas para usuários, o GPS, o laser, a internet e os mecanismos de busca.

A Caribou era um exemplo dessa abordagem. Berkeley, uma universidade pública com apoiadores filantrópicos privados, recrutou Doudna, criou seu laboratório e fez uma parceria com o Laboratório Nacional Lawrence Berkeley, financiado pelo governo federal. Apenas para subsidiar a pesquisa de Doudna nos sistemas CRISPR-Cas, as bolsas federais para ciência básica saídas dos Institutos Nacionais de Saúde aplicadas em Berkeley somaram 1,3 milhão de dólares.[5]

Além disso, a própria Caribou conseguiu uma verba federal do programa de inovação do NHI para pequenas empresas, que forneceu 159 mil dólares para a criação de kits que outras empresas e pesquisadores pudessem usar para analisar complexos de RNA-proteína. O programa tinha sido criado para ajudar inovadores a transformar pesquisa básica em produtos comerciais e manteve a Caribou viva nos primeiros anos, quando ainda não havia dinheiro de investidores.[6]

Atualmente, outro elemento com frequência é acrescentado à tríade governo-empresas-universidade: as fundações filantrópicas. No caso da Caribou, isso veio na forma de uma bolsa de 100 mil dólares oferecida pela Fundação Bill e Melinda Gates para financiar trabalhos que usassem a Cas6 como ferramenta para diagnóstico de infecções virais. "Planejamos criar um grupo de enzimas que reconhecessem especificamente sequências de RNA características de vírus, incluídos HIV, hepatite C e influenza", escreveu Doudna em sua proposta para a fundação. Foi um prelúdio para o financiamento que Doudna receberia da Gates em 2020, para usar sistemas CRISPR na detecção de coronavírus.[7]

CAPÍTULO 16

Emmanuelle Charpentier

A ANDARILHA

Conferências podem ter consequências. Enquanto participava de um evento em Porto Rico na primavera de 2011, Doudna teve a oportunidade de conhecer uma bióloga francesa itinerante, com uma sedutora mistura de mistério e desprendimento parisiense, chamada Emmanuelle Charpentier. Ela também vinha estudando CRISPR e tinha se concentrado na enzima associada ao CRISPR conhecida como Cas9.

Reservada, mas agradável, Charpentier era uma mulher de muitas cidades, muitos laboratórios, muitos diplomas e programas de pós-doutorado, mas poucas raízes e compromissos, sempre disposta a colocar suas pipetas na mala e partir sem jamais demonstrar preocupação ou competitividade. Isso a tornava muito diferente de Doudna, e talvez seja esse o motivo pelo qual as duas se aproximaram a princípio, embora mais em um sentido científico do que emocional. Os sorrisos amistosos de ambas tornavam suas armaduras, embora não totalmente, quase invisíveis.

Charpentier cresceu em um subúrbio parisiense com muito verde ao sul do Sena. Seu pai era encarregado do sistema de parques da vizinhança e a mãe era a enfermeira responsável pela administração de um hospital psiquiátrico. Um dia, aos doze anos, passaram pelo Instituto Pasteur, o centro de pesquisas em Paris especializado em doenças infecciosas. "Vou trabalhar lá quando crescer", disse ela para a mãe. Anos depois, quando teve de escolher uma área para seu *baccalauréat*, o exame que na França determina o que o aluno vai cursar na faculdade, ela escolheu ciências da vida.[1]

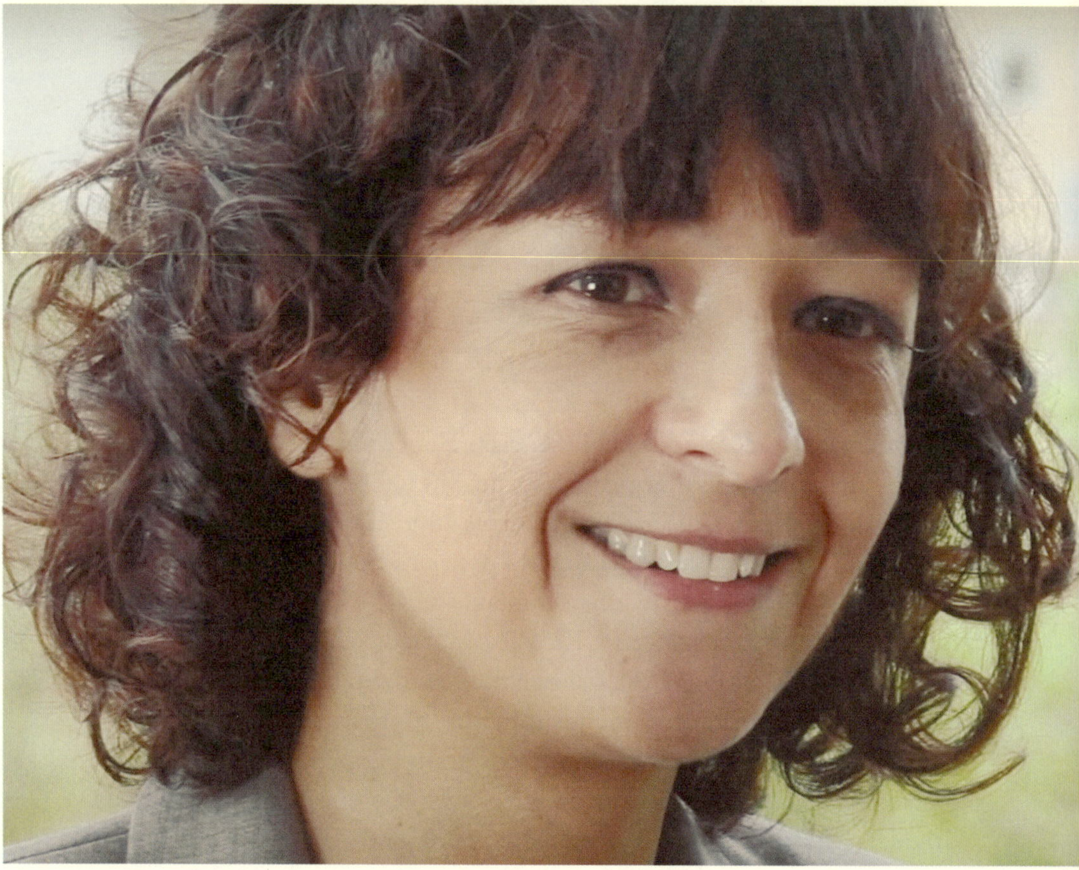

Emmanuelle Charpentier

Ela também se interessava por artes. Teve aulas de piano com um vizinho concertista e estudou balé pensando em se tornar dançarina profissional, continuando a dançar até os vinte e poucos anos. "Eu ia gostar de ter sido bailarina, mas percebi que era uma carreira muito arriscada", explica. "Eu era alguns centímetros baixa demais e tinha um problema de ligamento que afetava a extensão da perna direita."[2]

Mas Charpentier descobriria que alguns fundamentos artísticos aplicavam-se às ciências. "A metodologia é parte importante em ambas as coisas. Em ambas é preciso dominar o básico e dominar os métodos. Isso exige persistência. Repetir experimentos inúmeras vezes, aperfeiçoar a preparação do DNA ao clonar um gene e depois fazer isso muitas e muitas vezes. Faz parte do treinamento, tal qual o trabalho duro de uma bailarina que todos os dias executa os mesmos movimentos e os mesmos métodos." Assim como nas artes, depois que um cientista domina o básico de determinada rotina, é preciso combiná-la com a criatividade. "É preciso rigor e disciplina", explica Charpentier, "mas também é preciso saber a hora de relaxar um pouco e usar uma abordagem criativa. Encontrei na pesquisa biológica a combinação certa entre persistência e criatividade".

Tornando realidade a previsão que fizera para a mãe, Charpentier fez pós-graduação no Instituto Pasteur, onde estudou como as bactérias podem se tornar resistentes a antibióticos. Ela se sentia em casa no laboratório, um templo silencioso de persistência individual e contemplação. Rumo às próprias descobertas, naquele local ela podia ser criativa e independente. "Comecei a me ver como cientista e não só como estudante. Eu queria criar conhecimento, não apenas aprender."

Charpentier se tornou uma espécie de pós-doutoranda peregrina, começando suas pesquisas no laboratório da microbiologista Elaine Tuomanen, na Universidade Rockefeller, em Manhattan. Lá, estudava-se como as bactérias que causam pneumonia têm sequências de DNA capazes de se modificar, o que as torna resistentes aos antibióticos. No dia em que chegou, Charpentier descobriu que Tuomanen, junto com todo o laboratório e os pós-doutorandos, estava de partida para o Hospital Infantil de Pesquisas São Judas, em Memphis. Lá, Charpentier trabalhou ao lado de Rodger Novak, outro pós-doutorando do laboratório de Tuomanen, com quem manteve um relacionamento romântico durante um tempo e depois se tornaria seu sócio. Enquanto estavam em Memphis, os dois foram coautores, junto com Tuomanen, de um importante estudo o qual demonstrava como antibióticos do grupo que compõe a penicilina matam bactérias ao desencadear a atividade de enzimas suicidas que dissolvem as paredes celulares.[3]

A mente e o espírito peripatéticos de Charpentier faziam dela uma pessoa sempre disposta a mudar de cidades e migrar para novos tópicos, e uma descoberta científica desagradável que ela fez em Memphis acelerou o processo: os mosquitos do rio Mississippi adoram sangue francês. Além disso, Charpentier queria mudar o foco de organismos unicelulares e passar a aprender genética de mamíferos, especialmente camundongos. Transferiu-se então para um laboratório na Universidade de Nova York, onde escreveu um artigo sobre manipulação genética na regulação do crescimento de pelos. Também fez um terceiro pós-doutorado, juntamente com Novak, sobre o papel de pequenas moléculas de RNA na regulação da expressão genética na *Streptococcus pyogenes*, uma bactéria que causa infecções na pele e faringite.[4]

Depois de seis anos nos Estados Unidos, Charpentier retornou à Europa em 2002 para chefiar o laboratório de microbiologia e genética da Universidade de Viena. Mais uma vez, no entanto, sentiu-se inquieta. "As pessoas em Viena se conhecem um pouco bem demais", explica, algo que Charpentier claramente via mais como problema do que benefício. "A dinâmica empacava um pouco e as estruturas eram limitantes." Por isso, quando conheceu Doudna, em 2001, deixou para trás a maioria dos pesquisadores de seu laboratório e se mudou sozinha para Umea, no norte da Suécia. Umea não era exatamente Viena. Seiscentos quilômetros ao norte de Estocolmo, a universidade da cidade, construída nos anos 1960, é composta de um grupo de edifícios modernistas em um terreno que servira de pasto para criadores de renas. Era uma instituição mais conhecida por sua pesquisa sobre árvores. "Sim, foi um movimento arriscado", diz Charpentier, "mas me deu uma chance para pensar".

Nos 27 anos passados desde que ingressou no Instituto Pasteur, em 1992, Charpentier trabalhou em dez instituições, morou em sete cidades em cinco países. Sua vida nômade refletia, e reforçava, sua resistência a criar vínculos. Solteira e sem filhos, Charpentier buscava ambientes novos e se adaptava a eles sem laços pessoais que limitassem suas escolhas. "Gosto da liberdade de estar sozinha, de não depender de parceiros", diz, e explica que sempre odiou a frase "equilíbrio entre trabalho e vida" porque ela implica as duas coisas competirem. O trabalho no laboratório e a sua "paixão pela ciência", diz ela, causavam nela uma "felicidade tão satisfatória quanto a de qualquer outra paixão".

Assim como nos organismos que ela estudava, a necessidade de adaptação a novos ambientes fazia Charpentier inovar sempre. "Meu instinto de constante mudança causa certa instabilidade, mas isso pode ser bom. Garante que nunca ficarei empacada." As mudanças eram o modo de Charpentier reconsiderar constantemente o foco de sua pesquisa e se forçar a começar de novo. "Quanto mais a pessoa se muda", explica, "mais aprende a analisar as situações como novidades e vê coisas que quem está há muito tempo inserido no sistema não identifica mais".

Mas mudar também a fazia se sentir quase sempre estrangeira, como Jennifer Doudna se sentiu durante a infância no Havaí. "É importante saber como se comportar sendo uma pessoa de fora", explica Charpentier. "Você nunca está completamente em casa, o que pode ser um estímulo. É algo que pode te desafiar a não buscar a zona de conforto. Não estar 100% confortável acaba sendo uma força." Assim como muitas outras pessoas observadoras e criativas, Charpentier descobriu que o desprendimento ou um ligeiro distanciamento podem aprimorar a capacidade de descobrir o que está em jogo. Isso a ajudou a honrar a máxima tantas vezes prescrita pelo próprio Louis Pasteur: *esteja preparado para o inesperado*.

Por tudo isso, Charpentier se tornou o tipo de cientista que consegue ser ao mesmo tempo focado e distraído. Embora esteja sempre impecavelmente arrumada e casualmente elegante, mesmo andando de bicicleta, ela também se encaixa no estereótipo da professora distraída. Quando fui encontrá-la em Berlim, para onde ela havia se mudado depois de Umea, ela chegou de bicicleta ao hotel onde eu estava hospedado alguns minutos atrasada. Naquela manhã, retornava de uma visita a Munique, e quando estava saindo da estação percebeu que tinha deixado a bagagem no trem. Deu um jeito de alcançar o trem no terminal, recuperou a bagagem e depois veio pedalando até o hotel em que eu estava. Enquanto caminhávamos até o Instituto Max Planck para Doenças Infecciosas, ali perto, no terreno do Charité, o venerável hospital-escola no coração de Berlim, Charpentier foi empurrando a bicicleta por uma artéria principal até que, depois de algumas quadras, percebeu que estava nos levando na direção errada. No dia seguinte, quando um amigo e eu a levamos para ver uma exposição no museu de arte, ela perdeu o ingresso, e quando fomos a um tranquilo restaurante japonês para jantar, ela deixou o celular para trás. Mas, em seu laboratório ou durante uma refeição com diversos pratos de sushi, era capaz de falar por horas com uma concentração superintensa.

TRACRRNA

Em 2009, ano em que Charpentier deixava Viena rumo a Umea, a trupe que estudava o CRISPR aglomerava-se em torno da Cas9 — a enzima mais interessante dentre as associadas ao CRISPR. Pesquisadores haviam demonstrado que ao desativar a Cas9, o CRISPR parava de cortar os vírus invasores. Estabeleceu-se também o papel essencial de outra parte do complexo: os RNAs do CRISPR. Conhecidos como crRNAs, eles são pequenos fragmentos de RNA que contêm códigos genéticos de um vírus que atacou a bactéria no passado. O crRNA guia as Cas para que ataquem o vírus quando ele tenta uma nova invasão. Esses dois elementos são o coração do sistema CRISPR: um pequeno trecho de RNA que atua como guia e uma enzima que atua como tesoura.

Mas havia um componente extra do sistema CRISPR-Cas9 que desempenhava um papel essencial — ou, na verdade, dois papéis. Era um outro fragmento curto de RNA, e Charpentier e sua equipe se concentraram nele. Chamado “crRNA de ativação em trans”, ou tracrRNA (pronuncia-se tracer-RNA). Lembre-se dessa molécula minúscula. Ela terá um papel enorme na história que estamos contando e o motivo disso é simples: comumente a ciência avança não em grandes saltos, mas, sim, em pequenos passos. E no ramo científico muitas vezes as disputas têm a ver com quem deu cada um deles — e com quão importante cada um foi. Foi o caso das descobertas que envolvem o tracrRNA.

O tracrRNA realiza duas funções importantes. Primeira: facilita a formação do RNA CRISPR (crRNA), a sequência que transporta a memória de um vírus que anteriormente atacou a bactéria. Segunda: serve como uma alça que se liga fortemente ao vírus invasor, e assim o crRNA acerta o alvo para que a enzima Cas9 faça o corte.

O processo de revelação desses papéis do tracrRNA começou em 2010, quando Charpentier percebeu que a molécula aparecia frequentemente em seus experimentos com bactérias. Ela não conseguia compreender seu papel, mas percebeu que ficava localizado perto das regiões espaçadoras do CRISPR, e por isso especulou que as duas coisas estivessem associadas. Ela conseguiu testar isso ao deletar o tracrRNA em algumas bactérias. O resultado foi que não houve produção de crRNA. Os pesquisadores nunca tinham conseguido determinar como o crRNA era produzido dentro de uma célula de bactéria e Charpentier tinha criado uma hipótese: é o tracrRNA quem comanda a criação dos crRNAs curtos.

Charpentier estava de mudança para a Suécia na época. Quando recebeu um e-mail dos pesquisadores no laboratório de Viena o qual dizia ter sido demonstrado que a ausência de tracrRNA significava ausência de produção de crRNA ela passou a noite elaborando um longo plano de experimentos. "Fiquei obcecada com esse tracrRNA", diz ela. "Sou teimosa. Era importante para mim continuar nesse tópico. Eu disse: 'A gente tem de ir atrás disso!' Quero que alguém veja isso."[5]

O problema era que não havia ninguém no laboratório em Viena com tempo e inclinação para tal. Eis aqui um dos problemas de ser professor itinerante: os alunos ficam para trás e eventualmente eles passam a fazer outras coisas.

Mesmo no meio de uma mudança, Charpentier cogitou ir para a bancada e fazer ela mesma os experimentos. O que não foi necessário porque findou encontrando uma voluntária: uma jovem aluna de mestrado da Bulgária chamada Elitza Deltcheva. "Elitza era muito dinâmica, e acreditava em mim", diz Charpentier. "Ela entendia o que estava acontecendo, embora ainda estivesse no mestrado." Chegou, inclusive, a convencer um dos alunos de pós-graduação, Krzysztof Chylinski, a trabalhar com ela.

A pequena equipe de Charpentier descobriu que o sistema CRISPR-Cas9 cumpria sua missão de defesa contra vírus usando apenas três componentes: tracrRNA, crRNA e a enzima Cas9. O tracrRNA processava longos trechos de RNA codificados pelas sequências CRISPR para transformá-los nos pequenos crRNAs; estes, por sua vez, tinham como alvo sequências específicas do vírus invasor. Prepararam então um artigo para a *Nature*, publicado em março de 2011, em que Elitza Deltcheva foi a autora principal — e os alunos de pós-graduação que se recusaram a ajudar ficaram esquecidos pela história.[6]

UM MISTÉRIO QUE PERSISTE

Charpentier apresentou seus achados em uma conferência sobre CRISPR em outubro de 2010 na Holanda. Na época, enfrentava dificuldade para fazer seu artigo atravessar o processo editorial da *Nature*, e era arriscado apresentar o trabalho antes da publicação. Sua esperança era ter um dos revisores do artigo na plateia e que ele se convencesse a apressar o processo.

Como ainda não tinha descoberto o que acontecia com o tracrRNA depois que ele ajudava a criar o crRNA, fez a apresentação sob estresse. Será que àquela altura o trabalho do tracrRNA estava encerrado? Ou os dois pequenos RNAs ficam juntos na hora de guiar a proteína Cas para cortar o vírus invasor? Alguém na plateia perguntou a ela diretamente: "Esses três elementos permanecem juntos como um complexo?" Charpentier tentou desviar da questão. "Tentei rir e ser bastante confusa de propósito", lembra ela.

A questão — e o que Charpentier sabia sobre ela — poderia parecer um mistério. Mas, na verdade, produziu uma série de disputas que demonstram como os pesquisadores da área — especialmente Doudna — podem ser muito competitivos sobre quem merece crédito por cada pequeno avanço. O fato de que o tracrRNA realmente desempenha um papel importante na clivagem figuraria entre as descobertas publicadas em um artigo seminal de 2012 que Charpentier escreveria com Doudna. Mas, para aborrecimento de Doudna, Charpentier por vezes insinuaria, anos depois, que já sabia desse fato em 2011.

Quando pressiono, Charpentier admite que seu artigo de 2011 na *Nature* de fato não descrevia o papel completo do tracrRNA. "Para mim parecia claro que o tracrRNA precisava continuar associado ao crRNA, mas havia alguns detalhes que não entendíamos completamente, por isso não incluímos no artigo", explica ela. Em vez disso, Charpentier decidiu esperar para escrever sobre toda a função do tracrRNA apenas quando encontrasse uma maneira convincente de comprovar isso por meio de experimentos.

Ela havia estudado o sistema CRISPR em células vivas, mas, para dar o passo seguinte, seriam necessários bioquímicos capazes de isolar todos os componentes químicos e descobrir o funcionamento exato de cada um. Por isso que, em março de 2011, Charpentier queria encontrar Doudna, que tinha uma palestra agendada na conferência da Sociedade Americana de Microbiologia em Porto Rico. "Eu sabia que nós duas íamos estar lá e coloquei na cabeça que daria um jeito de falar com ela."

PORTO RICO, MARÇO DE 2011

Quando Jennifer Doudna entrou no café do hotel em Porto Rico na segunda tarde da conferência, Emmanuelle Charpentier estava à mesa do canto, sozinha, como gostava de estar com frequência, parecendo bem mais elegante que os demais clientes. Doudna estava com o amigo John van der Oost, pesquisador holandês de CRISPR, que indicou Charpentier e se ofereceu para apresentá-las. "Seria ótimo", respondeu Doudna. "Eu li o artigo dela."[7]

Doudna achou Charpentier encantadora: uma pitada de timidez, fosse ela real ou forçada, um senso de humor contagiante e um ar muito estiloso. "Fui imediatamente impactada por sua intensidade, mas também pelo humor inteligente", lembra Doudna. "Gostei dela imediatamente." As duas falaram por alguns minutos e Charpentier sugeriu que se reunissem para uma conversa mais séria. "Eu estava pensando em entrar em contato com você para uma parceria", disse ela.

No dia seguinte, almoçaram juntas e foram caminhar pelas ruas de paralelepípedo da velha San Juan. Quando a discussão passou para a Cas9, Charpentier se empolgou. "Temos que descobrir exatamente como isso funciona", disse ela a Doudna. "Qual é exatamente o mecanismo que ela usa para cortar o DNA?"

Charpentier ficou impressionada com a seriedade de Doudna e sua atenção aos detalhes. "Acho que vai ser divertido trabalhar com você", disse ela. Doudna ficou igualmente tocada pela intensidade da colega francesa. "De algum modo, o simples jeito como ela disse que seria divertido trabalhar comigo me deu um arrepio na espinha", relembra. O outro estímulo era o fato de que esse era exatamente o tipo de história de detetive que dava a Doudna uma sensação de propósito: caçar a chave para um dos mistérios básicos da vida.

Pouco antes de sair de Porto Rico, Doudna teve uma conversa sobre orientações de carreira com Martin Jinek, o pós-doutorando que trabalhava em seu laboratório com as estruturas da Cas1 e da Cas6. Ele estava duvidando — o que por fim se mostraria injustificado — de seu possível sucesso como pesquisador acadêmico, e pensava largar a carreira para se tornar editor de um periódico científico. Acabou desistindo. "Acho que vou ficar no seu laboratório mais um ano", disse a Doudna. "No que você quer que eu trabalhe?", perguntou ele, dizendo estar especificamente interessado em encontrar um projeto CRISPR para chamar de seu.

Então, lembrando-se do que Charpentier dissera e pensando na necessidade de encontrar um biólogo estrutural com talento para produzir proteínas em laboratório, Doudna pensou que esse seria o projeto perfeito para Jinek. "Tenho um bioquímico maravilhoso que também é biólogo estrutural", disse ela a Charpentier.[8] Elas concordaram em colocar Jinek em contato com um pós-doutorando do laboratório de Charpentier que havia trabalhado no artigo anterior sobre Cas9: o biólogo molecular polonês Krzysztof Chylinski, que permanecera em Viena quando ela se mudou para Umea. Juntos, os quatro fariam um dos mais importantes avanços da ciência moderna.

CAPÍTULO 17

CRISPR-Cas9

SUCESSO

Quando Doudna voltou para Berkeley, ela e Jinek deram início a uma série de ligações via Skype com Charpentier, de Umea, e Chylinski, de Viena, para traçar uma estratégia que permitisse descobrir os mecanismos do CRISPR-Cas9. A colaboração parecia uma ONU: uma professora de Berkeley havaiana, seu pós-doutorando tcheco, uma professora francesa trabalhando na Suécia e seu pós-doutorando polonês trabalhando em Viena.

"O esquema se tornou uma operação 24 horas", relembra Jinek. "Eu fazia um experimento no fim do dia, mandava um e-mail para Viena e Krzysztof lia assim que acordava de manhã." Então todos se reuniam por Skype e, com base nos últimos resultados, decidiam o próximo passo. "Krzysztof executava o experimento durante o dia e me mandava os resultados enquanto eu ainda estava dormindo. Assim que acordava eu encontrava as atualizações na caixa de entrada do e-mail."[1]

De início, Charpentier e Doudna participavam das conferências por Skype apenas uma ou duas vezes por mês. Mas o ritmo aumentou em julho de 2011, quando Charpentier e Chylinski foram a Berkeley para a conferência anual do CRISPR, que a cada ano se tornava um evento maior. Embora tivessem se familiarizado via Skype, era a primeira vez que Jinek encontrava pessoalmente Chylinski, um homem magro, de personalidade afável e vontade de transformar pesquisa básica em ferramentas.[2]

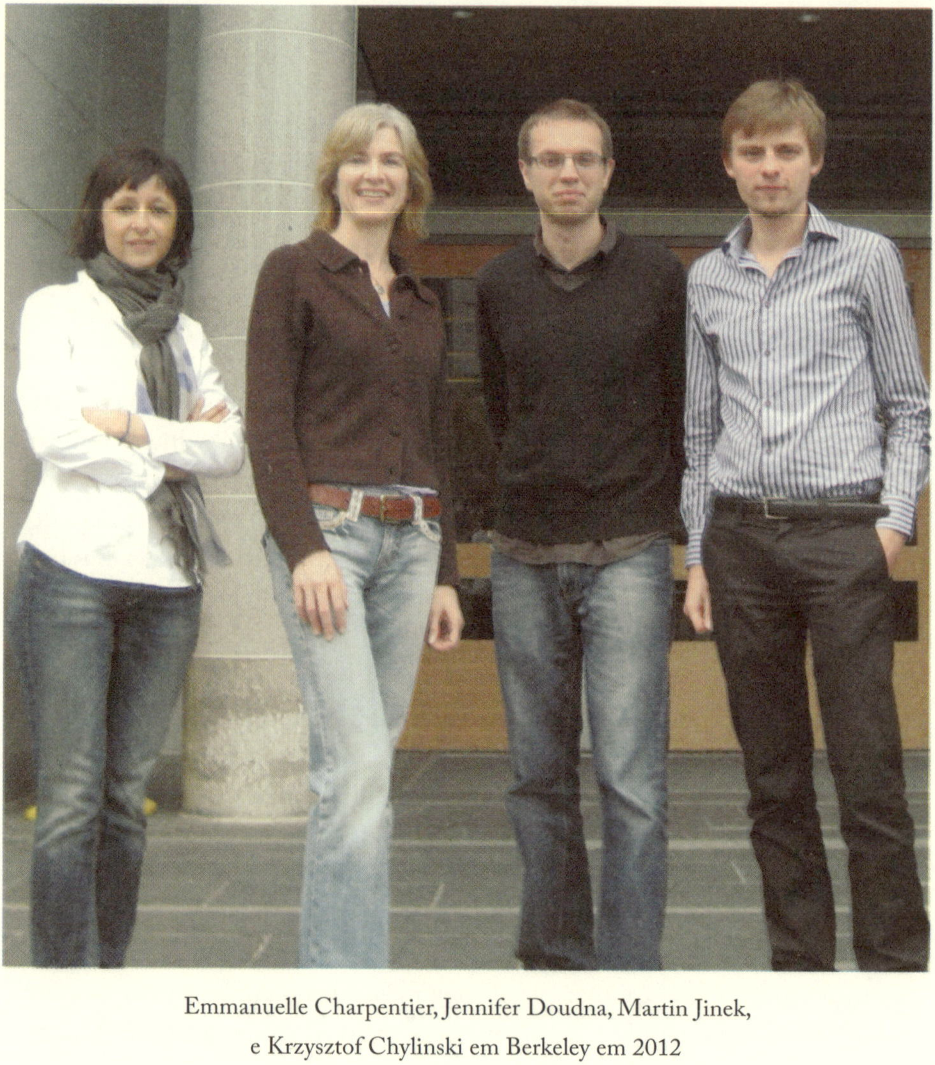

Emmanuelle Charpentier, Jennifer Doudna, Martin Jinek,
e Krzysztof Chylinski em Berkeley em 2012

Encontros presenciais promovem ideias de um jeito que as ligações e os encontros via Zoom não são capazes. Isso tinha acontecido em Porto Rico, e aconteceu de novo quando os quatro pesquisadores se reuniram pela primeira vez em Berkeley. Debateram estratégias para descobrir exatamente quais moléculas eram necessárias para que um sistema CRISPR cortasse o DNA. Encontros presenciais são especialmente úteis na fase inicial de um projeto. "Nada se compara a se sentar em uma sala com pessoas, ver suas reações e ter a chance de trocar ideias cara a cara", diz Doudna. "Foi um ponto fundamental de todas as colaborações que fizemos, mesmo quando conduzíamos boa parte do trabalho por via eletrônica."

No começo Jinek e Chylinski não conseguiram fazer o CRISPR-Cas9 cortar o DNA de um vírus dentro do tubo de ensaio. Até então, vinham tentando fazer a reação funcionar só com dois componentes: a enzima Cas9 e o RNA CRISPR (crRNA). Em teoria, o crRNA guiaria a enzima Cas9 até o alvo no vírus, que então seria cortado. Mas a coisa não funcionava. Faltava algo. "Era extremamente intrigante para nós", lembra Jinek.

É aí que o tracrRNA entra de novo na nossa história. Em seu artigo de 2011, Charpentier demonstrou que o tracrRNA era necessário para produzir crRNA guia. Mais tarde, disse suspeitar que ele desempenhava um papel contínuo ainda maior, embora essa possibilidade não tenha sido ventilada nos experimentos iniciais. Quando esses experimentos fracassaram, Chylinski decidiu acrescentar tracrRNA a seu tubo de ensaio.

Funcionou. Em todas as vezes o complexo de três componentes cortava o DNA. Jinek contou imediatamente a novidade para Doudna. "Sem o tracrRNA, o crRNA-guia não se liga à enzima Cas9". Depois dessa descoberta, Doudna e Charpentier se envolveram mais no trabalho diário. Claramente estavam indo rumo a uma descoberta importante: determinar os componentes essenciais de um sistema CRISPR que corta genes.

Noite após noite, Chylinski e Jinek trocavam mensagens em que comunicavam seus resultados, cada uma acrescentando uma pecinha minúscula ao quebra-cabeça. Charpentier e Doudna participavam das conversas cada vez mais frequentes sobre estratégia, e o grupo logo conseguiu entender precisamente os mecanismos de cada um dos três componentes essenciais do complexo CRISPR-Cas9. O crRNA contém uma sequência de vinte letras que agem como coordenadas para guiar o complexo até um pedaço do DNA cuja sequência é semelhante. O tracrRNA, que ajudara a criar o crRNA, tem o papel extra de agir como a armação que mantém os demais componentes no lugar certo em que se fixam para atacar o DNA. Feito isso, a Cas9 começa a cortar.

Uma noite, logo depois de um experimento fundamental produzir resultados positivos, Doudna estava em casa preparando espaguete. Os redemoinhos na água fervente fizeram ela se lembrar de uma aula sobre DNA no ensino médio, em que analisaram esperma de salmão no microscópio, e ela começou a rir. O filho, Andy, que tinha nove anos, perguntou do que ela estava achando graça. "Nós encontramos uma proteína, uma enzima chamada Cas9", explicou Doudna ao filho. "Ela pode ser programada para encontrar e cortar vírus." Andy continuou perguntando como aquilo funcionava. Ao longo de bilhões de anos, prosseguiu Doudna, as bactérias desenvolveram um jeito totalmente esquisito e impressionante de se proteger contra os vírus. E esse sistema é adaptável: cada vez que um novo vírus surge, ele aprende a reconhecê-lo e a derrotá-lo. Andy ficou fascinado. "Foi uma alegria dupla. Ter descoberto uma coisa tão legal e poder compartilhar isso com meu filho, explicando de um modo que ele conseguiu entender." A curiosidade pode ser bonita assim.[3]

UMA FERRAMENTA PARA EDIÇÃO DE GENES

Logo ficou claro que esse sistemazinho incrível tinha uma aplicação em potencial realmente importante: o crRNA-guia podia ser modificado para atingir qualquer sequência de DNA que se deseje cortar. Ou seja: ele é programável e poderia, portanto, se transformar em uma ferramenta de edição.

O estudo do CRISPR logo seria um claro exemplo do bate e volta entre a ciência básica e a medicina translacional. Se a princípio a pesquisa era movida pela pura curiosidade de caçadores de micro-organismos — que queriam explicar a esquisitice com a qual se depararam ao sequenciar o DNA de bactérias estranhas —, ela logo se transformaria em um esforço para proteger as bactérias de cultura de iogurte contra os vírus. Chegávamos a uma descoberta básica sobre os fundamentos da biologia. Uma análise bioquímica apontava o caminho para a invenção de uma ferramenta com potencial para usos práticos. "Depois que descobrimos os componentes do complexo CRISPR-Cas9, percebemos que poderíamos programá-la", explica Doudna. "Em outras palavras, podemos acrescentar um crRNA diferente e fazer com que ele corte qualquer sequência de DNA desejada."

Na história da ciência, existem poucos momentos de verdadeira eureca, mas esse chegava bem perto. "Não foi um processo gradual em que as coisas iam ficando claras aos poucos", conta Doudna. "Foi um momento do tipo 'ah, meu Deus'." Quando Jinek mostrou a Doudna seus dados demonstrando que era possível programar a Cas9 com diferentes RNAs-guias para cortar o ponto desejado do DNA, eles realmente fizeram uma pausa e se entreolharam. "Ah, meu Deus, isso pode ser uma ferramenta poderosa para edição de genes", disse ela a Jinek. Em resumo, naquele momento eles perceberam que haviam desenvolvido um meio de reescrever o código da vida.[4]

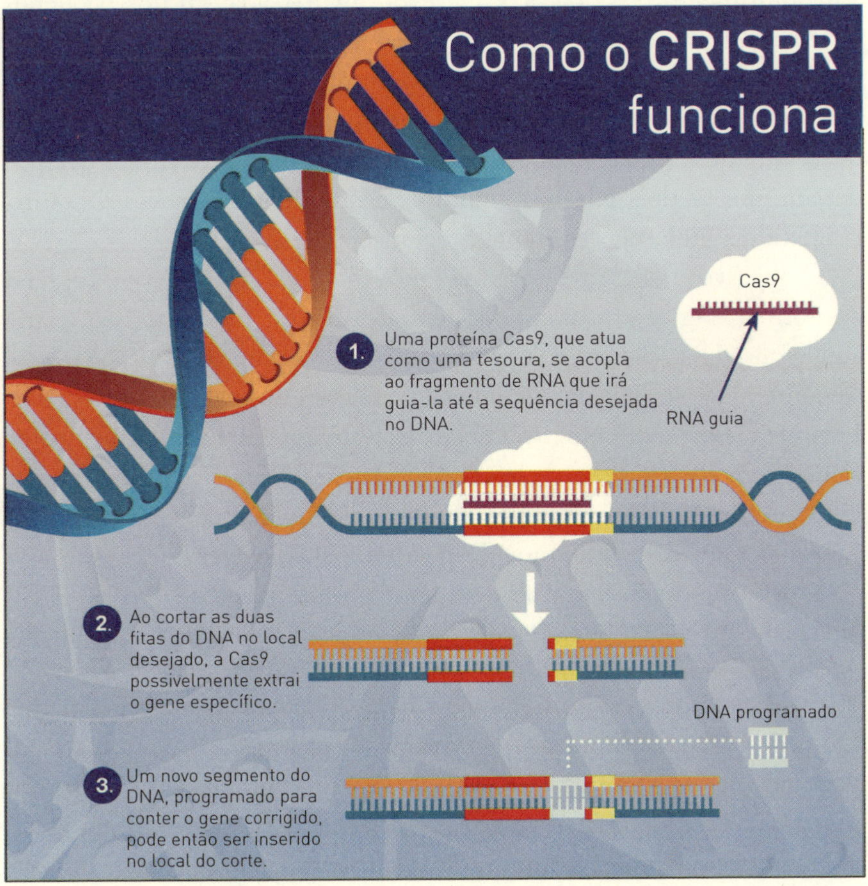

UM RNA GUIA ÚNICO

O passo seguinte seria descobrir se era possível simplificar ainda mais o CRISPR. Se fosse o caso, ele poderia se tornar não apenas uma ferramenta de edição genética, mas também uma ferramenta muito mais fácil de programar e muito mais barata do que os métodos já existentes.

Certo dia, Jinek atravessou o corredor até a sala de Doudna. Na época, fazia experimentos para determinar quais seriam os requisitos mínimos para o crRNA-guia e o tracerRNA. Os dois estavam de pé diante de um quadro-branco em frente à mesa dela, e Jinek ia esboçando um diagrama da estrutura dos dois pequenos RNAs. Quais partes do crRNA e do tracrRNA, perguntou ele, seriam essenciais para cortar o DNA no tubo de ensaio? "Aparentemente o sistema tinha alguma flexibilidade em relação ao comprimento dos dois RNAs", explica ele. Cada um dos pequenos RNAs podia sofrer um pequeno corte e ainda assim continuar funcionando. Doudna tinha uma compreensão profunda da estrutura do RNA, e descobrir mais sobre seu funcionamento provocava nela uma alegria quase infantil. Enquanto trocavam ideias, ficou claro para ambos que poderiam unir os dois RNAs fundindo a cauda de um à cabeça do outro, mantendo a molécula resultante funcional.

O objetivo era desenvolver uma única molécula de RNA que conteria a informação-guia em uma ponta e a alça ligante na outra. Isso criaria aquilo que eles acabaram chamando de "RNA guia único" (sgRNA). Nesse ponto, pararam por um momento e olharam um para o outro, depois Doudna disse: "Uau!" Na lembrança dela, "foi um daqueles momentos na ciência em que a gente simplesmente entende. Fiquei arrepiada e os pelos da minha nuca ficaram eriçados. Naquele momento, percebemos que aquele projeto divertido, movido pela curiosidade, estava gerando essa poderosa consequência capaz de alterar profundamente o projeto". Eis uma cena que vale a pena imaginar: o comportamento de uma pequena molécula arrepiando Doudna.

Quando Doudna pediu que Jinek começasse a trabalhar imediatamente na fusão dessas duas moléculas de RNA para que funcionassem como um guia único para a Cas9, ele atravessou o corredor às pressas para falar com a empresa que forneceria as moléculas de RNA necessárias. Jinek também discutiu a ideia com Chylinski, e, rapidamente, planejaram uma série de experimentos. Depois de descobrir quais partes dos dois RNAs podiam ser deletadas e como elas podiam ser conectadas, foram necessárias apenas três semanas para produzir um único RNA guia único que funcionasse.

Ficou imediatamente óbvio que esse guia único transformaria o CRISPR-Cas 9 em uma ferramenta de edição genética ainda mais versátil, útil e reprogramável. O que tornava o sistema particularmente importante — tanto do ponto de vista científico quanto do ponto de vista da propriedade intelectual — era o fato de ser uma invenção humana genuína, e não meramente uma descoberta do fenômeno natural.

Até então, a parceria entre Doudna e Charpentier produzira dois avanços significativos. O primeiro, a descoberta de que o tracrRNA desempenhava papel essencial não apenas na criação do crRNA-guia, como também, e mais importante, unia-o à enzima Cas9 e ligava todo esse complexo ao DNA-alvo para o processo de corte. O segundo, a invenção de um modo de fundir os dois RNAs em um, obtendo um RNA-guia único. Ao estudar um fenômeno que a evolução levou bilhões de anos para aperfeiçoar nas bactérias, as duas haviam transformado o milagre da natureza em uma ferramenta para uso humano.

No dia em que ela e Jinek trocaram ideias sobre como criar um RNA guia único, Doudna chegou em casa depois do trabalho e explicou a ideia para o marido enquanto jantavam. Ao perceber que isso poderia gerar uma patente para tecnologia de edição genética, ele disse que ela precisava colocar aquilo na íntegra por escrito no diário do laboratório com a assinatura de testemunhas. Jinek voltou ao laboratório naquela noite e escreveu uma descrição detalhada do conceito. Eram quase 21 horas, mas Sam Sternberg e Rachel Haurwitz ainda estavam lá. Com o objetivo de documentar avanços importantes, esses diários têm linhas para assinaturas de testemunhas no fim de cada página, e Jinek pediu aos dois que assinassem. Sternberg nunca tinha recebido um pedido desses, por isso percebeu que se tratava de uma noite histórica.[5]

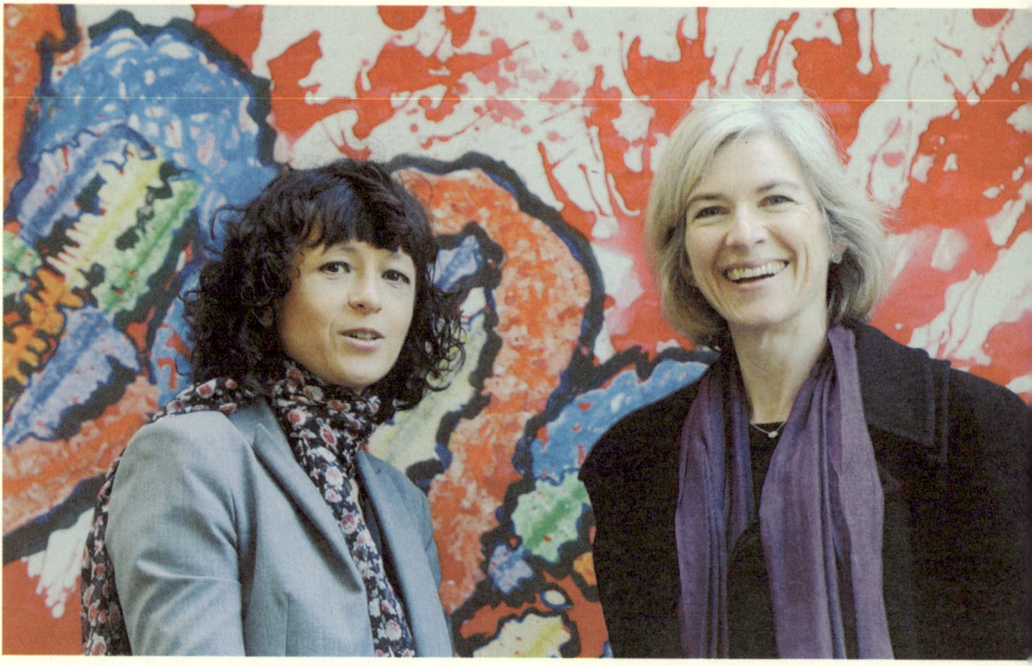

CAPÍTULO 18

Science, 2012

Quando chegou a hora de escrever um artigo acadêmico com a descrição do CRISPR-Cas9, Doudna e os colegas seguiram os métodos colaborativos de tempo integral que costumavam usar nos experimentos. O manuscrito era compartilhado via Dropbox com cada mudança rastreada em tempo real. Jinek e Doudna trabalhavam durante o dia na Califórnia e repassavam tudo via Skype, tarde da noite, quando o dia estava amanhecendo na Europa. A partir daí Charpentier e Chylinski assumiam pelas doze horas seguintes. Como o sol jamais se põe em Umea durante a primavera, Charpentier anunciou que poderia trabalhar a qualquer hora. "Não dá para dormir muito quando está claro o tempo todo. Não dá para ficar realmente cansado nesses meses, por isso eu estava disponível para trabalhar a qualquer hora."[1]

Em 8 de junho de 2012, Doudna apertou a tecla em seu computador a fim de enviar o manuscrito para os editores da *Science*. Ele listava seis autores: Martin Jinek, Krzysztof Chylinski, Ines Fonfara, Michael Hauer, Jennifer Doudna e Emmanuelle Charpentier. Um asterisco ao lado dos nomes de Jinek e Chylinski indicava que suas contribuições haviam sido iguais. Doudna e Charpentier estavam listadas por último por serem as principais pesquisadoras, diretoras dos laboratórios.[2]

O artigo de 3.500 palavras dizia em detalhes precisos como o crRNA e o tracrRNA trabalhavam para ligar a proteína Cas9 ao DNA-alvo. O texto também mostrava como a estrutura de duas regiões da Cas9 determinava como cada uma cortava a fita de DNA em um local específico.

Por fim, havia uma descrição de como a equipe foi capaz de fundir o crRNA e o tracrRNA para criar um RNA guia único. O sistema, observaram os autores, poderia ser usado na edição de genes.

Quando receberam o artigo, os editores da *Science* ficaram empolgados. Embora muitas atividades do CRISPR-Cas9 em células vivas tivessem sido descritas anteriormente, era a primeira vez que pesquisadores tinham isolado os componentes essenciais do sistema e descoberto seus mecanismos bioquímicos. Além disso, o artigo continha uma invenção potencialmente útil: o RNA guia único.

A pedido de Doudna, os editores apressaram o processo de revisão. Ela sabia que outros artigos sobre o tema, dentre eles um de um pesquisador lituano, estavam quase sendo publicados e queria ter certeza de que sua equipe saísse na frente. Os editores da *Science* tinham sua motivação competitiva: não queriam ser furados por um periódico rival. Pediram então que o pioneiro do CRISPR Erik Sontheimer fosse um dos revisores e pediram seus comentários em dois dias, um prazo excepcionalmente curto. Sontheimer recusou porque estava fazendo ele mesmo um trabalho sobre o tema, mas os editores conseguiram encontrar outras pessoas rapidamente.

Os comentários dos revisores foram positivos e continham apenas uns poucos pedidos de esclarecimentos. Mas havia um ponto significativo que os julgadores não levantaram. Os experimentos observavam o sistema CRISPR-Cas9 da *Streptococcus pyogenes*, uma bactéria comum que pode causar faringite. Como outras bactérias, trata-se de um organismo unicelular sem núcleo (conhecido como procarionte). Mas o artigo sugeria que o sistema CRISPR-Cas9 poderia ser útil para edição genética em humanos. Charpentier achou que esse ponto fosse fazer surgir algumas questões. “Imaginei que os revisores perguntariam sobre indícios de que aquilo funcionava em células humanas”, lembra ela. “Mas eles jamais tocaram nesse ponto, mesmo depois da conclusão que escrevi, dizendo que aquela seria uma alternativa para os métodos já existentes de edição genética.”[3]

Os editores da *Science* aprovaram as revisões e aceitaram formalmente o artigo em uma quarta-feira, 20 de junho de 2012, exatamente quando os participantes estavam reunidos em Berkeley para a conferência anual do CRISPR. Emmanuelle Charpentier havia chegado de UImea e Krzysztof Chylinski de Viena alguns dias antes, e assim puderam estar juntos para as últimas leituras de provas e edições. “Martin chegou com *jet-lag*”, relembra Charpentier, “mas eu estava bem. Em Umea era claro de dia e de noite, meu sono estava desregulado”.[4]

O grupo se encontrou na sala de Doudna no sétimo andar e juntos viram o upload do PDF final e dos gráficos no sistema da revista. “Nós quatro ficamos sentados no escritório observando o processo de upload”, lembra Jinek. “Todo mundo ficou superempolgado quando o último arquivo carregou.”

Depois que as revisões finais foram enviadas, Doudna e Charpentier se sentaram juntas, só as duas, no escritório de Doudna. Fazia só catorze meses desde que as duas haviam se conhecido em Porto Rico. Enquanto Charpentier admirava o pôr do sol na baía de São Francisco, Doudna falava sobre como tinha sido agradável a parceria com ela. “Foi um momento glorioso. Pudemos, enfim, compartilhar pessoalmente a alegria da descoberta e trocar confidências”, disse Doudna. “Conseguimos respirar um pouco e tirar um tempo para falar sobre todo aquele trabalho que fizemos juntas, mesmo a milhares de quilômetros de distância.”

Quando a conversa se voltou para o futuro, Charpentier mostrou interesse em voltar a focar em microbiologia básica em vez de produzir ferramentas para edição genética, e confidenciou estar pronta para mudar novamente de laboratório, provavelmente para o Instituto Max Planck, em Berlim. Doudna perguntou, de um jeito meio provocador, se ela algum dia ia criar raízes, casar, ter filhos. “Ela disse que não queria isso”, lembra Doudna. “Disse que gostava de estar sozinha e considerava precioso seu tempo a sós, que não estava em busca desse tipo de companhia.”

Naquela noite, Doudna organizou um jantar no Chez Panisse, o restaurante de Berkeley da *chef* Alice Waters, pioneira na cozinha “da-fazenda-para-a-mesa”. Doudna, que ainda não era uma celebridade fora do pequeno mundo da ciência, não conseguiu reserva no térreo, mais elegante, mas uma longa mesa no café mais casual, no andar de cima. Pediram champanhe e brindaram ao que sabiam ser uma nova era na biologia. “Nossa sensação era de estar vivendo o começo do momento no qual a ciência estava prestes a dar frutos, imaginávamos quais seriam as consequências”, lembra Doudna. Jinek e Chylinski foram embora antes da sobremesa porque ainda precisavam trabalhar nos slides para a apresentação do dia seguinte. No caminho de volta para o laboratório, à última luz do crepúsculo, Chylinski se permitiu um cigarro.

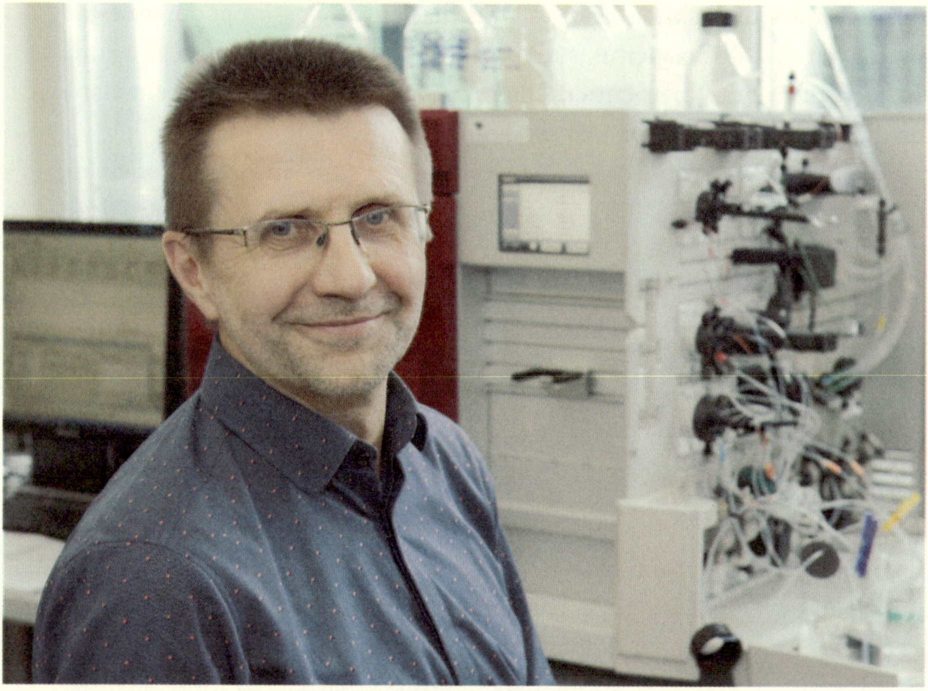

Virginijus Šikšnys

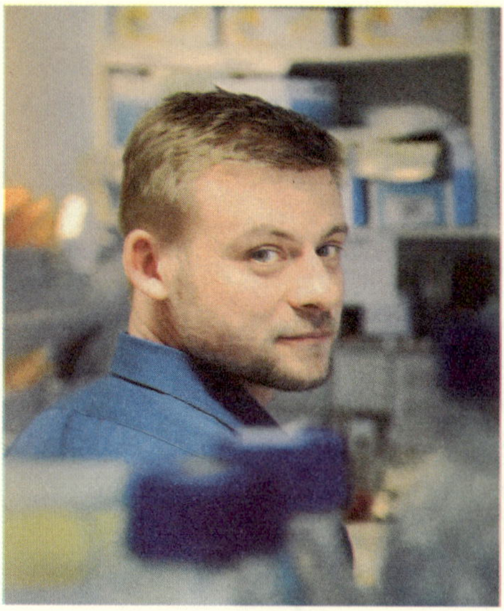

Krzysztof Chylinski

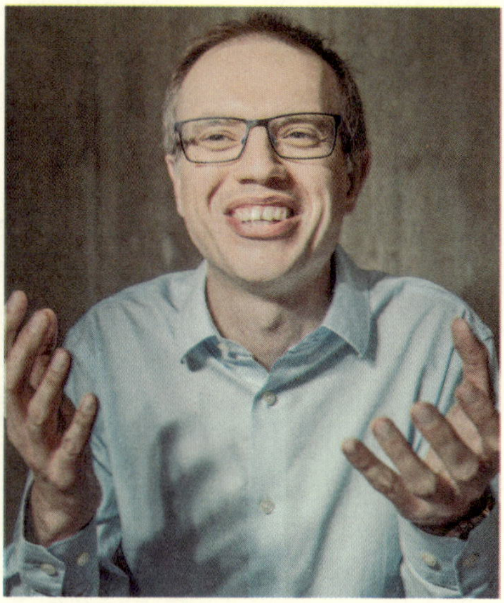

Martin Jinek

CAPÍTULO 19

Duelo de apresentações

VIRGINIJUS ŠIKŠNYS

Virginijus Šikšnys, da Universidade de Vilnius, na Lituânia, é um bioquímico de jeito tranquilo, sorriso tímido e óculos de armação de metal. Estudou química orgânica em Vilnius, concluiu o doutorado na Universidade Estatal de Moscou, depois voltou para sua Lituânia natal. Ficou intrigado com o CRISPR quando leu o artigo de 2007 dos pesquisadores de iogurte da Danisco, Rodolphe Barrangou e Philippe Horvath, descrevendo como o CRISPR era uma arma que as bactérias adquiriram em sua luta para combater os vírus.

Em fevereiro de 2012, ele produzira um artigo, tendo Barrangou e Horvath como autores secundários, descrevendo como, dentro do sistema CRISPR, uma enzima Cas9 era guiada por um crRNA para cortar o vírus invasor. Šikšnys enviou o texto para o periódico *Cell*, que o rejeitou sumariamente. Na verdade, a revista não considerou o artigo interessante o suficiente para pedir a revisão de pares. "O mais frustrante é que mandamos para a *Cell Reports*, uma espécie de revista irmã da *Cell*", relembra Šikšnys. "Eles também rejeitaram."[1]

A tentativa seguinte, então, foi enviar o artigo para a *PNAS*, a publicação da Academia Nacional de Ciências dos Estados Unidos. O caminho rápido para que um artigo seja aceito na *PNAS* é obter a aprovação de um membro. Em 21 de maio de 2012, Barrangou decidiu mandar um resumo do artigo para o membro mais familiarizado com o tema, Jennifer Doudna.

Doudna concluía seu artigo com Charpentier, por isso se deu por impedida. Leu apenas o resumo, mas bastou para saber que Šikšnys tinha descoberto muitos dos mecanismos pelos quais, segundo dizia o resumo, "a clivagem do DNA é executada pela Cas9". O resumo também afirmava que isso poderia levar a um método para edição de DNA. "Esses achados pavimentam o caminho para a engenharia de endonucleases de DNA guiadas por RNA universalmente programáveis."[2]

O fato de que, depois disso, Doudna se esforçou para apressar a publicação do artigo de sua equipe causaria uma pequena controvérsia, ou, no mínimo, faria algumas pessoas no mundo do CRISPR franzir a testa. "Dê uma olhada no *timing* das datas do pedido de patente de Jennifer e do envio do artigo dela para a *Science*", disse Barrangou. À primeira vista, pode parecer suspeito. Doudna recebeu o resumo de Šikšnys em 21 de maio, e ela e seus colegas fizeram a solicitação da patente em 25 de maio. O arquivo foi enviado à *Science* em 8 de junho.

Na verdade, o artigo e o pedido de patente de Doudna estavam sendo preparados bem antes do resumo de Šikšnys. Barrangou enfatiza que não está acusando Doudna de ter feito algo errado. "Não foi errado nem incomum. Não é como se ela tivesse roubado nada. Nós mandamos o resumo para ela, não podemos culpá-la. É assim que a ciência avança, quando os pesquisadores sabem que estão em uma situação competitiva. Isso nos dá ímpeto para acelerar o processo."[3] Na verdade, Doudna continuou tendo uma relação amistosa tanto com Barrangou quanto com Šikšnys. O misto de competição e cooperação entre eles era parte de um processo que os três entendiam.

Houve, no entanto, um rival que de fato questionou a pressa de Doudna: Eric Lander, diretor do Instituto Broad no MIT e em Harvard. "Ela diz para os editores da *Science* que tem concorrentes, apressa o artigo, a *Science* faz a revisão às pressas", diz ele. "A coisa toda acontece em três semanas, e assim ela sai na frente dos lituanos."[4]

A crítica implícita de Lander a Doudna me parece interessante, até um pouco cômica, porque Lander é uma das pessoas mais alegremente competitivas que conheço. O fato de ele e Doudna se sentirem muito confortáveis com a competitividade intensificou, suspeito eu, ainda mais a rivalidade entre eles. Mas também creio que isso queria dizer que entendiam-se mutuamente, como os dois rivais no romance de C. P. Snow,

Os mestres. Eram capazes de entender um ao outro melhor do que qualquer pessoa de fora. Certa noite, durante um jantar, Lander me disse ter todos os e-mails que Doudna enviou para os editores da *Science* os quais provariam que ela os forçou a apressar a publicação do artigo em 2012 depois de ver o resumo de Šikšnys. Quando pergunto a Doudna sobre isso, ela imediatamente assume ter dito aos editores da *Science* que havia um artigo sendo submetido a um periódico concorrente e ter solicitado que os revisores acelerassem o processo. "E daí?", pergunta ela. "Pergunte pro Eric se ele já não fez isso." Portanto, no jantar seguinte com Lander, digo a ele que Doudna queria que eu lhe fizesse essa pergunta. Ele faz uma pausa, ri e depois alegremente admite: "Claro que sim. É assim que a ciência funciona. É um comportamento perfeitamente normal."[5]

ŠIKŠNYS FAZ SUA APRESENTAÇÃO

Barrangou, que era um dos organizadores da conferência do CRISPR em junho de 2012 em Berkeley — para onde Charpentier e Chylinski tinham voado para participar —, convidou Šikšnys para apresentar seu trabalho. Isso armou o palco para o confronto entre as duas equipes em sua corrida com o propósito de descrever os mecanismos do CRISPR-Cas9.

Tanto a equipe de Šikšnys quanto a de Doudna-Charpentier estavam com apresentações agendadas para a quinta-feira, 20 de junho, um dia depois de Doudna fazer o upload da versão final do artigo para a *Science* e de jantar com seus colegas no Chez Panisse. Barrangou tinha decidido que, embora o trabalho de Šikšnys ainda não tivesse sido aceito para publicação, ele devia se apresentar antes, seguido imediatamente pela equipe de Doudna-Charpentier.

Nos anais da história, a prioridade estava decidida: o artigo de Doudna-Charpentier já tinha sido aceito pela *Science* e estaria on-line em 28 de junho, enquanto o de Šikšnys só seria publicado em 4 de setembro. No entanto, a decisão de Barrangou de deixar que Šikšnys fosse o primeiro a se apresentar na conferência tinha potencial para dar a ele uma pequena reivindicação a parte da glória, se sua pesquisa estivesse na mesma altura ou superasse a da equipe de Doudna-Charpentier. "Eu estava encarregado de definir a ordem dos palestrantes", diz Barrangou. "Recebi um pedido de alguém do laboratório de Jennifer para passar a palestra deles que precedesse a do Virginijus. Recusei. Virginijus tinha enviado o artigo para mim antes, em fevereiro, quando estávamos tentando publicá-lo na *Cell*, e achei que era justo que ele apresentasse antes."[6]

Depois do almoço da quinta-feira, 21 de junho, Virginijus Šikšnys fez uma apresentação de slides baseada em seu artigo inédito no térreo do Li Ka Shing Hall, o novo auditório de Berkeley, com capacidade para 78 pessoas. "Isolamos o complexo Cas9-crRNA e demonstramos que *in vitro* ele gera uma ruptura de dupla fita em pontos específicos de moléculas de DNA selecionadas como alvo", observara Šikšnys. Na ocasião, ele afirmou também que esse sistema um dia se tornaria uma ferramenta de edição de genes.

Havia, no entanto, algumas lacunas no artigo de Šikšnys e em sua apresentação. É digno de nota que tenha falado do "complexo Cas9-crRNA" sem fazer menção ao papel do tracrRNA no processo de corte de genes. Embora tenha descrito seu papel na criação do crRNA, Šikšnys não percebeu que era necessário que essa molécula continuasse por perto para unir o crRNA e a Cas9 ao local do DNA selecionado como alvo para a destruição.[7]

Para Doudna, isso significava que Šikšnys não havia conseguido descobrir o papel essencial desempenhado pelo tracrRNA. "Sem saber que o tracrRNA é necessário para o corte do DNA", diria ela mais adiante, "é impossível implementar isso como tecnologia. Você não definiu os componentes necessários para fazer isso funcionar."

Havia uma tensão no ar, e Doudna queria deixar claro que o lapso de Šikšnys envolvendo o papel do tracrRNA fosse percebido. Ela estava sentada na terceira fila do auditório, e assim que Šikšnys terminou ela ergueu a mão. "Seus dados", perguntou, "demonstram o papel do tracrRNA no processo de clivagem?".

De início Šikšnys não abordou o ponto diretamente, por isso Doudna continuou insistindo para que ele esclarecesse. O lituano não tentou refutar. "Eu lembro que houve uma espécie de debate após a pergunta de Jennifer, e ela foi muito firme ao se fazer ouvir, dizendo que o tracrRNA era uma parte essencial que havia sido negligenciada no trabalho de Virginijus", diz Sam Sternberg. "Ele não discordou, mas também não admitiu completamente que havia deixado aquilo passar." Emmanuelle Charpentier ficou igualmente surpresa. Afinal, ela havia escrito sobre parte do papel do tracrRNA em 2011. "O que eu não entendo é por que Šikšnys, depois de ler meu artigo de 2011, não foi mais a fundo na questão", diz ela.[8]

Para ser justo, Šikšnys merece um grande crédito, que espero ter dado, por ter feito grande parte dos achados bioquímicos mais ou menos na mesma época em que Doudna e Charpentier. Talvez meu relato tenha focado demais no papel do minúsculo tracrRNA, tanto por estar escrevendo o livro a partir do ponto de vista de Doudna quanto por ela ter enfatizado isso em muitas de nossas entrevistas. Mas de fato acredito que isso seja importante. Ao explicar os impressionantes mecanismos da vida, coisas pequenas importam. E coisas muito pequenas importam ainda mais. Demonstrar com precisão o papel essencial de dois fragmentos de RNA — o tracrRNA e o crRNA — foi fundamental para entender plenamente como os dois RNAs podiam ser fundidos e criar um guia único que conduz ao gene-alvo.

"UAU!"

Imediatamente depois de Šikšnys terminar sua palestra, chegou a hora de Doudna e Charpentier apresentarem aquilo que muitos participantes àquela altura sabiam ser um conjunto de grandes descobertas. As duas decidiram que a apresentação seria feita pelos pós-doutorandos que tinham feito a maior parte dos experimentos, Martin Jinek e Krzysztof Chylinski. Charpentier e Doudna ficaram na plateia, lado a lado.[9]

Quando a palestra estava prestes a começar, dois professores de biologia de Berkeley entraram juntamente com alguns de seus pós-doutorandos e alunos. Doudna vinha conversando com eles a respeito de uma parceria, a fim de fazer o CRISPR-Cas9 funcionar em humanos, mas a maior parte dos demais presentes no auditório não sabia quem eles eram. Sternberg imaginou serem advogados de patentes, e sua presença ali intensificou o drama. "Lembro que as pessoas ficaram surpresas com aquela dúzia de desconhecidos entrando no salão", diz Doudna. "Era uma espécie de alerta de que algo especial estava prestes a acontecer."

Jinek e Chylinski tentaram tornar a apresentação divertida. Tinham preparado os slides de modo que os dois pudessem se revezar na apresentação de cada um dos experimentos, e ensaiaram duas vezes antes de subir ao palco. A plateia era pequena, informal e amistosa. No entanto, era nítido que os dois estavam nervosos, especialmente Jinek. "Martin estava estressado, o que me deixou estressada por ele", disse Doudna.

Não havia motivo para nervosismo. A apresentação foi um sucesso. Sylvain Moineau, uma pioneira do CRISPR na Universidade de Laval, em Quebec, ficou de pé e disse "Uau!". Outras pessoas se apressaram para escrever e-mails e mensagens de texto aos colegas de laboratório em seus países de origem.

Barrangou, o pesquisador da Danisco que havia colaborado no artigo de Šikšnys, diria mais tarde que, assim que a apresentação terminou, soube que Doudna e Charpentier haviam elevado o campo a um novo patamar. "O artigo de Jennifer era claramente muito melhor do que o nosso", diz ele. "O nosso não chegava nem perto. Aquele momento foi o ponto de inflexão que fez o CRISPR passar de uma característica idiossincrática e interessante do mundo dos micro-organismos para uma tecnologia. Virginijus e eu não ficamos com nenhum tipo de rancor, nada do gênero."

Uma reação especialmente interessante, um misto de empolgação e inveja, partiu de Erik Sontheimer. Ele esteve entre os primeiros a prever que o CRISPR se tornaria uma ferramenta de edição genética. Quando Jinek e Chylinski encerraram a apresentação, Sontheimer ergueu a mão para fazer uma pergunta. "Como a tecnologia de um único guia", perguntara, "pode ser usada para edição genética em células eucarióticas [células com núcleo]? Mais especificamente, isso funcionaria em células humanas?". Jinek e Chylinski sugeriram que era possível fazer adaptações, assim como acontecera em diversas tecnologias moleculares anteriores. Finda a discussão, Sontheimer, um cientista gentil, da "velha guarda", virou-se para Doudna, que estava sentada duas fileiras atrás dele, e enunciou: "Vamos conversar."

No intervalo seguinte, se levantaram discretamente e se encontraram no corredor. "Eu me sentia confortável falando com ela porque, apesar de estarmos tentando coisas semelhantes, sabia que ela era confiável", explica Sontheimer. "Eu disse que estava tentando fazer o CRISPR funcionar em leveduras. Ela disse que queria continuar conversando, porque a adaptação do CRISPR para células eucarióticas aconteceria em breve."

* * *

Naquela noite, Doudna caminhou até o centro de Berkeley para comer *sushi* com três dos pesquisadores que tinham sido, e continuariam a ser, tanto colegas quanto concorrentes: Erik Sontheimer e os dois homens cujo artigo acabava de ser eclipsado pelo dela, Barrangou e Šikšnys. Em vez de ficar chateado por terem sido deixados para trás, Barrangou disse que percebeu terem sido vencidos de maneira justa. Na verdade, enquanto desciam a ladeira rumo ao restaurante, Barrangou perguntou a Doudna se ele e Šikšnys deveriam cancelar o artigo, que ainda esperava publicação. Ela sorriu. "Não, Rodolphe, o artigo de vocês é bom", disse. "Não faça isso. Ele está contribuindo, está fazendo o que todos nós tentamos fazer."

No jantar, os quatro conversaram sobre o futuro de seus laboratórios a partir dali. "Foi tudo muito amigável, apesar do potencial climão", diz Sontheimer. "Foi apenas um jantar muito empolgante, naquele momento em que todos nós reconhecíamos quanto aquilo seria importante."

O artigo de Doudna-Charpentier foi publicado on-line pela *Science* em 28 de junho de 2012 e amalgamou um novo campo da biotecnologia: o CRISPR funcionando na edição de genes humanos. "Todos sabíamos que estaríamos em uma grande corrida para fazer isso funcionar em células humanas", diz Sontheimer. "O momento de aplicar aquela ideia havia chegado, e precisaríamos ser rápidos para chegar lá primeiro."

PARTE TRÊS

Edição de genes

"Que bela é a humanidade!
Oh, admiráveis mundos novos,
Que têm tais habitantes!"

— William Shakespeare, *A tempestade*

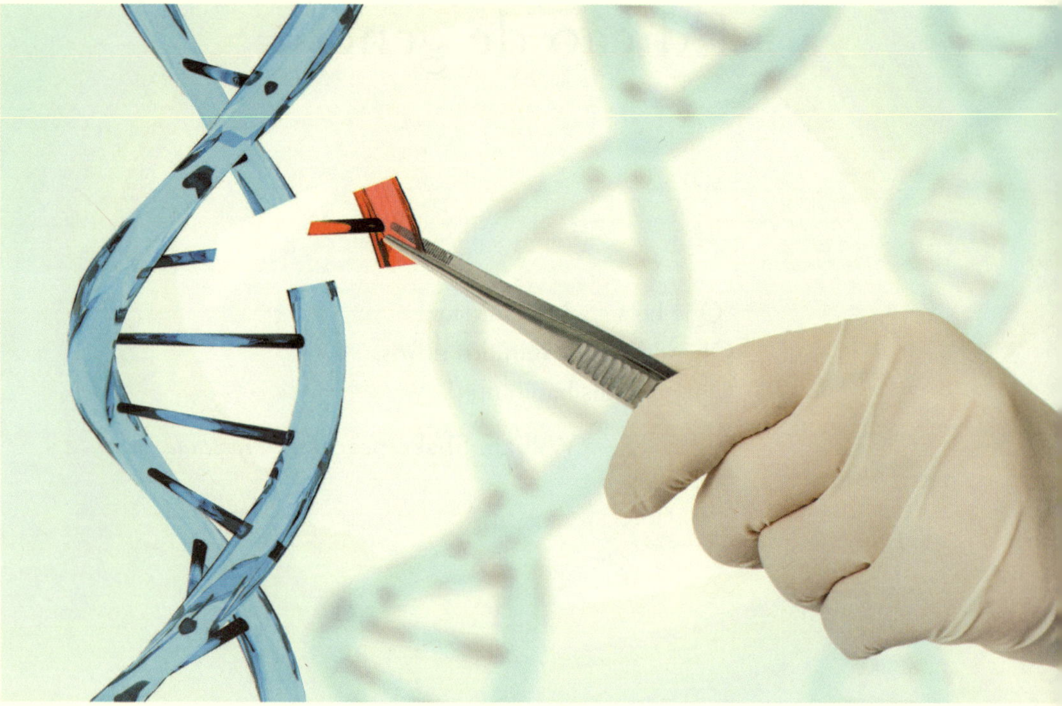

CAPÍTULO 20

Uma ferramenta humana

TERAPIAS GÊNICAS

A história da engenharia genética humana começou em 1972, quando o professor de Stanford Paul Berg descobriu como tirar um pedaço de DNA de um vírus encontrado em macacos e inseri-lo no DNA de um tipo diferente de vírus. E pronto! Ele havia fabricado aquilo que apelidou de "DNA recombinante". Herbert Boyer e Stanley Cohen descobriram formas mais eficazes de fazer esses genes artificiais e copiá-los milhões de vezes. Assim surgiu a ciência da engenharia genética — e a área da biotecnologia.

Quinze anos se passaram até os cientistas começarem a inserir moléculas de DNA manipuladas em células humanas. O objetivo era que eles funcionassem como remédios. Não eram tentativas de se mudar o DNA de um paciente. Não era um modo de *editar* seus genes. A terapia gênica inseria nas células do paciente moléculas de DNA manipuladas para neutralizar o gene falho que estava causando a doença.

O primeiro teste aconteceu em 1990, em uma menina de quatro anos com uma mutação genética que prejudicava seu sistema imunológico e a expunha a infecções. Os médicos conseguiram obter cópias operacionais do gene que não estava presente nas células T do sistema sanguíneo dela. As células T foram removidas, receberam o gene ausente e foram reintroduzidas no corpo da menina. Isso levou a uma melhora dramática do sistema imunológico da paciente, permitindo que ela tivesse uma vida saudável.

No início, o campo das terapias gênicas teve um sucesso modesto, mas logo houve contratempos. Em 1999, um estudo clínico na Filadélfia precisou ser interrompido quando um jovem morreu devido a uma resposta imunológica por causa do vírus que transportava o gene terapêutico. E no início dos anos 2000 um procedimento de terapia gênica para tratar uma imunodeficiência ativou um gene causador de câncer, e cinco pacientes desenvolveram leucemia. Tragédias desse tipo congelaram por ao menos uma década a maior parte dos testes clínicos, mas aprimoramentos nas terapias gênicas abririam caminho para o campo mais ambicioso da edição gênica.

EDIÇÃO GENÉTICA

Em vez de tratar problemas genéticos por meio da terapia gênica, alguns pesquisadores da área médica começaram a buscar formas de ir direto à fonte. A meta era *editar* as sequências falhas de DNA nas células dos pacientes. Assim, nasceu o campo chamado edição genética.

Em 1980, Jack Szostak, professor de Harvard e orientador da tese de Doudna, descobriu uma das chaves para editar um gene: causar uma quebra em ambas as fitas da dupla hélice do DNA — método conhecido como quebras na dupla fita. Nesses casos, porém, nenhuma das fitas serve como modelo para o reparo da outra. Assim, o genoma se autorrepara usando dois possíveis meios. Um é chamado de "união de extremidades não-homólogas" ("homólogo" vem da palavra grega para "semelhante"), e o reparo começa quando duas pontas se prendem sem que se tente encontrar uma sequência semelhante. Esse pode ser um processo pouco consistente, resultando em inserções indesejadas e eliminações de material genético. O outro meio, mais preciso, é conhecido como "reparo dirigido por homologia". Isso ocorre quando o corte no DNA encontra um modelo substituto adequado por perto. A célula vai copiar normalmente e inserir a sequência homóloga disponível onde a quebra de dupla fita ocorreu.

A edição de genes precisou de dois passos. Os pesquisadores tiveram de encontrar a enzima certa que fizesse a quebra da dupla fita no DNA. Depois, precisaram encontrar uma guia que levasse a enzima até o alvo exato do DNA celular onde queriam realizar o corte.

As enzimas que conseguem cortar DNA ou RNA são chamadas de “nucleases”. No tocante a construir um sistema para edição de genes, os pesquisadores precisavam de uma nuclease que pudesse ser instruída a cortar qualquer sequência escolhida como alvo. Em 2000, eles encontraram uma ferramenta para fazer isso. A enzima FokI, encontrada em algumas formas de bactérias que vivem no solo ou em lagos, tem dois domínios: um que serve como tesoura, que pode cortar o DNA, e outro que serve como guia, para mostrar ao DNA aonde ir. Esses domínios podem ser separados, e o primeiro se torna uma tesoura que pode ser reprogramado para ir aonde o pesquisador quiser.[1]

Os pesquisadores conseguiram criar proteínas que poderiam servir de guia para levar o domínio de clivagem até uma sequência-alvo de DNA. Um sistema, conhecido como nucleases dedo de zinco (ZFNs, na sigla em inglês), surgiu da fusão do domínio de clivagem com uma proteína contendo domínios semelhantes a pequenos dedos moldados pela presença de um íon de zinco, que permitem a ela se fixar a uma sequência de DNA específica. Um método similar e até mais confiável, conhecido como TALEN (sigla em inglês para *transcription activator-like effector nucleases*), veio da fusão do domínio de clivagem com uma proteína que poderia guiar até sequências mais longas de DNA.

Bem quando o TALEN estava sendo aperfeiçoado, o CRISPR apareceu. De certa forma, eram sistemas parecidos: havia uma enzima de corte, que era a Cas9, e um guia que a levava até um ponto-alvo de uma fita de DNA. No sistema CRISPR, o guia não era uma proteína, e sim um fragmento de RNA. Essa era uma grande vantagem. Com as ZFNs e o TALEN, você precisava construir uma nova proteína-guia toda vez que quisesse selecionar uma sequência genética diferente para cortar. Era difícil e demorado. Mas com o CRISPR é só brincar com a sequência genética do RNA guia único. Um bom aluno consegue fazer isso rapidamente no laboratório.

Existia uma questão, que podia ser importante ou banal — dependendo do ponto de vista e do lado em que você estivesse nas guerras de patentes que em breve teriam início. Os sistemas CRISPR funcionavam em bactérias e arqueas, organismos unicelulares que não têm núcleos. Mas isso deixava uma dúvida: eles funcionariam em células que *têm* núcleos, especialmente em organismos multicelulares como plantas, animais, eu e você?

O artigo de Doudna com Charpentier em junho de 2012 deu início a uma competição ferrenha em vários laboratórios ao redor do mundo, incluído o de Doudna, para provar que a CRISPR-Cas9 podia funcionar em células humanas. O triunfo aconteceu em cinco lugares em um período de mais ou menos seis meses. Esse sucesso bastante rápido pode ser tomado como indício, como Doudna e seus colegas argumentariam mais tarde, de que fazer a CRISPR-Cas9 funcionar em células humanas era um passo fácil e óbvio que não contava como invenção à parte. Ou podia ser usado para argumentar, como os concorrentes de Doudna fizeram, que era um grande passo de inovação resultante de uma corrida feroz e competitiva.

Dessas duas argumentações dependeriam patentes e prêmios.

CAPÍTULO 21

A corrida

A competição leva a descobertas. Doudna chama isso de "combustível que alimenta o motor". Sem dúvida, a concorrência colocou o motor dela para funcionar. Desde criança, ela não tinha vergonha de parecer ambiciosa, mas equilibrava isso sendo responsável e honesta. Ela aprendeu sobre a importância da competição lendo *A dupla hélice*, que descreve como as pegadas perceptíveis de Linus Pauling foram um catalisador para James Watson e Francis Crick. "Rivalidades saudáveis", escreveria ela depois, "foram combustíveis de várias das maiores descobertas humanas".[1]

Cientistas são motivados principalmente por entender a natureza, mas a maioria admite também ser motivada pelas recompensas, pelo reconhecimento, de fazer uma descoberta antes dos outros: artigos publicados, patentes garantidas, prêmios concedidos e colegas impressionados. Assim como qualquer ser humano (será um traço evolucionário?), eles querem créditos por suas conquistas, pagamento pelos seus trabalhos, aclamação do público e medalhas penduradas no pescoço. É por isso que trabalham até tarde, contratam publicitários e advogados de patentes e até mesmo convidam escritores (como eu) para ir a seus laboratórios.

A competição tem má fama.[2] Ela é vista como culpada por desestimular a colaboração, reprimir o compartilhamento de informações e incentivar pessoas a manter a propriedade intelectual em vez de livre e acessível ao uso comum. Mas a competição traz grandes benefícios. Se ela apressa a descoberta de uma nova forma de curar a distrofia muscular, prevenir a

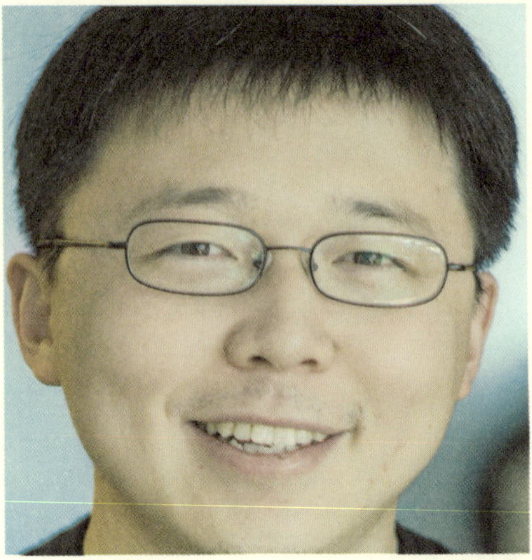

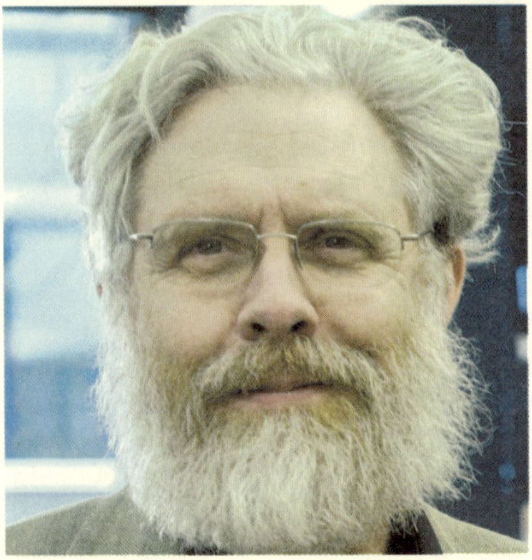

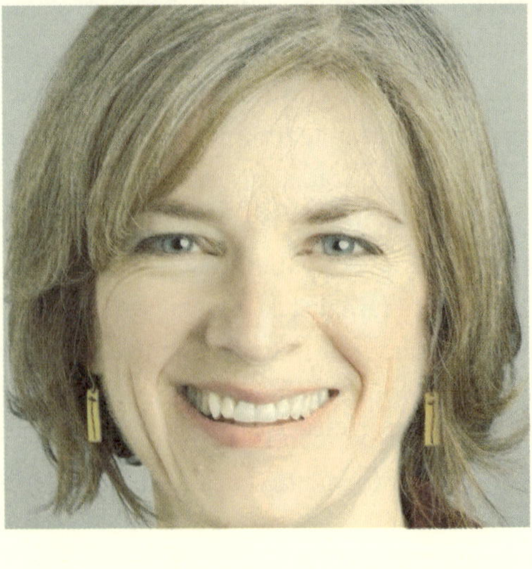

Aids ou detectar o câncer, menos pessoas vão morrer precocemente. Para usar um exemplo relevante para os dias atuais, o bacteriologista japonês Kitasato Shibasaburō e seu rival suíço Alexandre Yersin correram para Hong Kong em 1894 com a finalidade de investigar a epidemia da praga pneumônica, e, trabalhando com diferentes métodos, descobriram a bactéria responsável com dias de diferença.

Existiu uma competição na vida de Doudna que se destaca por ter se tornado acalorada e amarga — a corrida em 2012 para mostrar como o CRISPR poderia editar os genes de humanos. A disputa pode não estar à altura de Charles Darwin e Alfred Russel Wallace convergindo na ideia da evolução, ou Newton e Leibniz disputando para saber quem descobriu o cálculo antes, mas é a nossa versão contemporânea de Linus Pauling e a equipe de Watson e Crick para ver quem descobria primeiro a estrutura do DNA.

Doudna entrou nessa competição em desvantagem por não contar com uma equipe de colaboradores experts em trabalhar com células humanas. O laboratório dela não era especializado em experimentos desse tipo. A maioria de seus pesquisadores eram bioquímicos que se sentiam à vontade trabalhando com moléculas em tubos de ensaio. Assim, Doudna acabou tendo dificuldades para conseguir manter o ritmo naquela que acabou se tornando uma competição frenética que durou seis meses.

Vários laboratórios ao redor do mundo participaram dessa corrida, mas o drama principal — do ponto de vista emocional, pessoal e também científico — envolveu três pesquisadores específicos. Todos eram competitivos à sua maneira, mas eram bastante diferentes no modo como se sentiam em relação à sua competitividade:

— Feng Zhang, do Instituto Broad do MIT e de Harvard. Apesar de ser tão competitivo quanto qualquer pesquisador de renome, ele foi abençoado com um jeito doce e alegre que o deixa desconfortável em permitir que essa característica transpareça. Com valores importantes herdados da mãe, Zhang tem uma humildade natural que muitas vezes mascara sua ambição, também natural. É como se ele fosse ao mesmo tempo competitivo e beatífico, e ambas características coexistem muito bem. Ele tem um sorriso caloroso que raramente o abandona, a não ser quando a conversa se volta para a competição — ou para a importância dos sucessos de Doudna —, momento em que seus lábios continuam sorrindo, mas seus olhos assumem outro brilho. Zhang tende a não procurar os holofotes, mas seu mentor, Eric Lander, o brilhante e agitado matemático--que-se-tornou-cientista que dirigia o Instituto Broad do MIT e Harvard, o forçava a competir tanto por crédito quanto pelas descobertas.

— George Church, de Harvard, amigo de longa data de Doudna, que se considerou — pelo menos por um tempo — mentor e conselheiro acadêmico de Zhang. Tanto na superfície quanto nas camadas mais profundas que meus olhos conseguem discernir, ele é o menos competitivo de todos. Um Papai Noel barbudo e vegano que queria usar a engenharia genética para trazer de volta o mamute peludo, Church é guiado por uma curiosidade divertida e honesta.

— E Doudna, que não só é competitiva, como se sente confortável com a sua competitividade. Esse foi um dos motivos que levaram ao surgimento de uma certa frieza entre ela e Emmanuelle Charpentier, que achava um tanto engraçada a necessidade de reconhecimento de Doudna, além de sentir um pouco de desprezo também. "Às vezes ela se estressa para receber crédito, e isso faz parecer que ela é insegura e que não é totalmente grata pelo sucesso que tem", diz Charpentier. "Eu sou francesa e menos agitada, então sempre falava pra ela surfar nas ondas boas." Mas, quando pressionada, Charpentier admite que a competitividade que Doudna exibe é a força que move a maior parte dos cientistas pioneiros e a própria ciência. "Se não fosse por pessoas competitivas como ela, nosso mundo não seria tão bom. Porque o que move as pessoas a fazer coisas boas é o reconhecimento."[3]

CAPÍTULO 22

Feng Zhang

DES MOINES

Na primeira vez que falei com Feng Zhang para perguntar se ela dispunha de tempo para conversarmos, eu estava nervoso. Expliquei que estava escrevendo um livro sobre Jennifer Doudna, sua rival, e pensei que ele ficaria incomodado, talvez até mesmo desmarcasse.

Mas, pelo contrário, quando o visitei em seu laboratório no Instituto Broad, perto do MIT, com janelas altas que dão vista para o rio Charles e os pináculos de Harvard, ele foi extremamente agradável, assim como nas vezes seguintes em que nos falamos, almoçamos e jantamos juntos. Eu não entendia se aquela simpatia era genuína ou fingida para que eu a descrevesse no livro. Contudo, quanto mais tempo eu passava com ele, mais eu me convencia de que era a primeira opção.

A trajetória de Zhang, que vale um outro livro por si só, é uma dessas histórias clássicas de imigração que fizeram os Estados Unidos serem um grande país. Zhang nasceu em 1981 em Shijiazhuang, uma cidade industrial de 4,3 milhões de habitantes a sudoeste de Pequim. A mãe dele era professora de ciências da computação e o pai, administrador em uma universidade. As ruas da cidade eram enfeitadas com as tradicionais faixas de exortação da China, em especial as que reforçam o dever patriótico de estudar a ciência. Zhang adorava a ideia. "Cresci brincando com kits de robôs e fascinado por qualquer coisa que tivesse a ver com ciência", lembra ele.[1]

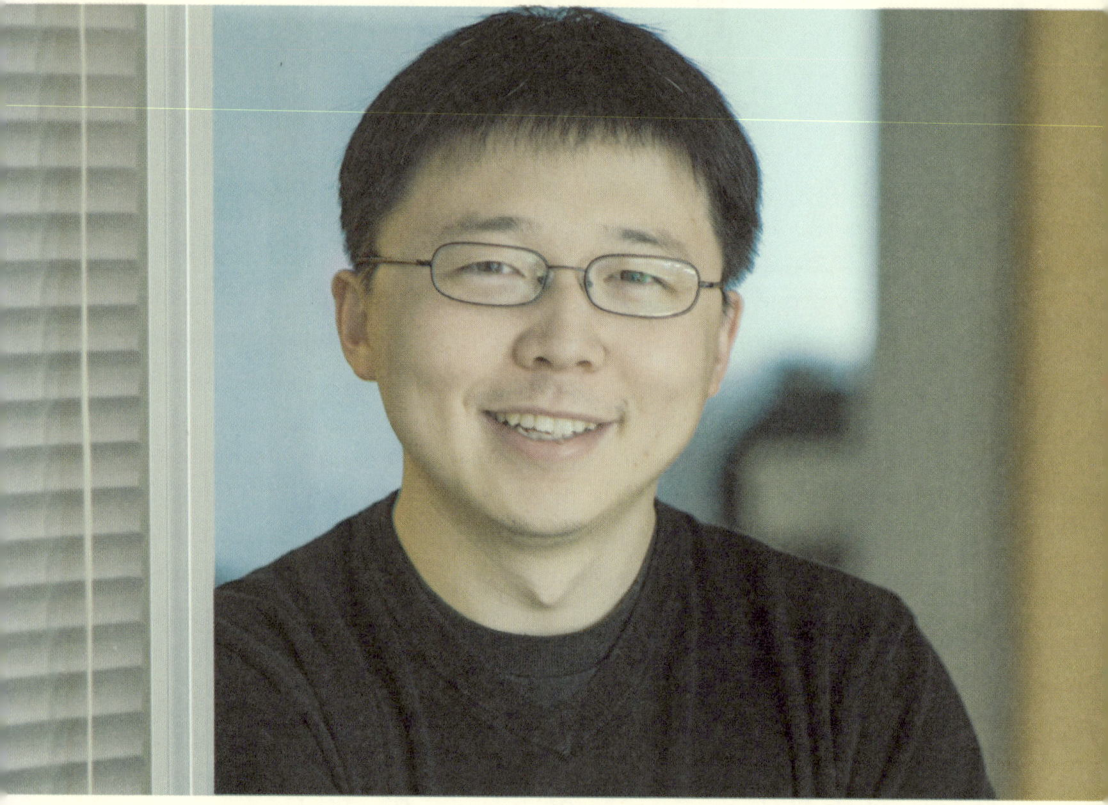

Em 1991, quando Zhang tinha dez anos, sua mãe foi para os Estados Unidos como professora visitante na Universidade de Dubuque, uma joia aninhada em meio à rica arquitetura do Iowa ao longo do rio Mississippi. Um dia, ela visitou uma escola local e ficou impressionada com o laboratório de computação e a falta de ênfase na memorização por repetição. Como qualquer mãe carinhosa, ela imaginou essa situação por meio dos olhos do filho. "Ela achou que eu gostaria de frequentar uma escola com um laboratório assim, e decidiu ficar e me trazer", lembra Zhang. Ela conseguiu um emprego em uma empresa de papel em Des Moines e, com seu visto H-1B, trouxe o filho no ano seguinte.

Seu pai também foi, mas nunca aprendeu o idioma muito bem. Assim, a mãe de Zhang se tornou o motor da família. Foi ela a pioneira no caminho para os Estados Unidos, quem conseguiu um emprego, quem fez amigos no trabalho e quem se voluntariou para arrumar computadores em ONGs locais. Por causa dela, e também do gene de hospitalidade das cidades norte-americanas da região central, a família sempre recebia convites para passar o Dia de Ação de Graças e outros feriados na casa de vizinhos.

"Minha mãe sempre me disse para ser humilde e não arrogante", diz Zhang. Isso gerou nele o dom da humildade descontraída, que lhe caía bem. Mas ela também instigava nele uma ambição para ser inovador e nunca passivo. "Ela me forçava a fazer coisas, mesmo no computador, em vez de brincar com coisas que outras pessoas tinham feito." Anos depois, enquanto eu escrevia este livro, a mãe de Zhang estava passando um tempo com ele e sua esposa em Boston para ajudar a cuidar dos dois filhos pequenos do casal. Falando sobre ela enquanto escolhe um sanduíche em um restaurante de frutos do mar em Cambridge, Zhang baixa a cabeça e reflete por um momento. "Vou sentir muita falta quando ela se for", constata com voz suave.

No começo, parecia que Zhang ia seguir o caminho de tantas crianças hiperinteligentes dos anos 1990 e se tornar um nerd dos computadores. Quando ganhou seu primeiro computador (um PC, não um Mac), aos doze anos, ele aprendeu a desmontá-lo e a usar os componentes para construir outros computadores. Também se tornou um mago dos softwares do sistema operacional de código livre Linux. Por isso, a mãe o mandou para um treinamento de imersão em computação e — só como garantia de que estaria pronto para chegar ao sucesso — também para um treinamento de debate. Era o tipo de aprimoramento que pais dedicados conseguem fazer mesmo sem edição de genes.

Em vez de estudar ciência da computação, Zhang se tornou um precursor daquilo que, acredito, se tornará em breve comum entre os aspirantes a nerd. Seus interesses mudaram da tecnologia digital para a biotecnologia. Programação de computadores era algo para a geração dos pais dele. Ele se interessava mais por programação genética.

O interesse de Zhang pela biologia começou porque sua escola em Des Moines tinha acabado de lançar um "Programa para alunos talentosos", que incluía uma aula de aprofundamento curricular aos sábados sobre biologia molecular.[2] "Até então, eu não sabia muito de biologia e não achava interessante, porque no sétimo ano tudo o que davam era uma bandeja com um sapo e diziam para dissecar e identificar o coração", lembra ele. "Era só memorização e não nada desafiador." Nas aulas de aprofundamento, aos sábados, o foco estava no DNA e no modo como o RNA carregava as instruções, com ênfase no papel das enzimas nesse processo, as moléculas de proteínas que agem como catalisadoras das ações em células. "Meu professor amava enzimas", conta Zhang. "Ele dizia que sempre que você tivesse uma dúvida em biologia, bastava responder enzimas. É a resposta certa para a maior parte das perguntas."

Eles faziam várias experiências práticas, incluída uma que tornava bactérias resistentes a antibióticos. Os alunos também assistiram ao filme *Jurassic Park — Parque dos Dinossauros*, de 1993, em que cientistas fazem dinossauros extintos voltarem à vida ao combinar seus DNAs com o de sapos. "Fiquei animado quando descobri que animais podiam ser um sistema programável. Isso queria dizer que os códigos genéticos humanos também podiam ser programáveis." Era mais interessante do que Linux.

Com sua rudimentar vontade de descobrir e aprender, Zhang se tornou um exemplo de como programas atingem alunos talentosos, fazendo com que crianças se tornem cientistas de nível internacional. Em 1993, o Departamento de Educação dos Estados Unidos tinha publicado "Um estudo sobre desenvolvimento dos talentos norte-americanos", que levou ao financiamento de distritos escolares locais "para desafiar nossos melhores estudantes a chegar ainda mais longe". Era uma época em que era levada a sério a necessidade de criar um sistema educacional de nível internacional, que pudesse manter o país como líder mundial em inovação — mesmo que isso significasse gastar dinheiro público. Em Des Moines, isso incluía um programa chamado STING (sigla em inglês para, em uma tradução livre, Investigações Tecnológicas e Científicas para a Próxima Geração), que atraiu um pequeno grupo de alunos talentosos, motivados a fazer projetos originais e a trabalhar em hospitais locais ou centros de pesquisa.

O professor da aula de aprofundamento de sábado ajudou Zhang a ser selecionado para passar suas tardes e horas livres no laboratório de terapias gênicas do Hospital Metodista de Des Moines. Como tinha boas notas, ele trabalhava com um biólogo molecular psicologicamente intenso, mas bastante agradável, John Levy, que todos os dias, na hora do chá explicava o que estava fazendo e o guiava em experimentos cada vez mais sofisticados. Em alguns dias, Zhang só chegava em casa às oito da noite. "Minha mãe querida ia me buscar de carro todo dia, e ficava sentada no estacionamento até eu terminar", recorda Zhang.

Seu primeiro grande experimento envolvia uma ferramenta fundamental na biologia molecular: um gene de águas-vivas que produz uma proteína verde fluorescente que brilha quando exposta à luz ultravioleta e pode ser utilizada como marcador em experimentos celulares. Primeiro, Levy se certificou de que Zhang entendesse o propósito natural fundamental daquele gene. Desenhando em um pedaço de papel enquanto tomava chá, explicou por que a água-viva poderia precisar dessa fluorescência ao se mover para cima e para baixo no oceano durante diferentes fases do seu ciclo de vida. "Ele desenhava de uma forma que você conseguia até imaginar a água-viva e o oceano e as maravilhas da natureza", conta Zhang.

Levy "me levou pela mão", lembra Zhang, "enquanto eu fazia meu primeiro experimento". O procedimento envolvia colocar o gene da proteína fluorescente nas células do melanoma humano (câncer de pele). Era um exemplo simples e ao mesmo tempo emocionante da engenharia genética: a inserção do gene de um organismo (uma água-viva) nas células de outro (um humano). Zhang pôde ver a prova do seu sucesso quando o brilho verde-azulado emanava das células manipuladas. "Eu fiquei tão animado", recorda, "que comecei a gritar 'Está brilhando!'." Ele havia redesenhado um gene humano.

Zhang passou os meses seguintes checando se a proteína verde fluorescente poderia proteger o DNA das células humanas dos perigos que podiam ser causados pela exposição à luz violeta. Funcionou. "Eu estava usando a proteína de águas-vivas como protetor solar para o DNA humano contra os danos da luz ultravioleta", diz ele.

O segundo projeto científico que ele fez com Levy foi para desconstruir o HIV, o vírus que causa a Aids, e examinar como cada componente funcionava. Parte da meta dos programas de aprimoramento de Des Moines era ajudar estudantes a fazer projetos para concorrer na Intel Science Search, uma competição nacional. Seus experimentos com vírus deram a ele o terceiro lugar e um prêmio de 50 mil dólares. Ele usou o dinheiro para pagar as mensalidades quando entrou em Harvard, em 2000.

HARVARD E STANFORD

Zhang estudou em Harvard na mesma época que Mark Zuckerberg, e é interessante especular qual deles vai acabar tendo o maior impacto no mundo. É um substituto para uma questão ainda mais profunda, que será respondida por futuros historiadores, sobre qual revolução será mais importante: a revolução digital ou a das ciências da vida.

Cursando tanto química quanto física, Zhang inicialmente fez pesquisas com Don Wiley, um cristalógrafo que era mestre em determinar a estrutura de moléculas complexas. "Eu não entendo nada na área de biologia que eu não possa ver", ele gostava de dizer, um credo real para todos os biólogos estruturais, de Watson e Crick a Doudna. Mas, em novembro do segundo ano de Zhang, Wiley desapareceu misteriosamente uma noite enquanto estava em uma conferência no hospital infantil de St. Jude, deixando seu carro alugado em uma ponte. Seu corpo foi depois encontrado no rio.

Naquele ano, Zhang também ajudou um amigo de sala de aula que estava entrando em uma grande depressão: depois de passar o dia no quarto estudando, o amigo de repente viu-se acometido por uma crise de ansiedade ou depressão e não conseguia se levantar ou andar. "Eu já tinha ouvido falar de depressão, mas achava que era tipo ter um dia ruim, e que você só esperava passar", diz Zhang. "Crescendo na minha família, eu pensava, erroneamente, que uma doença psiquiátrica era só alguém que não estava sendo forte o suficiente." Zhang fazia companhia ao amigo para que ele não se matasse. (O estudante resolveu afastar-se um tempo dos estudos e se recuperou.) Essa experiência fez Zhang voltar sua atenção na direção da pesquisa de tratamentos para doenças mentais.

Assim, quando foi para a pós-graduação em Stanford, ele pediu para entrar no laboratório de Karl Deisseroth, um psiquiatra e neurocientista que estava desenvolvendo formas de tornar o funcionamento do cérebro e dos neurônios mais visível. Junto com outro aluno de pós-graduação, foi pioneiro no campo da optogenética, que usa a luz para estimular os neurônios, permitindo que se mapeie diferentes circuitos neurais para entender seu funcionamento ou mal funcionamento.

Zhang se concentrou em inserir proteínas fotossensíveis nos neurônios — uma certa semelhança com seu trabalho no ensino médio, inserindo proteína verde fluorescente em células epiteliais. Seu método era usar vírus como um mecanismo de entrega. Em uma demonstração, Zhang inseriu essas proteínas, que se tornavam ativas quando a luz as atingia, em uma parte do cérebro de um rato responsável por controlar seus movimentos. Usando luzes pulsantes, os pesquisadores conseguiam ativar os neurônios e fazer o rato andar em círculos.[3]

Mas houve um desafio: era difícil inserir o gene das proteínas fotossensíveis no local exato do DNA da célula cerebral. Na verdade, todo o campo da engenharia genética era prejudicado pela ausência de uma ferramenta molecular simples para copiar e colar genes desejados em fitas de DNA dentro de uma célula. Assim, depois de concluir seu doutorado em 2009, Zhang começou um pós-doutorado em Harvard e a pesquisar ferramentas de edição de genes disponíveis naquele momento, como as nucleases dedo de zinco e os TALENs.

Em Harvard, Zhang se concentrou em formas de tornar os TALENs mais versáteis para serem programados com a finalidade de atingir diferentes sequências de genes.[4] Isso era difícil. Os TALENs são mais difíceis de editar e reeditar. Por sorte, ele trabalhava no laboratório mais emocionante da Escola de Medicina de Harvard, liderado por um professor adorado por sempre aceitar novas ideias, às vezes descontroladamente, e promover uma atmosfera jovial e estimulante: amigo de longa data de Doudna, o barbudo George Church, uma das lendas contemporâneas da biologia e celebridade científica. Ele se tornou para Zhang, assim como para muitos de seus alunos, um mentor amoroso e adorado — até o dia em que sentiu que Zhang o havia traído.

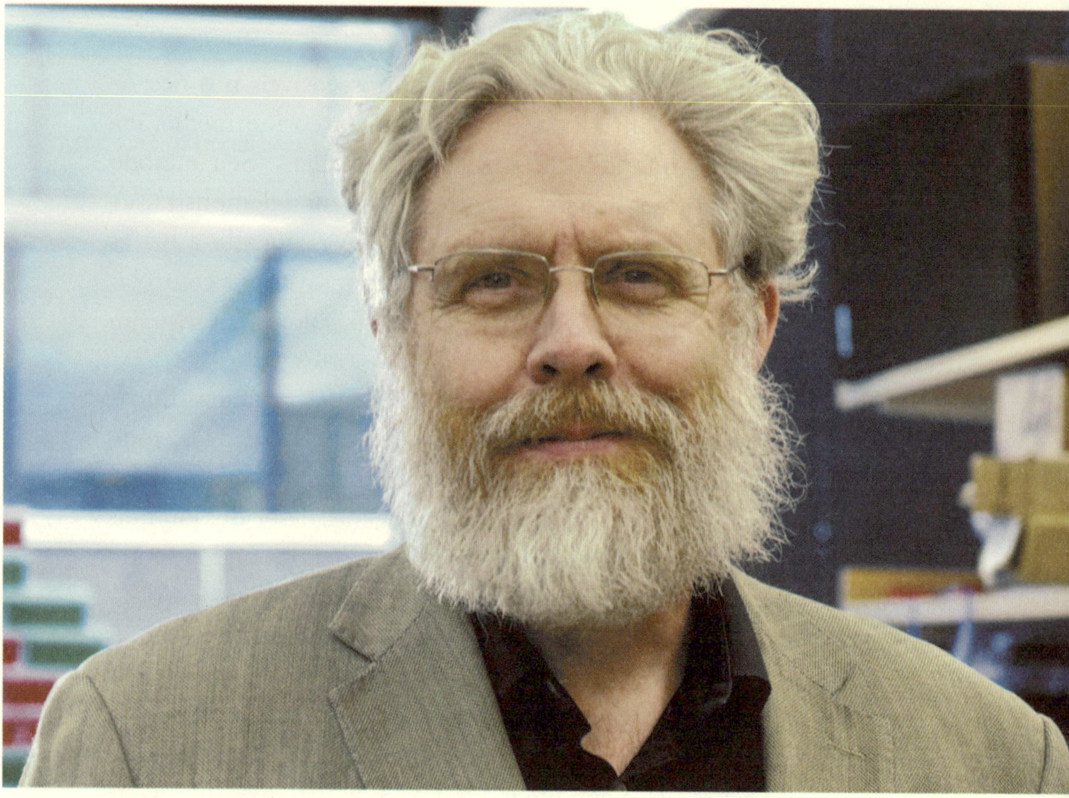

CAPÍTULO 23

George Church

Alto e desengonçado, George Church parece, e na verdade é, tanto um gigante gentil quanto um cientista louco. Ele é um desses personagens icônicos que conseguem ser carismáticos em um programa de auditório na TV e em seu agitado laboratório em Boston, em meio a um grupo de cientistas que o adoram. Sempre calmo e simpático, ele tem o comportamento divertido e impaciente de um viajante no tempo que não vê a hora de voltar para o futuro. Com sua barba longa e o cabelo ondulado penteado de lado, ele parece uma mistura de Charles Darwin com um mamute, uma espécie extinta que ele quer, talvez por um senso vago de parentesco, ressuscitar usando CRISPR.[1]

Embora agradável e encantador, Church tem a literalidade muitas vezes encontrada em cientistas e geeks bem-sucedidos. Em determinado momento, estávamos discutindo uma decisão de Doudna, e perguntei se ele achava que aquilo tinha sido necessário. "Necessário?", respondeu. "Nada é necessário. Nem respirar é necessário. Você pode parar de respirar se realmente quiser." Quando brinco que ele levou a pergunta muito ao pé da letra, ele responde que um dos motivos que o levam a ser um bom cientista, e que também levam as pessoas a achá-lo meio maluco, é o fato de ele questionar a necessidade de qualquer premissa. A partir daí, começa a divagar sobre livre-arbítrio (que ele não acredita que os humanos tenham), até que eu o faça falar de novo sobre sua carreira.

Nascido em 1954, ele cresceu nos arredores pantanosos de Clearwater, na costa do golfo da Flórida, perto de Tampa, onde sua mãe se casou três vezes. Como resultado, George teve vários sobrenomes e frequentou várias escolas, o que, segundo ele, causava a sensação de ser "um estranho no ninho". Seu pai biológico foi piloto na base da Força Aérea perto de MacDill e entrou para o hall da fama do esqui aquático. "Mas ele não conseguia parar no emprego, e minha mãe partiu para outra", lembra Church.

O jovem Church era fascinado pela ciência. Em uma época em que os pais eram menos superprotetores, a mãe deixava que ele andasse sozinho pelos pântanos e lamaçais perto da baía de Tampa, caçando cobras e insetos. O garoto engatinhava pelo capim alto do pântano coletando espécimes. Um dia, ele encontrou uma lagarta estranha que parecia um "submarino com pernas" e colocou-a em um pote. No dia seguinte, descobriu, perplexo, que ela havia se transformado em uma libélula — uma metamorfose que é um dos emocionantes milagres cotidianos da natureza. "Isso ajudou a me colocar no caminho para virar um biólogo", diz ele.

Quando ia para casa à noite, com lama nas botas, ele se enfiava nos livros que a mãe providenciava, incluída uma coleção da enciclopédia Collier e uma série de 25 volumes de livros com ilustrações vibrantes da *Time-Life*. Levemente disléxico, ele tinha dificuldade para ler, mas conseguia absorver informação das imagens. "Isso me tornou uma pessoa mais visual", admite ele. "Consigo imaginar objetos 3-D, e visualizando a estrutura entendo como as coisas funcionam."

Quando George tinha nove anos, sua mãe casou com um médico chamado Gaylord Church, que adotou George e lhe deu um sobrenome permanente. Seu novo padrasto tinha uma valise médica abaulada que o menino adorava vasculhar. Ele era fascinado pela agulha hipodérmica que o padrasto usava sempre para administrar analgésicos e hormônios da felicidade nos pacientes e em si mesmo. Ele ensinou George a usar os instrumentos e às vezes o levava a consultas particulares. Comendo um hambúrguer de soja em um bar da Harvard Square, Church ri ao lembrar da infância esquisita. "Meu pai me deixava dar injeções de hormônio nas pacientes, e elas o amavam por isso. E ele me deixava dar injeções de Demerol nele. Só mais tarde vim a perceber que ele era viciado em analgésicos."

Usando os ingredientes da bolsa de remédios do padrasto, Church começou a fazer experimentos. Um deles envolvia hormônios da tireoide que seu padrasto fornecia para pacientes agradecidos que reclamavam de cansaço ou depressão. Aos treze anos, Church colocou alguns hormônios na água de um grupo de girinos, deixando outro grupo na água sem hormônios. O primeiro grupo cresceu mais rápido. "Foi meu primeiro experimento biológico real, com um grupo de controle e tudo o mais", lembra.

Quando a mãe o levou em seu Buick para a Feira Mundial em 1964, em Nova York, ele ficou deslumbrado pelo futuro. Aquilo o deixou impaciente por estar preso ao presente. "Eu queria ir para o futuro, sentia que lá era o meu lugar, e foi aí que percebi que o futuro era algo que eu precisava ajudar a criar", diz. Como o escritor especializado em ciência Ben Mezrich apontou: "Mais tarde, ele retornaria a esse momento como o instante em que começou a pensar em si mesmo como um viajante no tempo. Começou a acreditar que estava longe do futuro, e que de alguma forma tinha ficado preso no passado. Sua tarefa na vida era conseguir voltar, tentar mudar o mundo para fazer com que se tornasse o lugar onde ele estivera um dia."[2]

Entediado no seu lento ensino médio, Church logo se tornou um problema, especialmente para o padrasto, que inicialmente o apoiara. "Ele decidiu que eu tinha que ir embora", conta Church, "e minha mãe percebeu que era uma ótima oportunidade, porque ele ia pagar uma escola interna". Então, George fez as malas e foi para a Academia Phillips, em Andover, Massachusetts, a escola preparatória mais antiga da América. Os idílicos pátios com prédios georgianos eram quase tão prodigiosos quanto os pântanos da infância. Ele aprendeu a programar computadores sozinho, cursou todas as disciplinas de química e ganhou uma chave do laboratório de química para poder explorar sozinho. Entre seus vários triunfos: fazer plantas carnívoras ficarem enormes adulterando a água da rega com hormônios.

Ele foi para Duke, onde fez graduação em duas áreas em dois anos, e então pulou para o programa de doutorado. Aí ele tropeçou. Church ficou tão envolvido na pesquisa do laboratório de seu orientador, que incluía usar cristalografia para descobrir a estrutura tridimensional de diferentes moléculas de RNA, que parou de ir às aulas. Depois de ser reprovado em duas disciplinas, ele recebeu uma carta do reitor de Duke, a qual, friamente, o informava de que "ele já não era mais um candidato ao diploma de doutorado no Departamento de Bioquímica da universidade".

Ele guardou a carta como fonte de orgulho, da mesma forma como outros emolduram diplomas.

Ele já era coautor de cinco artigos importantes e conseguiu usar sua lábia para entrar na escola de medicina de Harvard. "É um mistério por que Harvard me aceitou depois de ter sido reprovado em Duke", comentou. "Normalmente, acontece o contrário."[3] Lá, ele trabalhou com o ganhador do Nobel Walter Gilbert para desenvolver métodos de sequenciamento do DNA, e estava no retiro inicial de 1984 promovido pelo Departamento de Energia que conduziria ao Projeto Genoma Humano. Mas, em uma prévia das disputas posteriores, ele bateu de frente com Eric Lander, que rejeitou o método de Church que simplificava as tarefas de sequenciamento por amplificação clonal do DNA.

Church se tornou uma celebridade estranhamente popular em 2008, quando o jornalista do *New York Times* especializado em ciência Nicholas Wade o entrevistou sobre a possibilidade de usar ferramentas de engenharia genética para ressuscitar o extinto mamute por meio dos pelos congelados dessa espécie encontrados no Ártico. Não é de surpreender que essa ideia agradasse a Church, nascida enquanto enchia girinos de hormônios. Ele se tornou o rosto reconhecido pelo público do esforço, ainda em andamento, para pegar uma célula de pele de um elefante moderno, convertê-la ao seu estado embrionário e, a partir daí, modificar os genes até que combinassem com a sequência dos genes do mamute.[4]

Quando era aluna de doutorado em Harvard no fim dos anos 1980, Jennifer Doudna admirava o estilo pouco convencional e o pensamento de Church. "Ele era um professor novo, alto e desengonçado e com a barba enorme, e era bastante independente", lembra ela. "Ele não tinha medo de ser diferente, e eu gostava disso." Church lembra de ficar impressionado com o comportamento de Doudna. "Ela fazia um trabalho sensacional, especialmente na estrutura do RNA", diz ele. "A gente tinha em comum esse interesse esotérico."

Durante os anos 1980, Church trabalhou para criar novos métodos de sequenciamento de genes. Ele se tornou prolífico não apenas como pesquisador, mas também como fundador de empresas para comercializar o trabalho saído do seu laboratório. Mais tarde, se concentrou em encontrar novas ferramentas para a edição de genes. Por isso, quando o artigo de

Doudna e Charpentier na *Science* sobre CRISPR-Cas9 ficou on-line em junho de 2012, Church decidiu que tentaria reproduzi-lo em humanos.

Ele tomou a atitude mais elegante e mandou um e-mail para elas. "Eu fui simpático, tentando descobrir quem estava trabalhando na área para saber se iriam se incomodar caso eu também estudasse aquilo", conta ele. Como acordava cedo, ele enviou o e-mail logo depois das quatro horas da manhã:

> Jennifer e Emmanuelle.
>
> Só um e-mail rápido para dizer quanto o artigo de vocês sobre CRISPR na Science é inspirador e útil.
>
> Meu grupo está tentando aplicar algumas das lições do estudo de vocês na engenharia genética de células-tronco humanas. Tenho certeza de que receberam comentários igualmente apreciativos de outros laboratórios.
>
> Espero manter contato durante o progresso do estudo.
>
> Tudo de bom,
>
> George.

Mais tarde, naquele mesmo dia, Doudna respondeu:

> Oi, George.
>
> Obrigada pela mensagem. Estamos bastante interessadas em acompanhar seu experimento. E, sim, existe muito interesse na Cas9 no momento — temos esperanças de que vá ser útil para a edição de genes e regulações em vários tipos de célula.
>
> Tudo de bom,
>
> Jennifer.

Eles continuaram conversando por telefone, e Doudna lhe contou que também estava trabalhando para tentar fazer a CRISPR funcionar em células humanas. Era a forma como Church fazia ciência: educadamente, tendendo à cooperação e à abertura, com menos competição e segredos. "Era típico do George", diz Doudna. "Ele é incapaz de ser mau." A melhor forma de fazer alguém confiar em você é confiando nela. Doudna é uma pessoa resguardada, mas sempre se abria com Church.

Havia uma pessoa que Church não pensou em procurar: Feng Zhang. O motivo, segundo Church, era que ele não tinha nem ideia de que seu antigo aluno estava trabalhando com CRISPR. “Se eu soubesse que Feng também estava trabalhando naquilo, teria falado com ele”, admite Church. “Mas ele foi supersigiloso quando começou a estudar o CRISPR.”[5]

CAPÍTULO 24

Zhang ataca o CRISPR

MODO INVISÍVEL

Após completar seu pós-doutorado no laboratório de Church na Escola de Medicina de Harvard, em Boston, Zhang atravessou o rio Charles e foi para o Instituto Broad, em Cambridge. Abrigado nos laboratórios de última geração na extremidade do campus do MIT, o instituto foi fundado em 2004 pelo irrefreável Eric Lander, com financiamento (que acabou chegando a 800 milhões de dólares) de Eli e Edythe Broad e a missão de avançar no tratamento de doenças usando o conhecimento gerado pelo Projeto Genoma Humano, no qual Lander foi o sequenciador de genes mais produtivo.

Um matemático que virou biólogo, Lander concebeu o instituto como um local em que diferentes disciplinas funcionassem juntas. Isso exigia um novo tipo de instituição, que realmente integrasse biologia, química, matemática, ciências da computação, engenharia e medicina. Lander também conseguiu algo ainda mais difícil: uma colaboração entre o MIT e Harvard. Em 2020, havia mais de trezentos cientistas e engenheiros colaborando com ele.

O instituto prosperou porque Lander é um orientador alegre e muito comprometido, capaz de motivar as pessoas e arrecadar financiamento para o fluxo contínuo de pesquisadores que passa por ali. Ele também é capaz de conectar ciência, política e trabalho social; um exemplo disso é o movimento *Count Me In* [Conte comigo] que encoraja pacientes com câncer a compartilhar anonimamente suas fichas médicas e sua sequência de DNA em um banco de dados público.

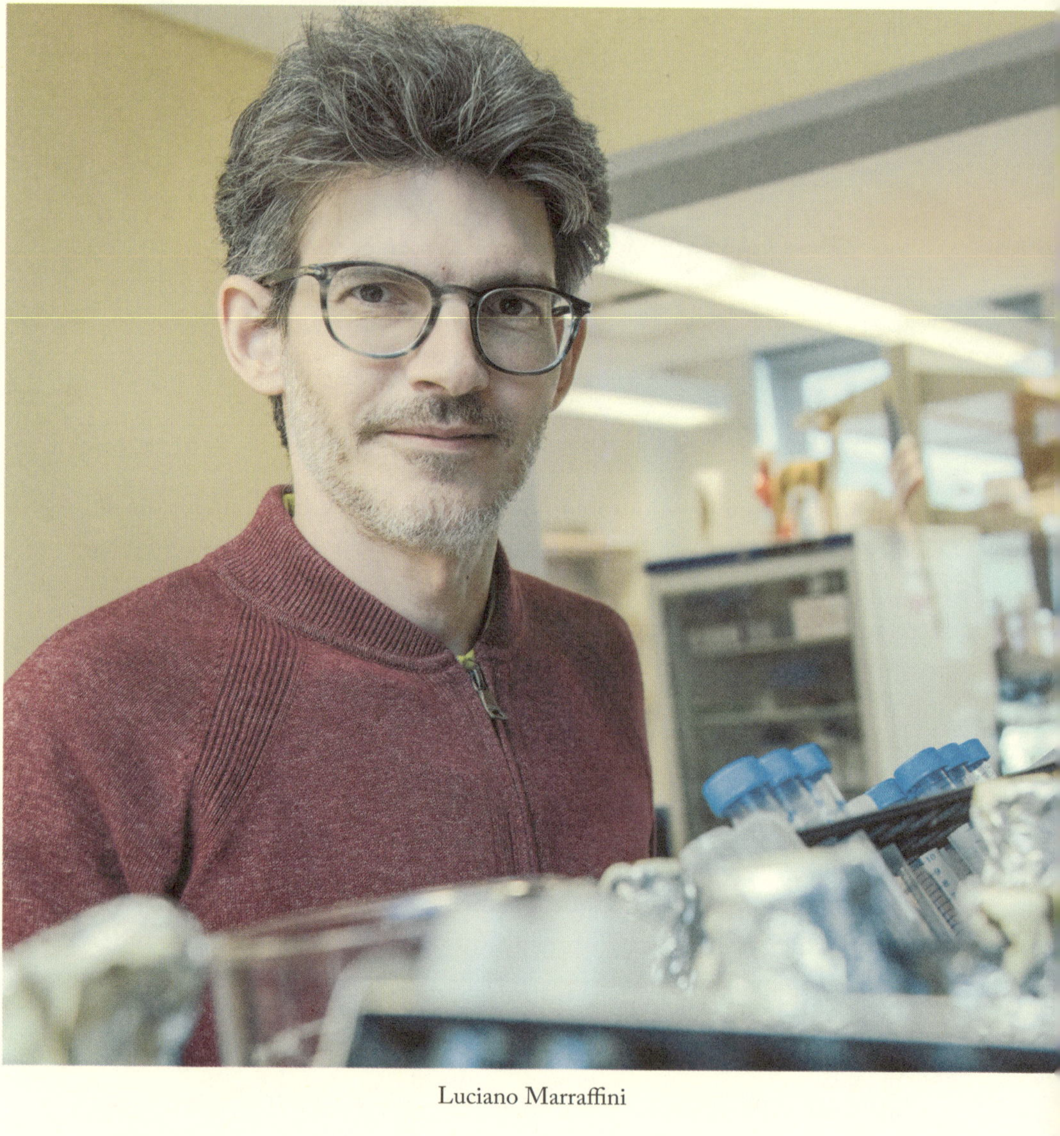

Luciano Marraffini

Quando foi para o Broad, em janeiro de 2011, Feng Zhang continuou a pesquisa que estava fazendo no laboratório de Church usando o TALEN para a edição de genes. Mas cada novo projeto de edição exigia a construção de um novo sistema TALEN. "Às vezes, isso levava até três meses", diz ele. "Eu comecei a procurar um jeito mais rápido."

O jeito mais fácil acabou sendo o CRISPR. Algumas semanas depois de chegar ao Broad, Zhang assistiu a uma palestra de um microbiologista de Harvard que estava estudando uma bactéria. Ele acabou comentando, rapidamente, que tinham sequências de CRISPR com enzimas que poderiam cortar o DNA de vírus invasores. Zhang mal tinha ouvido falar de CRISPR, mas desde suas aulas de aprofundamento no sétimo ano aprendera a prestar atenção quando alguém mencionava enzimas. Ele se interessou por essas enzimas, conhecidas como nucleases, que cortam o DNA. Então, fez o que qualquer um de nós faria: pesquisou CRISPR no Google.

No dia seguinte, ele foi a Miami para uma conferência sobre como os genes se expressam, mas, em vez de sentar e ouvir todas as apresentações, ficou no quarto do hotel lendo os artigos científicos importantes sobre CRISPR que achou on-line — um pouco mais de dez. Ele ficou impressionado com um artigo publicado em novembro pelos dois pesquisadores de iogurte da Danisco, Rodolphe Barrangou e Philippe Horvath, que mostraram que os sistemas CRISPR-Cas podem cortar uma fita-dupla de DNA em um alvo específico.[1] "Assim que li o artigo, achei isso incrível", comenta Zhang.

Zhang tinha um protegido e amigo que ainda era pós-graduando do laboratório de Church: Le Cong, um nerd com óculos grandes nascido em Pequim que, assim como Zhang, viu seu amor por eletrônicos virar uma paixão por biologia. Também como Zhang, Le Cong estava interessado na engenharia genética porque esperava aliviar o sofrimento gerado por doenças como esquizofrenia e transtorno bipolar.

Imediatamente após ler os artigos, Zhang mandou um e-mail para Le Cong e sugeriu que eles trabalhassem juntos para ver se isso poderia se tornar uma ferramenta da edição de genes em humanos, talvez até melhor do que os TALENs que estavam usando. "Olhe isso", escreveu Zhang, incluindo um link para o artigo de Barrangou e Horvath. "Talvez pudéssemos testar em sistema de mamíferos." Le Cong concordou. "Acho que vai ser bem legal", respondeu Le Cong. Dias depois, Zhang mandou outro e-mail. Le Cong ainda estava estudando no laboratório de George Church, e Zhang queria garantir que ele mantivesse a ideia em segredo, até mesmo do seu orientador. "Ei, vamos manter isso entre nós", escreveu.[2] Embora formalmente continuasse como um dos alunos de graduação de Church em Harvard, Le Cong seguiu a ordem e não falou para Church que trabalharia com CRISPR ao ir para o Broad com Zhang.

Zhang têm quadros-brancos em seu escritório, nos corredores, nas salas de conferências e nas áreas do laboratório, prontos para acomodar quaisquer ideias espontâneas que possam surgir. É parte da atmosfera do Broad. Os quadros-brancos são quase como um esporte, assim como o pebolim em escritórios mais comuns. Em um dos surrados quadros-brancos, Zhang e Le Cong começaram a listar o que precisariam fazer para conseguir que os sistemas CRISPR-Cas penetrassem no núcleo de células humanas. Depois, eles ficavam até tarde da noite no laboratório, vivendo só de miojo.[3]

Mesmo antes de os experimentos começarem, Zhang preencheu um "Memorando Confidencial de Invenção" do Instituto Broad em 13 de fevereiro de 2011. "O conceito-chave dessa invenção é baseado no CRISPR encontrado em muitos organismos microbianos", dizia o texto. O sistema, explicou ele, usava pequenos fragmentos de RNA para guiar uma enzima que faz cortes em locais específicos do DNA. Se pudesse ser usada em humanos, Zhang anotou, poderia ser uma ferramenta de edição de genes muito mais versátil do que as nucleases dedo de zinco e os TALENs. Seu memorando, que nunca foi publicamente compartilhado, encerrava afirmando que "a invenção podia ser útil para modificações de genomas em micro-organismos, células, plantas e animais".[4]

O memorando de Zhang não descrevia — apesar do título — uma invenção real. Ele mal tinha começado a esboçar um plano de pesquisa e não tinha feito experimentos nem planejado qualquer técnica que traduzisse seu conceito em prática. O memorando era apenas uma estaca fincada no chão, o tipo de coisa que pesquisadores às vezes fazem caso tenham sucesso em inventar alguma coisa e precisem de provas (como de fato seria o caso) de que eles estavam trabalhando na ideia havia muito tempo.

Zhang parecia sentir desde o início que a corrida para tornar o CRISPR uma ferramenta de edição de genes humanos seria bastante agressiva. Ele manteve seus planos em segredo. Acabou não compartilhando seu memorando de invenção nem mencionou o CRISPR em um vídeo que fez no fim de 2011, no qual descrevia os projetos de pesquisa em que estava trabalhando. Mas começou a, confidencialmente, documentar cada um dos seus experimentos e descobertas em páginas de diários de laboratório com datas e testemunhas.

Na competição para tornar o CRISPR uma ferramenta de edição de genes humanos, Zhang e Doudna chegaram à área por caminhos diferentes. Zhang nunca tinha trabalhado com CRISPR. As pessoas nesse campo, mais tarde, iam se referir a ele como um retardatário e intruso, que começou a trabalhar com esse sistema depois de outros. Ao contrário, a especialidade dele era a edição de genes, então o CRISPR era apenas outro método para ele alcançar sua meta, na mesma linha das nucleases dedo de zinco e dos TALENs, embora muito melhor. Já Doudna e sua equipe nunca tinham trabalhado com edição de genes em células vivas. Há cinco anos o foco dela era descobrir os componentes do CRISPR. Como resultado, Zhang acabaria tendo um pouco de dificuldade para descobrir as moléculas essenciais no sistema CRISPR-Cas9, ao passo que a dificuldade de Doudna era descobrir como fazer o sistema chegar ao núcleo de uma célula humana.

No início de 2012 — antes de Doudna e Charpentier publicarem seu artigo no site da *Science* em junho, mostrando os três componentes essenciais do sistema CRISPR-Cas9 —, Zhang não teve nenhum progresso documentado. Ele e um grupo de colegas do Broad preencheram um formulário de financiamento para seguir com os experimentos de edição de genes. "Vamos construir o sistema CRISPR para ter como alvo as enzimas Cas, que irão multiplicar alvos específicos no genoma mamífero", propunha o formulário de Zhang. Mas ele não alegou ter conseguido qualquer um dos passos principais para atingir a meta. De fato, o formulário para a bolsa indicava que o trabalho nas células mamíferas começaria dentro de alguns meses.[5]

Além disso, Zhang ainda não havia descoberto o papel completo do complicado tracrRNA. Deve ser lembrado que o artigo de 2011 de Emmanuelle Charpentier e o trabalho feito por Virginijus Šikšnys em 2012 descreveram o trabalho dessa molécula na criação de um RNA guia único, conhecido como crRNA, que leva a enzima para o corte no local correto do DNA. Uma das descobertas relatadas por Doudna e Charpentier no artigo de 2012 era que o tracrRNA tinha outro papel importante: ele precisava estar por perto para que o sistema CRISPR de fato conseguisse cortar o DNA-alvo. O pedido de bolsa de Zhang indicava que ele ainda não havia descoberto isso. O texto mencionava apenas "um elemento tracrRNA para facilitar o processo de RNAs guia único". Uma das ilustrações mostrava apenas o crRNA e não o tracrRNA como parte do complexo com a Cas9 para fazer o corte. Isso pode parecer uma coisa pequena. Mas é por pequenas descobertas como essa, ou a falta delas, que batalhas por créditos de avanços históricos surgem.[6]

MARRAFFINI AJUDA

Se as coisas tivessem acontecido de outro jeito, Feng Zhang e Luciano Marraffini poderiam ter tido uma história de colaboração tão inspiradora quanto a de Doudna e Charpentier. A história de Zhang era maravilhosa por si só: a criança chinesa imigrante e genial cheia de vontade e competitividade que cresceu no Iowa e cuja curiosidade implacável a tornou uma estrela de Stanford, Harvard e do MIT. Mas teria sido ainda mais incrível com a história de Marraffini, um imigrante argentino que no início de 2012 colaborou com Zhang.

Marraffini adorava estudar bactérias, e, quando fez seu doutorado na Universidade de Chicago, ficou interessado pelo recém-descoberto fenômeno do CRISPR. Como sua esposa era tradutora no sistema jurídico de Chicago, ele queria ficar lá, então conseguiu uma vaga de pós-doutorado no laboratório de Erik Sontheimer, na Northwestern University. Sontheimer estava estudando o RNA de interferência, como Doudna havia feito, mas ele e Marraffini logo perceberam que o sistema CRISPR funcionava de maneira ainda mais poderosa. Foi assim que fizeram sua descoberta mais importante em 2008: o sistema funciona cortando o DNA de vírus invasores.[7]

Marraffini conheceu Jennifer Doudna no ano seguinte, quando ela foi a Chicago para uma conferência. Ele fez questão de se sentar à mesa ao lado dela. "Eu queria conhecê-la por causa do trabalho dela com a estrutura do RNA, que era extremamente difícil", conta ele. "Uma coisa é cristalizar proteínas, outra, muito mais difícil, é cristalizar RNA, e isso me impressionou." Ela havia acabado de dar início ao trabalho com CRISPR, e eles discutiram a possibilidade de ele se juntar a ela no seu laboratório. Mas Doudna não tinha a vaga certa para ele, e por isso em 2010 ele foi para a Universidade Rockefeller, em Manhattan, onde montou um laboratório com a intenção de estudar CRISPR em bactérias.

Bem no início de 2012, Marraffini recebeu um e-mail de Feng Zhang, que ele não conhecia. "Feliz ano novo!", escreveu Zhang. "Meu nome é Feng Zhang e sou pesquisador no MIT. Li com grande interesse vários dos seus artigos sobre o sistema CRISPR e queria saber se você gostaria de colaborar no desenvolvimento desse sistema para aplicação em células mamíferas."[8]

Marraffini pesquisou no Google para descobrir quem era Feng Zhang. Ele ainda era desconhecido para a maior parte da comunidade de pesquisadores de CRISPR. Zhang mandou o e-mail perto das dez da noite, e Marraffini respondeu mais ou menos uma hora depois. "Tenho bastante interesse em uma colaboração", escreveu ele, acrescentando que estava trabalhando em um sistema "mínimo" — em outras palavras, um sistema reduzido apenas às moléculas essenciais. Eles concordaram em conversar pelo telefone no dia seguinte. Parecia que seria o início de uma linda amizade.

Marraffini ficou com a impressão de que Zhang estava empacado, testando com vários tipos de proteína Cas. "Ele não estava testando só a Cas9, mas todos os tipos diferentes do sistema CRISPR, incluídas a Cas1, Cas2, Cas3 e Cas10", comenta Marraffini. "Nada estava funcionando. Ele estava perdido." Então Marraffini, pelo menos até onde ele se lembra, fez Zhang virar seu foco para a Cas9. "Eu confiava bastante na Cas9", diz Marraffini. "Eu era um expert na área. Percebi que com outras enzimas seria muito difícil."

Depois do telefonema, Marraffini mandou para Zhang uma lista de coisas que eles precisavam fazer. O primeiro item era desistir de incluir quaisquer outras enzimas além da Cas9.[9] Ele também mandou, em um e-mail padrão, uma impressão de várias páginas da sequência CRISPR inteira das bactérias (ATGGTAGAAACACTAAATTA...). Quando Marraffini me contou a história, ele se levantou da mesa e imprimiu algumas páginas da sequência para mim. "Com todos esses dados", disse-me, "fiz Feng perceber que ele precisava usar a Cas9, e lhe entreguei o mapa, que ele seguiu".

Eles colaboraram por um tempo dividindo as tarefas. Zhang aparecia com novas ideias que esperava que funcionassem em humanos. Então Marraffini, que se especializou em micro-organismos, testava para ver se a ideia iria funcionar em bactérias, um experimento mais simples. Fato importante foi adicionar um sinal de localização nuclear (NLS) que era necessário para conseguir a CRISPR-Cas9 no núcleo de uma célula humana. Zhang planejou formas de adicionar diferentes sinais de localização nucleares na Cas9, e Marraffini testou para ver se elas funcionariam nas bactérias. "Se você adiciona um NLS e ele para de funcionar em bactérias, então você sabe que também não vai funcionar em humanos", explicou.

Marraffini acreditava que eles tinham uma colaboração frutífera, baseada em respeito mútuo, que poderia levar, se fossem bem-sucedidos, à coautoria de um artigo resultante. Os dois seriam coinventores do que poderia ser uma sequência lucrativa de patentes. E, por um tempo, foi isso mesmo que aconteceu.

QUANDO ELE SOUBE?

O trabalho de Zhang e Marraffini no início de 2012 não levou a nenhum resultado publicável até o início de 2013. Mais tarde, isso levaria a uma dúvida multimilionária para jurados de prêmios, examinadores de patentes e cronistas históricos ao julgar a "grande corrida CRISPR": O que Zhang sabia e fez antes que Doudna e Charpentier publicassem o artigo na *Science* sobre CRISPR-Cas9 em junho de 2012?

Uma pessoa que, mais tarde, reconstruiu essa história foi Eric Lander, o mentor de Zhang no Instituto Broad. Em um controverso artigo intitulado "Heróis do CRISP", que vou abordar mais adiante, Lander elogiava a importância de Zhang. "Em meados de 2012", escreveu, Zhang "tinha um sistema robusto de três componentes: a Cas9, ou a *S. pyogenes*, ou *S. thermophilus*, o tracrRNA e uma matriz CRISPR. Tendo como alvo dezesseis locais nos genomas de humanos e ratos, ele mostrou que era possível mutar genes com alta eficiência e precisão".[10]

Lander não tinha provas dessa afirmação, e não existe nenhum indício de que Zhang já tivesse conseguido experimentar e acertar o papel exato de todos os componentes do CRISPR-Cas9. De fato, Zhang admite que não tinha, até o fim de 2012, dados suficientes para publicar um artigo. "Nós demoramos", confessa ele. "Eu não tinha percebido que havia mais gente estudando o sistema."

Mas então, em junho daquele ano, o artigo de Doudna e Charpentier foi publicado on-line. Zhang o leu quando recebeu um dos e-mails de alerta padronizados e enviados pela *Science*. "Foi quando percebi que precisávamos agilizar tudo e publicar", diz. "Pensei que não queríamos ficar de fora da parte de edição de genes. Essa era a minha meta: mostrar que podíamos usar isso para editar células humanas."

Zhang fica levemente irritado quando pergunto se ele estava usando as descobertas de Charpentier e Doudna. Ele insiste que estava se esforçando havia mais de um ano para fazer o CRISPR virar uma ferramenta de edição de genes. "Eu não acho que me meti no trabalho delas", diz. Ele estava trabalhando com células vivas de camundongos e humanos, não apenas em um tubo de ensaio. "O artigo delas não era sobre edição de genes", argumenta ele. "Era um artigo de bioquímica feito em tubo de ensaio."[11]

Zhang diz "um experimento bioquímico em um tubo de ensaio" como algo depreciativo. "Mostrar que o CRISPR-Cas9 corta o DNA em um tubo de ensaio não é um avanço em termos de edição de genes", alega ele. "Na edição de genes, você precisa saber se ele corta ou não nas células. Sempre trabalhei diretamente com células. Não *in vitro*. Porque o ambiente celular é diferente do ambiente bioquímico."

Doudna argumenta contrariamente, ao dizer que alguns dos avanços mais importantes na biologia vêm quando os componentes moleculares são isolados em um tubo de ensaio. "O que Feng estava fazendo era usar o sistema Cas9 inteiro, com todos os genes e matriz CRISPR que eram parte dele, e expressando isso nas células", diz ela. "Eles não estavam fazendo bioquímica, portanto não sabiam quais realmente eram os componentes individuais. Até o nosso artigo sair, eles não sabiam o que era necessário."

Os dois estão certos. Biologia celular e bioquímica se complementam. Isso foi verdade para a maior parte das descobertas importantes na genética, mais notavelmente no CRISPR, e a necessidade de combinar as duas abordagens foi uma das bases para a colaboração entre Emmanuelle Charpentier e Jennifer Doudna.

Zhang insiste que suas ideias sobre edição de genes já estavam no papel quando ele leu o artigo de Doudna e Charpentier. Ele apresentou páginas de diários de laboratório nos quais descreve experimentos em que usou os três componentes do sistema CRISPR-Cas9 — crRNA, tracrRNA e a enzima Cas9 — para fazer edições em uma célula humana.[12]

No entanto, existem indícios de que em junho de 2012 ele ainda estava longe de chegar a algum lugar. Um aluno de pós-graduação da China chamado Shuailiang Lin trabalhou no laboratório de Zhang no projeto CRISPR por nove meses, e seria listado como coautor do artigo que Zhang produziu. Em junho de 2012, quando ia retornar para a China, Lin preparou uma apresentação chamada "Sumário do trabalho com CRISPR, de outubro de 2011 a junho de 2012". Ele indicava que as tentativas de Zhang com a edição de genes ou eram inconclusivas ou um fracasso. "Nenhuma modificação foi vista", diz um slide. Outro mostra uma abordagem diferente e declara: "CRISPR 2.0 falha em induzir a modificação em genomas." E um último slide, com o resumo de toda a apresentação, declara: "Talvez a proteína Csn1 (nome pelo qual a Cas9 era chamada) seja muito grande. Nós tentamos várias formas de atingir o núcleo, mas todas falharam... Talvez outros fatores precisem ser identificados." Em outras palavras, de acordo com a apresentação de Lin, o laboratório de Zhang não tinha conseguido fazer o sistema CRISPR cortar DNA em células humanas até junho de 2012.[13]

Quando Zhang se envolveu em uma batalha de patentes com Doudna, três anos depois, Shuailiang Lin expandiu as informações da sua apresentação em um e-mail para Doudna. "Feng não é injusto apenas comigo, mas também com a história da ciência", escreveu Lin. "A declaração de quinze páginas sobre os dados dele e de Le Cong falando das luciferases é distorcida e exagerada... Nós não trabalhamos nela antes de ver o seu artigo, é uma pena."[14]

O Instituto Broad considerou falso o e-mail de Shuailiang Lin, sob a alegação de que ele havia enviado a mensagem na esperança de conseguir um emprego no laboratório de Doudna. "Existem vários outros exemplos", manifestou-se o instituto, "que deixam claro que, no início de 2011, Zhang e outros membros do seu laboratório estavam desenhando ativamente e com sucesso um sistema único e eucariótico de CRISPR-Cas9 para a edição de genes, e que isso ocorreu antes do que seria publicado [por Charpentier e Doudna] e de maneira independente".[15]

Uma das páginas do diário de laboratório de Zhang registra experimentos da primavera de 2012, os quais, segundo ele, documentam que ele estava conseguindo produzir resultados demonstrando que o sistema CRISPR-Cas9 conseguia editar células humanas. Mas, como muitas vezes ocorre em experimentos científicos, os dados estão abertos a interpretação. Eles não provavam que Zhang teve sucesso em editar as células, porque alguns dos resultados indicam o contrário. Dana Carroll, bioquímico na Universidade de Utah, avaliou as anotações de Zhang, como testemunha especializada em nome de Doudna e de seus colegas. Ele diz que Zhang deixou de fora alguns dos dados conflitantes ou inconclusivos que estavam em seus diários. "Feng escolheu os dados a dedo", comenta Carroll. "Eles têm até dados que indicam um efeito de edição quando a Cas9 não estava incluída."[16]

Existe outra questão no trabalho de Zhang do início de 2012 que parece não ter funcionado, que remonta ao papel do tracrRNA. Se você lembrar, Charpentier descobriu no seu artigo de 2011 que o tracrRNA é necessário para a criação do crRNA que serve como guia para a enzima Cas9. Mas só com a publicação do artigo de junho de 2012 de Doudna e Charpentier ficou claro que o tracrRNA tem um papel mais importante como parte do mecanismo obrigatório que permite à Cas9 cortar o DNA nos locais selecionados.

No pedido de financiamento em janeiro de 2012, Zhang não havia descrito o papel completo do tracrRNA. Da mesma forma, nas páginas do seu diário de laboratório e na declaração na qual descrevia o trabalho que fizera antes de junho de 2012, não havia nenhum indício de que ele havia prestado atenção ao papel que o tracrRNA desempenhava no corte da parte selecionada do DNA (o DNA-alvo). Uma das páginas relevantes, segundo Dana Carroll, "inclui uma receita detalhada dos componentes inclusos, e essa lista não tem nada que sugira que um tracrRNA tenha sido incluído". Doudna e seus apoiadores mais tarde diriam que a falta de entendimento de Zhang sobre o papel do tracrRNA era a razão principal para que seus experimentos não funcionassem tão bem antes de junho de 2012.[17]

O próprio Zhang, no artigo que ele e seus colegas publicaram em janeiro de 2013, pareceu aceitar que só entendeu o papel do tracrRNA depois de ver o que Doudna e Charpentier haviam publicado. Ele afirma que "havia sido demonstrado previamente" que o tracrRNA era necessário para a clivagem do DNA e, nesse ponto, em uma nota de rodapé, ele cita o artigo de Doudna e Charpentier. "O motivo pelo qual Feng sabia que esses dois RNAs eram necessários se baseou na leitura do nosso artigo", diz Doudna. "Se você ler o artigo de 2013 de Feng, nós somos citadas, e somos citadas por esse motivo."

Quando perguntei a Zhang sobre isso, ele disse que incluiu a nota de rodapé como procedimento padrão, porque o artigo de Doudna e Charpentier foi o primeiro a descrever na íntegra o papel do tracrRNA. Mas Zhang e o Instituto Broad dizem que ele já estava fazendo experimentos com sistemas que ligavam o tracrRNA ao crRNA.[18]

É difícil avaliar essas reivindicações. Se minha opinião pode ser útil, acredito que Zhang estava trabalhando no uso do CRISPR para a edição de genes humanos desde 2011, e em meados de 2012 estava concentrado no sistema Cas9 e conseguindo que ele funcionasse com algum sucesso, mas de maneira limitada. Apesar disso, não existem indícios claros, e com certeza nenhum indício publicado, de que ele tivesse entendido completamente — antes da leitura do artigo de Doudna e Charpentier em junho de 2012 — os componentes exatos essenciais ou que entendia o papel contínuo do tracrRNA.

Zhang foi franco sobre uma coisa que aprendeu com o artigo de Doudna e Charpentier: a possibilidade de fundir o crRNA e o tracrRNA em um único RNA guia único que pudesse ser programado para atingir uma sequência específica de DNA. "Adaptamos um design quimérico híbrido crRNA-tracrRNA recentemente validado *in vitro*", escreveu ele depois, com uma nota de rodapé que citava o artigo de Doudna e Charpentier. Marraffini, que ainda trabalhava com Zhang em junho de 2012, confirma que eles adotaram o guia único por causa do artigo de Doudna e Charpentier: "Feng e eu começamos a usar o RNA guia único depois de vermos o artigo de Jennifer."

Como Zhang aponta, a criação do guia único foi uma invenção útil, mas não completamente essencial. O sistema CRISPR-Cas9 funciona com o tracrRNA e o crRNA mantendo-se separados, em vez de fundidos a uma molécula mais simples, como a equipe de Doudna e Charpentier havia feito. O guia único simplifica o sistema e permite que ele chegue mais facilmente às células humanas, mas não é isso que faz o sistema funcionar.[19]

CAPÍTULO 25

Doudna entra na corrida

"NÓS NÃO ÉRAMOS EDITORES DE GENES"

Foi uma surpresa Doudna nem sequer participar da corrida para fazer com que o CRISPR-Cas9 funcionasse em humanos. Ela nunca tinha feito experimentos com células humanas, nem havia criado ferramentas de edição de genes como os TALENs. O mesmo valia para seu principal pesquisador, Martin Jinek. "Eu tinha um laboratório cheio de bioquímicos e de gente fazendo cristalografia e esse tipo de coisa", diz ela. "Fosse criando culturas de células humanas ou de vermes nematoides, meu laboratório não era especializado nesse tipo de ciência." A disposição de Doudna de correr riscos se reafirma quando ela entra em uma corrida com muitos concorrentes que tentavam usar o que ela descobriu sobre CRISPR-Cas9 e transformá-las em uma ferramenta que funcionasse em células humanas.

Doudna percebeu, corretamente, que usar o CRISPR para editar genes humanos era o próximo passo a ser dado. Ela presumiu que outros pesquisadores, incluídos Eric Sontheimer e provavelmente alguém no Instituto Broad, estariam tentando fazer o mesmo e sentiu um impulso competitivo. "Depois do nosso artigo de junho, eu sabia que precisávamos acelerar, e não estava claro se nossos colaboradores tinham o mesmo comprometimento", lembra ela. "Isso foi frustrante para mim. Eu sou competitiva." Então, ela forçou Jinek a focar ainda mais. "Você tem que fazer disso a sua única prioridade", repetia ela para ele, "porque se a Cas9 for uma tecnologia para a edição do genoma humano, o mundo vai mudar". Jinek estava preocupado com a dificuldade da tarefa. "Nós não

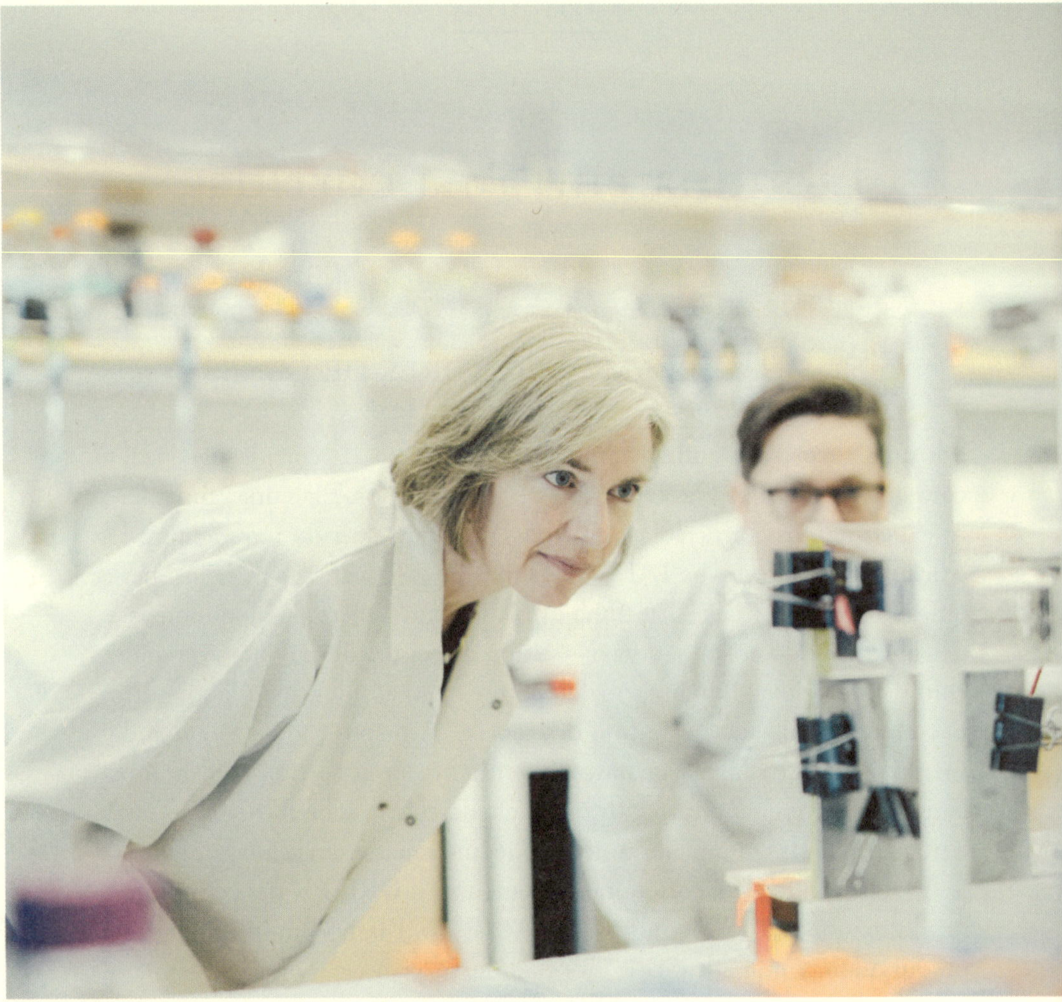

éramos editores de genes, ao contrário de outros laboratórios que foram pioneiros no método", explica ele, "então precisamos reinventar o que outros já tinham feito".[1]

ALEXANDRA EAST

No início, Doudna admitiria, houve "várias frustrações" na tentativa de fazer o CRISPR-Cas9 funcionar em células humanas.[2] Mas, quando o segundo semestre de 2012 começou — e Zhang estava correndo para conseguir terminar os próprios experimentos —, ela teve sorte. Uma nova aluna de pós-graduação chamada Alexandra East, que tinha experiência trabalhando com células humanas, entrou no laboratório. O que tornou sua chegada interessante foi o lugar de onde ela estava vindo: Instituto Broad. Lá, ela havia sido treinada e aprimorou suas habilidades na técnica de edição de genes trabalhando com Feng Zhang, entre outros.

East conseguia cultivar as células humanas necessárias e passou a testar formas de fazer com que a Cas9 chegasse ao núcleo. Quando começou a coletar dados dos seus experimentos, ela não tinha certeza se eles mostravam indícios suficientes da edição de genes. Às vezes, os experimentos biológicos não apresentam resultados óbvios. Mas Doudna, que tinha um olhar muito mais afiado para avaliar resultados, viu o experimento como bem-sucedido. "Quando vi os dados, ficou óbvio para mim que ela possuía indícios ótimos da edição de genoma pela Cas9 em células humanas", diz Doudna. "Essa é uma diferença clássica entre um estudante que está em treinamento e alguém como eu, que faz isso há algum tempo. Eu sabia o que estava procurando, e, quando vi os dados dela, pensei na hora: 'Sim, ela conseguiu.' Enquanto East estava insegura e achando que talvez tivesse que refazer os experimentos, eu dizia: 'Ai, meu deus, isso é incrível! Isso é tão legal!"[3]

Para Doudna, isso era um indício de que fazer o CRISPR-Cas9 funcionar em células humanas não era um passo muito difícil ou uma grande invenção. "Sabia-se muito bem como marcar proteínas com sinais de localização nucleares para fazê-las chegar ao núcleo, que foi o que fizemos com a Cas9. Também já sabíamos como mudar o uso do códon em um gene para que ele se expressasse bem em células de mamíferos em vez de bactérias, e também fizemos isso." Portanto, ela não achou esse um passo muito inventivo, embora estivesse correndo para ser a primeira a dá-lo. Bastava adaptar métodos que outros haviam usado no passado, com os TALENs, para levar as enzimas ao núcleo de uma célula. East conseguiu isso em alguns meses. "Era fácil quando você conhecia os componentes", comenta Doudna. "Uma aluna do primeiro ano de pós-graduação conseguiu fazer."

Doudna achava importante publicar algo quanto antes. Ela estava certa ao perceber que, se outros laboratórios demonstrassem primeiro que o CRISPR-Cas9 podia ser transportado para células humanas, diriam se tratar de uma descoberta incrível. Portanto, ela forçou East a corroborar seus dados repetindo experimentos. Enquanto isso, Martin Jinek trabalhou em meios de transformar o RNA guia único que eles tinham criado em tubos de ensaio em um guia que pudesse levar a Cas9 a alvos específicos na célula humana. Não foi fácil. O RNA guia único que ele havia criado no tubo de ensaio acabou não sendo longo o suficiente para funcionar de modo mais eficiente no DNA humano.

CAPÍTULO 26

Linha de chegada

A ÚLTIMA VOLTA DE ZHANG

Quando começou a testar a ideia de usar um RNA guia único, Feng Zhang descobriu que a versão descrita no artigo de Doudna e Charpentier de junho de 2012 funcionava mal em células humanas. Então, ele produziu uma versão mais longa do RNA guia único que incluía uma curva semelhante a uma presilha de cabelo. Isso tornou o guia único mais eficiente.[1]

A modificação de Zhang demonstrou a diferença entre fazer algo em um tubo de ensaio, como no caso da equipe de Doudna, e fazer o mesmo em células humanas. "Jennifer devia estar convencida pelos resultados bioquímicos de que o RNA não precisava daquele pedaço extra", diz ele. "Ela achava que o pequeno guia único que Jinek criou era suficiente, porque funcionava no tubo de ensaio. Eu sabia que a bioquímica nem sempre prediz o que realmente acontece em células vivas."

Zhang também fez outras coisas para melhorar o sistema CRISPR-Cas9 e otimizá-lo para funcionar em células humanas. Às vezes, é difícil conseguir que uma molécula grande atravesse a membrana ao redor do núcleo de uma célula. Zhang usou uma técnica que envolvia etiquetar a enzima Cas9 com aquilo que se conhece como sequência de localização nuclear, que garante a uma proteína acesso ao núcleo celular inicialmente impenetrável.

Além disso, ele usou uma técnica conhecida chamada de otimização de códon para fazer com que o sistema CRISPR-Cas9 funcionasse em células humanas. Códons são as partes do DNA denominadas por três letras que fornecem instruções para arranjos específicos de aminoácidos, que são os blocos construtores utilizados para fazer proteínas. Vários códons podem codificar o mesmo aminoácido. Em cada organismo, um ou outro desses códons alternativos pode funcionar com mais eficiência. Ao se mover um sistema de expressão genético de um organismo para outro, como de uma bactéria para um humano, a otimização de códons muda a sequência de códons para uma que funcione melhor.

Em 5 de outubro de 2012, Zhang enviou seu artigo para os editores da *Science*, que o aceitaram em 12 de dezembro. Entre os autores, estavam Shuailiang Lin, o pós-doutor que alegou que Zhang estava progredindo pouco mesmo depois do artigo de Doudna e Charpentier, e Luciano Marraffini, que o ajudou a se concentrar na Cas9 e mais tarde seria excluído do pedido principal de patente. Depois de descrever experimentos e resultados, Zhang concluiu com uma frase de efeito: "A capacidade de realizar edição multiplex do genoma em células mamíferas possibilita aplicações poderosas cruzando ciência básica, biotecnologia e medicina."[2]

ZHANG *VERSUS* CHURCH

Durante 25 anos, George Church trabalhou em vários métodos para editar genes. Ele havia treinado Feng Zhang e nominalmente seguia como o orientador acadêmico do principal coautor de Zhang, Le Cong. Mas, até o fim do outono de 2012, ele não tinha sido informado — ou achava que não tinha sido informado — de que os dois estavam trabalhando havia mais de um ano para transformar o CRISPR em uma ferramenta de edição do gene humano.

Só em novembro daquele ano, quando foi ao Instituto Broad para dar uma palestra, que Church descobriu que Zhang enviara um artigo para a *Science* no qual relatava o uso de CRISPR-Cas9 em células humanas. Foi um choque, porque Church tinha acabado de enviar um artigo para o mesmo periódico sobre o mesmo assunto. Ele ficou furioso e se sentiu traído. Church já havia publicado artigos sobre edição de genes com Zhang, e não tinha percebido que seu ex-aluno agora o considerava mais um rival do que um colaborador. "Acho que Feng não entendeu a cultura do meu laboratório", comenta Church. "Ou achou que tinha muita coisa em jogo, e aí preferiu não me dizer." Embora tenha ido trabalhar com Zhang no Instituto Broad, Le Cong ainda era aluno de pós-graduação em Harvard, e Church ainda era seu orientador oficial. "Foi decepcionante e, para mim, era uma quebra de protocolo um aluno meu fazer algo que sabia que me interessaria e manter segredo", diz Church.

Church levantou a questão com o coordenador de pós-graduação da Escola de Medicina de Harvard, que concordou que era impróprio. Isso levou Eric Lander a se envolver e a acusar Church de praticar *bullying* com o estudante ao invocar o regulamento. "Minha intenção não foi transformar isso em um grande problema", defende-se Church. "Não achei que estava praticando bullying com Le Cong, mas Eric achou. Então eu recuei."[3]

Para tentar elucidar isso, falei várias vezes com cada uma das partes envolvidas, constantemente sendo lembrado de que a memória pode não ser um guia confiável para a história. Zhang insiste ter contado para Church que estava trabalhando com CRISPR em agosto de 2012, quando eles foram juntos ao aeroporto de São Francisco para uma conferência de ponta conhecida como Science Foo Camp, que acontecia no campus do Google, a uma hora de distância. Church sofre de narcolepsia, e admite que pode ter dormido enquanto Zhang estava falando. Mesmo que tenha sido assim, pelo menos na opinião de Church, isso não livraria Zhang, que teria percebido a falta de resposta.

Uma noite jantando com Lander, perguntei o que ele achava. Lander respondeu que a questão da narcolepsia de Church era "besteira", e o acusou de só começar um trabalho próprio com CRISPR depois do aviso de Zhang. Quando perguntei a Church sobre isso, acho que vi seu rosto tranquilo enrijecer. "Isso é absurdo", diz, afirmando que teria apoiado se Zhang e Le Cong tivessem sido honestos. "Se meus alunos tivessem me falado que queriam usar isso para se estabelecer, eu teria recuado. Eu tinha muitas outras coisas para fazer."

Le Cong, que é tímido e educado, ficou incomodado com a disputa a ponto de evitar novos trabalhos com CRISPR depois disso. Quando o encontrei na Escola de Medicina de Stanford, onde ele se concentrava em sua pesquisa sobre imunologia e neurociência, Le Cong acabava de voltar de sua lua de mel. Ele disse que sua conduta foi adequada quando não contou a Church os detalhes do que estava fazendo no laboratório de Feng Zhang. "Os dois laboratórios eram grupos de pesquisas independentes em duas instituições diferentes", alega ele. "Os pesquisadores principais [ou seja, Zhang e Church] eram responsáveis por dividir informações ou materiais. É isso que aprendemos na disciplina de conduta responsável em pesquisas quando entramos no doutorado."[4]

Quando contei a versão de Le Cong, Church riu. Ele ministra uma disciplina de ética em Harvard, e concorda que o comportamento de Zhang e Le Cong não foi antiético. "Estava dentro das normas da ciência." Mesmo assim, foi uma violação das normas que ele tentava cultivar em seu laboratório. A história teria sido um pouco diferente, argumenta Church, se Zhang e Le Cong tivessem trabalhado para ele em vez de se mudarem para o Broad. "Se tivessem ficado no meu laboratório, onde existe a cultura de um comportamento aberto, eu teria garantido que a relação deles com Jennifer fosse muito mais colaborativa, e que não houvesse tantas guerras por patentes."

Enraizados no caráter de Church estão instintos que promovem a reconciliação. Zhang, por outro lado, evita conflitos. Ele usa seu sorriso capaz de desarmar o interlocutor como um escudo para evitar confrontos. "Quando um dos meus netos nasceu, Feng mandou um tapete colorido com o alfabeto estampado", conta Church. "Ele também me convida para as suas palestras todo ano. Ficou para trás." Zhang sente o mesmo. "A gente se abraça quando se vê."[5]

CHURCH CHEGA LÁ

Church e Zhang acabaram em um empate virtual mostrando como o CRISPR-Cas9 poderia ser programado para o uso em células humanas. Church enviou seu artigo para a *Science* em 26 de outubro, três semanas depois de Feng. Depois de lidar com os comentários dos avaliadores, os dois foram aceitos pelos editores no mesmo dia, 12 de dezembro, e publicados on-line, simultaneamente, em 3 de janeiro de 2013.

Assim como Zhang, Church criou uma versão da Cas9 que era códon-otimizadora e tinha uma sequência localizadora nuclear. Seguindo o artigo de Doudna e Charpentier de junho de 2012 (e dando mais créditos do que Zhang), Church também sintetizou um RNA guia único. Sua versão era mais longa do que a de Zhang e acabou funcionando ainda melhor. Além disso, Church providenciou modelos para o reparo dirigido por homologia depois que o CRISPR-Cas9 fazia a quebra de dupla fita.

Apesar de os artigos serem um pouco diferentes, ambos chegaram à mesma conclusão. "Nossos resultados estabelecem uma ferramenta de RNA guia único para edição", declarava o artigo de Church.[6]

O editor da *Science* ficou surpreso, e um pouco desconfiado, ao ver que a revista tinha recebido dois artigos sobre o mesmo assunto de dois pesquisadores que deviam ser colegas e colaboradores. Ele estava sendo enrolado? "O editor achou que eu e Feng estávamos fazendo algum tipo de manobra para receber duplo crédito, escrevendo dois artigos quando deveríamos ter escrito apenas um", lembra Church. "Ele me pediu uma carta dizendo que os artigos tinham realmente sido escritos sem o conhecimento um do outro."

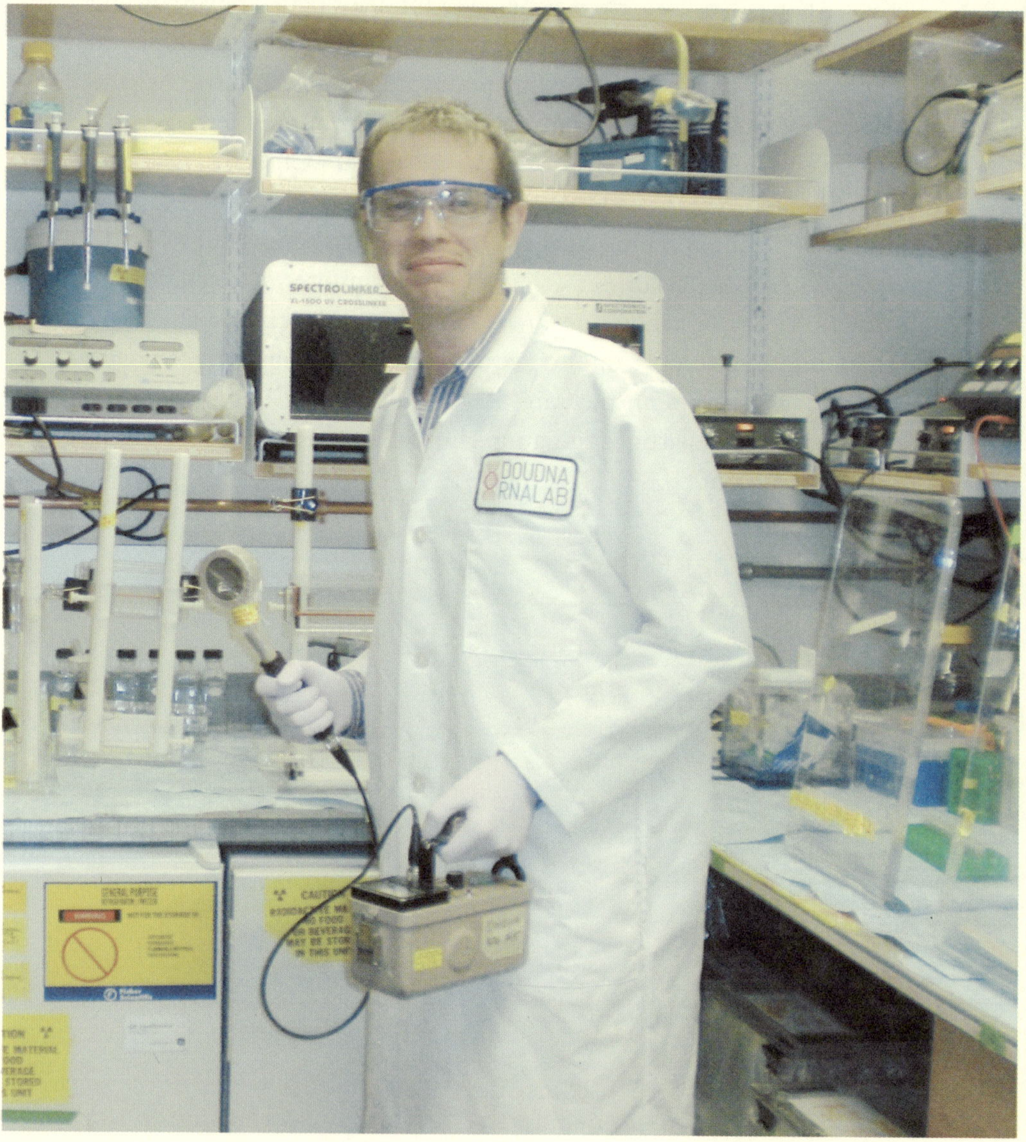

Martin Jinek

CAPÍTULO 27

O *sprint* final de Doudna

Em novembro de 2012, Doudna e sua equipe estavam se esforçando para fechar os resultados de seus experimentos na tentativa de vencer a corrida e publicar sobre o uso de CRISPR-Cas9 em humanos. Ela não sabia que Church tinha acabado de enviar um artigo para a *Science*, e mal tinha ouvido falar em Feng Zhang, que tinha feito o mesmo. Foi aí que ela recebeu um telefonema de um colega. "Espero que você esteja sentada", disse a voz do outro lado da linha. "O CRISPR está tendo resultados espetaculares nas mãos de George Church."[1]

Doudna já sabia pelo e-mail de Church que ele estava trabalhando com CRISPR, e, quando soube de seu progresso para fazer o sistema funcionar em humanos, decidiu ligar para ele. Church foi afável e explicou os experimentos que tinha feito e o artigo enviado à revista. A essa altura, Church já sabia do trabalho de Zhang, e contou para Doudna que o artigo dele também estava programado para publicação.

Church concordou em mandar para Doudna uma cópia de seu manuscrito assim que os editores da *Science* o aceitassem. Quando recebeu o texto, no início de dezembro, ela desanimou. Jinek ainda estava fazendo experimentos no laboratório dela, e os dados que eles tinham não eram tão vastos quanto os de Church.

"Será que eu devia seguir em frente e publicar meu trabalho mesmo assim?", perguntou a Church. Ele disse que sim. "Ele deu todo o incentivo ao nosso trabalho e à publicação", garante ela. "Acho que ele se comportou como um grande colega." Todo dado experimental que ela obtivesse, Church disse a Doudna, iria aumentar o acúmulo de indícios, especialmente sobre o melhor modo de configurar o RNA guia único.

"Parecia importante continuar apressando nossos experimentos, ainda que outros já estivessem fazendo o mesmo trabalho", diria Doudna mais tarde, "porque isso iria mostrar como era fácil usar a Cas9 para editar o genoma humano. Demonstraria que você não precisava ter um conhecimento especializado para usar a tecnologia, e achei que era importante as pessoas saberem disso". A publicação do trabalho também ajudaria na reivindicação dela de que havia demonstrado que o CRISPR-Cas9 podia funcionar em células humanas mais ou menos ao mesmo tempo que os laboratórios concorrentes.

Isso significava que ela precisava fazer com que seu artigo fosse publicado rapidamente. Sendo assim, ela ligou para um colega em Berkeley que recentemente tinha criado um periódico eletrônico de acesso livre, o *eLife*, que exigia menos tempo de revisão para publicar artigos do que revistas tradicionais como a *Science* e a *Nature*. "Conversei com ele, descrevi os dados e enviei um título", conta Doudna. "Ele disse que parecia interessante e a revisão seria rápida."

No entanto, Jinek relutava em apressar o envio do artigo para publicação. "Ele é perfeccionista, e queria ter mais um monte de dados, uma história mais forte", lembra Doudna. "Ele achava que o que a gente tinha não valia a pena ser publicado." Eles tiveram muitas discussões acaloradas, uma delas no pátio de Berkeley em frente ao laboratório deles no Stanley Hall.

"Martin, a gente tem de publicar isso, mesmo que não seja a história que a gente queria contar", disse Doudna. "A gente tem de produzir a melhor história que der, com os dados que temos, porque acabou o tempo. Esses outros artigos vão sair e a gente tem de publicar."

"Se a gente publicar assim, vai ficar parecendo que nós somos amadores na edição de genoma", respondeu Jinek.

"Mas, Martin, nós somos amadores, e não tem problema", retrucou ela. "Não acho que as pessoas vão pensar mal da gente. Se a gente tivesse mais seis meses, dava para fazer muito mais, mas acho que você vai entender melhor, conforme o tempo for passando, que é incrivelmente importante que isso seja publicado agora."[2]

Doudna lembra que "bateu o pé" e, depois de mais um tempo de discussão, eles chegaram a um acordo: Jinek reuniria os dados e as imagens dos experimentos, mas Doudna teria de escrever o artigo.

Na época, ela estava revisando a segunda edição de um livro sobre biologia molecular que tinha escrito com dois colegas.[3] "Nós não tínhamos ficado felizes com a primeira edição, por isso alugamos uma casa em Carmel para fazer uma reunião sobre como revisar o trabalho", explica ela. Como resultado, ela estava em Carmel em meados de dezembro, em meio a um frio terrível, em uma casa cujo sistema de aquecimento não estava funcionando. Os donos disseram que chamariam alguém para consertar, mas não conseguiram alguém que fosse lá. Sendo assim, Doudna e seus coautores se aglomeraram em volta da lareira enquanto trabalhavam até tarde da noite revisando o livro.

Depois que seus colegas foram dormir, à uma hora da manhã, Doudna continuou acordada para preparar seu artigo sobre CRISPR para a *eLife*. "Eu estava exausta e com frio, e percebi que tinha de escrever o artigo ou nunca mais aquilo ia sair", conta ela. "Então, fiquei sentada na cama por três horas, me beliscando para ficar acordada, e digitei o texto de um esboço." Ela mandou o texto para Jinek, que ficou dando sugestões. "Eu não falei para os outros autores do livro nem para os editores sobre nada disso, então dá para imaginar a cena: eu lá naquela casa, sentindo um frio congelante, tentando conversar sobre um livro didático mas totalmente distraída porque sabia que tinha de escrever o artigo, e o Martin mandando observações." Ela decidiu parar de responder a Jinek e declarou o artigo concluído. Em 15 de dezembro, enviou o texto por e-mail para a *eLife*.

Dias depois, ela e o marido, Jamie, e o filho deles, Andy, partiram para um período de férias esquiando em Utah. Ela passou grande parte do tempo no quarto negociando pequenas modificações com Jinek e forçando o editor da *eLife* a acelerar o processo de revisão. Toda manhã ela checava o site da *Science* para ver se o artigo de Church ou o de Zhang tinham sido publicados. O principal estudioso que estava revisando o artigo de Doudna estava na Alemanha,[4] e ela mandava e-mails quase todo dia para ele a fim de apressá-lo.

Ela também falava por telefone com sua ex-colaboradora Emmanuelle Charpentier, que estava em Umea, onde o dia inteiro parecia noite. "Eu estava administrando minha relação com ela, e não queria que ela achasse que tinha sido excluída da história. Ela, porém, não tinha participado do processo científico do artigo da *eLife*", diz Doudna. "Por isso, fizemos um agradecimento a ela, mas não a listamos como coautora." Doudna enviou um esboço do manuscrito, torcendo para que ela não ficasse chateada. "Tudo bem", respondeu Charpentier, sem elaborar muito. Havia certa frieza. O que Doudna não entendia muito era que, embora não tivesse desejado colaborar no esforço para editar células humanas, Charpentier se sentia um pouco dona do sistema CRISPR-Cas9. Afinal, foi ela que colocou Doudna nesse trabalho quando as duas se encontraram em Porto Rico.[5]

Quando finalmente apresentou seus comentários, o coordenador da revisão na Alemanha pediu alguns poucos experimentos adicionais. "É preciso sequenciar alguns poucos alvos da mutação, apenas para demonstrar que os tipos esperados de mutação ocorreram", escreveu ele. Doudna conseguiu rebater: fazer os experimentos sugeridos "exigiria uma análise atenta de cem clones", algo que "seria mais bem realizado como parte de um estudo mais amplo".[6]

Doudna ganhou a disputa e em 3 de janeiro de 2012 a *eLife* aceitou o artigo dela. Mas não pôde comemorar. Na noite anterior, ela havia recebido, do nada, um e-mail de Feliz Ano Novo que não era presságio de um feliz ano novo:

De: Feng Zhang ←*****@mit.edu→
Enviado quarta-feira, 2 de janeiro de 2013, 19:36
Para: Jennifer Doudna *****@berkeley.edu
Assunto: CRISPR
Anexos: CRISPR manuscrito.pdf

Cara dra. Doudna.

Saudações de Boston e um feliz ano novo!

Sou professor-assistente no MIT e venho trabalhando no desenvolvimento de aplicações baseadas no sistema CRISPR. Nós nos encontramos rapidamente durante minha entrevista de pós-graduação em Berkeley em 2004 e tenho me inspirado muito em seu trabalho desde então. Nosso grupo, em colaboração com Luciano Marraffini, na Rockefeller, recentemente concluiu um conjunto de estudos por meio da aplicação do sistema CRISPR tipo II na edição de genes de mamíferos.

O estudo foi recentemente aceito pela *Science* e será publicado on-line amanhã. Anexei uma cópia de nosso artigo para sua análise. O sistema Cas9 é muito poderoso e adoraria conversar sobre ele com a senhora. Tenho certeza de que haverá muita sinergia e talvez existam coisas em que seria bom colaborar no futuro!

Cordialmente, Feng
Feng Zhang, Ph.D.
Membro do Instituto Broad do MIT e de Harvard

Perguntei a Doudna se, caso Jinek tivesse sido menos teimoso, o artigo dela podia ter sido publicado antes. Será que ela teria publicado ao mesmo tempo que Zhang e Church, ou até mesmo teria ganhado deles, embora a equipe dela tivesse terminado os experimentos depois? "Seria difícil", diz Doudna. "Acho que não. Até a última hora, estávamos fazendo experimentos porque Martin, com razão, queria ter certeza de que os dados incluídos no artigo tivessem sido repetidos três vezes. Bem que eu queria que tivesse sido possível mandar o artigo antes, mas acho que não era o caso."

O artigo deles não contava com uma versão ampliada do RNA guia único, algo que tanto Zhang quanto Church demonstraram funcionar melhor em células humanas. Ao contrário do artigo de Church, o deles também não incluía modelos para reparos dirigidos por homologia que gerariam edições genéticas mais confiáveis. No entanto, o artigo mostrava que um laboratório especializado em bioquímica poderia passar do uso do CRISPR-Cas9 de um tubo de ensaio para células humanas de modo muito rápido. "Demonstramos, então, que o Cas9 pode ser expressado e localizado no núcleo de células humanas", escreveu Doudna. "Esses resultados demonstram a viabilidade de edição genômica em células humanas por meio de RNA programável."[7]

Algumas grandes descobertas e invenções — como as teorias da relatividade de Einstein e a criação do transístor no Bell Labs — são avanços singulares. Outras — como a invenção do microchip e a aplicação do CRISPR na edição de células humanas — foram obtidas por muitos grupos mais ou menos ao mesmo tempo.

No mesmo dia em que o artigo de Doudna saiu na *eLife*, 29 de janeiro de 2013, um quarto artigo, demonstrando que o CRISPR-Cas9 funcionava em células humanas, foi publicado on-line. O trabalho era do pesquisador sul-coreano Jin-Soo Kim, que vinha se correspondendo com Doudna e deu crédito ao artigo dela de junho de 2012 como a base para sua própria pesquisa. "Aquele artigo na *Science* nos levou a dar início a esse projeto", escrevera ele em um e-mail em julho.[8] Um quinto artigo, publicado naquele dia, de autoria de Keith Joung, de Harvard, demonstrou que o CRISPR-Cas9 podia modificar geneticamente embriões de peixes-zebra.[9]

Embora Doudna tenha sido derrotada por Zhang e Church em algumas semanas, o fato de cinco artigos diferentes sobre edição de células animais com CRISPR-Cas9 terem sido publicados em janeiro de 2013 reforçou o argumento de que essa descoberta era inevitável depois de se demonstrar que o sistema funcionava em tubo de ensaio. Independentemente de ser um passo difícil, conforme alega Zhang, ou um passo óbvio, como afirma Doudna, a ideia de usar uma molécula de RNA facilmente programável para editar genes específicos era, para a humanidade, um passo importante rumo a uma nova era.

CAPÍTULO 28

Fundando empresas

DANÇANDO A QUADRILHA

Em dezembro de 2012, poucas semanas antes de múltiplos artigos sobre edição genética com CRISPR serem publicados, Doudna marcou um encontro entre um de seus sócios, Andy May, e George Church no laboratório deste em Harvard. Biólogo molecular formado em Oxford, May era o consultor científico da Caribou Biosciences, a empresa de biotecnologia fundada por Doudna com Rachel Haurwitz em 2011, e queria explorar os potenciais negócios resultantes do uso de edição genética baseada no CRISPR como tecnologia médica.

Doudna estava apresentando um seminário em São Francisco quando May tentou falar com ela para contar sobre o encontro. "Podemos falar à noite?", perguntou ela.

"Sim, mas realmente preciso falar com você", respondeu ele.

Quando ligou para ele, ela estava dirigindo de volta para Berkeley. Ele começou com um "Você está sentada?".

"Sim, estou dirigindo para casa."

"Bom, espero que você não perca o controle do carro, porque a reunião com o George foi incrível, e ele disse que essa vai ser uma descoberta impressionante. Ele está mudando todo o foco de edição genética dele para o CRISPR."[1]

A empolgação com o potencial do CRISPR levou todos os grandes pesquisadores a começar uma dança, uma espécie de quadrilha, formando grupos e trocando de parceiros na tentativa de criar empresas que

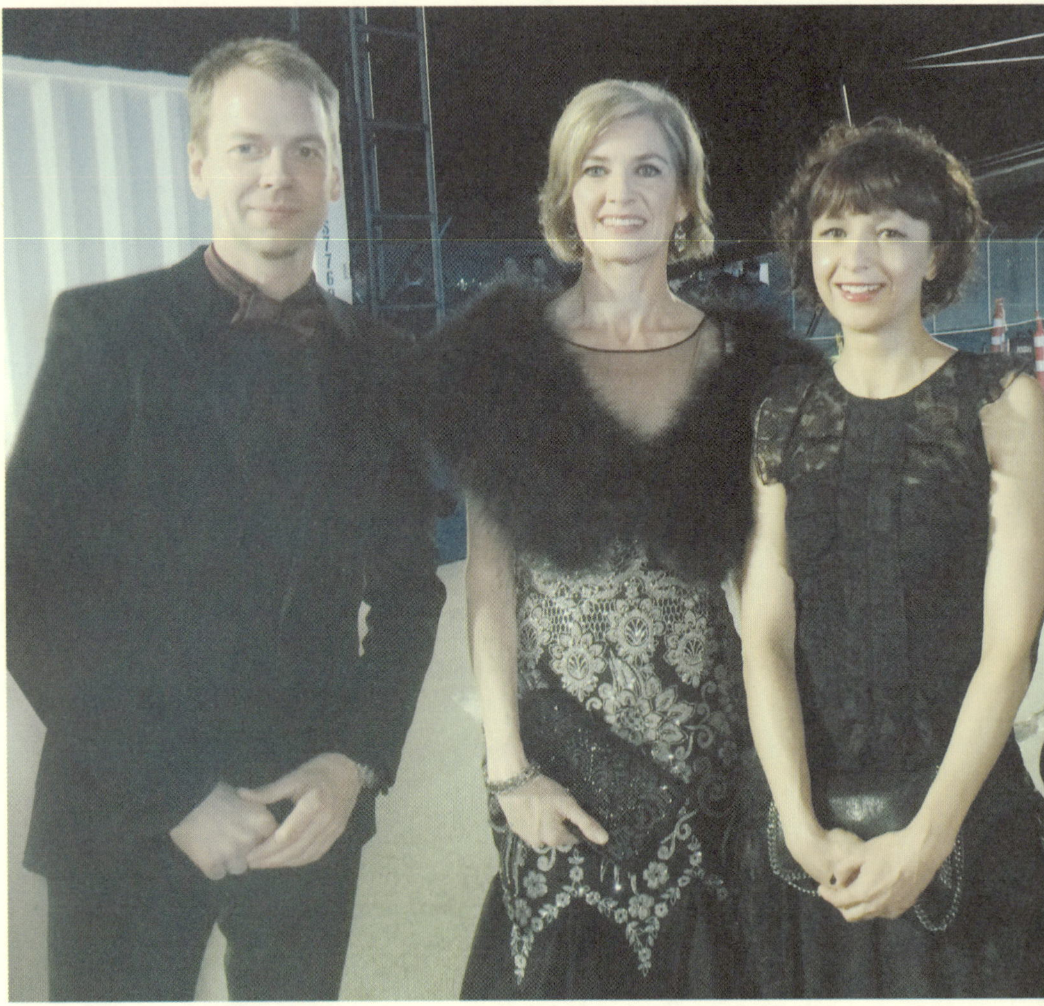

Rodger Novak, Jennifer Doudna e Emmanuelle Charpentier

comercializassem o CRISPR para aplicações médicas. Doudna e May decidiram, de início, fundar uma empresa com Church e alguns outros pioneiros do CRISPR, caso fosse possível arregimentá-los. Assim, em janeiro de 2013, Haurwitz acompanhou May em uma nova viagem a Boston para um segundo encontro com Church.

A barba longa de Church e suas refinadas excentricidades continuavam fazendo dele uma celebridade científica, e no dia da reunião isso o distraiu. Em uma entrevista para a revista alemã *Der Spiegel*, ele falou de modo improvisado sobre a possibilidade de ressuscitar um neandertal por meio do implante de seu DNA no óvulo de uma voluntária que aceitasse servir como barriga de aluguel. Não chegou a ser uma surpresa (exceto talvez para ele) que o telefone tenha tocado sem parar, com repórteres de tabloide tentando aproveitar aquela fala.[2] Mas ele finalmente se concentrou na reunião, e dentro de uma hora eles já tinham um plano: iam tentar arregimentar Emmanuelle Charpentier e Feng Zhang, além de alguns investidores de peso, para um grande consórcio que comercializaria o CRISPR.

Charpentier, nesse ínterim, estava trabalhando em uma possível startup própria. Em um momento anterior de 2012, ela havia entrado em contato com Rodger Novak, seu ex-namorado e parceiro científico de longa data. Eles se conheceram na Universidade Rockefeller em Memphis, quando eram pesquisadores, e continuaram bons amigos. Naquele momento, ele trabalhava na farmacêutica francesa Sanofi.

"O que você acha do CRISPR?", perguntou ela.

"Do que você está falando?", respondeu Novak.

Mas depois de estudar os dados que ela enviou e falar com alguns colegas da Sanofi, ele percebeu o poder de negócio daquilo. Por isso, ligou para um amigo próximo que era investidor, Shaun Foy, e os dois decidiram discutir a ideia enquanto surfavam na parte norte da ilha de Vancouver (embora nenhum dos dois soubesse surfar). Um mês depois, após investigar mais o assunto, Foy ligou para Novak e disse que eles precisavam fundar uma empresa quanto antes. "Você tem que largar o seu emprego", disse Foy para Novak. E foi o que ele fez.[3]

* * *

Na esperança de conseguir que todos os pesquisadores principais aderissem, uma reunião foi marcada para fevereiro de 2013 no Blue Room, um restaurante que já havia estado na moda, com mesas de zinco abrigadas em uma reformada fábrica de tijolos perto do MIT. O restaurante ficava na Kendall Square, em Cambridge, um epicentro das instituições que transformam ciência básica em aplicações lucrativas: centros de pesquisa corporativos, como os da Novartis, da Biogen e da Microsoft, institutos sem fins lucrativos, como o Broad e o Whitehead, e umas poucas agências de fomento federais como o Centro Nacional de Sistemas de Transporte.

Estavam convidados para o *brunch* Doudna, Charpentier, Church e Zhang. No último minuto, Zhang cancelou, mas Church estimulou para que o encontro acontecesse. "Precisamos fundar uma empresa porque tem muita coisa para fazer com isso", disse ele. "É muito poderoso."

"Quanto poder acha que isso tem?", perguntou Doudna a ele.

"Bom, Jennifer, só posso dizer que vem um maremoto por aí", respondeu Church.[4]

Doudna queria trabalhar com Charpentier, embora cientificamente elas estivessem se afastando. "Passei muitas horas ao telefone tentando convencer Emmanuelle a ser cofundadora daquilo que eu estava fazendo com o George", diz Doudna. "Mas ela não queria trabalhar com algumas pessoas de Boston. Acho que ela não confiava neles, e no final acho que ela estava com a razão. Mas eu não via isso na época. Estava tentando dar o benefício da dúvida às pessoas."

Church não fazia tanta questão de ter Charpentier a bordo. "Eu relutava um pouco em somar forças com ela", confessa ele. "Um dos motivos de não termos fechado com ela é que o namorado dela queria ser CEO. A gente achou que isso matava a ideia de cara. Você precisava ter um processo para escolher o CEO. Eu estava disposto a isso, pois tendo a me acomodar. Mas a Jennifer expôs razões contrárias, e eu disse: 'É, você tem razão.'" (Na verdade, Charpentier e Novak não tinham mais envolvimento romântico.)[5]

Andy May teve a mesma reação negativa quando Doudna marcou um encontro entre ele, Novak e Foy. "Eles jogaram pesado", diz May sobre os dois sócios de Charpentier. "A abordagem inicial deles era que nós devíamos sair do caminho e deixar que eles cuidassem de tudo."[6]

Para ser justo, tanto Novak quanto Foy tinham experiência empresarial e sabiam o que estavam fazendo. Por isso, junto com Charpentier, interromperam as negociações com o grupo de Doudna-Church e fundaram a própria empresa, a CRISPR Therapeutics, inicialmente com sede na Suíça e depois também em Cambridge, Massachusetts. "Na época, era extremamente fácil ter acesso a dinheiro, ainda mais se seu nome fosse CRISPR", comenta Novak.[7]

Durante uma parte de 2013, pareceu que Doudna e Zhang, apesar da rivalidade, podiam se tornar aliados ou parceiros de negócios. Depois de faltar ao *brunch* de fevereiro no Blue Room, Zhang enviou um e-mail para Doudna perguntando se ela gostaria de colaborar em tópicos relacionados ao cérebro, que há muito tempo estavam entre seus interesses. "Eu me lembro de estar à mesa aqui na minha cozinha em Berkeley, vendo ele pelo Skype", diz ela.

Zhang foi a São Francisco para uma conferência na primavera e encontrou Doudna no hotel Claremont, em Berkeley. "Fui falar com ela porque achei que era importante ter uma aliança em comum em torno da propriedade intelectual, de modo a deixar o campo livre para que as pessoas trabalhassem", diz Zhang. A ideia dele era que a propriedade intelectual de Berkeley e suas potenciais patentes fossem colocadas em um consórcio junto com a propriedade intelectual e as patentes do Instituto Broad, o que tornaria mais fácil para os usuários licenciar o sistema CRISPR-Cas9. Zhang achou que Doudna tinha gostado da ideia, e por isso Lander ligou para ela a fim de ver se podia criar o esboço do consórcio. "No dia seguinte, Eric me disse que minha viagem tinha sido produtiva", comenta Zhang, "e ele achava que tínhamos feito a aliança".

Mas Doudna tinha dúvidas. "Eu não fiquei com uma impressão boa do Feng", lembra ela. "Ele não estava sendo franco. Tentava não contar quando eles tinham feito o pedido de patente. Aquilo não me parecia bom."

Por isso, ela decidiu licenciar sua propriedade intelectual, algo que Berkeley fez, obtendo um acordo com Charpentier, com exclusividade para sua empresa, a Caribou Biosciences, e não para uma aliança com o Instituto Broad. Zhang diz achar que Doudna "tem dificuldade para confiar nas pessoas", e por isso dependia demais de sua ex-aluna e cofundadora da Caribou, Haurwitz. “Rachel é uma ótima pessoa e é inteligente, mas não é a pessoa certa para ser CEO de uma empresa dessas”, analisa ele. “Ter alguém muito mais maduro em termos de desenvolvimento de tecnologia é importante.”

A decisão de não criar um consórcio de patentes intelectuais relativas ao CRISPR-Cas9 originaria as condições para uma épica batalha de patentes. Isso também acabaria prejudicando o licenciamento fácil e disseminado da tecnologia. “Repensando o que aconteceu, acho que se fosse fazer de novo eu teria licenciado de um jeito diferente”, comenta Doudna. “Quando você tem uma tecnologia de plataforma como o CRISPR, provavelmente é melhor licenciá-la de um jeito que seja oferecida do modo mais amplo possível.” Ela não tinha experiência com propriedade intelectual, e estava em uma universidade que também não era muito experiente nisso. “Era meio como um cego guiando o outro”, afirma ela.

EDITAS MEDICINE

Embora não quisesse colocar sua propriedade intelectual em um consórcio junto com a do Instituto Broad, Doudna continuava querendo ser sócia de uma empresa focada no CRISPR que licenciasse tanto suas potenciais patentes quanto as do Broad. Por isso, durante a primavera e o verão de 2013, ela viajou várias vezes a Boston para conversar com diversos investidores e cientistas, entre os quais Church e Zhang, que estavam tentando formar empresas.

Durante uma viagem no começo de junho, ela saiu para correr de noite à beira do rio Charles, perto de Harvard, lembrando-se dos tempos em que estudava RNA no laboratório de Jack Szostak. Na época, ela jamais poderia imaginar que sua pesquisa levaria a empreendimentos comerciais. Não era parte do espírito de Harvard. Agora Harvard havia mudado, e ela também. Ela percebeu que, caso quisesse ter um impacto direto nas pessoas, abrir empresas seria o melhor modo de traduzir a ciência básica do CRISPR em aplicações clínicas.

À medida que as negociações se arrastavam pelo verão, o estresse de imaginar como formar uma empresa começou a desgastá-la. As viagens frequentes entre São Francisco e Boston também eram desgastantes. E ainda mais difícil era ter de escolher entre trabalhar com Charpentier ou com Church e Zhang. "Eu não sabia qual era a decisão certa", admite Doudna. "Algumas pessoas em Berkeley, pessoas em quem eu confiava e os quais haviam fundado empresas no passado me diziam que eu devia trabalhar com o pessoal de Boston, porque eles eram melhores em negócios."

Até então, ela raramente ficava doente. Mas no verão de 2013 teve ondas de dor e febre. As articulações travavam pela manhã, e às vezes ela mal conseguia se mexer. Doudna procurou alguns médicos, os quais especularam que ela podia ter um vírus ou talvez uma doença autoimune.

Os problemas diminuíram depois de um mês, mas voltaram durante uma viagem à Disneylândia com o filho no fim do verão. "Estávamos só nós dois, e toda manhã eu acordava no hotel com o corpo todo dolorido", lembra ela. "Eu não queria acordar o Andy, então entrava no banheiro, fechava a porta e falava no telefone com essas pessoas em Boston." Ela percebeu que estava sendo afetada fisicamente pelo estresse da situação.[8]

No entanto, ela conseguiu chegar a um acordo com o pessoal de Boston no fim do verão. Um grupo se reuniu, tendo Doudna, Zhang e Church como centro. Algumas empresas de investimento com sede em Boston — a Third Rock Ventures, a Polaris Partners e a Flagship Ventures — se comprometeram com um financiamento inicial de mais de 40 milhões de dólares. O grupo decidiu ter cinco cientistas fundadores, por isso eles acrescentaram dois biólogos de primeira linha de Harvard que vinham trabalhando com o CRISPR, Keith Joung e David Liu. "Parecia que nós cinco éramos meio que um *dream team*", comenta Church. O conselho incluía representantes de cada uma das três principais empresas de investimento, além de cientistas de renome. Havia um consenso geral sobre a maior parte dos membros, mas Church vetou a escolha de Eric Lander.

Em setembro de 2013, a Gengine Inc. foi fundada. Dois meses depois, seu nome foi mudado para Editas Medicine. "Nós temos a capacidade de ter qualquer gene como alvo", disse Kevin Bitterman, um dos diretores da Polaris Partners que ocupou interinamente a presidência nos primeiros cinco meses. "E temos como alvo qualquer doença com componente genético. Podemos achar o erro e consertar."[9]

DOUDNA SAI

Depois de poucos meses, o desconforto e o estresse de Doudna voltaram. Ela estava com a impressão de que seus sócios, especialmente Zhang, estavam fazendo coisas pelas suas costas, e suas dúvidas se intensificaram em uma conferência médica em janeiro de 2014, realizada em São Francisco pela J. P. Morgan. Zhang saiu de Boston com alguns membros da equipe de administração da Editas, e eles convidaram Doudna para participar de algumas reuniões com potenciais investidores. Ela teve uma sensação ruim assim que entrou na sala. "Imediatamente vi pelo comportamento e pela linguagem corporal de Feng que algo tinha mudado", diz ela. "Ele tinha deixado a camaradagem para trás."

Enquanto ela observava do canto, os homens na sala se reuniram em torno de Zhang e o trataram como chefe. Ele foi apresentado como "o inventor" da edição genética com uso do CRISPR. Doudna foi tratada como personagem secundária, uma consultora científica. "Eu estava sendo deixada de lado. Tinha coisas que envolviam a propriedade intelectual e eu não estava sendo informada. Alguma coisa estava acontecendo."

Então, ela soube de uma notícia surpreendente, que a levou a compreender o porquê da sensação ruim de que Zhang estava escondendo algo. Em 15 de abril de 2014, Doudna recebeu um e-mail de um repórter perguntando como ela estava reagindo à notícia de que Zhang e o Instituto Broad tinham conseguido uma patente para usar o CRISPR-Cas9 como ferramenta de edição. Doudna e Charpentier ainda esperavam a resposta de um pedido de patente, mas Zhang e o Instituto Broad, que tinham feito o pedido depois, haviam pagado para que a decisão do caso deles saísse mais rápido. De repente ficou claro, pelo menos para Doudna, que Zhang e Lander estavam tentando relegar tanto ela quanto Charpentier a papéis secundários — tanto na história quanto em qualquer uso comercial do CRISPR-Cas9.

Doudna percebeu que era por isso que Zhang e muitos outros membros da Editas vinham parecendo esconder algo dela. Os financiadores de Boston passaram a considerar Zhang o inventor. "Eles sabiam disso fazia meses", disse para si mesma, "e agora essa patente saiu e eles estão tentando me isolar e apunhalar pelas costas".

Não era só Zhang, achava ela. Era o grupo de homens que dominava o mundo da biotecnologia e das finanças de Boston. "Todo o pessoal de Boston tinha um monte de conexões entre si", explica ela. "Eric Lander estava no conselho consultivo da Third Rock Ventures, tinha ações indo da Editas para o Instituto Broad e acordos de licenciamento que poderiam render um caminhão de dinheiro para eles desde que Feng fosse visto como o inventor." O episódio deixou Doudna fisicamente mal.

Além disso, ela estava exausta. Ela vinha voando para Boston uma vez por mês para reuniões na Editas. "Era brutal. Eu comprava uma passagem na classe econômica, ficava sentada sem poder me reclinar por cinco horas, e chegava às sete da manhã. Eu ia ao United Club, tomava um banho, trocava de roupa, ia à Editas, fazia nossas reuniões, e muitas vezes ia ao laboratório de Church para falar sobre ciência. Então eu entrava em um avião às seis da tarde de volta para a Califórnia."

Assim, ela decidiu sair.

Doudna conversou com um advogado sobre como sair do acordo que tinha assinado. Foi preciso algum tempo, mas em junho eles tinham esboçado um e-mail para o CEO da Editas avisando que ela estava deixando a empresa. Eles finalizaram o texto por telefone enquanto ela estava em uma reunião na Alemanha. "Tudo bem, está pronto para enviarmos", disse o advogado depois de eles debaterem algumas últimas mudanças. Era noite na Alemanha e tarde em Boston quando ela pressionou o botão Enviar. "Fiquei imaginando quantos minutos ia levar para meu telefone tocar", comenta ela. "Levou menos de cinco minutos, e era o CEO da Editas ligando."

"Não, não, você não pode sair, não pode ir embora", disse ele. "Qual é o problema? Por que está fazendo isso?"

"Você sabe o que fizeram comigo", respondeu ela. "Para mim, chega. Eu não vou trabalhar com pessoas em quem não posso confiar, pessoas que apunhalam você pelas costas. Vocês me traíram."

O CEO da Editas negou estar envolvido nos pedidos de patente de Zhang. "Olha", retrucou Doudna, "você pode ter razão ou não, mas eu não tenho mais como fazer parte dessa empresa. Para mim, chega."

"E as suas ações?"

"Eu não me importo", rebateu ela. "Você não entende. Não estou fazendo isso por dinheiro. E se achava isso, você não passou nem perto de me entender."

Quando Doudna contou o episódio para mim, foi a primeira vez que eu a ouvi tão brava. O tom de voz invariável tinha desaparecido. "Ele disse que não sabia do que eu estava falando, e foi ridículo. Uma mentira. Falou um monte de mentiras. Eu podia estar errada, Walter, mas era como eu me sentia."

Todos os fundadores da empresa, incluindo Zhang, enviaram e-mails pedindo que ela reconsiderasse. Eles se ofereceram para consertar as coisas e fazer o que fosse possível para que tudo voltasse a ficar bem. Mas ela se recusou.

"Para mim, chega", respondeu ela por e-mail.

Imediatamente ela se sentiu melhor. "De repente, parecia que um peso enorme tinha saído dos meus ombros."

Quando ela explicou a situação para Church, ele sugeriu que cogitaria sair da empresa, caso Doudna quisesse. "Eu tinha falado com George por telefone em um domingo", diz ela. "Ele se ofereceu de modo um tanto vago para deixar a empresa, mas depois decidiu ficar, e essa foi a decisão dele."

Pergunto a Church se Doudna tinha razão em desconfiar dos demais fundadores. "Eles estavam conspirando pelas costas dela, pedindo patentes sem contar para ela", afirma ele. Mas Church diz que Doudna não deveria ter ficado surpresa. Zhang estava atuando em nome do próprio interesse. "Era provável que ele tivesse advogados dizendo o que fazer e o que falar", diz Church. "Tento entender por que as pessoas fazem as coisas." As ações de todo mundo, incluídas as de Zhang e Lander, eram previsíveis, acredita ele. "Todo mundo fez o que eu esperava que fosse feito."

Então, por que ele não saiu? Ele explica que não seria lógico ficar surpreso com o comportamento deles e, portanto, não era lógico sair por causa disso. "Quase saí junto com ela, mas pensei: o que eu conseguiria com isso? Seria uma recompensa para eles, já que ficariam com o lucro. Sempre aconselho as pessoas a manter a calma. Depois de pensar por um tempo, decidi que era melhor ficar calmo. Eu queria ver uma empresa ser bem-sucedida."

Pouco depois de deixar a Editas, Doudna estava em uma conferência na qual explicou o que aconteceu para Charpentier. "Ah, que interessante", respondeu Charpentier. "Você gostaria de se envolver com a CRISPR Therapeutics?" Era a empresa que ela havia fundado com Novak.

"Sabe, é como se divorciar", retrucou Doudna. "Não tenho certeza se quero me envolver de novo logo em seguida. Por enquanto, não quero saber de empresas."

Poucos meses depois, ela decidiu que se sentiria mais à vontade trabalhando com sua parceira de confiança e ex-aluna Rachel Haurwitz, com quem havia fundado a Caribou Biosciences em 2011. A Caribou tinha criado uma segunda empresa, chamada Intellia, com a missão de comercializar ferramentas baseadas no CRISPR-Cas9. "Fiquei muito interessada na Intellia, porque a equipe da Caribou estava fundando a empresa com os cientistas acadêmicos de que eu mais gostava, pessoas em quem eu confiava e respeitava", diz Doudna. Entre eles estavam três grandes pioneiros do CRISPR, Rodolphe Barrangou, Erik Sontheimer e Luciano Marraffini, o ex-colaborador de Zhang. Todos eram brilhantes e tinham uma característica ainda mais importante: "Eram pessoas que fazem boa ciência e, mais do que isso, eram pessoas decentes que jogavam limpo."[10]

Como resultado, os pioneiros do CRISPR-Cas9 acabaram em três empresas concorrentes: CRISPR Therapeutics, fundada por Charpentier e Novak; Editas Medicine, que incluía Zhang, Church e Doudna, até a saída dela; e Intellia Therapeutics, fundada por Doudna, Barrangou, Sontheimer, Marraffini e Haurwitz.

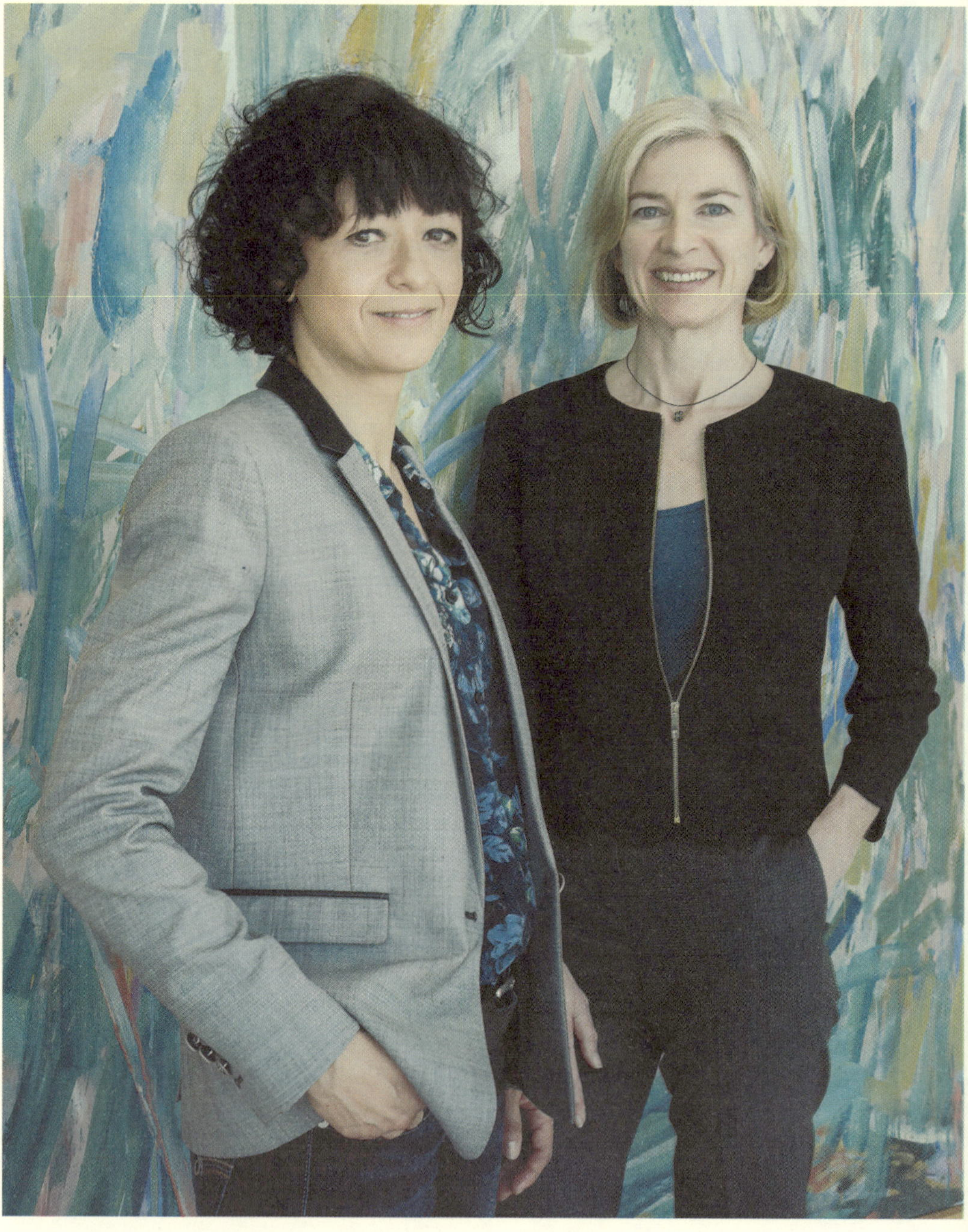

CAPÍTULO 29

Mon amie

AFASTAMENTO

A decisão de Doudna de participar de uma empresa concorrente teve reflexos no leve esfriamento ocorrido na relação dela com Charpentier, ou talvez tenha contribuído para isso. Ela havia se esforçado para manter o relacionamento. Por exemplo, quando as duas começaram a trabalhar juntas, um dos objetivos era cristalizar a Cas9 e determinar sua estrutura exata. Depois que Doudna e seu laboratório tiveram êxito nisso, no fim de 2013, ela perguntou se Charpentier queria aparecer como coautora no artigo resultante, que seria publicado em um periódico. Charpentier, entendendo que esse era um projeto que ela havia levado para o laboratório de Doudna, disse que gostaria. Isso irritou Jinek, mas Doudna aceitou. "Eu estava me desdobrando para ser generosa com Emmanuelle", diz ela, "e, para ser honesta, queria manter nossa relação científica e pessoal".[1]

Em parte como meio de manter a parceria científica entre elas intacta, Doudna sugeriu a Charpentier que as duas fossem coautoras em um artigo de revisão para a *Science* em 2014. Ao contrário de um "artigo de pesquisa", que trata de uma nova descoberta, um "artigo de revisão" é um panorama sobre avanços recentes em um tópico em particular. O artigo delas era intitulado "A nova fronteira da engenharia de genoma com o CRISPR-Cas9".[2] Doudna escreveu um esboço, e Charpentier fez algumas modificações. Isso ajudou a reduzir as arestas que pudessem estar surgindo entre as duas.

Contudo, elas começaram a se afastar. Em vez de se unir a Doudna na busca por meios de usar o CRISPR-Cas9 em humanos, Charpentier disse que planejava se concentrar em moscas-da-fruta e bactérias. "Gosto mais de pesquisa básica do que da procura por ferramentas", conta ela.[3] Existia outro motivo por trás da tensão. Do ponto de vista de Doudna, a participação dela como descobridora do sistema CRISPR-Cas9 era igual, mas Charpentier via o CRISPR-Cas9 como um projeto seu, no qual incluiu Doudna quando a pesquisa já estava avançada. Por vezes, ela falava da pesquisa como "meu trabalho" e se referia a Doudna como uma colaboradora secundária. Agora Doudna estava nos holofotes, dando entrevistas e fazendo planos de novos estudos com o CRISPR-Cas9.

Doudna nunca entendeu o sentimento de propriedade de Charpentier e não conseguia descobrir como lidar com a frieza que ficava evidente escondida por seu jeito caloroso e despreocupado. Ela continuava sugerindo meios para que as duas trabalhassem juntas, e Charpentier respondia: "Parece ótimo." Mas nada acontecia. "Eu queria continuar com a colaboração e a Emmanuelle não", diz Doudna com tristeza na voz. "Ela nunca disse nada. Nós apenas fomos nos afastando." Uma hora, Doudna acabou frustrada. "Comecei a perceber que era um jeito passivo-agressivo de interagir. Era frustrante e magoava."

Parte do problema delas estava nos diferentes níveis de conforto que cada uma tinha com a publicidade. Quando se encontravam em premiações ou conferências, as interações podiam ser constrangedoras, especialmente nas sessões de foto, quando Charpentier deixava transparecer uma atitude sutilmente condescendente e irônica quando os holofotes recaíam sobre Doudna. Eric Lander, antagonista ocasional de Doudna no Instituto Broad, me disse que, quando conversou com Charpentier, ela demonstrou estar ressentida com a atenção que Doudna recebia.

Rodger Novak via Doudna como uma norte-americana que se sentia à vontade com os aplausos e sua amiga Charpentier, cuja reputação ele protegia, como uma parisiense tipicamente reticente. Ele insistia para que Charpentier desse mais entrevistas e até para que fizesse um treinamento sobre como lidar com a mídia. "É só um estilo diferente de uma pessoa que não é da Costa Oeste. Ela é uma europeia, uma francesa, que se concentra mais na ciência do que na atenção da mídia", diria ele mais tarde.[4]

Isso não é totalmente preciso. Embora ficasse à vontade com o fato de ser uma figura pública e se sentisse lisonjeada com o reconhecimento, Doudna não era alguém querendo ser celebridade. Ela fazia questão de dividir os holofotes e os prêmios com Charpentier. Rodolphe Barrangou acha que a culpa é mais de Charpentier. "Emmanuelle deixa as pessoas pouco à vontade, mesmo na hora de posar para fotos ou de estar no camarim antes de uma apresentação pública", conta ele. "Eu fico meio desorientado com a falta de desejo dela de dividir o crédito com outras pessoas. Vejo a Jennifer tentar compartilhar o holofote com ela, e até tenta de forma exagerada, mas a Emmanuelle sempre parece um pouco recalcitrante, como se estivesse resistindo."[5]

A diferença de estilo delas se refletia de muitos modos, até no gosto musical. Em uma das cerimônias de premiação a que as duas compareceram juntas, cada uma escolheu o que iria tocar quando estivessem no palco. Doudna escolheu uma interpretação de Billie Holiday para "On the Sunny Side of the Street" que quase tornava a música um blues. Charpentier escolheu um technopunk do duo francês de música eletrônica Daft Punk.[6]

Uma questão importante que surgiu entre as duas é algo que os historiadores conhecem muito bem. Quase toda pessoa participando de uma saga tende a se lembrar de seu papel como sendo um pouco mais importante do que os outros participantes lembram. Isso vale para nossa vida. Nós nos lembramos vividamente do brilhantismo de nossas contribuições para uma discussão. As coisas ficam um pouco menos claras quando lembramos as contribuições dos outros, ou tendemos a minimizar sua importância. Na visão que Charpentier tem da narrativa do CRISPR, foi ela quem primeiro trabalhou na Cas9, identificou seus componentes, e depois trouxe Doudna para o projeto.

Pense, por exemplo, na incômoda questão que volta e meia reaparece em nossa história sobre o papel continuado do tracrRNA, que não apenas ajuda a criar o crRNA — que faz o papel de guia até o gene escolhido como alvo —, mas também depois continua ativo para ajudar o complexo CRISPR-Cas9 na clivagem do DNA selecionado, conforme Doudna e Charpentier revelaram em seu artigo de 2012. Depois que as duas publicaram o artigo, Charpentier por vezes sugeria que já sabia do papel continuado do tracrRNA em 2011, antes da colaboração entre elas começar.

Isso começou a irritar Doudna. "Se você for ver palestras que ela deu recentemente e os slides que exibiu, minha opinião é de que ela foi aconselhada por advogados e está tentando apresentar o trabalho como se eles já soubessem que o tracrRNA era importante para a função da Cas9 antes de começarmos nossa colaboração, e acho que isso é falso, não é verdade", diz Doudna. "Não sei se isso é coisa dela ou dos advogados, mas acho que ela meio que tentou borrar a fronteira entre o que ela fez no artigo de 2011 e aquilo que foi descoberto bem depois."[7]

Quando pergunto a Charpentier durante um jantar sobre a frieza que se desenvolveu entre as duas, ela fica circunspecta. Ela sabe, afinal, que estou escrevendo um livro que tem Doudna como personagem principal, e jamais tentou me convencer a mudar o foco. Com um gesto de indiferença, admite que seu artigo de março de 2011 para a *Nature* de fato não descrevia todo o papel do tracrRNA, mas ri e acrescenta que Doudna devia relaxar um pouco e não ser tão competitiva. "Ela não precisa se estressar tanto em receber o devido crédito pelo tracrRNA e as demais coisas", diz Charpentier. "Acho isso desnecessário." Ela sorri enquanto descreve a veia competitiva de Doudna, como se achasse essa uma característica ao mesmo tempo admirável e divertida, mas também um tantinho indecorosa.

O afastamento entre elas foi exacerbado em 2017, quando Doudna publicou um livro sobre seu trabalho com o CRISPR, em coautoria com Sam Sternberg, que era sensato mas tendia a usar a primeira pessoa do singular mais do que parecia adequado para Charpentier. "O livro está na primeira pessoa, embora o aluno dela tenha escrito a maior parte do texto", comenta Charpentier. "Deviam ter dito para que ele escrevesse na terceira pessoa. Eu conheço gente que escolhe prêmios e conheço a mentalidade sueca. Eles não gostam de gente que escreve livros cedo demais." Ao pronunciar as palavras "prêmios" e "sueca" na mesma frase, ela estava fazendo referência ao mais famoso de todos.

PRÊMIOS

Uma força que manteve Doudna e Charpentier unidas foram os prêmios científicos. As chances de que elas conquistassem os prêmios eram melhores se fossem uma dupla. Alguns prêmios incluem pagamentos de 1 milhão de dólares ou mais, mas têm um valor ainda mais importante do que o dinheiro. Eles servem como um placar que o público, a imprensa e futuros historiadores usam para decidir quem merece mais crédito por avanços importantes. Advogados, inclusive, citam esses prêmios nas suas defesas em processos de patentes.

Cada prêmio científico importante é dado para um número limitado de pessoas (no caso do Nobel, o máximo é de três por área), por isso não refletem todos os que contribuíram para uma descoberta. Como resultado, eles podem distorcer a história e ser um desestímulo à colaboração, assim como as patentes.

Um dos maiores e mais glamorosos desses prêmios, o Breakthrough Prize in Life Sciences, foi dado a Doudna e Charpentier como dupla em novembro de 2014, poucos meses depois de Zhang vencê-las na obtenção das primeiras patentes. A justificativa dizia que o prêmio era dado a elas "por transformarem um antigo mecanismo de imunidade das bactérias em uma tecnologia poderosa e geral para edição de genomas".

O prêmio, acompanhado de 3 milhões de dólares para cada vencedor, foi criado um ano antes pelo bilionário russo Yuri Milner, um dos primeiros investidores do Facebook, e por Sergey Brin, do Google, Anne Wojcicki, da 23andMe, e Mark Zuckerberg, do Facebook. Milner, um fã entusiasmado dos cientistas, organizou uma chamativa cerimônia de entrega transmitida pela TV que fundiu a glória da ciência com o glamour típico de Hollywood. O evento *black-tie* de 2014, organizado em parceria com a *Vanity Fair*, foi realizado em um hangar de espaçonave no Centro de Pesquisas Ames da NASA em Mountain View, na Califórnia, no coração do Vale do Silício. Entre os mestres de cerimônia estavam Seth MacFarlane, Kate Beckinsale, Cameron Diaz e Benedict Cumberbatch. Christina Aguilera cantou seu sucesso "*Beautiful*".

Doudna e Charpentier, com elegantes vestidos longos pretos, foram anunciadas por Cameron Diaz e Dick Costolo, na época CEO do Twitter. Doudna pegou o microfone primeiro e fez uma homenagem ao "processo de solução de enigmas que é a ciência". Charpentier, com um ar travesso, se virou para Cameron Diaz, que foi estrela do filme *As Panteras*. "Somos três mulheres poderosas", brincou Charpentier, indicando Diaz e Doudna, e depois se virando para Costolo, careca e de óculos, acrescentou: "Você poderia ser o Charlie."

Na plateia estava Eric Lander, que havia recebido o prêmio no ano anterior Por isso, ele ficou encarregado de ligar para Doudna e Charpentier e avisá-las que eram as vencedoras daquele ano. Como diretor do Instituto Broad e mentor de Zhang, ele estava mais do que empenhado na batalha contra elas nos louros pelo CRISPR. Mas ele havia criado um leve vínculo com Charpentier, ou pelo menos achava isso, ao compartilhar o ressentimento que supunha que ela sentia pela consagração que Doudna vinha recebendo. De início, Doudna tinha sido indicada sozinha para o Breakthrough Prize, segundo Lander. Mas ele conseguiu convencer o júri do prêmio de que as contribuições de Doudna não eram tão significativas quanto as de Charpentier, Zhang e dos microbiologistas que originalmente descobriram o CRISPR nas bactérias. "Fiz as pessoas entenderem que a Jennifer merece o prêmio, mas não pelo CRISPR, e sim pelo trabalho com a estrutura do RNA", diz ele. "O CRISPR foi um trabalho em conjunto de várias pessoas, e a contribuição da Jennifer não foi a mais importante."

Lander não conseguiu fazer com que o prêmio fosse para Zhang, mas ajudou a garantir que Charpentier também fosse premiada. Ele também achava que havia um acordo para que Zhang recebesse o prêmio no ano seguinte. Quando isso não aconteceu, ele culpou Doudna por sabotagem.[8]

Os prêmios do Breakthrough são limitados a dois vencedores por área. O Gairdner Award de ciências biomédicas, concedido por uma fundação canadense, é mais amplo: pode homenagear até cinco pesquisadores. Isso significava que quando a fundação decidiu em 2016 homenagear aqueles que desenvolveram o CRISPR, uma gama maior de cientistas esteve representada: Doudna e Charpentier tiveram a companhia de Zhang e dos dois pesquisadores de iogurte da Danisco, Horvath e Barrangou. Isso também significava que alguns atores muito importantes ficaram de fora, como Francisco Mojica, Erik Sontheimer, Luciano Marraffini, Sylvain Moineau, Virginijus Šikšnys e George Church.

Doudna ficou chateada com a exclusão de Church, e por isso fez duas coisas. Ela doou o dinheiro do prêmio, cerca de 100 mil dólares, para o Projeto Educacional Genética Pessoal, criado por Church com sua esposa, Ting Wu, uma professora de biologia molecular em Harvard. O projeto incentiva pessoas, especialmente jovens estudantes, a entender seus genes. Doudna também convidou os dois para a cerimônia. Ela não tinha certeza de que iriam aceitar. Afinal, ele havia sido excluído da homenagem e, o que talvez fosse mais importante, não gostava de usar smoking. Mas como era típico de seu modo gentil, Church compareceu, impecavelmente vestido, com a esposa. "Gostaria de aproveitar essa oportunidade para celebrar o trabalho de duas pessoas que me inspiraram por muito tempo, George Church e Ting Wu", disse Doudna, deixando claro em seguida que Church teve "imenso impacto no campo da edição genética, inclusive na adaptação do sistema CRISPR-Cas para a edição genética em células de mamíferos".[9]

Doudna e Charpentier completaram a tríplice coroa ao vencer um terceiro prêmio importante em 2018, o Kavli. Batizado em homenagem a Fred Kavli, um empreendedor norte-americano nascido na Noruega, o prêmio tem várias das pompas do Nobel: há uma cerimônia glamorosa e cada vencedor recebe 1 milhão de dólares e uma medalha de ouro com uma estampa do busto do fundador do prêmio. Podendo ir para até três cientistas, o comitê decidiu acrescentar Virginijus Šikšnys, um justo reconhecimento até então negado ao tímido lituano. "Nós sonhávamos em reescrever a linguagem da vida, e com a descoberta do CRISPR encontramos uma nova e poderosa ferramenta de escrita", disse a atriz norueguesa Heidi Ruud Ellingsen, que apresentou a premiação junto com o ator norte-americano e fã de ciência Alan Alda. Doudna estava com um vestido preto curto, Charpentier com um longo e Šikšnys com um bonito terno cinza que parecia comprado para a ocasião. Depois do rei Harald V da Noruega lhes dar as medalhas, eles fizeram uma ligeira reverência em meio a uma fanfarra de trompetes.

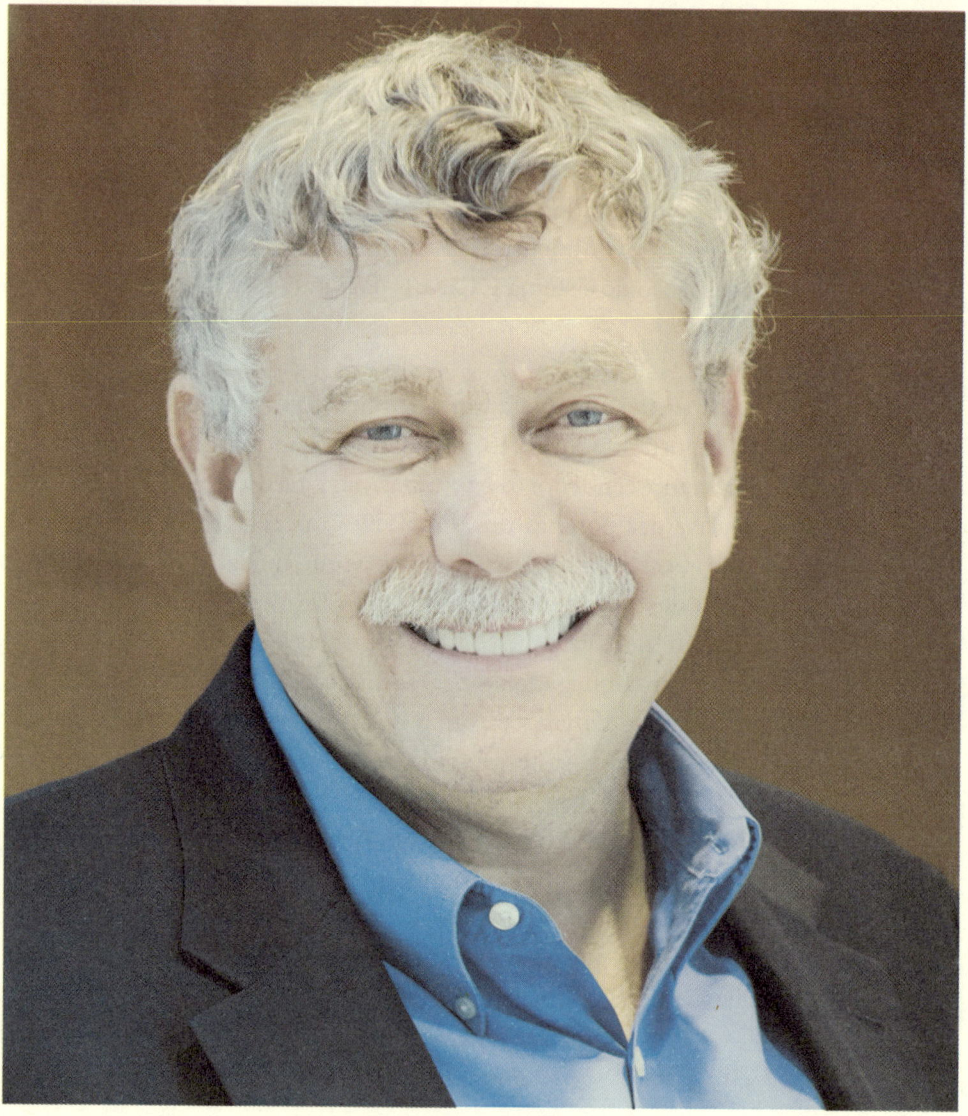

Eric Lander

CAPÍTULO 30

Os heróis do CRISPR

A HISTÓRIA DE LANDER

Na primavera de 2015, enquanto visitava os Estados Unidos, Emmanuelle Charpentier almoçou com Eric Lander no escritório dele no Instituto Broad. Segundo ele, Charpentier estava "desiludida" e ressentida com a aclamação que Doudna vinha recebendo. "Para mim, ficou muito óbvio que ela está puta com a Jennifer", lembra Lander. "Ela achava que Doudna estava recebendo mais crédito do que os microbiologistas", comenta, como Francisco Mojica, Rodolphe Barrangou, Phillipe Horvath e ela própria, que tinham descoberto como o CRISPR funciona nas bactérias.

Pode ser que Lander estivesse certo, ou pode ser que em parte estivesse projetando os próprios ressentimentos e alimentando sentimentos que para Charpentier eram mais vagos. Lander tem uma personalidade persuasiva e facilidade em fazer as pessoas concordarem com ele. Quando conto a Charpentier sobre o modo como Lander se lembra do encontro, ela dá um sorriso irônico e sugere, dando levemente de ombros, que o sentimento era mais de Lander do que dela. Contudo, havia certa verdade no que Lander percebeu. "Ela foi sutil e francesa quanto a isso", lembra ele.

A conversa que teve com Charpentier no almoço, diz Lander, foi a origem daquilo que se tornou um artigo pormenorizado, enérgico, com grande exposição e controverso sobre a história do CRISPR. "Depois de conversar com Emmanuelle, decidi puxar o fio da meada e olhar para as origens do CRISPR e dar crédito para as pessoas que tinham feito o trabalho original mas que não estavam recebendo as homenagens", diz ele. "Tenho essa tendência de defender os mais fracos. Eu cresci no Brooklyn."

Perguntei se ele poderia ter tido outros motivos também, incluído um desejo de minimizar o papel de Doudna e Charpentier, que competiam contra seu protegido, Feng Zhang, por patentes e prêmios. Para alguém tão agressivo, Lander pode ser admiravelmente autoconsciente. Ele responde fazendo uma referência à peça *Copenhague*, de Michael Frayn, que aplicava o princípio da incerteza aos motivos que levaram Werner Heisenberg a visitar Niels Bohr no início da Segunda Guerra Mundial e discutir a possibilidade de construir uma bomba atômica. "Como na peça *Copenhague*, eu não tenho como ter certeza dos meus motivos", argumenta Lander. "Você não sabe os próprios motivos." Uau, penso eu.[1]

Uma das coisas atraentes em Lander é que ele tem uma competitividade alegre, feliz, transparente, insistindo que Zhang reivindique seus créditos e comandando os processos legais para proteger as patentes de seu protegido. Seu bigode hirsuto e os olhos entusiasmados são expressivos o tempo todo, transmitindo cada mudança nas emoções de um modo que encantaria um adversário no pôquer. Seu impulso implacável e sua paixão por convencer os outros — ele me lembra o falecido diplomata Richard Holbrooke — tornam Lander enervante para seus rivais, mas também fazem dele uma pessoa agressiva e eficaz para liderar equipes e construir instituições. O artigo dele sobre a história do CRISPR foi um exemplo de todos esses instintos.

Depois de meses lendo todos os artigos científicos e entrevistando muitos dos participantes por telefone, Lander publicou "Os heróis do CRISPR" no periódico *Cell* em janeiro de 2016.[2] Com oito mil palavras, o texto era escrito em um estilo vívido e relatava todos os fatos corretamente em detalhes. Mas o artigo provocou, como se poderia esperar, uma enxurrada de respostas de críticos indignados que acusavam a versão de ser enviesada, às vezes de modo sutil, outras nem tanto, para destacar as contribuições de Zhang e minimizar as de Doudna. Era a história sendo usada como arma.

A narrativa de Lander iniciava com Francisco Mojica e passava pelos outros personagens que comentei neste livro, mesclando o pessoal com explicações científicas de cada passo no desenvolvimento do CRISPR. Ele descrevia e elogiava o trabalho de Charpentier na descoberta do tracrRNA, mas, em vez de demonstrar como ela e Doudna passaram a decifrar o papel exato de cada componente em 2012, oferecia uma longa descrição do trabalho do lituano Šikšnys e da dificuldade que ele encontrou para ser publicado.

Quando chegava a Doudna, Lander era bastante agradável. Ele a chamava de "uma bióloga estrutural de renome mundial e expert em RNA", mas passava rapidamente pelo trabalho que ela fez com Charpentier em apenas um parágrafo do artigo, que tinha 67. Não surpreendia Zhang ter recebido um relato mais generoso. Depois de ressaltar a dificuldade de transferir o CRISPR-Cas9 de bactérias para células humanas, Lander descrevia com algum detalhamento, mas sem citar indícios, o trabalho que Zhang estava fazendo no início de 2012. Quanto ao artigo de Doudna de janeiro de 2013, o qual demonstrava que o sistema funcionava em células humanas, Lander o desdenhou, usando uma frase que incluía a acusação que tinha o efeito de uma punhalada, "com ajuda de Church".

O tema principal do ensaio de Lander era importante e estava correto. "Avanços científicos raramente são momentos do tipo eureca", concluía. "Em geral, são atos de trabalho conjunto, realizados ao longo de uma década ou mais, em que os atores se tornam parte de algo maior do que qualquer um deles seria capaz de fazer sozinho." No entanto, era óbvia a motivação do artigo, um tapa com luva de pelica em Doudna. Estranhamente para um periódico acadêmico, a *Cell* não informou que o Instituto Broad de Lander estava competindo por patentes com Doudna e seus colegas.

Doudna resolveu ser lacônica em sua reação pública. Ela publicou um comentário na internet no qual afirmava que a "descrição da pesquisa de meu laboratório e de nossas interações com outros investigadores está factualmente incorreta, não foi checada pelo autor e não teve minha concordância antes da publicação". Charpentier ficou igualmente chateada. "Lamento que a descrição das minhas contribuições e das contribuições de meus colaboradores esteja incompleta e imprecisa", postou ela.

Church foi mais específico em suas críticas, ressaltando que ele, e não Zhang, foi o primeiro a demonstrar o uso de um RNA guia único ampliado em células humanas, que acabou funcionando melhor do que aqueles usados por Zhang e Doudna em seus artigos. Ele também contestou as afirmações de que Doudna usou informações da versão anterior à impressão que ele havia mandado para ela.

REPERCUSSÃO

Os amigos de Doudna se uniram para defendê-la com uma fúria que teria impressionado uma turba no Twitter. Na verdade, a reação incluiu uma turba no Twitter.

As respostas mais enérgicas e virais vieram de um dos colegas de Doudna em Berkeley, o professor de genética Michael Eisen. "Um gênio do mal no auge de seu ofício tem algo de hipnotizante, e Eric Lander é um gênio do mal no auge do seu ofício", escreveu ele poucos dias depois da publicação do artigo. Eisen disse que o texto era "ao mesmo tempo tão maligno e tão brilhante que tenho dificuldade de não ficar chocado mesmo quando o imagino se vangloriando na sua toca na Kendall Square com uma arma de laser gigante pronta para destruir Berkeley se não entregarmos nossas patentes".

Eisen, que desde o começo deixou claro ser amigo de Doudna, acusou o artigo de ser "uma estratégia engenhosa" para promover o Instituto Broad e difamar Doudna debaixo do verniz de uma perspectiva histórica. "O artigo é uma sofisticada mentira que organiza e distorce a história com o único propósito de atingir os objetivos de Lander — conquistar um prêmio Nobel para Zhang e uma patente insanamente lucrativa para o Broad. Em momentos cruciais, o texto está tão desconectado da realidade que chega a ser difícil compreender como alguém tão brilhante pode ter escrito aquilo."[3] Creio que isso não é verdadeiro nem justo. Lander pode ser culpado por excesso de zelo e de entusiasmo às vezes, mas não por desonestidade.

Outros cientistas, menos passionais, se uniram nas críticas a Lander, com erupções desde o painel de discussão científica *PubPeer* até o Twitter.[4] "'Festival de ofensas' seria uma expressão adequada de reação a um comentário feito por Eric Lander na *Cell*", escreveu Nathaniel Comfort, professor de história da medicina na Johns Hopkins. Comfort chamou o texto de Lander de "historiografia *whig*", sugerindo que era planejado para "usar a história como ferramenta política". Ele chegou a criar uma hashtag no Twitter, #Landergate, que se tornou um ponto de encontro para os que achavam o artigo de Lander um ataque insidioso aos concorrentes do Broad.[5]

Na influente *MIT Technology Review*, Antonio Regalado se concentrou nas afirmações de Lander, que não tinham base em citações, de que Zhang tinha feito grande progresso no desenvolvimento de ferramentas CRISPR-Cas9 um ano antes de o artigo de Doudna-Charpentier ser publicado em 2012. "As descobertas de Zhang não foram publicadas na época e, portanto, não fazem parte do registro científico oficial", escreveu Regalado. "Elas, porém, são muito importantes caso o Broad queira assegurar suas patentes. [...] Não é de espantar, portanto, que Lander possa gostar de vê-las descritas pela primeira vez em um periódico importante como a *Cell*. Acho que foi um pouco maquiavélico da parte dele."[6]

Mulheres, tanto cientistas quanto escritoras, conscientes da injustiça sofrida por Rosalind Franklin em algumas das histórias sobre o DNA, ficaram especialmente enfurecidas, pois o estilo macho alfa de Lander jamais o tornou querido pelas feministas, embora ele tenha uma história elogiável de apoio a mulheres cientistas. "O texto dele é mais um exemplo de uma mulher sendo apagada da história da ciência", escreveu Ruth Reader, uma jornalista especializada em ciências, na *Mic*. "Isso ajuda a explicar a urgência por trás da repercussão ao artigo de Lander: mais uma vez, um líder do sexo masculino aparece para usurpar o crédito (e, portanto, os ganhos financeiros) por uma descoberta que resultou do trabalho de muitas pessoas." Um artigo na *Jezebel*, que se descreve de um jeito brincalhão como "um site supostamente feminista", tinha como manchete "Como um homem tentou apagar as mulheres da história do CRISPR, a maior inovação da biotecnologia em décadas". Nele, Joanna Rothkopf escreveu: "A questão do crédito evoca o caso de Rosalind Franklin."[7]

O ataque em massa contra Lander, que aconteceu enquanto ele estava em uma viagem para a Antártica e não tinha como responder com facilidade, ganhou tais proporções que publicações não acadêmicas passaram a cobrir o caso. Stephen Hall, na *Scientific American*, chamou o caso de "a mais divertida briga de rua da ciência em anos", e perguntou: "Por que alguém tão astuto e que pensa estrategicamente como Lander correria o risco de uma repercussão pública desse tipo ao escrever uma história tão espertamente enviesada?" Hall citava Church, que teria dito sobre

Lander: "A única pessoa que seria capaz de causar danos a ele seria ele mesmo." E declarando, satisfeito: "E você achava que cientistas não ficavam se ofendendo."[8]

Lander respondeu com uma crítica a Doudna por não oferecer mais informações para o artigo quando ele mandou algumas passagens por e-mail pouco antes de o texto seguir para publicação. "Recebi informações sobre o desenvolvimento do CRISPR de mais de uma dúzia de cientistas de várias partes do mundo", escreveu Lander em um e-mail para Tracy Vence, da *Scientist*. "A dra. Doudna foi a única que não quis colaborar, o que é uma infelicidade. Mesmo assim, respeito a decisão de não compartilhar seu ponto de vista."[9] A alfinetada mal disfarçada no final era a cara de Lander.

O artigo ajudou a demarcar os exércitos na guerra do CRISPR. Os admiradores de Doudna em Harvard, liderados por Church e por seu orientador de doutorado, Jack Szostak, estavam furiosos. "É um artigo horroroso, horroroso", diz Szostak. "Eric quer que o crédito pela revolução da edição genética vá para Feng Zhang e ele, e não para Jennifer. Por isso, desprezou completamente a contribuição dela de um jeito que parece pura hostilidade."[10]

Mesmo na sua instituição, o artigo de Lander causou arrepios. Depois de vários membros da equipe o questionarem sobre o texto, ele mandou um e-mail endereçado aos "Queridos Broadies". Não havia remorso. "O ensaio busca descrever todo o grupo de extraordinários cientistas (muitos deles na fase inicial de suas carreiras) que assumiram riscos e fizeram descobertas fundamentais", escreveu. "Estou muito orgulhoso do ensaio e de suas mensagens sobre a ciência."[11]

Poucos meses depois da publicação, quando a controvérsia ainda fervia, acabei sendo chamado para um papel periférico. Christine Heenan, na época vice-presidente de comunicações de Harvard, recebeu um pedido de Lander para ajudar a amenizar a situação. Eu conhecia Eric de longa data, e era (e sou) um de seus reticentes admiradores. Por isso, Heenan pediu que eu fosse o anfitrião de um evento em que ele falaria com a imprensa e a comunidade científica na sede de Washington do Instituto Aspen, onde eu trabalhava. O objetivo dela era acabar com a controvérsia fazendo Lander dizer que não queria minimizar as contribuições de Doudna para o CRISPR. Lander tentou fazer o que Heenan pediu, embora não de um modo que pudesse ser descrito como corajoso. "Minha intenção não é diminuir ninguém", disse ele, acrescentando que Doudna era "uma cientista espetacular". E parou por aí. Quando foi pressionado por Joel Achenbach, do *Washington Post*, insistiu que o artigo era factual e não minimizava as realizações de Doudna. Eu e Heenan nos olhamos, e ela deu de ombros.[12]

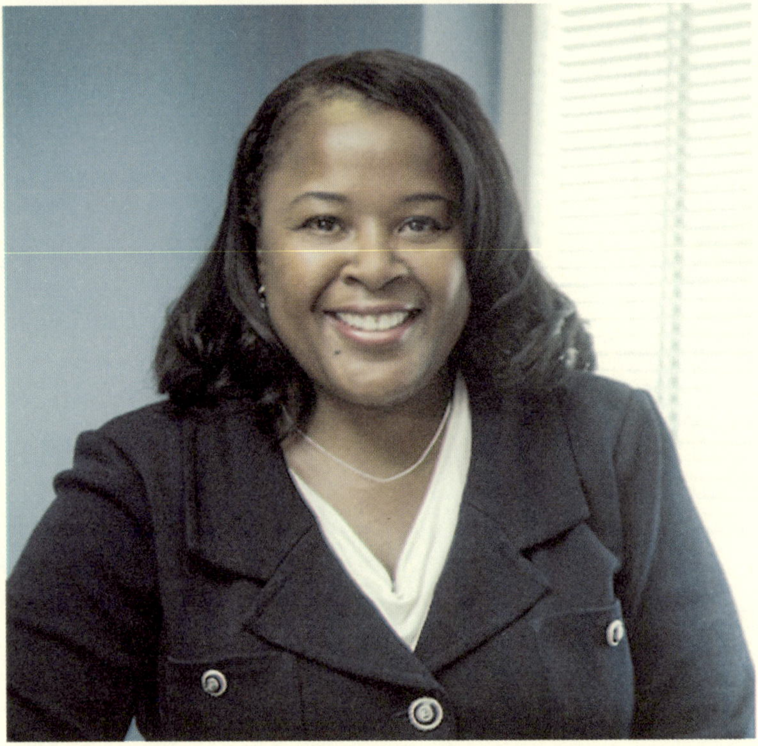

Eldora Ellison

CAPÍTULO 31

Patentes

"ARTES ÚTEIS"

Desde que a República de Veneza aprovou, em 1474, um estatuto que dava aos inventores de qualquer "dispositivo novo e engenhoso" os direitos exclusivos de lucro durante dez anos, as pessoas vêm brigando por patentes. Nos Estados Unidos, elas estão garantidas pelo artigo 1º da Constituição: "O Congresso deverá ter poderes para [...] promover o progresso da ciência e das artes úteis assegurando por um período limitado aos autores e inventores os direitos exclusivos aos respectivos escritos e descobertas." Um ano depois da ratificação, o Congresso aprovou uma lei que permitia patentes para "qualquer arte útil, manufatura, motor, máquina ou equipamento ou quaisquer melhorias não conhecidas até então".

Como os tribunais vieram a perceber, é complicado aplicar esses conceitos, mesmo a coisas simples como uma maçaneta. Na década de 1850, no caso *Hotchkiss vs. Greenwood*, que envolvia a aplicação de uma patente para a manufatura de maçanetas de porcelana, e não de madeira, a Suprema Corte dos Estados Unidos deu início ao processo de definir o que era "óbvio" e "não óbvio" ao avaliar se uma invenção era "desconhecida até então". Decidir sobre patentes era particularmente difícil quando isso envolvia processos biológicos. Contudo, patentes biológicas têm uma longa história. Em 1873, por exemplo, o biólogo francês Louis Pasteur obteve a primeira patente conhecida para um micro-organismo: um método para produzir "levedura livre de germes orgânicos ou doenças". Por isso, temos leite, suco e vinho pasteurizados.

A moderna indústria biotecnológica nasceu um século depois, quando um advogado de Stanford abordou Stanley Cohen e Herbert Boyer e os convenceu a pedir uma patente para o método que eles haviam descoberto para produzir novos genes usando DNA recombinante. Muitos cientistas, incluído Paul Berg, o descobridor do DNA recombinante, ficaram horrorizados com a ideia de patentear um processo biológico, mas os royalties repassados para os inventores e suas universidades rapidamente tornaram as patentes biotecnológicas populares. Stanford, por exemplo, ganhou 225 milhões de dólares em 25 anos ao conceder licenças das patentes de Cohen-Boyer a centenas de empresas de biotecnologia.

Dois grandes marcos ocorreram em 1980. A Suprema Corte deu ganho de causa a um engenheiro geneticista que tinha criado uma cepa de bactérias capaz de comer óleo cru, o que a tornava útil para limpar derramamentos de petróleo. O pedido tinha sido rejeitado pelo Escritório de Patentes com base na teoria de que não se podia patentear um ser vivo. Mas a Suprema Corte determinou, em uma decisão que terminou com 5 votos contra 4 escrita pelo presidente do tribunal, Warren Burger, que "um micro-organismo vivo produzido por humanos é passível de patente" desde que seja "produto da engenhosidade humana".[1]

Naquele mesmo ano, o Congresso aprovou a Lei Bayh-Dole, que facilitava as universidades a se beneficiarem de patentes, ainda que a pesquisa fosse financiada pelo governo. Até ali, frequentemente se exigia que as universidades cedessem os direitos de suas invenções aos órgãos federais que as haviam financiado. Alguns acadêmicos consideram que a Lei Bayh-Dole retira do público o direito às receitas financiadas por impostos e distorce o modo como as universidades funcionam. "Incentivadas por um pequeno número de patentes que geram grandes somas para elas, as universidades desenvolveram imensas infraestruturas para lucrar com seus pesquisadores", afirma Michael Eisen, colega de Doudna em Berkeley. Ele acredita que o governo deveria colocar todo o trabalho financiado por dinheiro federal em domínio público. "Todos nos beneficiaríamos caso a ciência acadêmica voltasse a suas raízes fazendo pesquisa básica voltada para descobertas. Vemos no caso do CRISPR os efeitos tóxicos de transformar as instituições acadêmicas em gananciosos mascates de propriedade intelectual."[2]

O argumento é interessante, mas acredito que, no geral, a ciência norte-americana se beneficiou da atual mescla de financiamento federal e incentivos comerciais. Transformar uma descoberta científica básica em ferramenta ou em remédio pode custar bilhões de dólares. A não ser que haja um modo de recuperar isso, não haverá muito investimento em pesquisa.[3] O desenvolvimento do CRISPR e das terapias a que ele levou são um bom exemplo.

PATENTES DO CRISPR

Doudna não sabia muito sobre patentes. Poucos de seus trabalhos anteriores tinham aplicações práticas. Quando ela e Charpentier estavam terminando o artigo de junho de 2012, Doudna procurou a mulher responsável pela propriedade intelectual em Berkeley, e ela marcou uma reunião entre Doudna e um advogado.

Em geral, professores pesquisadores nos Estados Unidos cedem as patentes de suas invenções para suas instituições acadêmicas, o que no caso de Doudna significava Berkeley, com os inventores tendo o direito de palpitar sobre como deve ocorrer o licenciamento e recebendo uma fatia (na maioria das universidades, cerca de um terço) dos royalties. Na Suécia, onde Charpentier trabalhava na época, a patente vai direto para o inventor. Portanto, o pedido de patente de Doudna foi feito em conjunto com Berkeley, Charpentier e a Universidade de Viena, onde Chylinski trabalhava. Pouco depois das sete da noite de 25 de maio de 2012, quando as duas estavam terminando o artigo para a *Science*, fizeram o pedido provisório de patente e usaram um cartão de crédito para pagar a taxa de 155 dólares. Não passou pela cabeça delas pagar um pouco mais para fazer com que o pedido tramitasse mais rápido.[4]

O pedido de 168 páginas, que incluía diagramas e dados experimentais, descrevia o CRISPR-Cas9 e apontava mais de 124 usos para o sistema. Todos os dados vinham de experimentos feitos com bactérias. No entanto, o pedido mencionava métodos que poderiam funcionar em células humanas e defendia que a patente deveria cobrir o uso do CRISPR como ferramenta de edição em todas as formas de vida.

Como observei antes, Zhang e o Instituto Broad submeteram o próprio pedido de patente em dezembro de 2012, quando o artigo dele sobre edição em humanos foi aceito pela *Science*.[5] O pedido descrevia especificamente um processo para uso do CRISPR em células *humanas*. Ao contrário de Berkeley, o Broad lançou mão de uma possibilidade prevista no processo de patente: você paga uma pequena taxa adicional e concorda com algumas poucas condições para que o pedido seja apressado por meio do que é conhecido como Pedido de Exame Acelerado, ou, mais poeticamente, uma Petição para Tornar Especial.[6]

Inicialmente, o Escritório de Patentes não concedeu o pedido de Zhang e solicitou mais informações. Zhang respondeu com uma declaração por escrito. Uma alegação feita ali enfureceu Doudna. Ele ressaltava que Church havia enviado a ela uma versão prévia de seu artigo à publicação, e insinuava que ela usou os dados de Church em seu pedido de patente. "Respeitosamente questiono a origem do exemplo", disse Zhang. Em um dos seus pedidos, Zhang e o Broad afirmavam: "Só quando o laboratório de Church compartilhou seus dados não publicados, o laboratório da dra. Doudna relatou ter conseguido adaptar um sistema CRISPR-Cas9" para uso em células humanas.

Doudna ficou indignada com a afirmação de Zhang porque isso deixava no ar a possibilidade de que ela tivesse plagiado os dados de Church. Ela ligou para a casa de Church em uma tarde de domingo, e ele estava tão irado quanto ela com as alegações do ex-aluno. "Vou a público com prazer dizer que você não fez nenhum uso indevido dos meus dados", afirmou Church. Ela havia sido educada ao incluir uma frase sobre ele nos agradecimentos do artigo, e era "ultrajante", ele me diria mais tarde, que Zhang usasse esse pequeno ato de camaradagem contra ela.[7]

MARRAFFINI É RETIRADO

Enquanto Zhang esperava uma decisão sobre seus pedidos de patente, ele e o Instituto Broad fizeram algo incomum: retiraram o nome de seu colaborador, Luciano Marraffini, do principal pedido. A história um tanto espantosa é um triste exemplo das distorções que a lei de patentes pode causar na colaboração científica. Também é uma história sobre competitividade, talvez até mesmo sobre ganância, enorme generosidade e camaradagem.

Marraffini é o bacteriologista da Universidade Rockefeller de fala suave nascido na Argentina que colaborou com Zhang a partir do início de 2012 e foi coautor de seu artigo para a *Science*. Quando Zhang fez o pedido inicial de suas patentes, Marraffini foi listado como um dos coinventores.[8]

Um ano depois, Marraffini foi chamado ao escritório do presidente da Rockefeller e informado, para seu choque e profunda tristeza, que Zhang e o Broad haviam decidido limitar alguns dos pedidos de patente e concentrar um deles apenas no processo de tornar o CRISPR-Cas9 funcional em células humanas. Marraffini não havia contribuído o suficiente para esse trabalho para merecer estar no pedido de patente, segundo uma decisão unilateral do Broad, e, portanto, o nome dele seria retirado.

"Feng Zhang não teve nem mesmo a educação de falar comigo", diz Marraffini, sacudindo a cabeça, ainda parecendo chocado e triste depois de seis anos. "Eu sou um sujeito razoável. Se eles dissessem que a minha contribuição não era digna de uma porcentagem igual, eu teria aceitado uma porcentagem menor. Mas eles não me disseram nada." O que mais o magoa é que ele vê a história de seu trabalho com Zhang como uma inspiradora história norte-americana: dois jovens astros que eram imigrantes, um da China e o outro da Argentina, em ascensão e unindo forças para demonstrar como o CRISPR poderia ser usado em humanos.[9]

Quando pergunto a Zhang sobre isso, ele também fala com voz baixa e triste, como se fosse ele o magoado. "Eu me concentrei na Cas9 desde o princípio", insiste quando pergunto se Marraffini deveria ter algum crédito por fazer com que ele se concentrasse nessa enzima. Pode ter sido falta de generosidade excluir Marraffini da patente, mas na cabeça de Zhang não era algo injustificado. Eis um dos problemas das patentes: elas levam as pessoas a serem menos generosas no compartilhamento de créditos.[10]

CONFLITO

O Escritório de Patentes decidiu aceitar o pedido de Zhang em 15 de abril de 2014, embora o pedido de Doudna* ainda estivesse sendo analisado.[11] Quando soube disso, ela ligou para Andy May, seu sócio, que estava diri-

* Estou simplificando quando me refiro aos pedidos de patente. Quando falo dos pedidos de Doudna, me refiro aos que ela fez em conjunto com Charpentier, Berkeley e a Universidade de Viena. Do mesmo modo, quando falo dos pedidos de Zhang, estou me referindo aos que ele fez com o Broad, o MIT e Harvard.

gindo. "Eu me lembro de parar o carro no acostamento, atender à chamada e ouvir essa explosão", conta ele. "'Como isso aconteceu?', perguntou ela. 'Como a gente perdeu?' Ela estava furiosa, absolutamente furiosa."[12]

O pedido de Doudna continuava mofando no Escritório de Patentes. Isso fez surgir uma questão: o que acontece se você pedir uma patente e, antes de a decisão ser tomada, outra pessoa recebe uma patente semelhante? De acordo com a legislação norte-americana, você tem um ano para pedir uma audiência de "interferência". Por isso, em abril de 2015, Doudna protocolou uma petição de que as patentes de Zhang fossem revogadas por interferirem com os pedidos de patente que ela havia protocolado anteriormente.[13]

Para ser mais específico, Doudna protocolou uma "Sugestão de Interferência" de 114 páginas detalhando por que certas pretensões de Zhang não eram "distintas em termos de patente" de seus pedidos que ainda estavam sendo analisados. Embora os experimentos de sua equipe envolvessem bactérias, ela afirmava que seu pedido de patente "afirma de maneira específica" que o sistema pode ser aplicado em "qualquer organismo" e oferece "descrições detalhadas de vários passos que poderiam levar à aplicação do sistema" em humanos.[14] Em resposta, Zhang afirmou que o pedido de Doudna "NÃO [ênfase do original] apresenta as características exigidas para que o Cas9 reconheça o trecho do DNA que será usado como alvo e se conecte a ele em uma célula humana".[15]

Assim, armou-se o campo de batalha. Doudna e seus colegas tinham identificado os componentes essenciais do CRISPR-Cas9 e desenvolvido uma técnica para fazer com que ele funcionasse usando componentes de células bacterianas. Eles afirmavam que a partir disso era "óbvio" que o sistema funcionaria em células humanas. Zhang e o Instituto Broad responderam que *não* era óbvio que o sistema funcionaria em humanos. Era necessário outro passo inventivo para fazer com que isso ocorresse, e Zhang havia conseguido isso mais rápido do que Doudna. Para resolver a questão, os responsáveis pela análise de patentes deram início em dezembro de 2015 a um "procedimento de interferência", que seria decidido por um painel de três jurados.

Quando os advogados de Doudna defenderam ser "óbvio" que um sistema que funcionava em bactérias também funcionaria em humanos, eles estavam usando um jargão. Na lei de patentes, o termo "óbvio" se refere a um conceito legal específico. Os tribunais afirmaram que "o critério para determinar a obviedade é se o processo anterior teria sugerido a uma pessoa de habilidade comum no ofício que esse processo teria uma chance razoável de sucesso".[16] Em outras palavras, você não merece uma nova patente se tiver meramente modificado uma invenção anterior de modo tão óbvio que uma pessoa com habilidades comuns naquela área pudesse fazer o mesmo com uma probabilidade razoável de sucesso. Infelizmente, frases como "pessoa com habilidade comum" e "probabilidade razoável de sucesso" são imprecisas quando aplicadas à biologia, onde os experimentos são menos previsíveis do que em outras formas de engenharia. Coisas inusitadas acontecem quando você começa a mexer nas entranhas das células vivas.[17]

O JULGAMENTO

Foram necessários doze meses até que todas as petições, declarações e moções fossem protocoladas, e depois disso uma audiência foi realizada em dezembro de 2016 diante de um painel de três jurados do Escritório de Patentes e Marcas Registradas em Alexandria, na Virgínia. Com seu tablado de madeira clara e as mesas simples, a sala de audiências parecia um tribunal de multas de trânsito em um rincão isolado. Mas, no dia do julgamento, uma centena de jornalistas, advogados, investidores e fãs de biotecnologia, na maior parte de óculos e com aparência meio nerd, começou a fazer fila às 5h45 da manhã para conseguir um lugar.[18]

O advogado de Zhang abriu a sessão afirmando que o ponto fundamental era "se o uso do CRISPR em células eucariontes era óbvio" depois do artigo de 2012 de Doudna-Charpentier.[19] Para afirmar que não era assim, ele exibiu uma série de cartazes com afirmações feitas anteriormente por Doudna e sua equipe. A primeira referia-se a uma entrevista que Doudna deu para uma revista do Departamento de Química de Berkeley: "Nosso artigo de 2012 foi um grande sucesso, mas havia um problema. Nós não tínhamos certeza se o CRISPR-Cas9 funcionaria em células de plantas e animais."[20]

O advogado de Zhang então exibiu uma citação que não era apenas um comentário improvisado, e sim uma afirmação que Doudna e

Martin Jinek fizeram no artigo da *eLife* cuja publicação eles apressaram em janeiro de 2013. O artigo anterior deles havia "sugerido a empolgante possibilidade" de que o sistema CRISPR poderia ser usado para edição de genes humanos, escreveram eles, acrescentando em seguida: "Contudo, não se sabia se esse sistema bacteriano funcionaria em células eucariontes." Como o advogado de Zhang disse ao tribunal: "Esses comentários na época desmentem a ideia de que tudo isso era óbvio."

Os advogados de Doudna rebateram dizendo que os comentários dela eram típicos de uma cientista cuidadosa. Isso não impressionou a juíza principal, Deborah Katz. "Existe alguma declaração", perguntou ela ao advogado de Doudna, "em que alguém tenha dito acreditar que isso funcionaria?". O melhor que o advogado pôde fazer foi indicar o comentário de Doudna de que essa era uma "possibilidade real".

Temendo estar em desvantagem, ele mudou o argumento. Cinco laboratórios fizeram o sistema funcionar em células eucariontes em um intervalo de seis meses depois da publicação da descoberta de Doudna-Charpentier, disse o advogado, o que era um indicativo de quão "óbvio" esse passo era. Ele exibiu um gráfico mostrando que todos eles usaram métodos bastante conhecidos. "Não existe nenhum molho especial aqui", observou ele. "Esses laboratórios não teriam embarcado nessa missão a não ser que tivessem uma expectativa razoável de sucesso."[21]

O painel de três jurados acabou decidindo a favor de Zhang e do Broad. "O Broad nos convenceu de que as partes têm pretensões distintas em termos de patentes", declararam os jurados em fevereiro de 2017. "Os indícios mostram que a invenção de tais sistemas em células eucariontes não era tão óbvia."[22]

O lado de Doudna recorreu aos tribunais federais, dando início a um processo que demorou mais dezenove meses. Em setembro de 2018, o Tribunal Recursal do Circuito Federal dos Estados Unidos manteve a decisão do Escritório de Patentes.[23] Zhang tinha direito à patente dele, sem que isso interferisse no pedido de Doudna e Charpentier.

Mas, como acontece com muitos casos complexos de propriedade intelectual, essas decisões não encerraram o caso nem deram a Zhang uma vitória definitiva. Como "não havia interferência" entre os dois pedidos, eles poderiam ser analisados em separado, o que significava que ainda era possível que o pedido de Doudna-Charpentier também fosse aceito.

DISPUTA DE PRIORIDADE DE PATENTES, 2020

Foi o que aconteceu. Nas duas últimas frases de sua decisão de 2018 confirmando a patente de Zhang, o Tribunal Recursal dos Estados Unidos enfatizou um ponto importante. "Este caso trata do escopo de dois conjuntos de pretensões e da possibilidade de se tratar de pretensões distintas do ponto de vista das patentes", escreveu o juiz. "Não se trata de uma decisão sobre a validade de cada conjunto de pretensões." Em outras palavras, não havia "interferência" entre as patentes concedidas a Zhang e os pedidos ainda em análise feitos por Doudna e Charpentier. Eles podiam ser analisados como duas invenções distintas, e era possível que *ambos* merecessem patentes ou que as patentes de Doudna-Charpentier tivessem prioridade.

É claro que um resultado como esse seria confuso e um tanto paradoxal. Se os dois conjuntos de patentes fossem concedidos e depois parecessem se sobrepor, isso iria de encontro à decisão de que não havia interferência entre eles. Mas às vezes a vida, e em particular a vida dentro das células e dos tribunais, pode ser paradoxal.

No início de 2019, o Escritório de Patentes concedeu quinze patentes com base nos pedidos que Doudna e Charpentier fizeram em 2012. Na época, Doudna tinha contratado uma nova advogada para chefiar seu caso, Eldora Ellison, que tinha trilhado um caminho educacional feito sob medida para a era da biotecnologia. Ela se formou em biologia em Haverford e depois fez um doutorado em Cornell em bioquímica e biologia celular, e por fim se formou em direito em Georgetown. Frequentemente sugiro a meus alunos que pensem na possibilidade de estudar biologia e administração, como fez Rachel Haurwitz, ou biologia e direito, como no caso de Ellison.

Quando comentou o caso comigo enquanto tomávamos café da manhã, Ellison conseguiu explicar as nuances tanto da biologia quanto do direito, e citou prontamente de memória notas de rodapé arcanas de vários artigos científicos e de decisões judiciais. Cheguei à conclusão de que ela seria ótima na Suprema Corte, que hoje em dia sairia ganhando se contasse com pelo menos um ministro que entendesse de biologia e tecnologia.[24]

Ellison conseguiu convencer o Escritório de Patentes em junho de 2019 a abrir um novo processo.[25] Ao contrário do primeiro, que tinha como único objetivo decidir se as patentes de Zhang interferiam com as pedidas por Doudna, esse novo caso envolveria o julgamento da questão fundamental: qual lado havia feito as descobertas fundamentais primeiro. Essa nova "disputa de prioridade" tentaria definir com precisão, por meio do uso de diários de laboratórios e outras provas, quando cada uma das partes tinha inventado o CRISPR-Cas9 como ferramenta de edição.

Em uma audiência de maio de 2020, feita por telefone em função da quarentena do coronavírus, o advogado de Zhang argumentou que a questão já havia sido decidida: não era "óbvio" que o sistema CRISPR-Cas9 descoberto por Doudna e Charpentier em 2012 funcionaria em células humanas e, portanto, Zhang tinha direito a uma patente por ter sido o primeiro a demonstrar esse funcionamento. Ellison respondeu que as questões legais do novo caso não eram as mesmas. A patente concedida a Doudna e Charpentier era para o uso do CRISPR-Cas9 em todos os organismos, desde bactérias até humanos. A questão, disse ela, era se o pedido de patente delas de 2012 continha indícios suficientes para demonstrar que elas haviam descoberto isso. Ela afirmava que, embora os dados experimentais da dupla viessem de componentes bacterianos em um tubo de ensaio, o pedido de patente, quando considerado em sua integralidade, descrevia como usar o sistema em qualquer organismo.[26] No fim de 2020, o caso ainda se arrastava.

Na Europa, inicialmente houve uma situação semelhante. Doudna e Charpentier conseguiram uma patente, e depois Zhang também conseguiu a sua.[27] Mas àquela altura a disputa entre Zhang e Marraffini ressurgiu. Depois que os pedidos de Zhang foram revisados e o nome de Marraffini foi retirado, a corte europeia de patentes decidiu que Zhang não poderia usar os dados de seu pedido original como "data de prioridade". Como resultado, outros pedidos passaram a ter datas de prioridade anteriores, e a corte revogou a patente de Zhang. "A patente europeia de Feng foi anulada pelo modo como ele me excluiu", diz Marraffini.[28] Em 2020, Doudna e Charpentier tinham conseguido as mais importantes patentes também na Grã-Bretanha, na China, no Japão, na Austrália, na Nova Zelândia e no México.

Será que todas essas batalhas valiam a pena? Não teria sido melhor que Doudna e Zhang chegassem a um acordo em vez de disputar nos tribunais? Em retrospecto, o sócio de Doudna, Andy May, acha que sim. "Teríamos poupado muito tempo e dinheiro gastos com todos esses argumentos legais se tivéssemos conseguido ficar juntos."[29]

A disputa foi desnecessariamente prolongada por emoções e ressentimentos. Em vez disso, Doudna e Zhang poderiam ter seguido o exemplo de Jack Kilby, da Texas Instruments, e de Robert Noyce, da Intel, que, depois de cinco anos de disputa, concordaram em dividir os direitos de patente sobre o microchip com a concessão de licenças de duas propriedades intelectuais um para o outro e a divisão dos royalties, o que ajudou o negócio dos microchips a crescer de forma exponencial e definiu uma nova era da tecnologia. Ao contrário dos envolvidos na disputa pelo CRISPR, Noyce e Kilby obedeceram a uma importantíssima máxima do mundo dos negócios: *Não brigue pela divisão dos lucros até terminar de roubar a diligência.*

PARTE QUATRO

CRISPR em ação

Caso um homem adoecesse, não havia defesa — nenhum alimento curativo, unguento, nem qualquer bebida — e por falta de remédio eles pereciam, até que demonstrei como fazer remédios mitigadores.

Prometeu, em *Prometeu acorrentado*, de Ésquilo

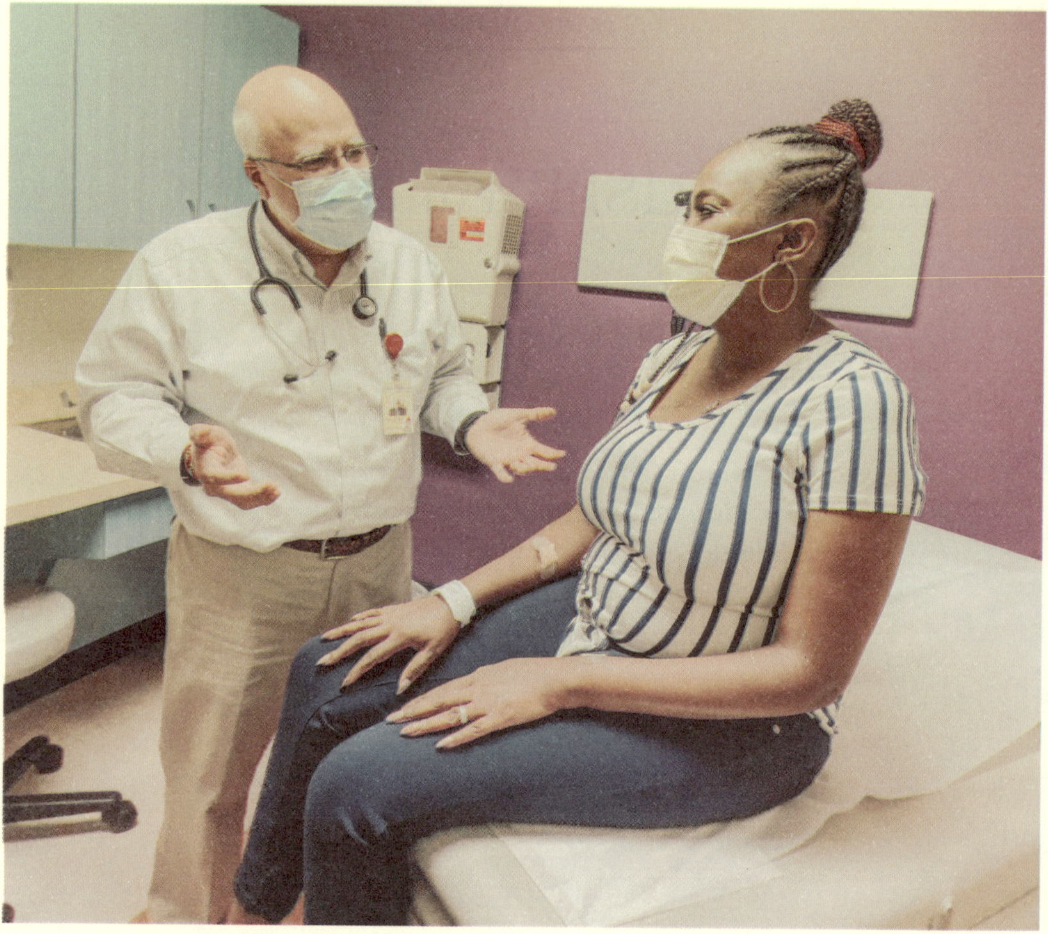

Dr. Haydar Frangoul do Instituto de Pesquisa Sarah Cannon em Nashville com Victoria Gray

CAPÍTULO 32

Terapias

ANEMIA FALCIFORME

Em julho de 2019, um médico em um hospital de Nashville inseriu uma agulha de uma grande seringa no braço de uma mulher afro-americana de 34 anos, saída de uma pequena cidade na região central do Mississippi, e injetou células-tronco extraídas do sangue dela, editadas por CRISPR-Cas9, e que agora estavam sendo reinseridas numa tentativa de curá-la da anemia falciforme que lhe causava dores debilitantes desde bebê. Assim, Victoria Gray, mãe de quatro crianças, se tornou a primeira pessoa nos Estados Unidos a ser tratada com uma ferramenta de edição de genes baseada no CRISPR. O ensaio clínico foi conduzido pela CRISPR Therapeutics, a empresa fundada por Emmanuelle Charpentier. Quando Gray recebeu a injeção, seus batimentos cardíacos aceleraram e por momento ela teve dificuldades para respirar. "Foi um momento um pouco assustador e difícil para mim", disse ela ao repórter da NPR Rob Stein, que teve permissão para acompanhar o tratamento. "Depois disso, chorei. Mas eram lágrimas de felicidade."[1]

Grande parte da atenção dedicada ao CRISPR, hoje, envolve seu potencial de fazer edições herdáveis (na "linha germinativa") em seres humanos que serão transferidas para todas as células de todos os futuros descendentes e que têm o potencial de alterar nossa espécie. Essas edições são feitas em células reprodutivas e embriões em estágio inicial. Foi o que aconteceu com os bebês gêmeos CRISPR na China em 2018, e esse é o tema controverso que discutirei mais adiante neste livro. Mas neste capítulo vou me concentrar naqueles que, pelo menos por enquanto, serão os usos mais comuns e bem-vindos do CRISPR: casos como o de Victoria Gray, em que o CRISPR é usado para editar parte, mas não todas as células do corpo ("somáticas") de um paciente, e fazer mudanças que *não* serão herdadas. Isso pode ser feito por meio da extração de células do paciente, editando-as e as reinserindo (*ex vivo*), ou por inserção da ferramenta de edição CRISPR nas células do paciente (*in vivo*).

A anemia falciforme é uma das melhores candidatas para a edição de gene *ex vivo*, porque envolve células sanguíneas que podem ser facilmente extraídas e reinseridas. A doença é causada por uma mutação em uma única letra entre os mais de três bilhões de pares-base do DNA de um ser humano, o que causa uma torção na proteína da hemoglobina. Uma versão normal da proteína da hemoglobina forma células sanguíneas redondas e lisas, capazes de se mover facilmente por nossos vasos e carregar oxigênio dos pulmões para o resto de nosso corpo. Mas a proteína da hemoglobina torcida forma fibras longas que deformam a hemoglobina, levando-a a se se dobrar em forma de foice e então se agrupar. O oxigênio não chega a tecidos e órgãos, o que causa dores intensas e em muitos casos a morte antes dos cinquenta anos. A anemia falciforme afeta mais de quatro milhões de pessoas em todo o mundo, cerca de 80% na África Subsaariana, e aproximadamente 90 mil pessoas nos Estados Unidos, a maioria afro-americanos.

A simplicidade da falha genética e a severidade da síndrome tornam a doença a candidata perfeita para edição genética. No caso de Victoria Gray, os médicos extraíram células-tronco e editaram suas células usando CRISPR, ativando o gene que produz o tipo de célula sanguínea normalmente produzida apenas durante o estágio fetal da vida. A hemoglobina do período fetal é saudável, portanto, se a modificação genética funcionar, os pacientes podem começar a produzir sangue bom eles mesmos.

Alguns meses depois de ter recebido suas células editadas, Gray foi dirigindo até o hospital em Nashville para ver se o tratamento estava funcionando. Ela estava otimista. Depois de receber as células editadas, ela não tinha precisado de transfusões de sangue nem teve crises de dor. Uma enfermeira inseriu uma agulha e colheu vários tubos de sangue. Depois de uma espera tensa, o médico veio trazer as novidades. "Estou superempolgado com os resultados", disse ele. "Existem sinais de que você está começando a produzir a hemoglobina fetal, o que é muito animador." Cerca de metade do sangue de Gray naquele momento era de hemoglobina fetal, cheio de células saudáveis.

Em junho de 2020, Gray recebeu notícias ainda mais animadoras: o tratamento parecia estar durando. Depois de nove meses, ela ainda não havia sofrido crises de dor nem precisado de transfusões. Exames mostraram que 81% das células-tronco estavam produzindo a hemoglobina fetal boa, ou seja, as edições genéticas estavam se mantendo.[2] "Formaturas do ensino médio, de faculdade, casamentos, netos... Eu pensei que não veria nada disso", disse ela depois de receber a notícia. "Agora vou estar aqui para ajudar minhas filhas a escolher seus vestidos de casamento."[3] Era um marco incrível: o CRISPR aparentemente havia curado uma doença genética humana. Em Berlim, Charpentier ouviu uma gravação da entrevista emocionada de Gray à NPR. "Foi incrível perceber enquanto eu ouvia", disse ela, "que aquele pequeno bebê que eu ajudei a criar, a edição por CRISPR, significava o fim do sofrimento daquela mulher".[4]

VIABILIDADE

Usos do CRISPR como esse possivelmente salvarão vidas. E com certeza serão caros. Na realidade, o tratamento de um único paciente pode chegar a 1 milhão de dólares ou mais, ao menos inicialmente. A perspectiva de que o CRISPR faça algo muito bom equivale, portanto, a seu potencial de levar o sistema de saúde à falência.

Doudna começou a se concentrar nesse problema depois de uma discussão com um grupo de senadores em dezembro de 2018. A reunião no Capitólio aconteceu semanas depois do anúncio de que "bebês gêmeos CRISPR" haviam nascido na China com edições herdáveis, e Doudna esperava que a discussão se concentrasse naquela manchete. No início, foi o que aconteceu. Mas, para surpresa dela, rapidamente passaram a discutir os perigos das edições genéticas herdáveis para a promessa de usar a edição de genes como tratamento para doenças.

Doudna disse aos senadores que o CRISPR estava à beira de criar uma cura para a anemia falciforme, o que os animou, mas imediatamente encheram-na de perguntas a respeito dos custos. "Temos cem mil pessoas nos Estados Unidos com anemia falciforme", disse um senador. "Como vamos conseguir pagar se isso custa 1 milhão por paciente? Isso vai levar o Tesouro à falência."

Doudna decidiu que tornar acessíveis os tratamentos para anemia falciforme devia ser a missão de seu Instituto de Genômica Inovadora em Berkeley. "Aquela reunião no Senado foi, para mim, um divisor de águas", diz ela. "Eu vinha pensando muito sobre custos antes, mas não de maneira tão focada." Quando voltou a Berkeley, ela convocou uma série de reuniões com sua equipe para discutir como tornar a viabilidade e a acessibilidade dos tratamentos para anemia falciforme uma nova parte da missão deles.[5]

A parceria público-privada que levou à disponibilização da vacina para pólio se tornou uma inspiração. Ela entrou em contato com a Fundação Gates e os Institutos Nacionais de Saúde, que anunciaram uma parceria para a Iniciativa pela Cura da Anemia Falciforme com financiamento inicial de 200 milhões de dólares.[6] O principal objetivo científico é encontrar o método de editar a mutação da célula falciforme dentro de um paciente sem precisar extrair medula. Uma das possibilidades é injetar no sangue uma molécula editora de gene com um endereçamento que a leve às células certas dentro da medula. A parte difícil é encontrar o mecanismo certo de entrega, algo como uma partícula semelhante a um vírus, que não ative o sistema imune do paciente.

Se a iniciativa for bem-sucedida, não só vai curar muitas pessoas dessa doença terrível, como também será um modo de promover a causa da justiça sanitária. Em nível global, a maioria dos pacientes de anemia falciforme é africana ou afro-americana, populações historicamente mal atendidas pela comunidade médica. Embora a causa genética da anemia falciforme tenha sido compreendida muito tempo antes do que a de qualquer outra doença semelhante, a busca por novos tratamentos ficou parada no tempo. A luta contra a fibrose cística, por exemplo, que afeta principalmente americanos brancos e europeus, recebeu oito vezes mais financiamento do governo, entidades filantrópicas e fundações. A grande promessa da edição genética é transformar a medicina. O grande perigo é que isso amplie enormemente o fosso do atendimento de saúde entre ricos e pobres. A iniciativa de Doudna com a anemia falciforme foi pensada para encontrar formas de evitar isso.

CÂNCER

Além de tratar doenças sanguíneas, como a anemia falciforme, o CRISPR tem sido usado para lutar contra o câncer. A China tem sido pioneira nesse campo, e está dois ou três anos à frente dos Estados Unidos na criação de tratamentos e submissão a ensaios clínicos.[7]

A primeira pessoa tratada foi um paciente com câncer de pulmão em Chengdu, uma cidade de 14 milhões de pessoas na província oriental chinesa de Sichuan. Em outubro de 2016, uma equipe removeu do sangue do paciente algumas de suas células T, as células brancas do sangue que ajudam a combater doenças e formam o sistema imunológico. Os médicos então usaram o CRISPR-Cas9 para desativar um gene nas células T que produz a proteína PD-1, responsável por interromper a resposta imunológica da célula. Às vezes, as células cancerosas provocam uma resposta PD-1 e assim se protegem contra o sistema imunológico. Ao usar o CRISPR para editar o gene, as células T do paciente se tornam mais eficientes em matar as cancerígenas. Em um ano a China realizou sete ensaios clínicos usando essa técnica.[8]

"Penso que isso vai provocar um 'Sputnik 2.0', um duelo biomédico em curso entre a China e os Estados Unidos", disse Carl June, um notável pesquisador do câncer na Universidade da Pensilvânia, que na época enfrentava dificuldades quanto a conseguir aprovação regulatória para um ensaio clínico semelhante. Por fim, ele e os colegas conseguiram realizá-lo e os resultados preliminares foram divulgados em 2020. O método, usado em três pacientes com câncer em estágio avançado, era mais sofisticado que o da China. A equipe de June desativou o gene PD-1 e também inseriu nas células T um gene que tinha como alvo os tumores dos pacientes.

Embora os pacientes não tenham sido curados, os testes demonstraram que a técnica é segura. Doudna e um de seus alunos de pós-doutorado publicaram um artigo na *Science* no qual explicam os resultados da Pensilvânia. "Até agora, não sabíamos se as células T editadas pelo CRISPR-Cas9 seriam toleradas e vingariam após serem reinseridas em um humano", escreveram. "Mas os resultados representam um avanço importante no uso terapêutico da edição genética."[9]

O CRISPR também está sendo usado como ferramenta de detecção para identificar precisamente qual o tipo de câncer do paciente. A Mammoth Biosciences, uma empresa que Doudna fundou com dois alunos de pós-graduação, está desenvolvendo ferramentas diagnósticas baseadas no CRISPR que podem ser usadas em tumores e identificar com rapidez e facilidade as sequências de DNA associadas a diferentes tipos de câncer. Tratamentos mais precisos poderão ser elaborados para cada paciente.[10]

CEGUEIRA

O terceiro uso da edição CRISPR em desenvolvimento em 2020 era a cura de uma forma de cegueira congênita. Nesse caso o procedimento é realizado *in vivo* — dentro do corpo do paciente — porque as células do olho não podem ser extraídas e devolvidas como as sanguíneas e as da medula óssea. Os ensaios clínicos foram conduzidos em parceria com a Editas Medicine, uma empresa fundada por Feng Zhang e outros cientistas.

O objetivo era tratar a Amaurose Congênita de Leber, uma causa comum de cegueira infantil. Aqueles que têm a doença apresentam uma mutação no gene que produz os receptores de luz, encurtando o comprimento de uma proteína fundamental. Desse modo, a luz que chega às células não é convertida em sinais nervosos.[11]

O primeiro uso do tratamento ocorreu no Instituto Casey Eye, em Portland, Oregon, em março de 2020, pouco antes de a pandemia de coronavírus fechar a maior parte das clínicas. Em um procedimento de uma hora de duração, médicos usaram um tubo da espessura de um fio de cabelo para injetar três gotas de fluido contendo CRISPR-Cas9 no revestimento diretamente abaixo da retina de ambos os olhos do paciente, onde ficam as células sensíveis à luz. Um vírus personalizado foi usado como meio, conhecido como vetor, para transportar o CRISPR-Cas9 até as células-alvo. Se as células forem editadas como planejado, o conserto será permanente, porque diferentemente do que acontece com as células sanguíneas, as células do olho não se dividem nem se renovam.[12]

EM BREVE

Também estão em andamento trabalhos em alguns dos usos mais ambiciosos da ferramenta de edição de genes CRISPR, que poderiam nos tornar menos vulneráveis a cânceres, Alzheimer e outras doenças, além das pandemias. Por exemplo, o gene p53 codifica uma proteína que suprime o crescimento de tumores cancerígenos. Ele ajuda o corpo a responder ao DNA danificado e a evitar que as células cancerosas se multipliquem. O ser humano tende a ter uma cópia desse gene, e os cânceres se proliferam se acontece algo de errado com ele. Já os elefantes possuem vinte cópias desse gene e quase nunca desenvolvem câncer. No momento, os pesquisadores buscam formas de acrescentar p53 extras em humanos. Da mesma forma, um gene chamado apoE4 aumenta o risco de Alzheimer, uma doença devastadora. A ciência vem buscando maneiras de converter o gene em uma versão benigna.

Outro gene, PCSK9, codifica uma enzima que facilita a criação do LDL, o colesterol "ruim". Algumas pessoas têm uma cópia com mutação do gene que leva a níveis muito baixos desse tipo de colesterol, o que resulta em uma redução de 88% no risco para doença coronariana. Antes de decidir editar o gene dos receptores do HIV nos bebês CRISPR que criou, He Jiankui estava estudando maneiras de usar o CRISPR para fazer edições na linha germinativa do gene PCSK9 dos embriões, a fim de produzir bebês com risco muito menor de desenvolver doenças cardíacas.[13]

No começo de 2020, duas dúzias de testes clínicos para vários usos do CRISPR-Cas9 estavam em desenvolvimento, entre elas, possíveis tratamentos para angioedema (uma doença hereditária que causa inchaços severos), leucemia mielogênica aguda, colesterol alto e calvície masculina.[14] Em março do mesmo ano, no entanto, a maior parte dos laboratórios de pesquisa acadêmica foi temporariamente fechada por causa da pandemia de coronavírus, com exceção dos que estavam envolvidos no combate a esse vírus. Muitos pesquisadores do CRISPR, com destaque para Doudna, mudaram de foco e partiram em busca de ferramentas de detecção e tratamentos para a doença, alguns deles aproveitando truques aprendidos no estudo de como as bactérias desenvolvem uma resposta imunológica para deter novos vírus.

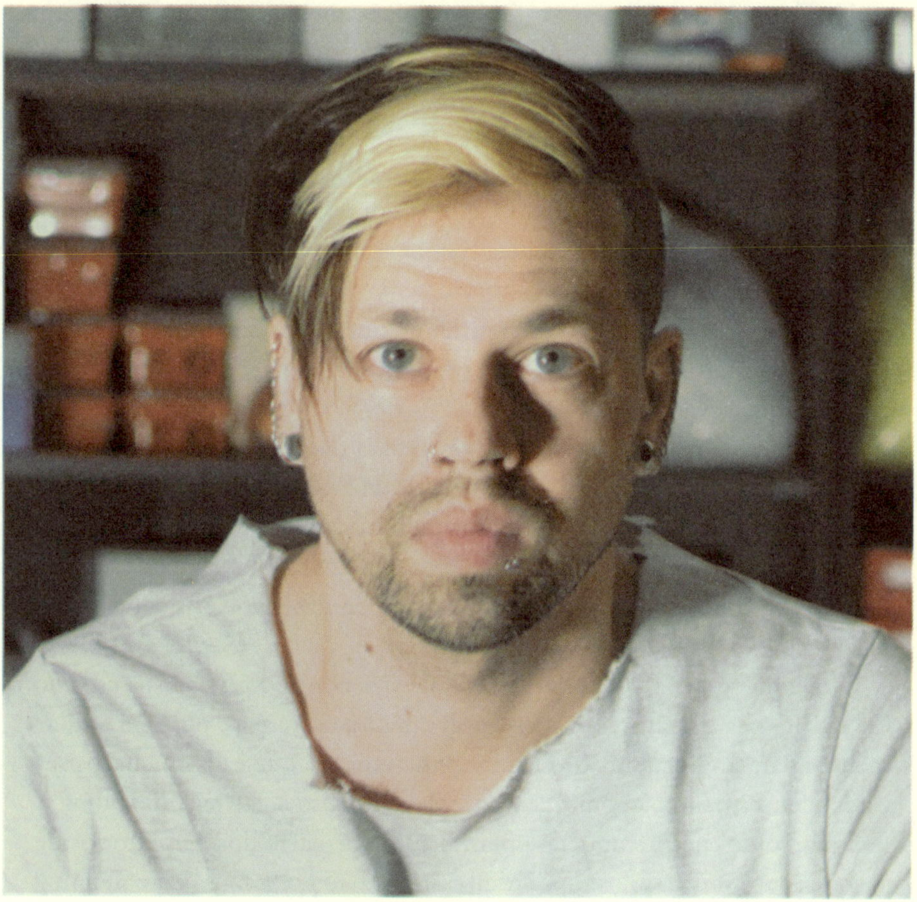

Josiah Zayner

CAPÍTULO 33

Biohacking

De camiseta preta e calça jeans branca justa, Josiah Zayner ficou diante de uma sala cheia de biotecnólogos na Cúpula Global de Biologia Sintética em São Francisco em 2017 e apresentou um kit do tipo faça-você-mesmo para "engenharia genética de sapos" que ele criou na garagem de casa. Disponível on-line por 299 dólares, o kit permite ao usuário dobrar os músculos do sapo de tamanho em um mês ao injetar um DNA editado com CRISPR. O material genético injetado desliga o gene que produz a miostatina, uma proteína que inibe o crescimento muscular quando o animal atinge o tamanho adulto.

"Isso também pode funcionar em humanos", disse Zayner com um sorriso conspiratório. "Você pode aumentar seus músculos."

Houve risos nervosos e depois alguns gritos de estímulo.

"Por que você não tenta?", gritou alguém da plateia.

Zayner, um cientista sério preso no corpo de um rebelde, tomou um gole de uísque de uma garrafinha de metal e couro. "Você está sugerindo que eu deveria tentar em mim mesmo?", replicou ele.

Houve mais murmúrios, alguns suspiros e risos, depois mais gritos de incentivo. Zayner pegou sua bolsa de medicamentos, tirou uma seringa, encheu com o conteúdo de um frasco com DNA editado e disse: "Muito bem, vamos lá!"

Ele então enfiou a agulha em seu braço esquerdo, gemendo um pouco, e inseriu o líquido em suas veias. "Isso vai modificar os genes dos meus músculos para deixá-los maiores", disse ele.

Houve poucos aplausos. Ele tomou outro gole de uísque da garrafinha e disse:

"Eu aviso se funcionar."[1]

Zayner, com seu topete louro desbotado e dez piercings em cada orelha, tornou-se assim o garoto-propaganda de um novo tipo de biohacker, um corajoso grupo de pesquisadores renegados e amadores empolgados que querem democratizar a biologia por meio da ciência cidadã e oferecer esse poder às pessoas. Enquanto pesquisadores convencionais preocupam-se com patentes, os biohackers querem manter a fronteira da biologia livre de royalties, regulamentações e limitações. É algo parecido com o que os hackers digitais sentem em relação à fronteira digital. Em muitos casos, os biohackers são, como Zayner, cientistas bem-sucedidos que desistem de trabalhar em universidades ou empresas e tornam-se feiticeiros solitários do pequeno grupo do faça-você-mesmo. No drama do CRISPR, Zayner assume o papel de um dos tolos sábios de Shakespeare, como Puck em *Sonho de uma noite de verão*, que fala a verdade disfarçada de espetáculo, debocha das pretensões dos nobres e empurra a humanidade à frente demonstrando quão tolos são esses mortais.

Quando adolescente, Zayner trabalhou como programador para a Motorola, mas foi demitido quando a bolha da internet explodiu em 2000 e decidiu ir para a universidade. Graduou-se em botânica na Southern Illinois University e fez doutorado em biofísica molecular na Universidade de Chicago, onde estudou como funcionam as proteínas ativadas por luz. Em vez de fazer os tradicionais estudos de pós-doutorado, escreveu sobre o uso da biologia sintética para ajudar a colonizar Marte e foi recrutado pela NASA, mas não se adaptou a uma organização hierárquica e pediu demissão para viver a liberdade de ser um biohacker.

Antes de chegar ao CRISPR, Zayner testou uma variedade de experimentos de biologia sintética, inclusive em si mesmo. Para tratar de seus problemas gastrointestinais, ele realizou um transplante fecal (não pergunte) para transformar o microbioma de seu intestino. Ele fez o procedimento em um quarto de hotel com dois cineastas documentando a cena, e se caso você realmente quiser saber como isso funciona, o procedimento virou o curta-documentário chamado *Gut Hack*, disponível on-line.[2]

Hoje, da garagem de casa, Zayner comanda uma loja on-line de suprimentos de biohacking, The Odin, na qual ele cria e vende "kits e ferramentas que permitem a qualquer um criar organismos únicos em casa ou em laboratório". Entre seus produtos, além do kit do músculo de sapo, estão um "kit CRISPR faça-você-mesmo de engenharia genética bacteriológica" (169 dólares) e um "kit de laboratório doméstico de engenharia genética" (1.999 dólares).

Logo depois de abrir a empresa, em 2016, Zayner recebeu um e-mail de George Church, de Harvard. "Gosto do que você está fazendo", dizia Church. Os dois acabaram se encontrando e Church se tornou "consultor de negócios e científico" da Odin. "Acho que George coleciona pessoas interessantes", disse Zayner, acertadamente.[3]

A maioria dos biólogos que trabalham em laboratório despreza os métodos de Zayner, que consideram de má qualidade. "As façanhas de Josiah demonstram uma busca imprudente de publicidade e falta de compreensão científica", diz Kevin Doxzen, que trabalha no laboratório de Doudna. "Incentivar a curiosidade das pessoas para que sintam vontade de fazer investigações científicas é um trabalho valioso, mas vender kits que sugerem ser possível você fazer edições genéticas em sapos na cozinha, em células humanas na sala de estar, ou em bactérias na garagem de casa, é tentar simplificar uma tecnologia que não é simples. É triste imaginar que professores do ensino médio gastem seu orçamento limitado com kits que simplesmente não funcionam." Zayner desconsidera tais críticas, dizendo que vêm de acadêmicos interessados em proteger seu sacerdócio. "Disponibilizamos on-line nossas sequências de DNA e todos os nossos dados e métodos dos kits para que qualquer um possa avaliá-los."[4]

O procedimento CRISPR improvisado que Zayner realizou em si mesmo na conferência em São Francisco não teve efeito perceptível nos músculos de seu corpo esquelético. Isso exigiria séries de tratamento prolongadas. Mas a experiência teve um efeito no mundo da regulamentação do CRISPR. Ao ser a primeira pessoa a tentar editar seu próprio DNA, ele mostrou que o gênio da genética algum dia sairia da garrafa, algo que ele insistiu ser positivo.

Zayner quer tornar a revolução da engenharia genética tão aberta e comunitária quanto foi o início da revolução digital, quando programadores como Linus Torvalds criaram o sistema operacional de código aberto Linux e hackers como Steve Wozniak se juntavam no Homebrew

Computer Club e falavam sobre libertar os computadores do controle exclusivo de empresas e instituições governamentais. A engenharia genética, insiste ele, não é mais difícil do que a engenharia computacional. "Quase fui expulso do ensino médio", diz, "mas consegui aprender a fazer esse tipo de coisa". O sonho de Zayner é que milhões de pessoas no mundo todo comecem a fazer bioengenharia amadora. "Agora dispomos dessa capacidade de programar a vida", disse ele. "Se milhões de pessoas começarem a fazê-lo, isso vai transformar imediatamente a medicina e a agricultura, contribuindo muito em escala global. Ao demonstrar quão fácil é o CRISPR, quero inspirar pessoas a fazer isso."

Não é perigoso, pergunto, que todo mundo tenha acesso a essa tecnologia? "Não, é muito emocionante", rebate ele. "Nenhuma grande tecnologia floresceu até que as pessoas tivessem completo acesso a ela." O argumento é bom. A era digital só desabrochou quando os computadores se tornaram *pessoais*. Isso aconteceu em meados dos anos 1970, com o advento do Altair e do Apple II, dispositivos que democratizaram o controle do poder computacional. Primeiro os hackers e depois o restante de nós começamos a brincar com computadores próprios e a produzir conteúdo digital. Essa revolução foi empurrada para uma órbita ainda mais alta no início dos anos 2000 com o nascimento do smartphone. Como Zayner diz, "quando as pessoas estiverem fazendo engenharia genética em casa, como fizemos com a programação de computadores, muitas coisas surpreendentes vão surgir".[5]

Zayner provavelmente vai conseguir o que quer. A tecnologia CRISPR está à beira de se tornar fácil o suficiente para não ficar confinada a laboratórios regulamentados. Ela também será ampliada pelo trabalho de rebeldes e pesquisadores solitários. Se for mesmo assim, o CRISPR poderá seguir o caminho da revolução digital, que, em grande parte, do Linux à Wikipédia, foi impulsionada pelo poder da comunidade. No mundo digital, não há um limite claro separando programadores amadores de profissionais. Pode ser que em breve o mesmo valha para os bioengenheiros.

Apesar dos perigos, pode haver benefícios se a biotecnologia seguir esse caminho. Durante uma pandemia, a sociedade poderia se beneficiar da sabedoria e da inovação das multidões. No mínimo, seria bom ter cidadãos capazes de testar a si e a seus vizinhos em casa. O rastreamento de contato e a coleta de dados poderiam ser feitos pela população. Hoje, há uma linha clara que divide biólogos regulamentados e biohackers, mas Josiah Zayner está se dedicando a mudar isso. O CRISPR e a Covid-19 podem ajudá-lo a tornar menos claras essas fronteiras.

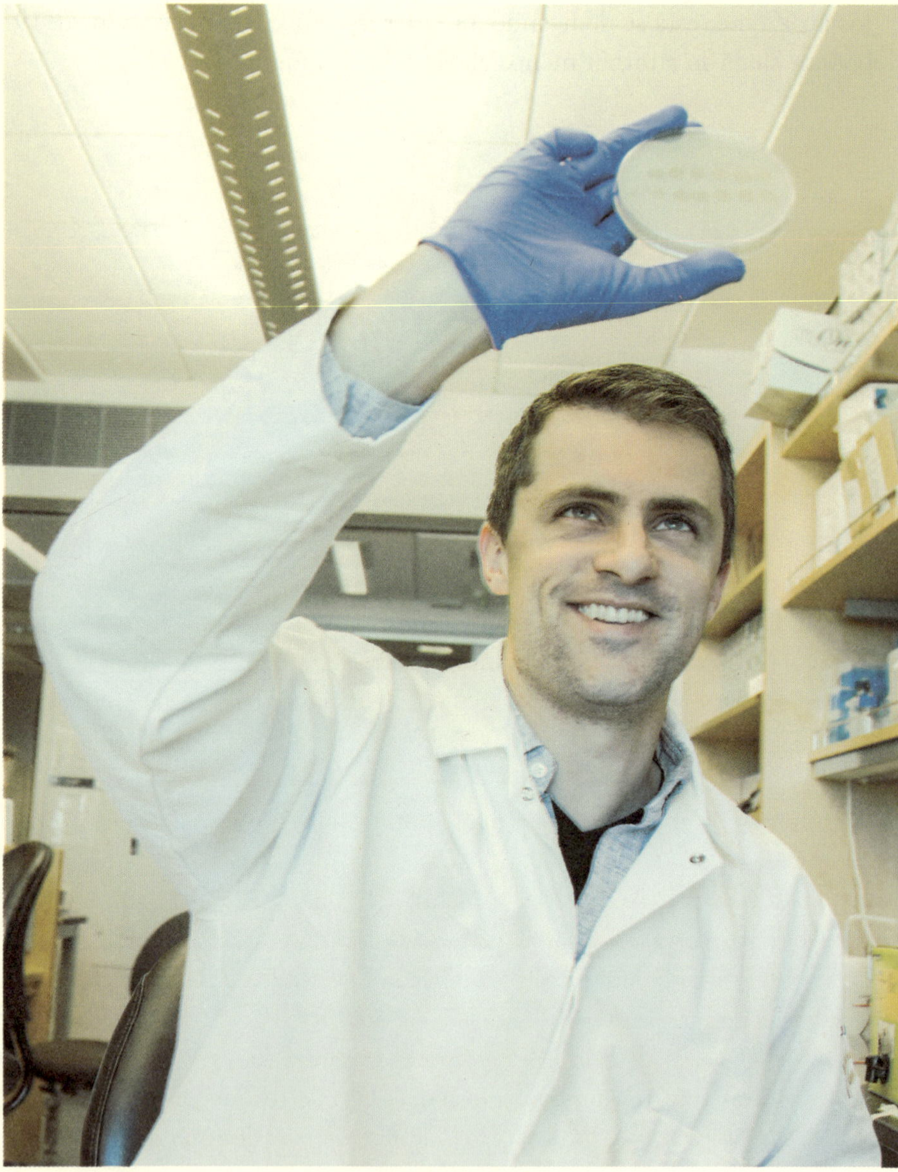

Joseph Bondy-Denomy

CAPÍTULO 34

DARPA e o anti-CRISPR

AVALIAÇÃO DE AMEAÇAS

A possibilidade de que o CRISPR fosse usado por hackers e terroristas, ou por adversários estrangeiros, começou a preocupar Doudna. A preocupação aumentou quando ela participou de uma conferência em 2014 em que um pesquisador descreveu como seria possível projetar um vírus capaz de transportar componentes CRISPR para dentro de camundongos e editar um gene para que o animal desenvolvesse câncer de pulmão. Um arrepio percorreu a espinha dela. Um ajuste ou um erro no guia poderiam facilmente fazer isso funcionar em pulmões humanos. Em outra conferência um ano depois, ela questionou um aluno de pós-graduação que havia assinado um artigo junto com Feng Zhang na qual era descrito um experimento parecido com o CRISPR capaz de causar câncer em camundongos. Essa e outras experiências levaram-na a se juntar a um esforço patrocinado pelo Departamento de Defesa dos EUA para encontrar formas de proteção contra maus usos do CRISPR.[1]

Desde que Cesare Borgia contratou Leonardo da Vinci, o financiamento militar tem promovido inovações. Isso se tornou realidade para o CRISPR em 2016 quando James Clapper, diretor de Inteligência Nacional dos Estados Unidos, emitiu o "Relatório mundial de avaliação de ameaças" feito anualmente pela agência e que pela primeira vez incluiu a "edição de genoma" como uma potencial arma de destruição em massa. Como resultado, a Agência de Projetos de Pesquisa Avançada de Defesa (DARPA, na sigla em inglês), braço muito bem financiado de pesquisa do Pentágono, lançou o programa Genes Seguros para apoiar estratégias de defesa contra armas de engenharia genética. O programa solicitava propostas para um fundo de 65 milhões de dólares em financiamento, tornando o exército a principal e maior fonte de dinheiro para pesquisa com CRISPR.[2]

Os primeiros financiamentos da DARPA foram divididos entre sete equipes. George Church, em Harvard, recebeu verba para estudar a reversão de mutações causadas pela exposição à radiação. Kevin Esvelt, no MIT, para estudar a genética dirigida, que pode acelerar uma mudança genética por meio do uso de uma população de organismos tais como mosquitos e ratos. Amit Choudhary, da Escola de Medicina de Harvard, obteve recursos para desenvolver maneiras de ligar e desligar a edição de genoma.[3]

Os recursos de Doudna, que acabariam chegando a 3,3 milhões de dólares, cobriam vários projetos, incluída a busca por maneiras de bloquear o sistema de edição CRISPR. O objetivo é criar ferramentas que, como esclarece o enunciado, "podem algum dia desativar armas baseadas em CRISPR". Parecia o enredo de um romance barato: terroristas ou Estados inimigos liberam um sistema CRISPR capaz de editar organismos, tais como mosquitos, a fim de que se tornem superdestrutivos, e a dra. Doudna em seu jaleco branco tem de correr para salvar a humanidade.[4]

Doudna designou para o projeto dois jovens alunos de pós-doutorado que haviam acabado de ingressar em seu laboratório, Kyle Watters e Gavin Knott. Os dois se concentraram em um método que alguns vírus usam para desabilitar os sistemas CRISPR da bactéria que estão atacando. Em outras palavras, na luta entre vírus e bactéria, as bactérias desenvolveram sistemas CRISPR para expulsar vírus, mas os vírus desenvolveram uma maneira de desativar essas defesas. Era uma espécie de corrida armamentista que o Pentágono conseguia entender: mísseis sendo combatidos por sistemas de defesa sendo combatidos por sistemas antidefesa. Os recém-descobertos sistemas foram chamados de "anti-CRISPRs".

ANTI-CRISPR

Enquanto Doudna e Feng Zhang corriam para transformar o CRISPR-Cas9 em uma ferramenta de edição de gene humano, o anti-CRISPR foi descoberto no fim de 2012 por Joe Bondy-Denomy, um aluno de doutorado na Universidade de Toronto. Ele tropeçou na descoberta ao tentar algo que não devia funcionar: a ideia era infectar bactérias com um vírus que deveria ser derrotado pelo sistema CRISPR da bactéria. Em alguns poucos casos, os vírus sobreviveram.

Inicialmente ele supôs que havia cometido algum erro no experimento. Então uma ideia lhe ocorreu. Talvez os astutos vírus tivessem desenvolvido uma maneira de desarmar as defesas CRISPR da bactéria, e a suposição acabou se mostrando correta. Os vírus foram capazes de infiltrar no DNA da bactéria uma pequena sequência que sabotava seu sistema CRISPR.[5]

O anti-CRISPR não parecia funcionar no CRISPR-Cas9, por isso de início a descoberta ganhou pouca atenção. Mas, em 2016, ele e April Pauluk, que trabalhara com ele no artigo original, identificaram anti-CRISPRs que desarmavam a enzima Cas9. Isso abriu as comportas para que outras pesquisas se juntassem à caçada, e em pouco tempo mais de cinquenta proteínas anti-CRISPR haviam sido descobertas. Nessa época, Bondy-Denomy havia se tornado professor na Universidade da Califórnia, em São Francisco, e colaborou com o laboratório de Doudna para demonstrar que o anti-CRISPR podia ser aplicado em células humanas para modular ou parar a edição CRISPR-Cas9.[6]

Era uma descoberta científica básica sobre as maravilhas da natureza, o qual demonstrava que a evolução da incrível corrida armamentista entre bactérias e vírus. E, mais uma vez, se tornou um exemplo básico da ciência ao criar ferramentas úteis. O anti-CRISPR poderia ser projetado para regular os sistemas de edição genética. Isso poderá ser útil com finalidade terapêutica quando houver necessidade de limitar temporalmente a edição CRISPR, e poderá ser usado como uma defesa contra sistemas criados por terroristas ou inimigos malignos. O anti-CRISPR também pode ser usado para pôr fim à genética dirigida, os sistemas CRISPR projetados para criar uma mudança genética que se espalha rapidamente por uma população de reprodução rápida, como a de mosquitos.[7]

Doudna foi bem-sucedida em concluir os projetos para a DARPA, e seu Instituto de Inovação Genética em Berkeley conseguiu receber financiamentos para novas pesquisas nos anos seguintes. Assim como o laboratório de George Church, em Harvard, ela foi chamada a estudar como usar CRISPR para se proteger contra a radiação nuclear. O líder desse projeto de 9,5 milhões de dólares era Fiódor Urnov, aluno de graduação na Universidade Estatal de Moscou na ocasião do desastre de Chernobyl. A missão era criar uma pílula ou injeção que salvassem soldados e civis durante a exposição a um ataque ou acidente nuclear.[8]

Os laboratórios que receberam financiamentos da Genes Seguros se reuniam uma vez por ano com Renee Wegrzyn, gerente do programa no Escritório de Tecnologias Biológicas da DARPA. Doudna foi a um encontro em San Diego em 2018 e ficou impressionada com a capacidade de Wegrzyn em promover parcerias entre os laboratórios que receberam financiamento militar, do mesmo modo como a DARPA havia feito na década de 1960 quando estava criando aquilo que se tornaria a internet. Ela também ficou impressionada com a incongruência da conferência. “Estávamos comendo ao ar livre em um dia lindo, as palmeiras balançando ao vento, e falando sobre doenças causadas por radiação e edição de genoma e seu uso para criar armas de destruição em massa.”[9]

RECRUTANDO NOSSO HACKER

Em 26 de fevereiro de 2020, enquanto a praga da Covid-19 tomava conta dos Estados Unidos, um grupo de generais do Exército, oficiais do Departamento de Defesa e executivos de biotecnologia passou pela imponente estátua de Albert Einstein e entrou em uma suntuosa sala térrea no prédio de mármore que é a sede da Academia Nacional de Ciências em Washington, D.C. A conferência, intitulada “A Biorrevolução e suas Implicações para a Capacidade de Combate do Exército”, foi patrocinada pelo Programa de Pesquisa e Tecnologia do Exército. Entre os cerca de cinquenta participantes estavam cientistas ilustres, mais notavelmente George Church, de Harvard, e também um rebelde: Josiah Zayner, o biohacker com múltiplos piercings na orelha que injetara em si um gene editado por CRISPR durante a conferência de biologia sintética de São Francisco.

“O prédio era legal, mas a lanchonete era uma merda”, disse Zayner. E a conferência?, perguntei. “Um tédio. Um monte de gente que não sabia do que estava falando." Em determinado momento, Zayner escreveu em suas anotações: "Palestrante parece ter tomado Xanax."

Zayner gosta de ser irreverente, e, apesar do que disse, percebi que ele na verdade havia gostado da conferência. Não foi convidado para dar palestra, mas causou tamanha impressão que foi chamado a falar de improviso. Os oficiais militares vinham reclamando que era difícil recrutar bons cientistas. "Vocês precisam abrir seus laboratórios e talvez criar um espaço biohacker para interagir mais com as pessoas", disse Zayner, destacando que se os militares haviam feito isso com os hackers de computador, deveriam fazer o mesmo com biohackers. Os laboratórios governamentais com equipes formadas por biólogos do faça-você-mesmo, disse Zayner, poderiam criar soluções úteis para os militares.

Alguns palestrantes aderiram à ideia de que os militares deveriam recrutar ajuda de, nas palavras deles, "comunidades não tradicionais". Como um oficial disse, "a ciência cidadã" pode ser usada para aprimorar a capacidade militar de identificar ameaças. Um dos cientistas da indústria chamou a atenção para o novo coronavírus se espalhando a partir da China, poucos dias antes de soar um alarme nacional. Disse que todos ali deveriam imaginar um mundo onde tais pandemias virais fossem comuns. Em situações como essa, acrescentou o oficial, poderia ser útil recrutar cientistas cidadãos para descobrir métodos de detecção em tempo real e usar o poder das massas para coletar e analisar dados. Era um ponto importante que Zayner e a comunidade biohacker vinham tentando defender.

No fim da reunião, Zayner estava agradavelmente surpreso com o desejo dos oficiais de recrutar a comunidade hacker para o esforço de lançar o CRISPR no combate a pandemias e na proteção dos soldados. "Todo mundo está me encarando e surpreso por eu estar presente", anotara ele em seu caderno. E pouco depois: "Pessoas estão me agradecendo por ter vindo."[10]

PARTE CINCO

Cientista pública

Era uma sala nova, rica em esperança, terrível em seus estranhos perigos.

Uma pálida memória popular preservara a história de um avanço ainda maior: "o cão alado de Zeus" arrancando do fígado de Prometeu o preço do fogo. Estaria o mundo realmente pronto para o novo passo? Certamente essa invenção vai mudar o mundo. É preciso ter leis compatíveis. E se pessoas comuns não a entenderem e controlarem-na, quem vai fazer isso?

Extraído da matéria de capa "Era atômica",
de James Agee, sobre a explosão da bomba atômica.
Time, 20 de agosto de 1945.

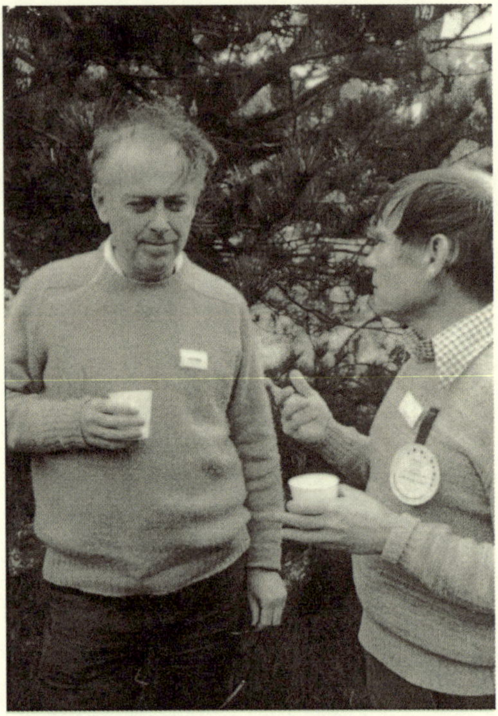

James Watson e Sydney Brenner em Asilomar

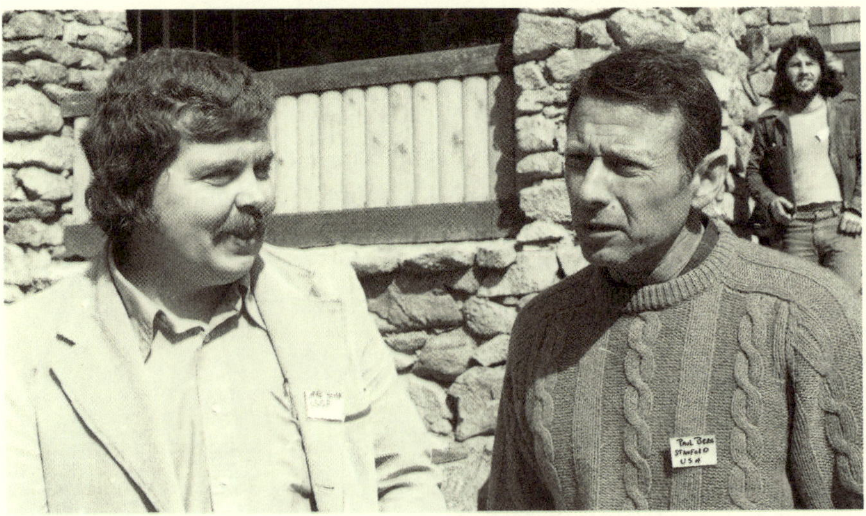

Herbert Boyer e Paul Berg em Asilomar

CAPÍTULO 35

Regras da estrada

UTÓPICOS *VERSUS* BIOCONSERVADORES

Por décadas a ideia de criar seres humanos projetados pertenceu ao reino da ficção científica. Três romances clássicos advertiam sobre o que poderia acontecer se tirássemos esse fogo dos deuses. O romance escrito em 1818 por Mary Shelley, *Frankenstein ou O Prometeu moderno*, era uma história preventiva sobre um cientista que projeta uma criação parecida com um ser humano. Em *A máquina do tempo*, de H. G. Wells, publicado em 1895, um viajante no tempo descobre que os humanos evoluíram rumo a duas espécies: a classe ociosa dos eloi, e a classe trabalhadora dos morlocks. *Admirável mundo novo*, de Aldous Huxley, publicado em 1932, descreve um futuro distópico similar em que modificações genéticas produzem uma elite de líderes com traços intelectuais e físicos aprimorados. No primeiro capítulo, um trabalhador guia um grupo de visitantes que vai conhecer uma enfermaria neonatal.

"'Decantamos nossos bebês como seres humanos socializados, como alfas ou épsilons, como futuros coletores de dejetos ou futuros...' Ele ia dizer 'futuros controladores do mundo', mas, se corrigindo, disse 'futuros diretores de Incubadoras'."

A ideia de seres humanos projetados emergiu do campo da ficção científica para o da ciência na década de 1960. Pesquisadores começaram a decifrar o código genético, o que levou à descoberta do papel desempenhado por algumas das sequências do nosso DNA. E a descoberta de como cortar e colar o DNA de diferentes organismos deu início ao campo da engenharia genética.

A primeira reação a essas descobertas, especialmente entre cientistas, foi de um otimismo que beirava a arrogância. “Nós nos tornamos os Prometeus tardios”, declarou o biólogo Robert Sinsheimer, sem sinais de ter compreendido o mito grego. “Logo teremos o poder de alterar conscientemente nossa herança, nossa própria natureza.” Sinsheimer desdenhava daqueles que achavam a ideia preocupante. Como as decisões sobre nosso futuro genético seriam guiadas por escolhas individuais, argumentava ele, essa nova eugenia seria moralmente diferente das eugenias da primeira metade do século XX que haviam caído em descrédito. “Teremos o potencial para criar novos genes e novas qualidades ainda nem sonhadas”, exultava ele. “Trata-se de um evento cósmico.”[1]

O geneticista Bentley Glass, no discurso de posse como presidente da Associação Americana para o Progresso da Ciência, em 1970, argumentou que a questão ética não estava no fato de que as pessoas abraçariam as novas tecnologias genéticas, mas na possibilidade de que as rejeitassem. “O direito que precisa se tornar supremo é o de cada criança nascer com constituições mentais e físicas plenas”, disse ele. “Nenhum pai terá o direito de sobrecarregar a sociedade com uma criança malformada ou mentalmente incapaz.”[2]

Joseph Fletcher, um professor de ética médica da Universidade da Virgínia e ex-ministro episcopal, concordava que a engenharia genética poderia ser considerada um dever e não um problema ético. “Produzir nossas crianças por meio de uma ‘roleta sexual’, sem controles preconceptivos e uterinos, simplesmente por sorte, é irresponsável agora que podemos ser geneticamente seletivos”, escreveu ele em um livro de 1974, *The Ethics of Genetic Control* [A ética do controle genético]. “À medida que aprendemos a direcionar mutações por meio da medicina, devemos fazer isso. Não controlar quando podemos é imoral.”[3]

Em oposição a esses utópicos da biotécnica, havia um grupo de teólogos, tecnocéticos e bioconservadores que se tornaram influentes na década de 1970. Paul Ramsey, professor de ética cristã em Princeton e teólogo protestante de renome, publicou *Fabricated Man: The Ethics of Genetic Control* [Homem fabricado: A ética do controle genético]. É um livro empoado, com uma frase de efeito: “Os homens não devem brincar de Deus antes de aprenderem a ser homens.”[4] O teórico social Jeremy Rifkin, nomeado pela *Time* de “principal oponente da engenharia genética” nos Estados Unidos, foi coautor de um livro chamado *Who Should Play God?* [Quem deveria fazer o papel de Deus?]. "Há algum tempo, tudo isso era considerado ficção científica, delírios loucos de um dr. Frankenstein", escreveu ele. "Não é mais assim. Ainda não estamos no admirável mundo novo, mas estamos a caminho."[5]

Mesmo que as tecnologias de edição genética ainda não tivessem sido inventadas, a batalha estava posta. Encontrar um meio-termo em vez de deixar o assunto cair em polarização política virou a missão de vários cientistas.

ASILOMAR

No verão de 1972, Paul Berg, que tinha acabado de publicar seu artigo seminal sobre como fazer DNAs recombinantes, foi à antiga vila de Erice, no topo de um penhasco na costa da Sicília, para conduzir um seminário sobre novas biotecnologias. Os estudantes de pós-graduação que participaram do evento ficaram chocados com o que ele descreveu, e o encheram de perguntas sobre os perigos éticos da engenharia genética, especialmente as modificações de humanos. Berg não tinha focado nessas questões, e concordou em ter uma discussão informal em alguma das noites do evento, aos pés das muralhas do antigo castelo da era normanda, com vista para o estreito da Sicília. Em uma noite de lua cheia, oito estudantes e pesquisadores beberam cerveja e conversaram sobre questões éticas. As dúvidas que eles tinham eram básicas, mas difíceis de responder: E se conseguíssemos selecionar geneticamente a altura ou a cor dos olhos? E a inteligência? Faríamos isso? Deveríamos fazer? Francis Crick, um dos descobridores da estrutura de dupla hélice do DNA, estava lá, mas ficou em silêncio bebericando sua cerveja.[6]

As discussões fizeram Berg convocar um grupo de biólogos ao centro de conferências Asilomar, na costa da Califórnia, perto de Monterey, em janeiro de 1973. Conhecida como "Asilomar I", por ter lançado um processo que se concretizaria dois anos depois, no mesmo local, a reunião se concentrou principalmente em questões de segurança em laboratório. O encontro foi seguido, em abril, por uma conferência organizada pela Academia Nacional de Ciências no MIT, que discutiu como prevenir a criação de organismos de DNA recombinantes que pudessem ser perigosos. Quanto mais os participantes discutiam, menos certeza tinham de que algum método fosse à prova de erros. Redigiram então uma carta — assinada por Berg, James Watson, Herbert Boyer e outros, no qual solicitavam uma "moratória" na criação de DNAs recombinantes até que as diretrizes de segurança pudessem ser formuladas.[7]

A carta levou a uma reunião que ficaria famosa nos anais de cientistas que tentam regular os próprios campos: a conferência de quatro dias de Asilomar, em fevereiro de 1975. Enquanto a migração das borboletas-monarcas enchia o céu, 150 biólogos, médicos e advogados de todo o mundo, além de alguns jornalistas que aceitaram desligar seus gravadores caso a discussão ficasse muito agitada, juntaram-se para subir as dunas, sentar ao redor das mesas e debater sobre quais restrições deveriam ser impostas às novas tecnologias de engenharia genética. "As discussões lembram tanto a alegria das crianças com seus kits de química quanto o alvoroço das fofocas de quintal", escreveu Michael Rogers, da *Rolling Stone*, em uma matéria apropriadamente intitulada "A conferência da caixa de Pandora."[8]

Um dos principais organizadores era um professor de biologia de voz calma, mas firme, chamado David Baltimore, que naquele ano receberia o prêmio Nobel por seu trabalho ao demonstrar que vírus que contenham RNA, como os coronavírus, são capazes de inserir seu material genético no DNA de uma célula hospedeira por meio de um processo conhecido como "transcrição reversa". Em outras palavras, o RNA pode ser transcrito em DNA, modificando, assim, o dogma central da biologia de que a informação genética viaja apenas em uma direção, do DNA para o RNA. Baltimore se tornaria presidente da Universidade Rockefeller e depois da Caltech, e sua carreira de meio século como respeitado conselheiro de políticas públicas se tornaria um modelo para o envolvimento público de Doudna.

Depois de Baltimore preparar o terreno ao explicar por que a reunião havia sido convocada, Berg descreveu a ciência que estava em questão: a tecnologia do DNA recombinante tornou "ridiculamente simples" combinar DNA de diferentes organismos e originar novos genes. Berg contou que, logo depois de publicar essa descoberta, começou a receber ligações de pesquisadores pedindo material para realizar experimentos próprios. Quando perguntava o que eles queriam fazer, Berg relembra, "o que se seguia era uma descrição de algum tipo de experimento de horror". Ele começou a temer que algum cientista louco criasse um micróbio que ameaçasse o planeta, como o que Michael Crichton descreveu em 1969 em seu *thriller* biológico, *O enigma de Andrômeda*.

Durante os debates sobre as políticas a serem adotadas, Berg insistiu que era tão difícil calcular os riscos de usar DNAs recombinantes para criar novos organismos que as pesquisas nesse campo deveriam ser banidas. Outros acharam essa posição absurda. E Baltimore, como normalmente fez ao longo de sua carreira, lutou para achar um meio-termo. Ele defendeu a restrição do uso do DNA recombinante para vírus que tivessem sido "aleijados", a fim de que não pudessem se espalhar.[9]

James Watson, como era de imaginar, fez o papel do contra ranzinza. "Eles tinham entrado em histeria", diria ele depois. "Eu achava que os pesquisadores deveriam fazer o que quisessem." Em dado momento ele deu início a uma briga feia com Berg, cujo comportamento disciplinado contrastava fortemente com o caráter impetuoso de Watson. A briga ficou tão acalorada que Berg ameaçou processar Watson. "Você assinou uma carta na qual diz que existe um risco potencial nessa linha de trabalho", lembrou Berg, referindo-se à carta que redigiram no ano anterior. "Você vir dizer agora que não está disposto a instituir nenhum procedimento para proteger a equipe do Cold Spring Harbor, que você mesmo dirige, é motivo para entrar com um processo por imprudência, e é isso que vou fazer."

À medida que a rixa entre os mais velhos se intensificava, alguns dos participantes mais novos fugiam em direção à praia para fumar maconha. Na noite da véspera do fim da conferência, não havia consenso. Mas uma mesa de advogados deu um empurrãozinho nos cientistas ao advertir que provavelmente suas instituições seriam responsabilizadas caso alguém em algum laboratório fosse infectado com um DNA recombinante. A universidade responsável poderia ser fechada.

Berg e Baltimore ficaram acordados com alguns colegas comendo delivery de comida chinesa em uma cabana na praia. Usando um quadro-negro que haviam pedido, passaram horas tentando escrever uma declaração. Lá pelas cinco horas da manhã, logo antes do nascer do sol, tinham obtido um rascunho.

"As novas técnicas, que permitem a combinação de informações genéticas de organismos bastante diferentes, nos colocam em uma arena da biologia em que muito é desconhecido", escreveram. "É essa ignorância que nos compele a concluir que seria inteligente ter considerável cuidado ao realizar essas pesquisas." E então descreveram em detalhes o tipo de cuidados e restrições que seriam tomados nos experimentos.

Baltimore fez cópias da declaração provisória a tempo de distribuí-la na sessão das oito e meia, enquanto Berg ficou com a tarefa de convencer os cientistas a apoiá-la. Alguém insistiu que votassem cada parágrafo em separado. Sabendo que isso seria um desastre, Berg vetou a ideia. No entanto, cedeu ao eminente biólogo molecular Sydney Brenner, que pediu uma votação do tipo "sim ou não" na recomendação central proposta: que a moratória na pesquisa de engenharia genética fosse suspensa e que ela prosseguisse com algumas garantias. "A pausa acabou", disse Brenner. Todos na sala concordaram. Horas depois, assim que o sinal tocou para o último almoço, Berg solicitou a votação do documento como um todo, o que incluía disposições detalhadas quanto aos cuidados que os laboratórios precisariam seguir. A maior parte das mãos se levantou a favor. Ignorando aqueles que ainda pediam para falar, ele perguntou se alguém se opunha. Só quatro ou cinco mãos se levantaram, incluindo a de Watson, que achava os cuidados tolos.[10]

A conferência tinha duas metas: resguardar a humanidade dos possíveis perigos que decorreriam da criação de novas formas de genes e protegê-la da ameaça de que políticos banissem completamente a engenharia genética. Em ambas as frentes, o processo da Asilomar teve sucesso. Os cientistas conseguiram encontrar "um caminho prudente para avançar", uma abordagem que Baltimore e Doudna mais tarde replicariam em debates relativos à edição de genes com CRISPR.

As restrições definidas em Asilomar foram aceitas por universidades e agências de financiamento ao redor do mundo. "Essa conferência única marcou o começo de uma era excepcional para a ciência e o debate público das políticas científicas", escreveria Berg trinta anos depois. "Ganhamos a confiança do público, já que os próprios cientistas — os mais envolvidos no trabalho e que tinham todos os incentivos para ficar livres e seguir seus sonhos — que chamaram a atenção para os riscos inerentes aos experimentos que realizavam. Uma legislação restritiva em nível nacional foi evitada."[11]

Outros estavam menos dispostos a aderir ao clima de camaradagem. Erwing Chargaff, um bioquímico brilhante que fez descobertas fundamentais sobre a estrutura do DNA, via o evento em retrospecto como uma farsa. "Na Conferência de Asilomar, eles congregaram os bispos e padres moleculares do mundo inteiro a fim de condenar as heresias das quais eles próprios haviam sido os primeiros e principais perpetradores", disse ele. "Essa foi provavelmente a primeira vez na história em que incendiários criaram um corpo de bombeiros próprio."[12]

Berg tinha razão em dizer que Asilomar foi um grande sucesso. A conferência abriu caminho para que a engenharia genética se tornasse um campo em ascensão. Mas a avaliação zombeteira de Chargaff apontou outro legado duradouro. Asilomar tornou-se notável pelo que os cientistas *não* discutiram lá. O foco era a segurança, e, portanto, ninguém levantou a grande questão ética, aquela que Berg ficara até tarde discutindo na Sicília: até onde devemos ir e em que casos as metodologias da engenharia genética são seguras?

SPLICING LIFE, 1982

O fato de Asilomar não ter focado em questões éticas incomodou vários líderes religiosos. Isso levou os homens à frente das três principais organizações religiosas dos Estados Unidos (o Conselho Nacional de Igrejas, o Conselho das Sinagogas dos Estados Unidos e a Conferência Católica dos Estados Unidos) a apresentar uma carta ao presidente Jimmy Carter: "Caminhamos rapidamente rumo a uma nova era de perigo fundamental em função do rápido crescimento da engenharia genética", dizia a carta. "Quem deve determinar como o bem humano é mais bem servido quando novas formas de vida estão sendo projetadas?"[13]

Essas decisões não deveriam ser deixadas para cientistas, argumentava a tríade. "Sempre haverá aqueles que acreditam ser apropriado 'corrigir' nossas estruturas mentais e sociais em termos genéticos. Isso se torna mais perigoso quando as ferramentas básicas para tal ação estão finalmente disponíveis. Aqueles que querem brincar de Deus estarão mais tentados do que nunca."

Carter respondeu marcando uma comissão presidencial para estudar a questão. No fim de 1982, a comissão apresentou um relatório de 106 páginas intitulado Splicing Life, que, no fim, era uma mistureba inconclusiva. O documento meramente pedia mais diálogo para alcançar um consenso social. "A meta deste relatório é estimular discussões reflexivas, de longo prazo, não antecipar conclusões que seriam, necessariamente, prematuras."[14]

Mas o relatório da comissão de fato levantou duas preocupações proféticas. A primeira era o medo de que a engenharia genética estivesse levando a um aumento do envolvimento privado nas pesquisas universitárias. As universidades historicamente focavam em pesquisas básicas com uma troca de ideias aberta, e o relatório advertia: "Essas metas podem ir de encontro ao interesse da indústria: o desenvolvimento de produtos e técnicas comercializáveis por meio de pesquisa aplicada, a manutenção de um posicionamento competitivo, a proteção de segredos comerciais e a segurança das patentes."

A segunda preocupação era que a engenharia genética aumentasse a desigualdade. Novos procedimentos biotécnicos seriam caros, e pessoas privilegiadas provavelmente seriam mais beneficiadas. Isso poderia aumentar, e geneticamente codificar, desigualdades já existentes. "As possibilidades apresentadas pelas terapias e cirurgias genéticas podem, na verdade, colocar em questão um elemento central da teoria e prática da democracia política: o compromisso com a igualdade de oportunidades."

DIAGNÓSTICO GENÉTICO PRÉ-IMPLANTACIONAL E *GATTACA*

Depois do desenvolvimento do DNA recombinante, nos anos 1970, o próximo grande avanço na bioengenharia — e no conjunto de questões éticas — veio nos anos 1990, resultado da confluência de duas inovações: a fertilização *in vitro* (o primeiro bebê de proveta, Louise Brown, nasceu em 1978) e a tecnologia de sequenciamento genético. Isso levou, em 1990, ao primeiro uso do que ficou conhecido como diagnóstico genético pré-implantacional.[15]

O diagnóstico pré-implantacional envolve fertilizar um óvulo com espermatozoide em uma placa de Petri, realizar testes nos embriões resultantes,* para determinar suas características genéticas, e então implantar no útero o embrião com os traços mais desejados. Isso permite que pais escolham o gênero dos filhos e evita o nascimento de uma criança com doença genética ou algum outro atributo que os pais achem indesejável.

O potencial desse rastreamento e seleção genética entrou na imaginação da população por meio do filme *Gattaca*, de 1997 (o título foi criado com as letras das quatro bases do DNA), com Ethan Hawke e Uma Thurman. O filme fala sobre um futuro em que a seleção genética é usada regularmente para garantir que as crianças sejam aprimoradas com os melhores traços hereditários.

Para promover o filme, o estúdio comprou anúncios em jornais como se fossem de uma clínica real de edição genética. Com as manchetes "Crianças feitas sob encomenda", o anúncio dizia: "Na Gattaca, agora é possível projetar sua prole. Eis uma lista para ajudar a decidir quais traços passar para seu recém-nascido." A lista incluía gênero, estatura, cor dos olhos, cor da pele, peso, suscetibilidade a vícios, tendências criminais agressivas, habilidade musical, destreza em exercícios e intelecto. A escolha final era "Nenhuma das opções acima". O anúncio aconselhava essa opção "por questões religiosas ou variadas, você pode ter reservas em relação a projetar geneticamente seu filho. Respeitosamente, convidamos você a reconsiderar. Até onde sabemos, a raça humana pode ser aprimorada".

Na parte de baixo do anúncio havia um telefone 0800, o qual levava a uma gravação que oferecia três opções a quem ligava: "Aperte um se você quer ouvir os passos para garantir que sua prole não tenha doenças. Aperte dois se você quer ouvir sobre melhorias intelectuais e de traços físicos. Aperte três se você não quiser mexer na composição genética do seu filho." Em dois dias, o número havia recebido cinquenta mil ligações, mas o estúdio, infelizmente, não rastreou quantos escolheram cada uma delas.

O herói do filme, interpretado por Hawke, foi concebido sem os benefícios ou fardos da engenharia pré-implantacional, e precisa batalhar contra a discriminação genética para alcançar seu sonho de se tornar astronauta. Ele,

*Uso o termo embrião em sentido amplo. O organismo unicelular resultante de um óvulo fertilizado é um zigoto. Quando o zigoto se divide e se torna uma coleção de células que podem se implantar na parede do útero, passa a ser chamado de blatocisto. Cerca de quatro semanas depois, após o desenvolvimento de um saco amniótico, torna-se um embrião. Depois de nove semanas geralmente é chamado de feto.

claro, triunfa, já que é um filme. Uma cena particularmente interessante é quando seus pais decidem usar a engenharia genética para ter um segundo filho. O médico descreve todos os traços e melhorias que ele consegue projetar: visão melhor, cor de pele ou dos olhos específica, ausência de predisposição ao alcoolismo ou calvície, e muito mais. "É bom deixar algumas coisas ao acaso?" perguntam os pais. "Não", garante o médico. Segundo ele, os pais estão meramente dando ao futuro filho "o melhor começo possível".

Isso fez o crítico de cinema Roger Ebert escrever: "Quando puderem encomendar bebês 'perfeitos', os pais farão isso? Você se arriscaria a jogar os dados genéticos, ou encomendaria a marca e modelo que quisesse? Quantas pessoas estão preparadas para comprar um carro aleatório dentro do universo de todos os carros disponíveis? Essa é a quantidade, eu suspeito, que optaria por ter crianças naturais." Mas então Ebert, inteligentemente, expressou as preocupações que começavam a se formar no momento: "Todos viverão mais, terão uma aparência melhor e serão mais saudáveis no mundo de *Gattaca*. Mas será tão divertido quanto do jeito que conhecemos? Os pais encomendarão crianças rebeldes, desajeitadas, excêntricas, criativas, ou muito mais inteligentes do que eles? Às vezes você não tem a impressão de que nasceu no momento exato em que deveria nascer?"[16]

WATSON E OUTROS, UCLA, 1998

Mais uma vez, o irascível pioneiro do DNA James Watson estava sentado na plateia, resmungando em voz alta pensamentos provocativos que parecia alegremente incapaz de suprimir. O ano era 1998 e dessa vez ele estava na conferência de edição genética realizada pelo professor da UCLA Gregory Stock. French Anderson, líder no uso da engenharia genética para criar medicamentos, deu um minissermão sobre a necessidade da distinção entre tratar doenças, algo que ele proclamava ser moral, e promover aprimoramentos genéticos em crianças, que, segundo ele, não era. Watson começou a bufar e se mexer. "Ninguém tem coragem para dizer isso", interrompeu ele, "mas se pudéssemos fazer seres humanos melhores sabendo como acrescentar genes, por que não faríamos?".[17]

A reunião se chamou "Projetando a Linha Germinativa Humana" e tinha foco na ética das edições genéticas que pudessem ser herdadas.

Essas edições na "linha germinativa" eram fundamentalmente diferentes, do ponto de vista médico e moral, das edições de células somáticas que afetam apenas algumas células em um paciente individual. A linha germinativa era uma fronteira que os cientistas relutavam em cruzar. "Essa foi a primeira reunião em que as pessoas falaram abertamente sobre a engenharia em *linhas germinativas*", disse Watson, com aprovação. "Parece óbvio que terapias atuando nela terão muito mais sucesso do que edições em células somáticas. Se ficarmos esperando o sucesso da terapia somática, vamos ficar aqui até o sol se apagar."

Era absurdo, disse Watson, tratar as linhas germinativas como "um grande Rubicão e sua travessia como algo que vai contra a lei natural". Quando foi desafiado sobre a necessidade de respeitar "a santidade do fundo genético humano", ele explodiu. "A evolução pode ser muito cruel e dizer que temos um genoma perfeito, e que ele tem alguma santidade é de uma tolice absurda." O filho esquizofrênico de Watson, Rufus, era um lembrete diário de que a loteria genética podia, como ele disse, ser muito cruel. "O maior problema ético que temos é não usar nosso conhecimento e não ter a coragem de ir adiante e tentar ajudar as pessoas", insistiu ele.[18]

Basicamente, Watson estava pregando para convertidos. As opiniões na conferência da UCLA iam do entusiasmo até o entusiasmo desenfreado. Quando alguém sugeriu que seguir esse caminho poderia levar a consequências indesejadas, Watson seguiu inabalável. "Eu acho o argumento da bola de neve uma bobagem. Sociedades perseveram quando são otimistas, e esse argumento parece vir de uma pessoa cansada, irritada consigo mesma."

Lee Silver, um biólogo de Princeton, havia acabado de publicar *Remaking Eden*, que se tornou um manifesto da conferência. Ele cunhou a palavra "reprogenética" para descrever o uso de tecnologias que visam a determinar quais genes uma criança herdaria. "Em uma sociedade que valoriza a liberdade individual acima de tudo, é difícil encontrar uma base legítima para restringir o uso da reprogenética", escreveu ele.[19]

O trabalho de Silver foi importante por definir a questão como algo relacionado à liberdade individual em uma sociedade baseada no livre mercado. "Se sociedades democráticas permitirem que os pais possam comprar vantagens ambientais para seus filhos, como proibi-los de comprar vantagens genéticas?" provocou ele. "Os americanos responderiam a quaisquer tentativas de proibição com a pergunta 'Por que não posso dar a meu filho benefícios genéticos que outra criança tem naturalmente?'"[20]

O entusiasmo técnico de Silver definiu o tom para algo que os participantes viam como um momento histórico. "Pela primeira vez nós, como espécie, temos a habilidade de autoevoluir", disse Silver. "Trata-se de um conceito incrível." Ele usou a palavra "incrível" como elogio.

Assim como no caso da conferência de Asilomar, uma das metas do encontro na UCLA era afastar regulações governamentais. "A principal mensagem é que precisamos manter o Estado de fora de qualquer tipo de decisão genética", argumentou Watson. Os participantes aceitaram essa visão. "Nenhuma legislação estadual ou federal para regulamentar as terapias de genes em linhas germinativas deve ser aprovada neste momento", escreveu o organizador Gregory Stock em seu resumo.

Stock escreveria um manifesto pró-edições, *Redesenhando humanos: nosso inevitável futuro genético*. "Um aspecto-chave da natureza humana é nossa habilidade de manipular o mundo", argumentou. "Virar as costas para a seleção e modificação das linhas germinativas sem sequer explorá-las seria negar nossa natureza essencial e talvez nosso destino." Ele enfatizou que políticos não deveriam tentar interferir. "Legisladores por vezes pensam, erroneamente, que têm direito de dizer se as tecnologias germinais vão se tornar realidade", escreveu ele. "Eles não têm."[21]

O entusiasmo americano pela engenharia genética contrastava fortemente com a atitude na Europa, onde legisladores e várias comissões voltaram-se cada vez mais contra a ideia, tanto na agricultura quanto em humanos. A expressão mais notável veio de uma reunião convocada pelo Conselho da Europa em Oviedo, na Espanha, em 1997. A Convenção de Oviedo tinha como meta ser um tratado juridicamente vinculativo destinado a proibir o uso de avanços biológicos de maneiras que ameaçassem a dignidade humana. A convenção barrava a engenharia genética em humanos exceto "por razões preventivas, diagnósticas e terapêuticas e apenas onde não se tenha como meta a mudança de traços genéticos dos descendentes de uma pessoa". Em outras palavras, sem edição de linhas germinativas. Vinte e nove países europeus incorporaram a Convenção de Oviedo à sua legislação, com a Grã-Bretanha e a Alemanha como notáveis exceções. Mesmo onde não foi ratificada, a convenção ajudou a formar uma opinião que ainda é consenso geral na Europa contra a engenharia genética.[22]

JESSE GELSINGER

O otimismo entre os pesquisadores americanos sobre a engenharia genética murchou em setembro de 1999 com uma tragédia na Filadélfia, com um estudante do ensino médio de dezoito anos gentil, bonito e levemente rebelde. Jesse Gelsinger sofria da forma moderada de uma doença hepática causada por uma mutação genética simples. O fígado dele tinha problemas para excretar amônia, um subproduto da quebra de proteínas. Normalmente a doença mata as vítimas ainda bebês, mas Gelsinger, que tinha a doença em grau leve, sobreviveu com uma dieta de baixo índice de proteína e tomando 32 comprimidos por dia.

Uma equipe na Universidade da Pensilvânia testava uma terapia genética para a doença. Ela não envolvia edição do DNA da célula dentro do corpo; em vez disso, genes sem a mutação eram criados em laboratório, e então os médicos o inseriam em um vírus que serviria como mecanismo de entrega. No caso de Gelsinger, os vírus com os genes bons foram injetados na artéria que leva ao fígado.

Era pouco provável que isso ajudasse Gelsinger logo de cara por se tratar de um teste estruturado para observar possíveis usos do tratamento para salvar bebês. Mas aquilo dava esperança de que algum dia ele pudesse comer cachorros-quentes e que, no meio-tempo, alguns bebês fossem salvos. "Qual é a pior coisa que poderia me acontecer?" disse ele a um amigo quando estava indo para o hospital na Filadélfia. "Se eu morrer, foi pelo bem dos bebês."[23]

Diferentemente dos dezessete outros seres humanos no teste, Gelsinger teve uma reação imunológica em larga escala causada pelo vírus que transportava o gene terapêutico, o que resultou em febres altas seguidas por falhas nos rins, pulmões e outros órgãos. Em um espaço de quatro dias, ele veio a falecer. O trabalho com terapias genéticas freou bruscamente. "Todos estávamos muito atentos ao que havia acontecido", relembra Doudna. "Esse episódio fez todo o campo da terapia genética basicamente desaparecer por pelo menos uma década. A própria expressão *terapia genética* virou um tipo de tarja preta. Você não queria isso em seus pedidos de bolsa. Você não dizia: 'Eu trabalho com terapia genética'. Soava terrivelmente mal."[24]

A COMISSÃO KASS, 2003

O debate sobre a engenharia genética na virada do século — depois da conclusão do Projeto Genoma Humano e o clone da ovelha Dolly — levou a outra comissão presidencial, dessa vez criada por George W. Bush, em 2003. Ela foi presidida por Leon Kass, um biólogo e filósofo social que havia expressado preocupações com o campo da biotecnologia pela primeira vez trinta anos antes.

Kass é o mais influente dos bioconservadores do país, os tradicionalistas éticos com conhecimento de biologia que pedem moderação ao lidar com novas tecnologias genéticas. Filho de imigrantes judeus seculares, Kass graduou-se em biologia na Universidade de Chicago, onde foi profundamente influenciado pela parte do currículo intitulada "Grandes Livros". Graduou-se em medicina na Universidade de Chicago e fez doutorado em bioquímica em Harvard. Com a esposa, Amy, foi para o Mississippi em 1965 como parte do quadro de funcionários dos direitos civis que registravam negros para votar, uma experiência que reforçou sua fé em valores tradicionais. "No Mississippi eu vi pessoas vivendo em circunstâncias de risco e pobreza, muitas analfabetas, mas sustentadas pela religião, pelas famílias estendidas e por elos comunitários", relembra.[25]

Ao retornar para a Universidade de Chicago como professor, seus textos variaram de artigos científicos sobre biologia molecular ("A atividade antibactericida do 3-Decinoil-N-Acetilcisteína") a um livro sobre a Bíblia hebraica. Depois de ler *Admirável mundo novo*, Kass se interessou ainda mais em "como o projeto científico para dominar a natureza pode, se não formos cuidadosos, levar à nossa desumanização". Combinando seu gosto tanto pela ciência quanto pelas humanidades, ele começou a atacar as questões levantadas pelas tecnologias reprodutivas como clonagem e fertilização *in vitro*. "Em pouco tempo mudei minha carreira de fazer ciência para pensar sobre seus significados humanos", escreveu ele, "pois me preocupo sobre defender nossa humanidade contra possíveis degradações tecnológicas".

Sua primeira advertência sobre bioengenharia publicada foi uma carta na *Science* em 1971 na qual a afirmação de Bentley Glass de que "toda criança tem o direito inalienável de uma herança saudável". Kass declarou que "tornar este bem um 'direito inalienável' significa converter a reprodução humana em manufatura". No ano seguinte escreveu um artigo em que suas preocupações quanto às tecnologias de engenharia genética. "O caminho para o *Admirável mundo novo* é feito de sentimentalismo, sim, inclusive de amor e caridade. Teremos sensatez suficiente para voltar atrás?"[26]

Em 2001, a Comissão Kass incluiu vários pensadores conservadores ou neoconservadores renomados, incluídos Robert George, Mary Ann Glendon, Charles Krauthammer e James Q. Wilson. Dois filósofos proeminentes se mostraram membros especialmente influentes. O primeiro foi Michael Sandel, professor de Harvard que é o sucessor contemporâneo de John Rawls na definição do conceito de justiça. Naquele momento, ele escrevia um artigo intitulado "Contra a perfeição: o que há de errado em projetar crianças nos atletas biônicos e na engenharia genética", que ele publicou na *Atlantic*, em 2004.[27] O outro pensador-chave foi Francis Fukuyama, que em 2000 publicou *Nosso futuro pós-humano: Consequências da revolução da biotecnologia,* um chamado poderoso para que os governos regulamentassem a biotecnologia.[28]

Sem surpresas, o relatório final de 310 páginas, *Além da terapia*, foi profundo, escrito de forma empolgante e com muitos receios em relação à engenharia genética. O documento advertia sobre os perigos de usá-la sem ser exclusivamente para tratar doenças, mas também para aprimorar as capacidades humanas. "Existem motivos que nos fazem imaginar se a vida realmente seria melhor caso utilizássemos a biotecnologia para alcançar nossos mais profundos desejos humanos", declarava o relatório.[29]

Concentrando-se principalmente em questões filosóficas, e não em segurança, os autores discutiam o que significa ser humano, alcançar a felicidade, respeitar os dons da natureza e aceitar o que nos é dado. Defendia-se, ou, mais precisamente, pregava-se, que ir longe demais para alterar o que é "natural" era arrogante e colocava em risco nossa essência individual. "Queremos crianças melhores, mas não transformando a procriação em manufatura ou alterando cérebros para que tenham vantagem em relação a seus pares", escreveram. "Queremos ter melhor desempenho nas atividades da vida, mas não nos tornar meras criaturas de nossas químicas ou ferramentas desenhadas para vencer ou conquistar de formas inumanas." Quase se ouve a congregação concordando com um "amém" enquanto algumas pessoas no fundo sussurram: "fale por você".

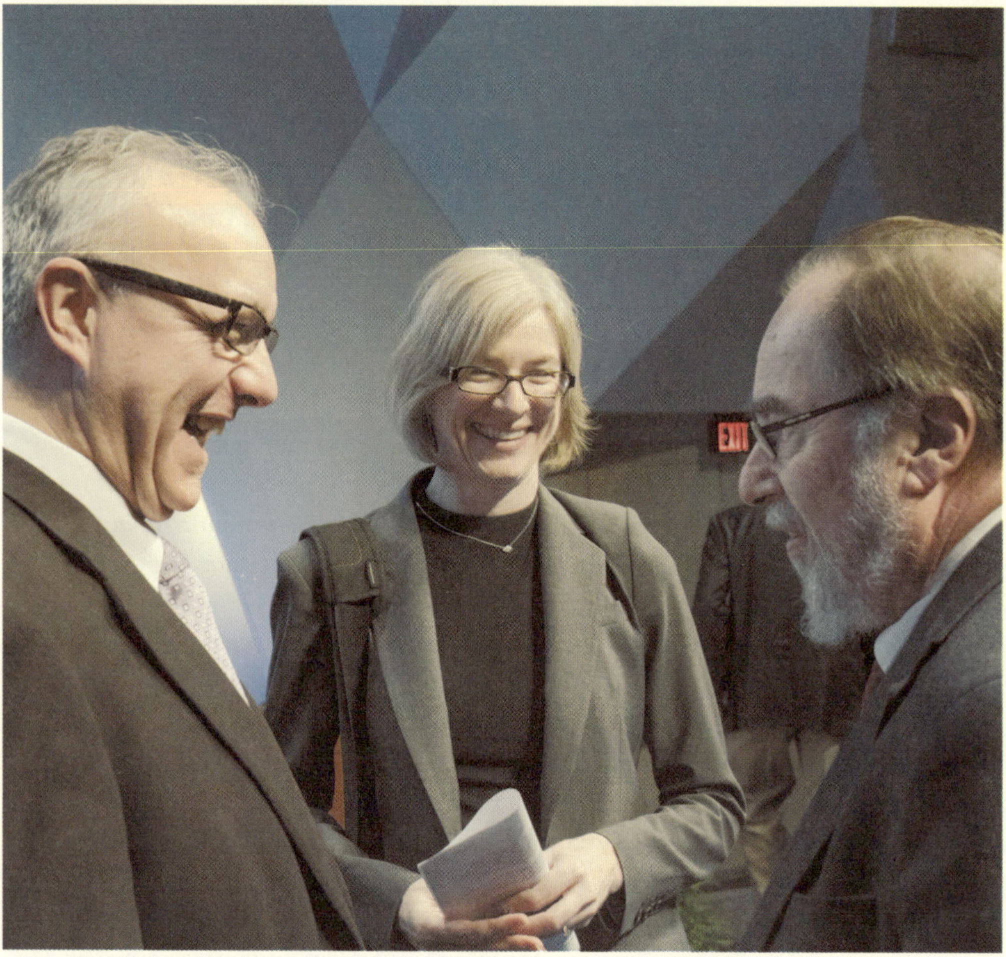

George Daley, Doudna e David Baltimore na Cúpula Internacional em 2015

CAPÍTULO 36

Doudna entra em cena

O PESADELO COM HITLER

Na primavera de 2014, quando a batalha para obter as patentes do CRISPR e fundar as empresas de edição genética estava esquentando, Doudna teve um sonho. Mais precisamente, um pesadelo. Nele, um pesquisador de renome pedia que ela conhecesse alguém que queria aprender sobre edição de genes. Quando entrou na sala, ela recuou. Sentado à sua frente, com uma caneta e papel, pronto para tomar notas, estava Adolf Hitler mas seu rosto havia sido substituído pela cara de um porco. "Eu queria entender os usos e implicações dessa tecnologia maravilhosa que você desenvolveu", dizia ele. Doudna lembra de acordar bastante assustada com o pesadelo. "Deitada no escuro, com o coração disparado, eu não conseguia me livrar da premonição horrível que aquele sonho havia deixado." Ela começou a ter dificuldade para dormir de noite.

A tecnologia da edição de genes tinha um poder enorme para fazer o bem, mas a ideia de usá-la para fazer alterações que seriam herdadas por todas as gerações humanas era enervante. "Será que criamos uma caixa de ferramentas para futuros Frankensteins?" perguntava-se ela. Ou talvez ainda pior, uma ferramenta para futuros Hitlers? "Eu, Emmanuelle e nossos colaboradores imaginamos que a tecnologia do CRISPR poderia salvar vidas ao ajudar a curar doenças genéticas", escreveria ela mais tarde. "Mas, pensando agora, eu mal consigo conceber todas as formas com as quais nosso trabalho árduo poderia ser pervertido."[1]

BEBÊS FELIZES E SAUDÁVEIS

Naquela época, Doudna foi confrontada com um exemplo de como pessoas com boas intenções podem pavimentar o caminho para tal. Sam Sternberg, um dos pesquisadores de sua unida equipe de CRISPR, recebeu em março de 2014 um e-mail de uma jovem aspirante a empreendedora em São Francisco chamada Lauren Buchman, que conseguiu o nome de Sternberg com uma amiga. "Oi, Sam", escrevia ela. "Prazer em conhecê-lo por e-mail. Estou vendo que você trabalha logo do outro lado da ponte. Alguma chance de eu convidar você para um café e conversarmos um pouquinho sobre o que você está fazendo?"[2]

"Ficaria feliz em encontrar você, mas minha agenda está cheia", respondeu Sternberg. "Talvez enquanto isso você possa me explicar um pouco mais sobre o que sua empresa está fazendo."

"Eu abri uma empresa chamada Bebê Feliz e Saudável", explicou ela no e-mail seguinte. "Vemos potencial na Cas9 para ajudar a prevenir doenças genéticas em crianças concebidas por meio da fertilização *in vitro* no futuro. Garantir que isso seja feito com o maior nível de padrões éticos e científicos é o principal e está acima de tudo para nós."

Sternberg estava surpreso, mas não completamente chocado. Naquele momento, a CRISPR-Cas9 já havia sido utilizada para projetar embriões implantados em macacos. Ele estava interessado em ir um pouco mais a fundo sobre as motivações de Buchman e como ela pensava em desenvolver esse conceito, então concordou em se encontrarem em um restaurante mexicano em Berkeley. Lá, Buchman contou sobre a ideia de oferecer às pessoas uma chance de utilizar o CRISPR para projetar futuros bebês.

Ela já havia registrado o domínio HealthyBabies.com. Será que ele não queria ser cofundador? Isso surpreendeu Sternberg, e não simplesmente por compartilhar com seu colega de laboratório Blake Wiedenheft uma humildade bem-humorada. Ele não tinha experiência alguma em editar células humanas, menos ainda sabia como implantar embriões.

"Quando ouvi o conceito de Buchman pela primeira vez, achei aquilo desconcertante. Mas quando pesquisei a respeito dela, fiquei surpreso ao descobrir que ela na verdade pensava bastante sobre as questões morais. A irmã tinha sobrevivido a uma leucemia e o tratamento a tornara estéril. A própria Buchman estava tentando iniciar uma carreira e se preocupava que seu relógio biológico estivesse chegando ao fim. "Eu estava com trinta e poucos anos", relembra ela. "E todos enfrentamos as mesmas questões. Queremos uma carreira, não simplesmente colocar a maternidade como única prioridade. Estamos começando a lidar com clínicas de fertilidade."

Ela sabia que as clínicas de fertilidade *in vitro* podiam rastrear genes perigosos antes de escolher um embrião para implantar, mas, como uma mulher na casa dos trinta anos, ela também sabia que produzir um monte de embriões fertilizados não era tão simples. "Você pode acabar produzindo apenas um ou dois embriões, então o rastreamento genético pré-implantação nem sempre é fácil."

Foi quando ela ouviu falar do CRISPR e ficou animada. "A ideia de que podemos tratar algo nas células parecia muito promissora e maravilhosa."

Ela se preocupava com as questões sociais. "Toda tecnologia pode ser usada para o bem ou para o mal, mas os pioneiros em novas tecnologias têm a oportunidade de promover usos positivos e éticos", diz Buchman. "Eu queria fazer a edição de genes da maneira correta, e fazer isso abertamente, com o propósito de que pudesse haver um padrão definido para procedimentos éticos em pacientes que quisessem utilizá-la."

Alguns dos investidores e empreendedores da biotecnologia que ela consultou acabaram dando ideias que a assustaram, como listar biohackers para um projeto colaborativo de edição dos genes de pacientes. "Quanto mais eu ouvia, mais pensava: 'Eu preciso fazer isso, porque se eu não fizer, o campo vai ser dominado por marginais sem preocupações com impactos ou com a ética.'"

Sternberg saiu do restaurante mexicano antes da sobremesa. Ele não tinha interesse em ser um cofundador, mas estava intrigado o suficiente para concordar em visitar o escritório da empresa. "Não tinha chance nenhuma de me envolver, mas eu estava curioso", disse ele. Sternberg sabia que Doudna estava começando a se preocupar com esse tipo de coisa, então decidiu visitar o laboratório para falar com alguém que queria estar pilotando o tipo de aplicação do CRISPR que poderia causar controvérsias.

Durante sua visita, Sternberg assistiu a um vídeo promocional da Bebê Feliz e Saudável com muitas animações e imagens de arquivo de experimentos em laboratórios, no qual Buchman, sentada em uma sala ensolarada com grandes janelas de vidro, explica a ideia dos bebês geneticamente projetados. Ele falou para ela que não via chance de o CRISPR ser aprovado para uso em bebês nos Estados Unidos em menos de dez anos. Ela respondeu que as clínicas não precisavam ser nos Estados Unidos. Com certeza haveria outros países onde o procedimento seria permitido, e pessoas que podem pagar por bebês geneticamente projetados têm como viajar.

Sternberg decidiu não se envolver, mas durante algum tempo George Church concordou em servir como conselheiro científico não remunerado. "George sugeriu que eu trabalhasse com espermatozoides em vez de embriões", lembra Buchman. "Disse que podia ser menos controverso ou complicado."[3]

Buchman acabou abandonando o empreendimento. "Fui a fundo com os casos de utilizações, regulamentações de mercado e ética, e ficou óbvio que era cedo demais para trabalhar nisso", diz ela. "A ciência não estava pronta, e a sociedade também não."

Quando descreveu suas reuniões para Doudna, Sternberg contou que Buchman tinha "um brilho nos olhos igual ao de Prometeu". Mais tarde, usou essa frase em um livro que escreveu com Doudna e que deixou Buchman furiosa. Se tivessem ouvido falar da Bebê Feliz e Saudável alguns anos antes, Doudna e Sternberg escreveram, teriam descartado a ideia achando que era "pura fantasia" porque "havia uma chance muito pequena de alguém levar adiante esses esquemas de Frankensteins". Mas a invenção da tecnologia do CRISPR-Cas9 mudou isso. "Agora, não dá mais para rir desse tipo de especulação. Tornar o genoma humano tão fácil de manipular quanto o de uma bactéria foi, no fim das contas, justamente o que o CRISPR fez."[4]

NAPA, JANEIRO DE 2015

Como resultado do sonho com Hitler e da história de Sternberg com a empresa de Buchman, Doudna decidiu, na primavera de 2014, se engajar mais nas discussões políticas sobre como as ferramentas de edição genética CRISPR deveriam ser usadas. No início, ela cogitou escrever um artigo para um jornal, mas isso não pareceu adequado para o desafio. Sendo assim, Doudna se voltou para o processo que, quarenta anos antes, levou à Conferência de Asilomar, em 1975, que criou as diretrizes do "caminho prudente a seguir" no trabalho com DNA recombinante. Ela decidiu que a invenção das ferramentas de edição genética CRISPR justificava convocar um grupo semelhante.

O primeiro passo foi garantir a participação de dois dos organizadores-chave da conferência: Paul Berg, que inventou o DNA recombinante, e David Baltimore, que esteve envolvido na maior parte das reuniões políticas, começando com Asilomar. "Senti que se conseguíssemos os dois, teríamos um elo direto com Asilomar e um carimbo de credibilidade", lembra ela.

Ambos concordaram em participar e a reunião foi agendada para janeiro de 2015 em um resort em Napa Valley, a cerca de uma hora de São Francisco. Dezoito dos outros principais pesquisadores foram convidados, incluídos Martin Jinek e Sam Sternberg do laboratório de Doudna. O foco seria a ética das edições de genes herdáveis.

Em Asilomar, as discussões estavam relacionadas especialmente com a segurança, mas Doudna tomou providências para que a conferência de Napa se voltasse mais para as questões morais: será que o valor dado pelos americanos à liberdade individual exigia que as decisões sobre edições genéticas em bebês fossem deixadas principalmente para os pais? Até que ponto criar bebês geneticamente editáveis — e abandonar a ideia de que nossos dotes genéticos vieram de uma loteria natural — mina nosso senso de empatia moral? Existia um perigo de diminuir a diversidade da espécie humana? Ou, para dar à questão uma perspectiva mais bioliberal, se a tecnologia estivesse disponível para criar bebês mais saudáveis e melhores, seria eticamente errado *não* utilizá-la?[5]

Rapidamente formou-se um consenso de que seria ruim banir completamente a edição das linhas germinativas. Os participantes queriam deixar a porta aberta. Seus objetivos tornaram-se similares aos de Asilomar: encontrar um caminho a seguir em vez de pisar o freio. Esse se tornaria o tema da maior parte das comissões e conferências científicas que viriam: era cedo demais para fazer a edição das linhas germinativas com segurança, mas algum dia isso aconteceria e a meta deveria ser providenciar diretrizes prudentes.

David Baltimore alertou sobre um fator que tornava essa reunião em Napa diferente da que ocorrera em Asilomar. "A maior diferença, hoje, é a criação da indústria da biotecnologia", disse ele. "Em 1975, não havia grandes empresas de biotecnologia. Hoje, o público está preocupado com o desenvolvimento comercial, porque o grau de supervisão é menor." Se queriam prevenir um temor popular contra a edição de genes, disse ele, os participantes teriam de convencer as pessoas a confiar não apenas nos cientistas de jaleco branco, mas também nas empresas movidas pelo lucro. Seria um processo difícil. Alta Charo, uma professora de bioética na faculdade de direito da Universidade de Wisconsin, apontou que o relacionamento próximo entre pesquisadores acadêmicos e empresas poderia manchar a credibilidade das universidades. "Interesses financeiros minam a imagem do cientista de 'jaleco branco' atualmente", disse ela.

Um dos participantes trouxe à tona o argumento da justiça social. A edição de genes seria cara. Só os ricos teriam acesso a ela? Baltimore concordou que havia um problema, mas argumentou que isso não era motivo para banir a tecnologia. "O argumento não é muito profundo. É assim que as coisas são. Pense nos computadores. Tudo fica mais barato quando é feito no atacado. Não é um argumento que justifique não seguir em frente."

Durante a conferência, começaram a circular boatos sobre alguns experimentos de edição em embriões não viáveis que já estariam acontecendo na China. A tecnologia, ao contrário da utilizada para a construção de armas nucleares, poderia se espalhar facilmente e ser usada não apenas por pesquisadores responsáveis, mas também por médicos desonestos e biohackers. "Podemos realmente devolver o gênio à garrafa?", perguntou um participante.

O grupo concordou que o uso de ferramentas CRISPR para a edição de genes *não herdáveis* em células somáticas era uma coisa boa. Poderia levar a tratamentos e medicamentos benéficos. Decidiram, então, que seria útil concordar com algumas restrições na edição das linhas germinativas para prevenir reações negativas. "Precisamos criar um ambiente seguro e, por isso, ir devagar com as edições das linhas germinativas a fim de continuar trabalhando com edições em células somáticas", disse um participante.

No fim, decidiram fazer uma pausa temporária nas edições das linhas germinativas em humanos, ao menos até que as questões sociais e de segurança pudessem ser mais bem compreendidas. "Queremos que a comunidade científica aperte o botão de pausa até que as implicações sociais, éticas e filosóficas desse procedimento possam ser devida e completamente discutidas, idealmente, em nível global", diz Doudna.

Doudna rascunhou uma versão inicial do relatório da conferência e a fez circular entre os participantes. Depois de incorporar as sugestões, em março ela submeteu o texto à *Science.* O documento era intitulado "Um caminho prudente a seguir para a engenharia genômica e modificações de genes da linha germinativa".[6] Embora ela fosse a principal autora, os nomes de Baltimore e Berg estavam listados primeiro. A casualidade da ordem alfabética fez com que os dois pioneiros da Asilomar aparecessem na frente.

O relatório claramente definia o que era "edição de linhas germinativas" e por que cruzar esse limite seria um grande passo ético e científico. "Hoje é possível fazer modificações de genoma em óvulos de animais fertilizados e embriões, alterando, assim, a composição genética de cada célula diferenciada em um organismo e garantindo que as mudanças sejam passadas para a progênie do organismo", escreveram eles. "A possibilidade da edição das linhas germinativas é há tempos fonte de entusiasmo e inquietação para o público geral, especialmente à luz da preocupação com o possível início de uma 'bola de neve' que comece sendo aplicada na cura de doenças e caminhe na direção de usos com implicações menos atraentes e até mesmo menos assustadores."

Como Doudna esperava, o artigo teve grande atenção nacional. O *New York Times* publicou uma reportagem à primeira página escrita por Nicholas Wade, com uma imagem de Doudna na sua mesa em Berkeley com a manchete "Cientistas buscam banir método de edição do genoma humano".[7] Mas a manchete era enganosa. Na verdade, na maior parte dos textos sobre o relatório de Napa, faltava um ponto fundamental. Diferentemente de alguns cientistas naquele momento,[8] os participantes optaram propositadamente por se posicionar contra o banimento ou uma moratória, que com o tempo poderiam ficar difíceis de alterar. A meta deles era manter aberta a possibilidade da edição de uma linha germinativa caso ela fosse segura e medicamente necessária. Esse era o motivo de eles pedirem, no título do artigo, um "caminho prudente a seguir", que havia se tornado o lema de muitas das conferências científicas da edição de genes da linha germinativa humana.

TRABALHO CHINÊS EM EMBRIÕES, ABRIL DE 2015

Durante a conferência em Napa, Doudna ouviu um boato incômodo: um grupo de cientistas chineses estaria usando a CRISPR-Cas9 para editar, pela primeira vez, os genes de um embrião humano em estágios iniciais, o que em teoria poderia criar mudanças hereditárias. O fator mitigante vinha a ser que os embriões não eram viáveis. Eles não seriam implantados no útero de uma mãe. Apesar disso, se fosse verdade, os planos de políticos bem-intencionados seriam mais uma vez perturbados pelo entusiasmo de pesquisadores ansiosos.[9]

O artigo chinês não havia sido publicado ainda, mas sua existência havia vazado. Ele havia sido rejeitado pelos periódicos de prestígio *Science* e *Nature*, e estava sendo jogado de um lado para outro. O texto foi finalmente aceito pela revista um tanto obscura *Protein&Cell*, que o publicou em 18 de abril de 2015.

No artigo, pesquisadores de uma universidade de Guangzhou descreveram como utilizaram a CRISPR-Cas9 em 86 zigotos não viáveis (precursores de embriões) para cortar um gene mutante que causa talassemia beta, uma doença sanguínea mortal parecida com a anemia falciforme.[10] Embora os embriões nunca tenham sido destinados a se tornarem bebês, havia se testado um limite, se é que ele não fora cruzado. Pela primeira vez, o CRISPR-Cas9 havia sido usado para fazer potenciais edições na linha germinativa humana, que poderiam ser herdadas por futuras gerações.

Depois de ler o artigo em seu escritório em Berkeley, Doudna olhou a baía de São Francisco e sentiu-se, lembraria ela mais tarde, "pasmada e um pouco enojada". Outros cientistas ao redor do mundo provavelmente também estavam conduzindo pesquisas similares com a tecnologia que ela e Charpentier criaram. Isso poderia levar, percebeu ela, a algumas consequências bastante indesejadas. Também poderia provocar reações negativas. "A tecnologia não está pronta para aplicação clínica na linha germinativa humana", respondeu ela quando um repórter da NPR perguntou sobre os experimentos chineses. "Essa aplicação precisa aguardar uma discussão social mais ampla quanto às questões científicas e éticas."[11]

A conferência de Napa e os experimentos chineses com as edições em embriões aumentaram o interesse do Congresso. A senadora Elizabeth

Warren promoveu uma audiência pública no Congresso, e Doudna foi a Washington para testemunhar com seu amigo e companheiro pioneiro do CRISPR, George Church. O evento foi tão popular que a sala inteira estava de pé. Mais de 150 senadores, congressistas, equipe e agentes pessoais estavam espremidos na sala. Doudna recontou a história do CRISPR, enfatizando que ela havia começado a pesquisa puramente "movida pela curiosidade" a fim de entender como as bactérias lutam contra os vírus. Usá-la em humanos, explicou ela, requeria encontrar formas de fazer com que o CRISPR chegasse às células corretas no corpo, uma tarefa que era mais fácil quando as edições eram feitas em embriões nos primeiros estágios. "Mas fazer uso das edições de genes dessa forma", advertiu ela, "é eticamente muito mais controverso".[12]

Doudna e Church escreveram textos sucessivos na *Nature* nos quais apresentavam suas perspectivas sobre como fazer edições de genes herdáveis. Embora suas posições de certa forma conflitassem, eles reforçaram o argumento de que os cientistas estavam lidando com essas questões com seriedade e não precisavam de novas regulamentações governamentais. "As opiniões sobre o uso da engenharia em linhas germinativas humanas variam amplamente", escreveu ela. "A meu ver, o banimento completo poderia evitar pesquisas com potencial para levar a terapias no futuro, além de também ser pouco viável dada a acessibilidade generalizada e a facilidade do uso do CRISPR-Cas9. Em vez disso, um acordo sólido com um meio-termo apropriado é o desejável."[13] Church foi mais enérgico ao argumentar que as pesquisas, mesmo na edição da linha germinativa humana, deveriam continuar. "Em vez de falarmos sobre a possibilidade de banir a alteração da linha germinativa humana, deveríamos, na verdade, estar discutindo sobre como estimular formas de aumentar sua segurança e eficácia. Banir a edição das linhas germinativas humanas pode frear excelentes pesquisas médicas e incentivar a prática clandestina, mercados negros e o turismo médico desenfreado."[14]

O bioentusiasmo de Church recebeu apoio na imprensa popular de um de seus colegas de Harvard, o renomado professor de psicologia Steven Pinker. "A principal meta moral para as bioéticas de hoje pode ser resumida numa única frase", escreveu ele no *Boston Globe*: "Saia do caminho." Era um golpe brutal em todos os profissionais de bioética. "Um bioético realmente ético não deveria deixar que uma pesquisa seja travada por burocracia, moratória ou ameaças de processos baseadas em princípios nebulosos, mas abrangentes, como 'dignidade', 'sacralidade' e 'justiça social'", argumentou ele. "A última coisa de que precisamos é de um lobby dos chamados especialistas em ética."[15]

A CÚPULA INTERNACIONAL DE DEZEMBRO DE 2015

Após a reunião de Napa Valley, Doudna e Baltimore pediram que a Academia Nacional de Ciências dos Estados Unidos e suas organizações irmãs ao redor do mundo organizassem um grupo representativo em nível global para discutir como regulamentar com prudência a edição da linha germinativa humana. Mais de quinhentos cientistas, políticos e bioéticos — embora poucos pacientes ou pais de crianças afetadas por doenças — reuniram-se em Washington por três dias no início de dezembro de 2015 para a primeira Cúpula Internacional Sobre Edição em Linhas Germinativas Humanas. Além de Doudna e Baltimore, outros pioneiros do CRISPR estavam lá, incluídos Feng Zhang, George Church e Emmanuelle Charpentier. Entre os co-organizadores estavam a Academia Chinesa de Ciências e a Sociedade Real da Grã-Bretanha.[16]

"Estamos aqui como parte de um processo histórico que vem desde o trabalho de Darwin e Mendel no século XIX", disse Baltimore em seu discurso de abertura. "Podemos estar à beira de uma nova era na história humana."

Um representante da Universidade de Pequim garantiu à plateia que a China tinha estabelecido garantias para prevenir a edição das linhas germinativas. "A manipulação de genes de gametas humanos, zigotos ou embriões com propósito de reprodução é proibida."

Em razão do grande número de participantes e jornalistas, a reunião consistiu principalmente em apresentações isoladas em vez de um debate propriamente dito. Até as conclusões haviam sido preestabelecidas. O mais importante era quase idêntico ao que havia sido decidido na pequena reunião em Napa no começo do ano. A edição da linha germinativa humana deveria ser fortemente desestimulada até que condições rigorosas fossem seguidas, mas as palavras "moratória" e "banir" foram evitadas.

Entre as condições que o grupo adotou estavam a de que a edição das linhas germinativas não deveria prosseguir até que "houvesse um consenso social amplo sobre a adequação da aplicação proposta". A necessidade desse consenso seria invocada com frequência em discussões sobre ética nas edições de linhas germinativas, como um mantra. Era uma meta louvável, mas, como o debate sobre o aborto tem demonstrado, discussões nem sempre levam a consensos sociais amplos. Os organizadores da Academia Nacional de Ciências perceberam isso. Mesmo enquanto clamavam por discussões públicas sobre o assunto, criaram um comitê com 22 especialistas para realizar um estudo de um ano sobre a necessidade de criar uma moratória.

No relatório final, publicado em fevereiro de 2017, o grupo não pedia uma moratória ou proibição. Ao contrário, providenciava uma lista de critérios que deveriam ser alcançados antes de a edição da linha germinativa ser permitida, dentre eles: "falta de alternativas razoáveis, restrições que impeçam a prevenção de uma doença ou um problema sério", e alguns outros que não eram intransponíveis em um futuro previsível.[17] Notavelmente, o documento omitia uma restrição-chave que constava no relatório da cúpula internacional de 2015. Não havia outras menções à necessidade de um "consenso social amplo" antes que a edição de genes hereditários fosse permitida. Ao contrário, o relatório de 2017 pedia apenas "participação ampla e constante, assim como contribuições do público".

Muitos bioéticos ficaram chocados, mas a maior parte dos cientistas, incluídos Baltimore e Doudna, achou que o relatório chegou a um meio-termo efetivo. Quem fazia pesquisas médicas viu ali uma luz que lhes permitia prosseguir com cuidado.[18]

Na Grã-Bretanha, o Conselho Nuffield, a organização independente de bioética mais prestigiosa daquela nação, produziu um relatório ainda mais liberal em julho de 2018. "A edição de genomas tem o potencial de dar origem a tecnologias transformativas no campo da reprodução humana", concluía o texto. "Desde que sejam compatíveis com o bem-estar da pessoa futura e com a justiça social e a solidariedade, as intervenções por edição de genomas hereditários não violam nenhuma proibição moral categórica." O conselho inclusive chegou a diminuir a distinção entre usar a edição de genes para curar doenças e usá-la para prover melhorias genéticas. "É possível que a edição de genomas possa ser usada no futuro para [...] melhorar sentidos ou habilidades", dizia o relatório. Ele foi visto, corretamente, como uma forma de pavimentar o caminho para a edição da linha germinativa humana. A manchete no *Guardian* foi "Bebês geneticamente modificados recebem ok do Corpo de Ética do Reino Unido."[19]

REGULAMENTAÇÕES GLOBAIS

Embora a Academia Nacional de Ciências dos Estados Unidos e o Conselho de Nuffield da Grã-Bretanha tenham aderido a uma abordagem liberal em relação à edição da linha germinativa, algumas restrições foram impostas em ambos os países. O Congresso aprovou uma cláusula que proíbe a FDA de analisar qualquer tratamento "em que um embrião humano é intencionalmente criado ou modificado para incluir uma modificação de gene herdável". O conselheiro de ciências do presidente Barack Obama, John Holdren, declarou: "O governo acredita que alterar a linha germinativa humana por razões clínicas é uma fronteira que não deve ser cruzada neste momento", e o diretor dos Institutos Nacionais de Saúde (NIH), Francis Collins, anunciou: "O NIH não vai financiar qualquer uso de tecnologias de edição de genes em embriões humanos."[20] Na Grã-Bretanha, da mesma maneira, a edição de embriões humanos foi restringida por várias regulamentações. Mas nem na Grã Bretanha nem nos Estados Unidos existiu uma lei absoluta e clara contra a edição da linha germinativa.

Na Rússia, não havia leis para prevenir o uso da edição de genes em humanos, e o presidente Vladímir Putin, em 2017, elogiou o potencial do CRISPR. Em um festival da juventude naquele ano, ele falou sobre os benefícios e perigos de criar humanos geneticamente projetados, como os supersoldados, por exemplo. "O homem tem a oportunidade de influenciar o código genético criado pela natureza, ou, como pessoas religiosas diriam, por Deus", disse ele. "Pode-se imaginar que cientistas sejam capazes de criar uma pessoa com características desejadas. Um gênio da matemática, um músico incrível, mas essa pessoa também pode ser um soldado, alguém habilitado para lutar sem medo ou compaixão, misericórdia ou dor."[21]

Na China, as políticas eram mais restritivas, ou pelo menos pareciam ser. Apesar de não haver leis claras que proibissem explicitamente a edição genética hereditária em embriões humanos, havia múltiplas regulamentações e diretrizes que a preveniam, ou que deveriam preveni-la. Por exemplo, em 2003, o ministro da Saúde publicou o relatório "Normas técnicas sobre reprodução humana assistida", que especificava: "Manipulações genéticas de gametas humanos, zigotos ou embriões para motivos reprodutivos são proibidas."[22]

A sociedade chinesa é uma das mais controladas do mundo, e poucas coisas acontecem em clínicas sem que o governo saiba. Duanqing Pei, um respeitado jovem pesquisador de células-tronco que é diretor-geral do Instituto de Biomedicina e Saúde de Guangzhou, garantiu aos colegas membros do comitê de direção na cúpula internacional em Washington que a edição de linhas germinativas de embriões não aconteceria na China.

Por isso Pei e seus amigos do mundo inteiro que compartilhavam essa linha de pensamento ficaram tão chocados quando chegaram a Hong Kong, em novembro de 2018, para a Segunda Cúpula Internacional de Edição do Genoma Humano e descobriram que, apesar de todas as grandes deliberações e relatórios cuidadosamente realizados, a espécie humana havia sido empurrada, de repente e inesperadamente, rumo a uma nova era.

PARTE SEIS

Bebês CRISPR

Uma nova espécie irá me abençoar como seu criador e fonte; muitos seres felizes e excelentes devem sua existência a mim.

— Mary Shelley, *Frankenstein, ou O Prometeu moderno* (1818)

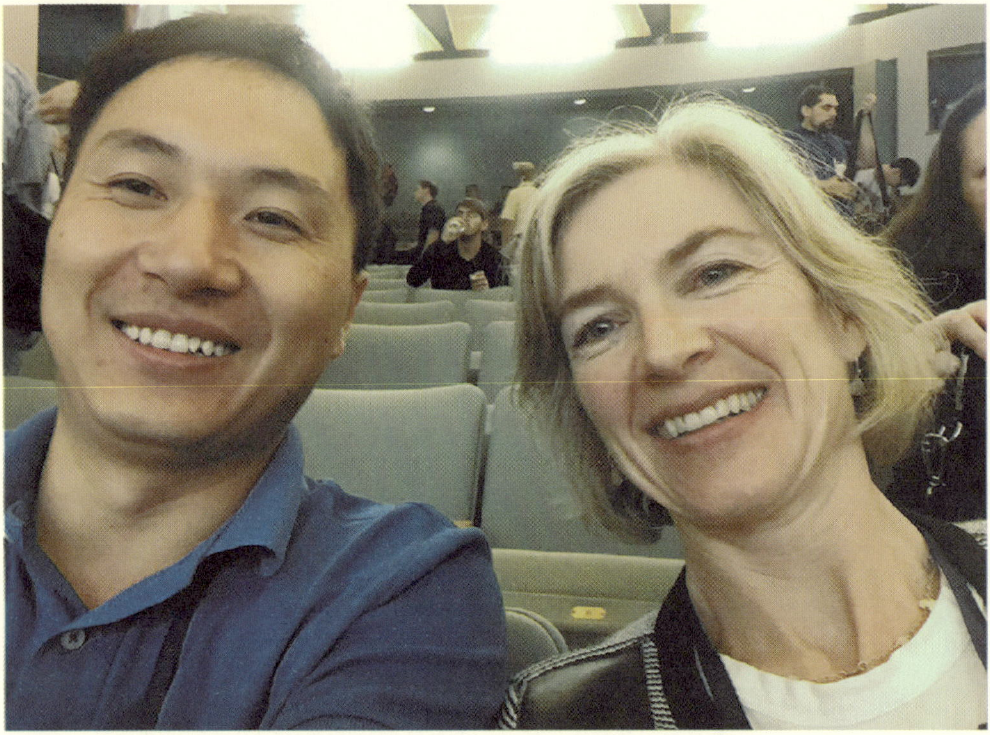

He Jiankui tirando uma selfie com Doudna no Laboratório Cold Spring Harbor

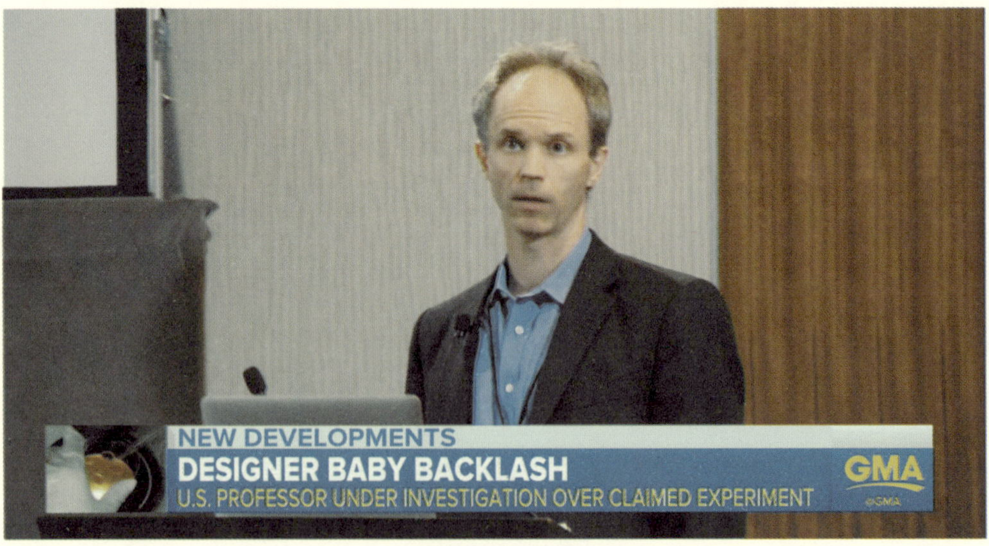
NEW DEVELOPMENTS
DESIGNER BABY BACKLASH
U.S. PROFESSOR UNDER INVESTIGATION OVER CLAIMED EXPERIMENT
GMA

Michael Deem

CAPÍTULO 37

He Jiankui

O EMPREENDEDOR ANSIOSO

He Jiankui, filho de pobres plantadores de arroz, nasceu no ano orwelliano de 1984 e cresceu em Xinhua, uma das vilas mais carentes na parte rural de Hunan, uma província no centro-leste da China. A renda mensal média da família durante sua infância era de 100 dólares por ano. Seus pais eram tão pobres que não tinham como comprar livros escolares, e Jiankui andava até uma livraria da cidade para ler. "Cresci em uma pequena família de agricultores", lembra ele. "Tirava sanguessugas das minhas pernas todo verão. Nunca vou esquecer minhas origens."[1]

A infância de Jiankui instigou nele uma sede por sucesso e fama, e por isso ele seguiu as exortações dos pôsteres e faixas de sua escola que recomendavam dedicação ao avanço da ciência. Jiankui de fato testaria os limites da ciência, embora menos pela qualidade dela do que pela ansiedade.

Estimulado pela crença de que a ciência era uma busca patriótica, o jovem Jiankui construiu um laboratório rudimentar de física em casa, onde fazia testes sem descanso. Depois de um bom desempenho na escola, ele foi selecionado para a Universidade de Ciência e Tecnologia de Hefei, 925 quilômetros a leste de sua casa, onde se formou em física.

Jiankui se candidatou para quatro universidades nos Estados Unidos e foi aceito apenas por uma: a Rice University, em Houston. Estudando sob a orientação do professor Michael Deem, um engenheiro genético hoje acusado de infrações éticas, Jiankui se tornou um astro por criar simulações de computador de sistemas biológicos. "Jiankui era um estudante de alto-impacto", disse Deem. "Ele fez um trabalho fantástico aqui em Rice, e tenho certeza de que será muito bem-sucedido em sua carreira."

Jiankui e Deem inventaram um modelo matemático para prever quais cepas da gripe surgiriam a cada ano e, em setembro de 2010, foram coautores de um artigo sobre o CRISPR sem maiores repercussões que mostrava como as sequências espaçadoras idênticas ao DNA viral se formam.[2] Popular, gregário e ansioso por conhecer pessoas, Jiankui se tornou presidente da Associação de Estudantes e Pesquisadores Chineses de Rice e um empolgado jogador de futebol. "Rice é um lugar onde é possível aproveitar a universidade", disse ele à revista da instituição. "Fora do laboratório, há muito o que fazer. Meu Deus, Rice tem seis campos de futebol! Isso é maravilhoso."[3]

Ele concluiu o doutorado em física, mas decidiu que seu futuro estava na biologia. Deem permitiu que ele fosse a conferências em todo o país e organizou uma apresentação dele para o bioengenheiro Stephen Quake, de Stanford, que convidou Jiankui para se tornar aluno de pós-doutorado em seu laboratório. Colegas lá se lembram dele como engraçado e cheio de vitalidade, com uma paixão do tamanho do Texas por empreendedorismo.

Quake havia fundado uma empresa para comercializar uma tecnologia de sequenciamento de genes que desenvolveu, mas estava caminhando para a falência. Acreditando que podia tornar o processo um sucesso comercial na China, Jiankui decidiu fundar uma empresa lá. Quake estava entusiasmado. "Era uma chance de trazer a fênix de volta das cinzas", comemorou Quake com um parceiro.[4]

A China ansiava por empreendedores de biotecnologia. Em 2011, o país inaugurou uma universidade inovadora, a Universidade de Ciência e Tecnologia do Sul da China, em Shenzhen, uma cidade movimentada de vinte milhões de habitantes na divisa com Hong Kong. Depois de responder a um anúncio publicado no site da universidade, Jiankui acabou sendo contratado lá como professor de biologia e anunciou em seu blog a criação do "Laboratório Conjunto He Jiankui e Michael Deem".[5]

Autoridades chinesas haviam designado a engenharia genética como essencial para o futuro econômico do país e sua competitividade diante dos Estados Unidos, e para isso lançaram várias iniciativas com a finalidade de estimular empreendedores e atrair de volta pesquisadores que estudavam no exterior. Jiankui se beneficiou de duas delas: o Programa de Recrutamento Milhares de Talentos e a Iniciativa Peacock do governo de Shenzhen.

Em julho de 2012, ele decidiu montar uma nova empresa para construir máquinas de sequenciamento genético baseadas na tecnologia de Quake, e a Iniciativa Peacock forneceu um financiamento inicial de 156 mil dólares. "A generosidade de Shenzhen no estímulo a startups, especialmente oferecendo capital de risco, que é comparável ao do Vale do Silício, me atraiu", contou Jiankui mais tarde à revista *Beijing Review*. "Não sou um professor tradicional. Prefiro ser um empreendedor-pesquisador."

Ao longo dos seis anos seguintes, a empresa de Jiankui recebeu cerca de 5,7 milhões de dólares em financiamento estatal. Em 2017, seu sequenciador genético era comercializado e a empresa, da qual Jiankui tinha um terço das ações, estava avaliada em 313 milhões de dólares. "O desenvolvimento do dispositivo é uma grande conquista tecnológica e vai melhorar significativamente a relação custo-benefício, a velocidade e a qualidade do sequenciamento genético", disse Jiankui.[6] Em um artigo científico em que descreve o uso de máquinas para sequenciar genomas, ele declarou que os resultados "têm desempenho comparável aos da Illumina", referindo-se à empresa norte-americana que domina o mercado de sequenciamento genético de DNA.[7]

Dono de uma personalidade tranquila e com sede de fama, Jiankui se tornou uma quase celebridade científica na China, onde a mídia governamental procurava, ansiosa, inovadores para promover como exemplos. A rede de televisão CTV exibiu uma série no fim de 2017 na qual apresentava os jovens empreendedores da ciência do país. Tendo ao fundo uma música patriótica e inspiradora, Jiankui falava sobre o sequenciador de genes de sua empresa, que o narrador dizia funcionar melhor e mais rápido que as versões norte-americanas. "Alguém disse que chocamos o mundo com nossa máquina", declarou um Jiankui sorridente para a câmera. "Sim, estão certos! Fiz isso! He Jiankui! Fui eu que fiz isso!"[8]

Jiankui inicialmente usou sua tecnologia de sequenciamento genético para diagnosticar doenças genéticas em embriões humanos em estágio inicial. Mas, no início de 2018, ele começou a discutir a possibilidade de não apenas ler o genoma humano, mas de também editá-lo. "Por bilhões de anos, a vida progrediu de acordo com a teoria da evolução de Darwin: mutações aleatórias no DNA, seleção e reprodução", escreveu ele em seu site. "Hoje, o sequenciamento e a edição de genoma nos dão novas e poderosas ferramentas para controlar a evolução." Seu objetivo, segundo ele mesmo, era sequenciar o genoma humano por 100 dólares, depois passar a consertar qualquer problema. "Uma vez que o sequenciamento genético é conhecido, podemos usar o CRISPR-Cas9 para inserir, editar ou apagar o gene associado a uma característica particular. Ao corrigir os genes da doença, nós, humanos, podemos viver melhor em um ambiente que muda rapidamente."

No entanto, ele disse ser contra o uso de edição genética para algumas formas de aprimoramento. "Apoio a edição genética para tratamento e prevenção de doença", escreveu em um post na rede social WeChat, "mas não para melhorar ou aprimorar o QI, o que não é benéfico para a sociedade".[9]

RELACIONAMENTOS

O site de He Jiankui e seus comentários nas redes sociais, feitos em chinês, não ganharam muita atenção no Ocidente. Mas, como dedicado construtor de relacionamentos e presença frequente em conferências, ele estava começando a criar um círculo de conhecidos na comunidade científica norte-americana.

Em agosto de 2016, ele participou da conferência anual CRISPR realizada no Laboratório Cold Spring Harbor. "A recém-encerrada Conferência de Edição Genética em Cold Spring Harbor é o principal evento da área", escreveu ele em seu blog. "Feng Zhang e Jennifer Doudna e outros nomes importantes participaram do evento!" Junto ao post havia uma selfie dele com Doudna sentados no auditório sob o retrato a óleo de James Watson.[10]

Alguns meses depois, em janeiro de 2017, Jiankui enviou um e-mail a Doudna. Como fez com outros dos principais pesquisadores sobre o CRISPR, ele pediu para se encontrar com ela em sua próxima viagem aos Estados Unidos. "Estou trabalhando na tecnologia para melhorar a eficácia e a segurança da edição de genes em embriões na China", escreveu ele. O e-mail chegou quando Doudna ajudava a organizar um pequeno workshop sobre "o desafio e a oportunidade de edição de genes". Haviam se passado dois anos desde sua conferência em Napa Valley, e a Fundação Templeton, que apoia o estudo de grandes questões éticas, havia concedido financiamento para uma série de discussões sobre o CRISPR. Doudna convidou vinte cientistas e estudiosos da ética para um workshop inicial em Berkeley, mas percebeu que nenhum era estrangeiro. "Ficaremos felizes em recebê-lo", respondeu ela para Jiankui — que, obviamente, ficou feliz em aceitar.[11]

O encontro começou com uma palestra pública de George Church sobre os possíveis benefícios da edição de linha germinativa, inclusive os que poderiam aumentar as capacidades humanas. Church mostrou um slide no qual estavam listadas variações simples de genes que oferecem efeitos benéficos. Entre eles, estava a variante do gene CCR5, que pode tornar a pessoa menos receptiva ao vírus HIV.[12]

Em seu blog, Jiankui escreveu sobre a reunião privada: "Muitos problemas pontuais causaram debates aquecidos, e o cheiro de pólvora encheu o ar." Sua interpretação do relatório do encontro internacional de edição de genes, que acabava de ser publicado, foi interessante. Ele o chamou de uma "luz amarela para a edição de genes humanos". Em outras palavras, em vez de ler o relatório como um apelo para não seguir com a edição de genes humanos herdáveis no momento, ele interpretou como um sinal para prosseguir com cuidado.[13]

A vez de Jiankui se apresentar chegou no segundo dia do encontro. Sua palestra, intitulada "Segurança na edição de genes de embriões humanos", foi inexpressiva. Houve apenas uma parte interessante: a descrição de seu trabalho editando o gene CCR5, que Church havia mencionado em sua palestra como um futuro candidato potencial para edição de linha germinativa. Jiankui descreveu como ele havia editado o gene, que produz a proteína receptora para o vírus HIV, em ratos, macacos e embriões humanos não viáveis descartados de clínicas de fertilidade.

Outros pesquisadores chineses já haviam causado discussões sobre ética ao usar o CRISPR para editar genes CCR5 em embriões humanos não viáveis, então ninguém na conferência prestou muita atenção. "A palestra dele não me marcou", conta Doudna. "Achei-o muito ansioso para conhecer as pessoas e ser aceito, mas ele não havia publicado nada importante, e não parecia estar fazendo nada de importância científica." Quando Jiankui perguntou a Doudna se poderia ser um pesquisador visitante no laboratório dela, ela ficou um pouco surpresa com aquela audácia. "Recusei o pedido", revela ela. "Não tinha nenhum interesse." O que marcou Doudna e outros no encontro foi que Jiankui não parecia interessado nas questões morais envolvidas nas edições de genes herdáveis em embriões.[14]

Continuando com seu tour para conhecer pessoas e participar de conferências, Jiankui voltou a Cold Spring Harbor em julho de 2017 para a conferência anual sobre o CRISPR. Vestindo uma camisa listrada e com os cabelos pretos juvenilmente despenteados, ele apresentou basicamente a mesma palestra feita em Berkeley no mesmo ano, causando sonolência e desinteresse mais uma vez. A palestra terminou com uma nota de advertência: um slide que mostrava um artigo do *New York Times* sobre Jesse Gelsinger, o jovem homem que morreu na Filadélfia depois de receber tratamentos de terapia genética. "Um único caso de fracasso pode destruir toda a área", concluiu ele. Houve três perguntas protocolares. Ninguém pensou que seus experimentos tinham produzido qualquer descoberta científica.[15]

EDITANDO BEBÊS

Nessa palestra de julho de 2017 em Cold Spring Harbor, Jiankui descreveu a edição do gene CCR5 em embriões humanos não viáveis descartados. O que ele não disse é que já planejava editar genes em embriões humanos viáveis com a intenção de dar à luz bebês geneticamente alterados — em outras palavras, fazer edições de linha germinativa herdáveis. Quatro meses antes, ele havia submetido uma consulta sobre ética médica ao Hospital de Mulheres e Crianças Harmonicare. "Planejamos usar o CRISPR-Cas9 para editar o embrião", escreveu ele. "Os embriões editados serão implantados em mulheres com subsequente gravidez." Seu objetivo era permitir que casais com Aids tivessem filhos que ficassem protegidos, assim como todos os seus descendentes, contra o vírus HIV.

Como há maneiras mais simples de prevenir a infecção da Aids, tais como lavagem de sêmen ou a seleção de embriões saudáveis antes da implantação, o procedimento não era medicamente necessário. Também não corrigiria uma clara doença genética — o gene CCR5 é comum e provavelmente tem vários propósitos, incluído proteger contra o vírus do Nilo Ocidental. Então, o plano de Jiankui não preenchia os requisitos aprovados em múltiplos encontros internacionais.

Mas isso oferecia a ele a possibilidade, ou pelo menos era o que pensava, de alcançar uma grande conquista histórica e aumentar a glória da ciência chinesa. "Essa vai ser uma grande conquista da ciência e da medicina", escreveu em seu pedido, comparando seu trabalho à "tecnologia IVF, que recebeu o prêmio Nobel em 2010". O comitê de ética do hospital deu a ele consentimento unânime.[16]

Há aproximadamente 1,25 milhão de pessoas HIV-positivo na China, um número que ainda cresce rapidamente, e o ostracismo das vítimas é amplo. Trabalhando com um grupo de apoio a vítimas da Aids em Beijing, Jiankui recrutou vinte casais voluntários nos quais o marido fosse HIV-positivo e a esposa, HIV-negativo. Mais de duzentos casais se inscreveram.

Dois dos casais selecionados foram ao laboratório de Jiankui em Shenzen em um sábado de junho de 2017 e, em um encontro filmado, foram informados sobre o ensaio clínico proposto e questionados se desejavam participar. Ele explicou sobre o formulário de consentimento. "Como voluntário, seu parceiro é diagnosticado com Aids ou infectado com o HIV", dizia o documento. "Esse projeto de pesquisa provavelmente produzirá crianças resistentes ao vírus HIV." Os dois casais concordaram em participar, assim como outros cinco recrutados em outras reuniões. Foram produzidos 31 embriões — Jiankui conseguiu editar dezesseis deles. Onze foram implantados em voluntários sem sucesso, mas, no fim da primavera de 2018, ele foi capaz de implantar embriões gêmeos em uma mãe e um embrião em outra.[17]

O procedimento de Jiankui envolvia pegar o espermatozoide do pai, lavar as células para livrá-las do vírus HIV e então injetar o espermatozoide nos óvulos da mãe. Isso provavelmente seria o suficiente para garantir que os óvulos fertilizados estivessem livres do HIV. Mas o objetivo dele era garantir que as crianças não fossem infectadas mais tarde. Então, ele injetou nos óvulos fertilizados o CRISPR-Cas9 que tinha como alvo o gene CCR5. Os óvulos ficaram por uns cinco dias em uma placa de Petri até que fossem um embrião inicial com mais de duzentas células. Depois, tiveram o DNA sequenciado para ver se as edições funcionaram.[18]

OS CONFIDENTES NORTE-AMERICANOS

Durante suas visitas aos Estados Unidos em 2017, Jiankui deu pistas de seus planos para alguns dos pesquisadores norte-americanos, muitos dos quais depois expressaram arrependimento por não terem tentado impedi-lo ou denunciá-lo. Mais notavelmente, ele confidenciou seu projeto a William Hurlbut, neurobiólogo e bioeticista de Stanford, que havia co-organizado o encontro de janeiro em Berkeley com Doudna. Segundo Hurlbut depois disse à *Stat*, os dois "conversaram várias vezes, por quatro ou cinco horas, sobre ciência e ética". Hurlbut percebeu a intenção de Jiankui de editar embriões que culminassem em partos bem-sucedidos. "Tentei dar a ele uma noção das implicações práticas e morais", argumenta ele, mas Jiankui insistia que apenas "um grupo marginal" se opunha a edições de linha germinativa. Se tais edições podem ser usadas para evitar uma doença terrível, perguntou Jiankui, por que as pessoas seriam contra? Hurlbut o via como "uma pessoa com boas intenções que deseja ver seus esforços recompensados", mas incentivado por uma cultura científica "que coloca ênfase em pesquisas provocativas, celebridade, competição científica nacional e primeiras vezes".[19]

Jiankui também confidenciou seus planos a Matthew Porteus, um bem-sucedido e respeitado pesquisador de células-tronco na Escola de Medicina de Stanford. "Fiquei chocado e meu queixo caiu", relembra Porteus. A conversa começou com uma troca educada sobre dados científicos e se transformou em uma palestra de meia hora de Porteus sobre todas as razões pelas quais ele achava aquilo uma péssima ideia.[20]

"Não existe necessidade médica", disse Porteus. "Isso viola todos os requisitos. Você está colocando em risco todo o campo da engenharia genética." Porteus exigiu saber se ele tinha submetido aquilo a seus superiores.

"Não", respondeu Jiankui.

"Você tem de falar com elas, as autoridades chinesas, antes de ir em frente", alertou Porteus com raiva crescente.

Nesse momento, Jiankui ficou muito quieto, seu rosto corou, e ele saiu do escritório. "Acho que ele não estava esperando uma reação negativa", comentou Porteus.

Em retrospectiva, Porteus se culpa por não ter feito mais. "Temo que algumas pessoas pensem que fui um idiota", diz. "Queria ter insistido, enquanto ele estava no meu escritório, em mandar e-mails para várias autoridades na China." Mas é improvável que Jiankui tivesse permitido que ele contasse a outras pessoas. "Ele achava que, se contasse antes, iam tentar impedi-lo, mas, se ele conseguisse produzir os primeiros bebês CRISPR, todo mundo reconheceria isso como uma grande conquista."[21]

Jiankiu também confidenciou a Stephen Quake, o empreendedor de sequenciamento genético que supervisionara seu pós-doutorado e o ajudara a fundar sua empresa em Shenzhen, que usava a tecnologia do próprio Quake. Desde 2016, Jiankui lhe disse que queria ser a primeira pessoa a criar bebês geneticamente editados. Quake disse que era "uma ideia terrível", mas, devido à insistência do outro, sugeriu que conseguisse as aprovações necessárias. "Vou seguir sua sugestão e conseguir a aprovação do comitê de ética local antes de prosseguir com o primeiro bebê humano geneticamente editado", disse Jiankui a Quake em um e-mail, publicado depois por Pam Belluck, repórter de saúde do *New York Times*. "Por favor, mantenha isso confidencial."

"Boas notícias!", escreveu Jiankui em abril de 2018. "O embrião com o gene CCR5 editado foi transplantado para as mulheres há dez dias e hoje a gravidez foi confirmada!"

"Uau, esta é uma grande conquista!", respondeu Quake. "Tomara que a gravidez corra bem."

Depois de uma investigação, Stanford inocentou Quake, assim como Hurlbut e Porteus, de qualquer conduta errada. "A investigação revelou que os pesquisadores de Stanford expressaram grande preocupação ao dr. He sobre seu trabalho", declarou a universidade. "Quando o dr. He não prestou atenção a essas recomendações e foi adiante, os pesquisadores de Stanford o estimularam a seguir práticas científicas adequadas."[22]

Dentre os norte-americanos que Jiankui consultou, o que mais se envolveu e ficou com a maior mácula ética foi Michael Deem, seu orientador de pós-doutorado em Rice. Em uma cena gravada em vídeo, Deem pode ser visto sentado a uma mesa na primeira sessão de Jiankui em que possíveis pais eram aconselhados a dar o consentimento para a edição genética de seus embriões. "Quando o casal deu seu consentimento depois de receber as informações", diria Jiankui depois publicamente, "estava sendo observado por um professor dos Estados Unidos". Deem falou com os voluntários por intermédio de um tradutor, segundo um membro da equipe chinesa relatou à *Stat*.

Em uma entrevista para a Associated Press, Deem admitiu estar na China durante o encontro. "Encontrei os pais", confirmou ele. "Estava lá durante o consentimento informado." Deem também defendeu as ações de Jiankui. Mas depois contratou dois advogados de Houston que emitiram uma declaração alegando que ele não estava envolvido com o processo de consentimento informado — apesar de uma cena do vídeo mostrá-lo lá. Os advogados alegaram também que ele "não realiza pesquisa com humanos e não fez pesquisas com humanos nesse projeto". Isso pareceu ser desmentido quando se revelou que Deem era coautor de um artigo que Jiankui escreveu sobre experimentos de edição humana. Rice disse que abriria uma investigação, mas depois de dois anos não publicou os resultados. No fim de 2020, a página de Deem no site da universidade tinha sido removida, mas a instituição continuou se negando a oferecer qualquer explicação, e os dois advogados pararam de retornar minhas ligações.[23]

CAMPANHA DE RELAÇÕES PÚBLICAS DE JIANKUI

Enquanto as gravidezes chinesas progrediam, em meados de 2018, Jiankui sabia que seu anúncio teria impacto mundial, e queria capitalizar em cima disso. O objetivo de seu experimento, afinal, não era proteger as duas crianças da Aids. A perspectiva de conquistar fama era também uma grande motivação. Por isso, ele contratou Ryan Ferrell, um respeitado executivo de relações públicas norte-americano com quem havia trabalhado em outro projeto. Ferrell achou os planos de Jiankui emocionantes a ponto de deixar sua agência e se mudar temporariamente para Shenzhen.[24]

Ferrell planejava uma campanha de lançamento multimídia. Jiankui escreveria um artigo sobre a ética de editar genes para um jornal, cooperaria com a Associated Press em uma reportagem exclusiva sobre a criação dos bebês CRISPR e gravaria cinco vídeos que seriam lançados em seu site e no YouTube. Além disso, escreveria um artigo científico, em coautoria com Michael Deem, da Rice, que tentaria publicar em um meio impresso de prestígio como a *Nature*.

A intenção era que o artigo sobre ética, que Jiankui e Ferrell chamaram de "Proposta de princípios éticos para tecnologias de reprodução assistida terapêutica", saísse em uma nova publicação chamada *The CRISPR Journal*, editada pelo pioneiro do CRISPR Rodolphe Barrangou e pelo jornalista científico Kevin Davies. Em seu rascunho, Jiankui listava cinco princípios que deveriam ser seguidos ao se decidir pela edição de embriões humanos:

— *Compaixão por famílias necessitadas:* Para algumas poucas famílias, a cirurgia genética precoce pode ser a única maneira de curar uma doença hereditária e salvar a criança de uma vida de sofrimento. [...]

— *Apenas para doenças sérias, nunca por vaidade:* A cirurgia genética é um procedimento sério que nunca deve ser usado para estética, aprimoramento ou seleção de sexo. [...]

— *Respeito à autonomia da criança:* Uma vida é mais do que nosso corpo físico [...]

— *Genes não nos definem:* Nosso DNA não predetermina nosso propósito ou o que vamos fazer. Nós florescemos a partir de nosso próprio trabalho duro, da nutrição e do apoio da sociedade e dos que nos amam. [...]

— *Todo mundo merece estar livre de uma doença genética:* A riqueza não deveria determinar sua saúde.[25]

Em vez de seguir orientações como as que foram estabelecidas pela Academia Nacional de Ciências, Jiankui definiu um modelo que, pelo menos de acordo com seu pensamento, justificaria o uso do CRISPR para retirar o gene receptor do HIV. Ele seguia princípios morais que foram propostos, algumas vezes de forma convincente, por alguns filósofos ocidentais de renome. Por exemplo, o professor de Allen Buchanan, de Duke, foi o filósofo residente da Comissão de Ética Médica do presidente Reagan, esteve no Conselho Consultivo para o Instituto Nacional de

Pesquisa do Genoma Humano durante o governo Clinton e é membro do renomado Hastings Center. Sete anos antes de Jiankui decidir editar o gene CCR5 em embriões humanos, Buchanan apoiou o conceito em seu influente livro *Better than Human*.

> Suponha que se descubra que algum gene ou conjunto de genes desejável já existe, mas só em um pequeno número de humanos. É essa a situação dos genes que conferem resistência a certas cepas do HIV-Aids. Se confiarmos na "sabedoria da natureza" ou "deixarmos a natureza seguir seu curso", esse genótipo pode ou não se espalhar pela população humana [...]. Suponha que fosse possível garantir que esses genes benéficos se espalhassem mais rapidamente pela modificação genética intencional. Isso poderia ocorrer pela injeção de genes nos testículos ou, mais radicalmente, pela inserção deles em um grande número de embriões humanos, utilizando a fertilização *in vitro*. Poderíamos conseguir os benefícios [...] sem a carnificina.[26]

Buchanan não estava sozinho. Na época do ensaio clínico de Jiankui, muitos pensadores éticos sérios, e não apenas pesquisadores científicos impacientes, haviam publicamente argumentado, usando o gene CCR5 como exemplo específico, que a edição de genes para curar e prevenir doenças poderia ser permitida ou mesmo desejável.

Ferrell deu à equipe da Associated Press — Marilynn Marchione, Christina Larson e Emily Wang — acesso exclusivo a Jiankui. Eles foram autorizados até a filmar um embrião humano não viável recebendo uma injeção com CRISPR no laboratório de Jiankui.

Com a orientação de Ferrell, Jiankui também preparou vídeos que o apresentavam em seu laboratório falando diretamente para a câmera. No primeiro, ele descrevia seus cinco princípios éticos. "Se pudermos proteger uma menina ou um menino de certa doença, se pudermos ajudar casais carinhosos a formar famílias, a cirurgia genética é um desenvolvimento saudável", dizia. Jiankui também fez uma distinção entre curar uma doença e produzir aprimoramentos. "A cirurgia genética deveria ser usada apenas para tratar doenças sérias. Não deveríamos usá-la para aumentar o QI, aprimorar o desempenho em esportes ou mudar a cor da pele. Isso não é amor."[27]

No segundo vídeo, ele explicava por que sentia que era "desumano os pais não protegerem seus filhos se a natureza nos dá ferramentas para isso". O vídeo seguinte explicava por que ele escolheu o HIV como primeiro alvo. O quarto vídeo, em chinês e protagonizado por um de seus alunos de pós-doutorado, explicava os detalhes científicos de como as edições com o CRISPR eram feitas.[28] Eles adiaram a produção do quinto vídeo até poderem anunciar o nascimento bem-sucedido dos dois bebês.

PARTO

A campanha de relações públicas e o lançamento dos vídeos no YouTube estavam planejados para janeiro, quando os bebês nasceriam. Mas, uma noite no início de novembro de 2018, Jiankui recebeu uma ligação a qual informava que uma mãe havia entrado em trabalho de parto prematuramente. Ele correu para o aeroporto de Shenzhen e foi ao encontro dela, acompanhado de alguns estudantes de seu laboratório. Ela acabou dando à luz, depois de uma cesárea, duas meninas aparentemente saudáveis, chamadas Nana e Lulu.

Os nascimentos foram tão prematuros que Jiankui ainda não havia submetido uma descrição oficial de seu ensaio clínico às autoridades chinesas. Em 8 de novembro, com as gêmeas já nascidas, ele a enviou. O documento foi escrito em chinês, e por duas semanas permaneceu despercebido no Ocidente.[29]

Ele também finalizou o artigo científico em que estava trabalhando. Intitulado "Nascimento de gêmeas após edição genética para resistência ao HIV", o texto foi submetido ao renomado periódico *Nature*. O artigo nunca foi publicado, mas o manuscrito, que recebi de um dos pesquisadores norte-americanos para quem ele enviou, oferece detalhes sobre a ciência por trás do experimento e vislumbres de seu pensamento.[30] "A edição de genes no estágio embrionário tem o potencial de curar permanentemente doenças e conferir resistência contra infecções patogênicas", escreveu ele. "Aqui, relatamos o primeiro nascimento de um humano geneticamente editado: gêmeas que foram submetidas à edição do gene CCR5 quando ainda embriões nasceram normais e saudáveis em novembro de 2018." No artigo, Jiankui defendeu o valor ético do que havia feito.

"Antecipamos que a edição de genes em embriões humanos trará nova esperança para milhões de famílias que buscam bebês saudáveis livres de doenças mortais herdadas ou adquiridas."

Encerradas nesse artigo não publicado estavam algumas informações perturbadoras. Em Lulu, apenas um dos dois cromossomos relevantes fora adequadamente modificado. "Confirmamos que o gene CCR5 de Nana foi editado exitosamente, com mudança de matriz em ambos os alelos, e que em Lulu a mudança foi heterozigótica", admitia o artigo. Em outras palavras, Lulu tinha diferentes versões de genes em seus dois cromossomos, o que significa que seu sistema ainda vai produzir certa quantidade de proteína CCR5.

Além disso, havia indícios de que ocorreram algumas edições fora do alvo e não desejadas e que ambos os embriões eram mosaicos — o que significa que houve suficientes divisões celulares antes da edição com o CRISPR, o que fez algumas das células resultantes ficarem sem edição. Apesar disso tudo, diria Jiankui depois, os pais escolheram implantar ambos os embriões. Kiran Musunuru, da Universidade da Pensilvânia, comentaria em outra ocasião: "A primeira tentativa de hackear o código da vida e, supostamente, melhorar a saúde de bebês humanos foi, de fato, um trabalho picareta."[31]

AS MANCHETES

Nos primeiros dias após o nascimento dos bebês, Jiankui e seu publicitário, Ferrell, tinham esperança de manter tudo em segredo até janeiro, quando esperavam que seu artigo fosse publicado pela *Nature*. Mas a notícia era explosiva demais para permanecer sob sigilo. Pouco antes da data da Segunda Cúpula Internacional sobre Edição de Gene Humano, a ser realizada em Hong Kong, a notícia sobre os bebês CRISPR vazou.

Antonio Regalado, um repórter do *MIT Technology Review*, tinha algum conhecimento científico e o instinto de repórter que atrai furos. Ele estava na China em outubro e foi convidado para um encontro com Jiankui e Ferrell, na época que eles planejavam o anúncio. Embora não tenha revelado seu segredo, Jiankui discutiu o gene CCR5, e Regalado é um repórter bom o suficiente para suspeitar que algo estava acontecendo. Ao pesquisar na internet, descobriu o pedido que Jiankui havia enviado ao

Registro de Ensaios Clínicos chinês. "Exclusivo: cientistas chineses estão criando bebês CRISPR" foi a manchete de sua reportagem, publicada on-line em 25 de novembro.[32]

Com a história on-line, Marchione e seus colegas na Associated Press publicaram uma reportagem equilibrada e cheia de detalhes. A primeira oração capturava o drama do momento: "Um pesquisador chinês alega ter ajudado a fazer os primeiros bebês geneticamente editados do mundo — bebês gêmeas nascidas este mês cujo DNA ele diz ter alterado com uma poderosa nova ferramenta capaz de reescrever o projeto da vida."[33]

Todas as discussões que os especialistas em ética vinham travando sobre a edição de genes da linha germinativa foram repentinamente suplantadas por um jovem cientista chinês ambicioso que queria fazer história. Como no caso do nascimento do primeiro bebê de proveta, Louise Brown, e da clonagem da ovelha Dolly, o mundo havia entrado em uma nova era.

Naquela noite, Jiankui lançou os vídeos que havia feito com antecedência junto com mais um, no qual fazia seu importante anúncio no YouTube. Falando com calma e orgulho para a câmera, declarou:

> Duas lindas meninas chinesas chamadas Lulu e Nana chegaram chorando ao mundo há algumas semanas tão saudáveis quanto qualquer outro bebê. As meninas estão em casa agora com sua mãe, Grace, e seu pai, Mark. Grace engravidou através de fertilização *in vitro*, mas com uma diferença. Logo após colocarmos o espermatozoide do marido em seu óvulo, também colocamos um pouco de proteína e instruções para realizar uma cirurgia genética. Quando Lulu e Nana eram apenas uma única célula, essa cirurgia removeu a porta de entrada pela qual o vírus HIV infecta pessoas [...]. Quando Mark viu suas filhas, a primeira coisa que disse foi que nunca achou que seria pai. Agora ele tem uma razão para viver, para andar, tem um propósito. Vejam, Mark tem HIV [...]. Como pai de duas meninas, não posso pensar em um presente mais bonito e saudável para a sociedade do que dar a outro casal a chance de formar uma família amorosa.[34]

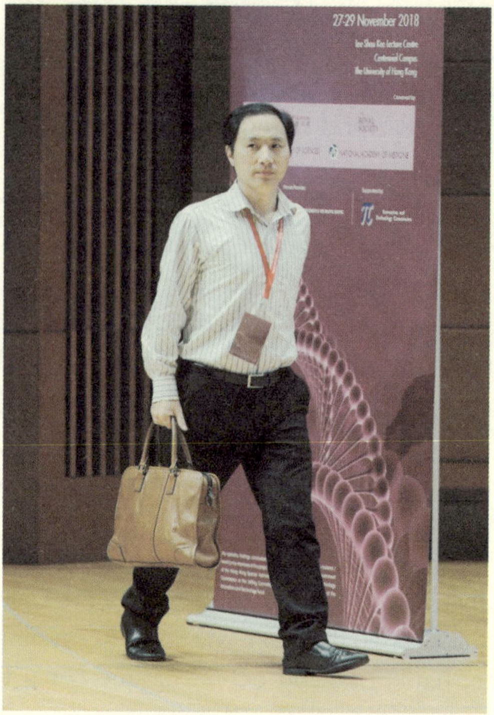

He Jiankui subindo ao palco

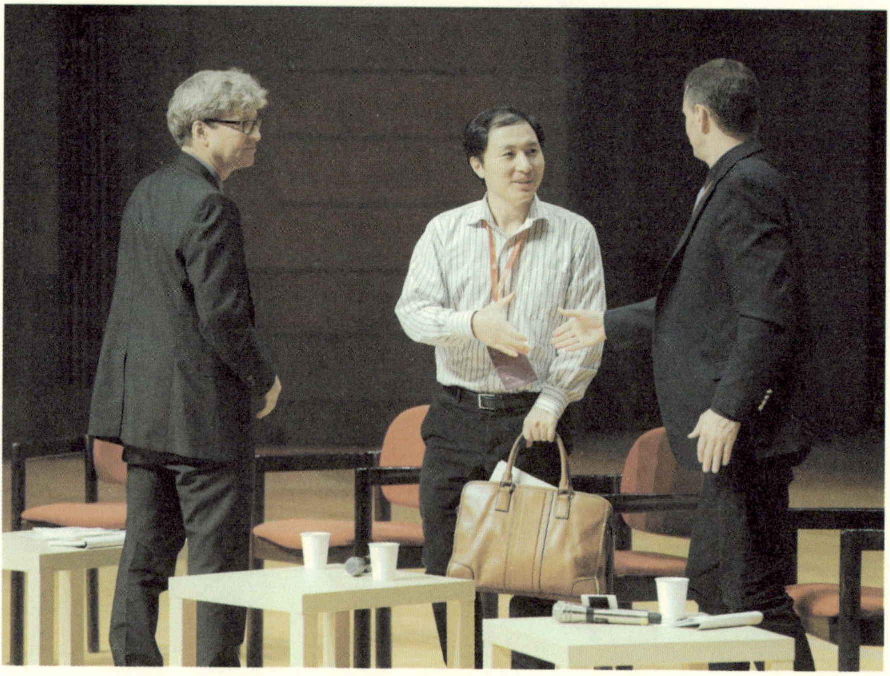

Com Robin Lovell-Badge e Matthew Porteus

CAPÍTULO 38

A cúpula de Hong Kong

Em 23 de novembro, dois dias antes de a notícia de He Jiankui vazar, Doudna recebeu um e-mail dele. O assunto era dramático: "Nasceram os bebês."

Sua primeira reação foi ficar desconcertada, depois chocada e alarmada. "Primeiro, achei que era falso, ou talvez que ele fosse louco", diz ela. "A ideia de que você usaria 'Nasceram os bebês' como assunto de um e-mail para algo assim não parecia real."[1]

Ele enviou também, anexo, o rascunho do manuscrito que submeteu para publicação na *Nature*. Quando o abriu, Doudna sabia que a situação era bem real. "Era uma sexta-feira, depois do Dia de Ação de Graças", lembra. "Eu estava em nosso apartamento em São Francisco com familiares e amigos quando esse e-mail chegou do nada."

Doudna percebeu que a notícia se tornaria ainda mais dramática por causa da ocasião. Em três dias, quinhentos cientistas e legisladores chegariam a Hong Kong para a Segunda Cúpula Internacional sobre Edição do Genoma Humano — o primeiro encontro tinha acontecido em dezembro de 2015 em Washington. Doudna era uma das principais organizadoras, junto com David Baltimore, e He Jiankui seria um dos palestrantes.

Quando começaram a montar a lista de palestrantes, ela e os demais organizadores não o consideraram. Mas mudaram de ideia semanas antes ao ouvir rumores de que ele tinha o sonho — ou a ilusão — de editar embriões humanos. Alguns no comitê organizador achavam que envolvê-lo na cúpula iria dissuadi-lo de cruzar a linha germinativa.[2]

Ao receber o chocante e-mail de Jiankui, Doudna conseguiu o número de celular de Baltimore e ligou enquanto ele estava indo pegar o voo para Hong Kong. Os dois concordaram que ela deveria mudar o horário do próprio voo e chegar um dia antes do planejado para que eles pudessem reunir alguns dos outros organizadores e decidir o que fazer.

Quando chegou, ao amanhecer da segunda-feira, 26 de novembro, e ligou novamente seu celular, Doudna viu que Jiankui esteve tentando desesperadamente falar com ela por e-mail. "No nanossegundo em que cheguei ao aeroporto, recebi uma tonelada de e-mails de Jiankui", contou Doudna a Jon Cohen, da *Science.* Ele estava indo de carro de Shenzhen para Hong Kong, e queria se encontrar com ela o mais rápido possível. "Tenho que conversar com você agora", escreveu ele. "As coisas saíram de controle."[3]

Ela não respondeu porque queria falar antes com Baltimore e os outros organizadores. Logo depois que fez check-in no hotel Le Méridien Cyberport, onde os conferencistas estavam hospedados, um mensageiro bateu na porta do quarto com uma mensagem de Jiankui, dizendo para ela retornar a ligação imediatamente.

Ela concordou em encontrá-lo no saguão do hotel, mas antes se reuniu rapidamente com alguns dos organizadores na sala de conferências no quarto andar. Baltimore já estava lá sentado com George Daley, da Escola de Medicina de Harvard, Robin Lovell-Badge, do Instituto Francis Crick de Londres, Victor Dzau, da Academia Nacional de Medicina dos Estados Unidos, e a bioeticista Alta Charo, da Universidade do Wisconsin. Nenhum deles havia visto o artigo científico que Jiankui enviara para a *Nature*, então Doudna mostrou a eles a cópia que recebera. "Conversamos sobre se Jiankui devia permanecer no programa da conferência", lembra Dzau.

Rapidamente, decidiram manter a palestra de Jiankui. Na verdade, decidiram que era importante não deixar que ele se retirasse. Eles dariam um espaço para que ele explicasse a ciência e os métodos que usou para fazer os bebês CRISPR.

Depois de quinze minutos, Doudna foi até o saguão para se encontrar com Jiankui. Ela estava com Robin Lovell-Badge, que iria moderar a apresentação de Jiankui. Os três se sentaram em um sofá, e Doudna e Lovell-Badge disseram a ele que queriam que a apresentação dele explicasse exatamente como e por que ele havia realizado seu experimento.

Jiankui desconcertou os dois ao insistir que queria manter sua apresentação original e não discutir os bebês CRISPR. Lovell-Badge, que é de uma palidez britânica, ficou quase sem cor ao ouvi-lo. De modo educado, Doudna apontou que Jiankui estava sendo ridículo. Ele havia iniciado a mais explosiva controvérsia científica em anos e não havia como evitar aquela discussão. Isso pareceu surpreendê-lo: "Acho que ele era estranhamente ingênuo, assim como também buscava reconhecimento", lembraria ela. "Ele deliberadamente causou uma explosão, mas queria agir como se nada tivesse acontecido." Eles o convenceram a jantar com alguns membros do comitê organizador para discutir o assunto.[4]

Ao deixar o saguão incrédula, Doudna encontrou Duanqing Pei, o biólogo chinês especialista em células-tronco formado nos Estados Unidos que preside o Instituto Guangzhou de Biomedicina e Saúde. "Você está sabendo?", perguntou Doudna. Quando ela contou os detalhes, ele demorou para acreditar. Pei e Doudna haviam se aproximado depois de muitas conferências, incluindo a Primeira Cúpula Internacional de 2015 em Washington, e ele havia dito repetidas vezes a seus colegas norte-americanos que havia regulamentações na China contra a edição de linha germinativa em humanos. "Garanti que, no nosso sistema, tudo é cuidadosamente controlado e licenciado, que esse tipo de coisa não podia acontecer", disse Pei. Ele concordou em participar do jantar com Jiankui naquela noite.[5]

CONFRONTO DURANTE O JANTAR

O jantar, um buffet cantonês no restaurante do quarto andar do hotel, foi tenso. Quando chegou, Jiankui estava na defensiva, sendo até meio provocador. Ele pegou seu laptop para mostrar os dados do experimento e o sequenciamento de DNA dos embriões. "Estávamos cada vez mais horrorizados", lembrou Lovell-Badge. Eles o encheram de perguntas. O processo de consentimento foi supervisionado? Por que ele acreditava que aquela edição de linha germinativa de embriões era necessária do ponto de vista médico? Ele tinha lido os requisitos que as instituições internacionais de medicina seguiam? "Sinto que cumpri todos esses critérios", respondeu Jiankui. Sua universidade e o hospital sabiam tudo sobre o que estava sendo feito e aprovaram, insistiu ele, e quando viram "a reação negativa, [estão] negando e me jogando aos leões". Quando Doudna repassou todas as razões pelas quais a edição de linha germinativa não é "medicamente necessária" para prevenir uma infecção por HIV, Jiankui ficou muito emotivo. "Jennifer, você não entende a China", disse ele. "Há um estigma inacreditável sobre ser HIV-positivo, e eu queria dar a essas pessoas a chance de uma vida normal e ajudá-las a ter filhos que de outra forma não poderiam ter."[6]

O jantar se tornou cada vez mais pesado. Depois de uma hora, Jiankui parou de se queixar e se tornou raivoso. Ele se levantou abruptamente e jogou algumas notas na mesa. Ele disse que estava recebendo ameaças de morte, e que teria de mudar em sigilo para um hotel, em uma tentativa de despistar a imprensa. Doudna foi atrás dele. "Acho que é muito importante você aparecer na quarta e apresentar seu trabalho. Você vai?" Jiankui parou e concordou em comparecer, mas queria se sentir seguro. Estava com medo. Lovell-Badge prometeu que a Universidade de Hong Kong providenciaria proteção policial.

Uma razão para a atitude desafiadora de Jiankui era que ele imaginava que seria saudado como um herói chinês, talvez global. De fato, as primeiras reportagens o retrataram assim. O *People's Daily*, um órgão governamental, publicou uma história naquela manhã com a manchete "Os primeiros bebês do mundo geneticamente editados e resistentes à Aids nasceram na China", chamando o trabalho dele de "uma conquista e um marco que a China conquistou na área de tecnologia de edição de genes". Mas a maré mudou rapidamente quando cientistas, mesmo na China, começaram a criticar suas ações. Mais tarde naquela noite, o *People's Daily* apagou a reportagem de seu site.[7]

Depois que Jiankui saiu do restaurante, os organizadores permaneceram à mesa discutindo como lidar com a situação. Pei olhou para seu smartphone e relatou que um grupo de cientistas chineses havia publicado uma declaração em que condenava o procedimento de Jiankui. Pei começou a traduzi-la para os outros à mesa. "Experimentos diretos com humanos só podem ser descritos como loucura", declaravam. "Isso é um grande golpe na reputação global e no desenvolvimento da ciência chinesa, especialmente no campo da pesquisa biomédica." Doudna perguntou a Pei se a declaração vinha da Academia de Ciências Chinesa. Pei respondeu que não, que um grupo de mais de cem prestigiados cientistas chineses havia assinado, o que significa que a declaração tinha a bênção oficial.[8]

Doudna e seus companheiros de jantar perceberam que eles, como organizadores da conferência, também deveriam publicar uma declaração. Mas não queriam ser muito enfáticos por medo de levar Jiankui a cancelar a palestra. Na verdade, Doudna admitiu, seus motivos não eram meramente científicos. O burburinho mundial era enorme, os olhos estavam em Hong Kong, e seria uma decepção se Jiankui não se apresentasse e todos perdessem a chance de fazer parte de um momento histórico. "Publicamos uma nota curta que era bastante suave e fomos criticados por isso", relembra ela, "mas queríamos garantir que ele comparecesse".

Enquanto Doudna e seus colegas jantavam, a extensa campanha publicitária de Jiankui estava em andamento: os vídeos no YouTube foram publicados, a reportagem da Associated Press com a qual ele havia cooperado viralizou e o artigo sobre ética que ele havia escrito foi finalmente publicado pelos editores do *The CRISPR Journal* (eles se retrataram depois). "Todos estávamos surpresos pelo fato de ele ser muito jovem e aparecer com uma combinação interessante de arrogância e ingenuidade", confessa Doudna.[9]

A APRESENTAÇÃO DE JIANKUI

Chegou o momento de He Jiankui se apresentar: meio-dia do dia 28 de novembro de 2018, uma quarta-feira.[10] Robin Lovell-Badge, o moderador, subiu ao palco parecendo nervoso. O cabelo loiro cor de areia, que suas mãos alisavam constantemente, e os óculos de aros de chifre, davam a ele a aparência de um Woody Allen ainda mais nerd. Também parecia abatido. Ele contaria para Doudna depois que não conseguiu dormir na noite anterior. Lendo suas notas, instruiu a plateia a ser educada, como se temesse que os conferencistas fossem invadir o palco. "Por favor, permitam que ele se apresente sem ser interrompido", pediu e acenou como se limpasse uma máquina antes de acrescentar: "Tenho o direito de cancelar a sessão se houver muito barulho ou interrupção." Mas o único barulho vinha do clique das máquinas das dezenas de fotógrafos em pé no fundo.

Lovell-Badge explicou que Jiankui tinha sido convidado para falar antes de a notícia de seus bebês CRISPR se tornar pública. "Não sabíamos que a história viria à tona", disse. "Na verdade, ele me enviou slides para a apresentação, que não informavam nada sobre esse trabalho." Então, nervoso, olhou para a plateia e anunciou: "Caso ele esteja me ouvindo, gostaria de convidar Jiankui He ao palco para apresentar seu trabalho."[11]

Nos primeiros segundos, ninguém apareceu. A plateia parecia estar prendendo a respiração. "Tenho certeza que as pessoas estavam se perguntando se ele apareceria", lembraria Lovell-Badge mais tarde. Então, um jovem asiático em um terno escuro saiu de trás de Lovell-Badge, que estava sentado à direita do palco. Houve poucos e hesitantes aplausos e certa confusão. O homem se atrapalhou para fazer o slide certo aparecer no laptop, e depois ajustou o microfone. A plateia começou a rir nervosamente ao perceber que era o técnico de audiovisual. "Não sei onde ele está", comentou Lovell-Badge, agitando seu caderno.

Por estranhos 35 segundos, que em casos como esse é *muito* tempo, houve um silêncio carregado na sala e nenhum movimento. Finalmente, de forma meio relutante, um homem magro vestido com uma camisa listrada e carregando uma maleta pesada saiu do canto do palco. Na atmosfera um tanto formal de Hong Kong (Lovell-Badge vestia um terno), ele parecia deslocado com o colarinho da camisa aberto e sem paletó ou gravata. "Ele parecia mais um pedestre correndo para pegar a balsa em meio ao clima úmido de Hong Kong do que um cientista no centro de uma pesada tempestade internacional", relataria mais tarde o editor de ciência Kevin Davies.[12] Lovell-Badge, aliviado, acenou para que ele se aproximasse. Quando Jiankui chegou ao palco, seu mediador sussurrou no ouvido dele: "Por favor, não demore muito, precisamos de tempo para perguntas."

Quando Jiankui começou a falar, uma enxurrada de cliques e flashes dos *paparazzi* o abafou e pareceu assustá-lo. David Baltimore estava na primeira fileira e se levantou, virou para a seção da imprensa e repreendeu os fotógrafos. "O barulho das câmeras era tão alto que não se ouvia o que era dito no palco", conta ele. "Então tomei a frente por um momento e os fiz parar."[13]

Um tímido Jiankui olhou para a plateia, seu rosto sem pelos fazendo com que ele parecesse não ter nem mesmo seus 34 anos. "Devo me desculpar por meus resultados terem vazado inesperadamente, impedindo que houvesse uma análise feita por meus pares antes de eles serem apresentados nesta conferência", começou, sem parecer ter percebido a contradição, e continuou: "Agradeço à Associated Press, com quem colaboramos por meses antes do nascimento para noticiar com precisão o resultado do estudo." Lendo bem devagar e sem emoção seu discurso, ele descreveu o que era o flagelo da infecção pelo HIV, as mortes e a discriminação que resultam dela, e como a mutação do gene CCR5 pode evitar a infecção de bebês nascidos de pais HIV-positivo.

Depois de vinte minutos mostrando slides e discutindo seu processo, chegou o momento das perguntas. Lovell-Badge convidou Matthew Porteus, o biólogo de células-tronco de Stanford que conhecia Jiankui, para subir ao palco e ajudar com os questionamentos. Em vez de perguntar para Jiankui sobre o enorme problema de por que ele violou normas internacionais ao fazer edições de linha germinativa em um embrião humano, Lovell-Badge começou com uma longa e desconexa pergunta, e depois outra, sobre a história evolucionária e possíveis papéis do gene CCR5. Porteus seguiu com várias perguntas detalhadas sobre quantos casais, óvulos, embriões e pesquisadores estavam envolvidos no ensaio clínico de Jiankui. "Fiquei decepcionada por a discussão no palco não ter se concentrado nos principais problemas", confessou Doudna.

Finalmente, a plateia foi convidada a comentar e fazer perguntas. Baltimore se levantou primeiro e foi direto ao ponto. Depois de descrever as diretrizes internacionais que deveriam ser seguidas antes de qualquer edição de linha germinativa em humanos, ele foi categórico ao declarar: "Isto não aconteceu." Ele chamou as ações de Jiankui de "irresponsáveis", dissimuladas e sem "necessidade médica". David Liu, o renomado bioquímico de Harvard, falou em seguida e desafiou Jiankui a dizer por que ele sentiu que a edição de embriões era justificada naquele caso. "Você poderia fazer a lavagem do esperma e gerar embriões sem a infecção", ponderou Liu, antes de perguntar: "Qual a necessidade médica não atendida para esses pacientes?" Falando suavemente, Jiankui respondeu que não estava só tentando ajudar as gêmeas, mas que também queria encontrar uma maneira de proteger "milhões de filhos de portadores de HIV" que poderiam ser infectados por seus pais mesmo depois do nascimento. "Tenho experiência com pessoas portadoras do vírus em uma vila onde 30% dos moradores estão infectados, e eles têm de entregar seus filhos para tias e tios por medo de infectá-los."

"Há um consenso em não permitir a edição de genoma em células germinativas", apontou um professor da Universidade Peking. "Por que você decidiu cruzar esse sinal vermelho? E por que conduziu esses [procedimentos] em segredo?" Quando Lovell-Badge assumiu o papel de reformular a pergunta, perguntou apenas sobre o problema do sigilo, que Jiankui afastou ao descrever como consultou vários pesquisadores nos Estados Unidos — e assim ele nunca abordou a questão histórica fundamental. A última pergunta foi feita por um jornalista: "Se este fosse seu bebê, você teria feito isso?" A resposta de Jiankui: "Se fosse meu bebê nessa situação, eu teria tentado." Então Jiankui pegou sua pasta, deixou o palco e foi levado de volta a Shenzhen.[14]

Sentada na plateia, Doudna começou a suar. "Estava sentindo uma mistura de nervosismo e enjoo", lembra ela. Ali estava uma incrível ferramenta de edição de gene, o CRISPR-Cas9, que ela havia ajudado a inventar, sendo usada para produzir, pela primeira vez na história, um ser humano geneticamente projetado. E isso foi feito antes que questões de segurança fossem clinicamente testadas, que as questões éticas envolvidas fossem resolvidas, ou que se chegasse a um consenso social sobre se essa era a maneira como a ciência — e os humanos — deveria evoluir. "Senti uma decepção e um desgosto incríveis pela maneira como isso foi tratado. Fiquei preocupada por achar que essa corrida foi motivada não por necessidade médica ou pelo desejo de ajudar pessoas, mas pela vontade de receber atenção e ser o primeiro."[15]

A questão que ela e os outros organizadores enfrentaram era se eles teriam alguma parcela de culpa. Por anos, vinham elaborando os critérios que deveriam ser cumpridos antes que houvesse qualquer edição do genoma humano. Mas não tinham declarado uma moratória ou prescrito um processo claro de aprovação de ensaios. Jiankui poderia alegar, como fez, que acreditava ter seguido esses critérios.[16]

"IRRESPONSÁVEL"

Mais tarde naquela noite, Doudna foi para o bar do hotel e se juntou a alguns de seus exaustos colegas organizadores. Baltimore apareceu, e eles pediram cerveja. Ele acreditava, mais do que os outros, que havia acontecido uma falha da comunidade científica em se autorregular. "Uma coisa é óbvia", disse ele. "Se esse cara realmente fez o que alega ter feito, então não é algo muito difícil de se fazer. Isso é preocupante." Eles decidiram que precisavam emitir um comunicado.[17]

Doudna, Baltimore, Porteus e mais cinco pessoas se apossaram uma pequena sala de reuniões e começaram a rascunhar um texto. "Foram muitas horas analisando linha por linha e discutindo qual o objetivo de cada frase", recorda Porteus. Assim como os outros, ele queria expressar forte desaprovação pelo que Jiankui havia feito e, contudo, evitar usar a palavra "moratória" ou fazer qualquer coisa que pudesse dificultar o progresso da pesquisa de edição de genes. "Acho que a palavra 'moratória' não é nem um pouco produtiva porque não dá um sentido de como superá-la", comenta ele. "Sei que é um termo que agrada às pessoas porque coloca uma linha que não deve ser cruzada de jeito algum. Mas dizer apenas 'há uma moratória' interrompe a conversa e não nos permite pensar em como continuar progredindo de forma responsável."

Doudna tendia para duas direções. Ela estava chocada com o que Jiankui havia feito, porque era prematuro e desnecessário como procedimento médico, além de um ato de grandiosidade que podia gerar uma repercussão contra todo o trabalho de edição genética. Contudo, ela começara a acreditar, e a esperar, que o CRISPR-Cas9 se mostrasse uma ferramenta poderosa para o bem-estar humano, incluída a possibilidade de no futuro fazer edições de linha germinativa. Durante a discussão do rascunho, isso se tornou o consenso na mesa.[18]

Portanto, eles decidiram, mais uma vez, optar por um meio-termo. Havia necessidade de regras mais específicas sobre quando a edição de gene de linha germinativa deveria ser feita, mas também era importante evitar uma retórica que levasse a proibições e ultimatos. "Havia um sentimento entre nós de que a tecnologia estava em um estágio tão avançado que precisávamos de um caminho definido para o uso clínico de edição de genes em embriões", observa Doudna. Em outras palavras, em vez de tentar impedir qualquer uso do CRISPR para fazer bebês geneticamente editados, ela queria pavimentar o caminho para tornar isso seguro. "Enterrar a cabeça na areia ou dizer que precisamos de uma moratória não é realista", argumenta. "Deveríamos dizer: 'Se você quer realizar testes com edição genética, esses são os passos específicos que precisam ser dados.'"

Doudna foi influenciada por George Daley, reitor da Escola de Medicina de Harvard, um amigo de longa data que tomou parte nessas deliberações. Ele acreditava que o CRISPR um dia poderia ser usado para fazer edições herdáveis — já havia pesquisas em andamento em Harvard para estudar edições de linha germinativa em embriões que podiam prevenir o Alzheimer. "George gosta do valor potencial da edição de linha germinativa em embriões e queria mantê-lo para ser usado no futuro", comenta Doudna.[19]

Sendo assim, a declaração que Doudna, Baltimore e outros organizadores rascunharam era bastante contida. "Nesta cúpula, ouvimos uma alegação inesperada e bastante perturbadora de que embriões humanos foram editados e implantados, resultando em uma gravidez e no nascimento de gêmeas", escreveram. "O procedimento foi irresponsável e não atendeu as normas internacionais." Mas não houve pedido de proibição ou moratória. Em vez disso, a declaração simplesmente dizia que os riscos de segurança eram grandes demais para permitir edição de linha germinativa "nesse momento". Depois, o texto destacava que "a edição de genoma germinativo pode se tornar aceitável no futuro se esses riscos forem resolvidos e se uma série de critérios adicionais for atendida". A linha germinativa não era mais um sinal vermelho.[20]

CAPÍTULO 39

Aceitação

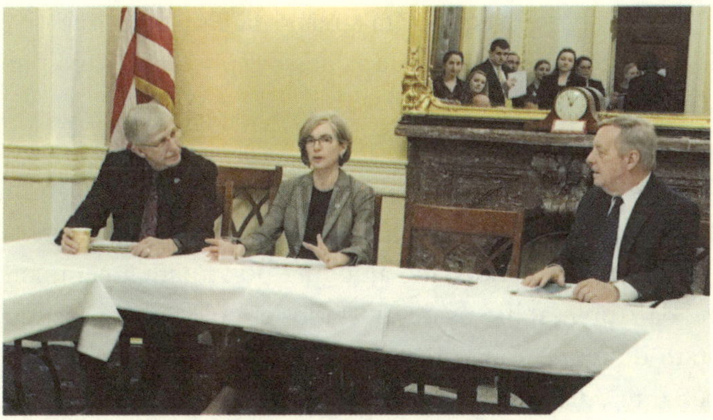

Francis Collins, Doudna e Richard Durbin
em uma audiência no Congresso

JOSIAH ZAYNER CELEBRA

Josiah Zayner, o biohacker que injetara um gene editado por CRISPR em si mesmo um ano antes, estava tão empolgado que passou a noite acordado assistindo em seu laptop a uma transmissão ao vivo do anúncio de He Jiankui em Hong Kong. Ele estava na cama com um cobertor sobre as pernas e as luzes apagadas, apenas com o brilho da tela iluminando seu rosto, porque a namorada estava dormindo ao lado. "Eu estava ali sentado esperando que ele subisse ao palco, e me arrepiei e tive calafrios sabendo que alguma coisa empolgante ia acontecer", conta ele.[1]

Quando Jiankui descreveu as gêmeas com genes editados pelo sistema CRISPR, Zayner disse para si mesmo: "Puta merda!" A impressão dele era que se tratava não só de uma conquista científica, mas de um marco para a espécie humana. "Conseguimos!", exultou. "Usamos engenharia genética para fabricar um embrião! Nossa humanidade acaba de ser transformada para sempre!"

Não havia como voltar atrás agora, pensou. Foi como o momento em que Roger Bannister correu uma milha em menos de quatro minutos. Agora que tinha acontecido, ia acontecer de novo. "Vejo isso como uma das coisas mais revolucionárias já feitas na ciência. Na história da humanidade, nunca pudemos escolher quais genes teríamos, certo? Agora dá para fazer isso!" Em um aspecto pessoal, aquilo validava o que Zayner acreditava ser sua missão. "Fiquei tão empolgado que por vários dias não consegui dormir, porque aquilo era a resposta para o porquê de eu fazer o que fazia, que é tentar garantir que as pessoas possam levar a humanidade adiante."

Levar a humanidade adiante? Sim, às vezes são os rebeldes que fazem isso. Quando Zayner fala, o tom monótono e a empolgação maluca me lembram do dia em que Steve Jobs se sentou no quintal de sua casa e recitou de memória o texto que ajudou a bolar para a campanha "pense diferente" da Apple, sobre os desajustados e rebeldes e encrenqueiros que não gostam de regras e não respeitam o *statu quo*. "Eles levam a humanidade adiante", disse Jobs. "Porque as pessoas que são doidas o bastante para achar que podem mudar o mundo são as pessoas que realmente fazem isso."

Um motivo que tornaria difícil impedir bebês editados com CRISPR no futuro, explicou Zayner mais tarde em um artigo para a *Stat*, era o fato de que a tecnologia logo estaria ao alcance de perfeitos desajustados. "As pessoas já estão editando células humanas usando um microscópio invertido de 150 dólares", escreveu, e empresas on-line como a dele vendiam proteínas Cas9 e RNAs guia único. "Os requisitos para a injeção de embriões são mínimos: microinjetor, micropipeta e microscópio. Tudo isso pode ser comprado no eBay e montado com poucos milhares de dólares." É possível comprar embriões humanos de clínicas de fertilidade por cerca de mil dólares, segundo ele. "Se você não contar o que fez, é provável que consiga um médico nos Estados Unidos para implantar o embrião em uma mulher, ou pode fazer isso em outro país [...]. Então não vai demorar até que o próximo embrião humano seja editado e implantado."[2]

A maravilha da edição de linha germinativa, diz Zayner, é que ela pode eliminar uma doença ou uma anormalidade genética permanentemente da espécie humana. "Não estamos falando de curar um paciente, e sim de eliminar do futuro da humanidade doenças terríveis que são sentenças de morte, como a distrofia muscular." Ele chega a apoiar o uso do CRISPR para aprimoramentos em bebês. "Se eu pudesse diminuir o risco de meus filhos serem obesos ou fazer com que eles tivessem genes que aumentassem suas chances de ter melhor desempenho nos esportes e coisas assim, por que eu diria não?"[3]

Para Zayner, a questão também é pessoal. Quando conversei com ele em meados de 2020, ele e sua parceira estavam tentando conceber um filho por fertilização *in vitro*, e usaram o método do diagnóstico genético pré-implantação para escolher o sexo da criança. Os médicos também investigaram os embriões em busca de algumas das principais doenças genéticas, mas não deixavam que Zayner tivesse acesso a sequências completas de genomas e a marcadores dos embriões. "Não temos o direito de escolher os genes que vão estar no nosso bebê, o que é uma maluquice", diz. "Em vez disso, será decidido pelo acaso. Não vejo problema em escolher os genes que você quer para seus filhos. É assustador e vai criar o *Homo sapiens* versão 2.0, mas também acho muito, muito empolgante."

Quando começo a criticar o ponto de vista dele, Zayner me deixa sem palavras ao citar um exemplo pessoal do tipo de disposição genética que gostaria de editar. "Eu sofro de transtorno bipolar", conta ele. "É terrível. Isso causa sérios problemas na minha vida. Eu adoraria me livrar disso." Pergunto se ele se preocupa com a possibilidade de que eliminar a doença mude quem ele é. "As pessoas tentam inventar mentiras, que isso te deixa mais criativo e essa bobajada toda, mas é uma doença. É uma doença que causa sofrimento, um sofrimento imenso. E provavelmente encontraríamos jeitos de sermos criativos sem ela."

Zayner sabe que há múltiplos genes que contribuem de modos misteriosos para o surgimento de transtornos psicológicos, e ainda não sabemos o suficiente para resolver o problema. Em teoria, porém, se fosse possível fazer com que isso funcionasse, ele acha que ia querer usar a edição na linha germinativa para ter certeza de que seus filhos teriam menor risco de sofrimento. "Se eu pudesse editar os genes de modo que reduzisse a possibilidade de meu filho ser bipolar, se pudesse reduzir esse risco um pouquinho que fosse... Como dizer não para isso? Tipo, como posso querer que meu filho cresça e sofra como eu? Acho que eu não ia conseguir fazer isso."

E o que ele pensa de edições menos necessárias do ponto de vista médico? "Claro, se pudesse, faria meus filhos quinze centímetros mais altos e mais atléticos", confessa ele. "E mais atraentes. Pessoas mais altas e mais atraentes são mais bem-sucedidas, certo? O que você gostaria para seu filho? Obviamente, para os meus filhos eu quero tudo de melhor." Ele arrisca um palpite, acertado, de que eu cresci em uma família que me deu a melhor educação possível. "Qual é a diferença entre isso", pergunta ele, "e querer dar os melhores genes para os meus filhos?".

SEM CONSEQUÊNCIAS

Quando voltou para casa depois da viagem a Hong Kong, Doudna descobriu que seu filho adolescente não conseguia entender todo o rebuliço causado pela edição genética de Jiankui. "Andy achou tudo muito tranquilo, o que me faz pensar se as futuras gerações vão ver isso como uma grande questão", comenta ela. "Pode ser que eles vejam isso como a fertilização *in vitro*, que era muito controversa quando surgiu." Doudna lembra que seus pais ficaram chocados quando o primeiro bebê de proveta nasceu, em 1978. Ela estava com 14 anos, tinha acabado de ler *A dupla Hélice*, e se lembra de ter perguntado por que eles achavam que criar bebês por fertilização *in vitro* era algo antinatural e parecia errado. "Mas depois isso foi aceito e meus pais passaram a aceitar — eles tinham amigos que só puderam ter filhos por fertilização *in vitro* e que ficaram exultantes com a existência da tecnologia."[4]

No fim das contas, a reação política e da opinião pública aos bebês CRISPR estava alinhada com a de Andy. Duas semanas depois de voltar de Hong Kong, Doudna participou de uma reunião no Capitólio com oito senadores para discutir a edição genética. Essas reuniões em geral são um fórum para que políticos expressem seu choque e seus receios com algo que não compreendem totalmente e peçam mais leis e regulações. Basicamente, ocorreu o oposto na reunião, que teve como anfitrião o democrata Dick Durbin, de Illinois, e contou com os republicanos Lindsey Graham, da Carolina do Sul, Lamar Alexander, do Tennessee, Bill Cassidy, da Louisiana (que é médico), e o democrata Jack Reed, de Rhode Island. "Fiquei feliz de ver que todos aqueles senadores, todos, incentivavam a ideia geral da edição como uma tecnologia importante", diz Doudna. "Fiquei surpresa por nenhum deles pedir mais regulações. Eles só queriam entender, perguntar: 'Para onde vamos a partir daqui?'"

Doudna e Francis Collins, diretor dos Institutos Nacionais de Saúde, que a acompanhou, explicaram que já havia regulações vigentes para restringir o uso de edição genética em embriões. Os senadores estavam mais interessados em compreender o valor que o CRISPR podia ter para a medicina e a agricultura. Em vez de se concentrar nos bebês chineses CRISPR recém-nascidos, eles fizeram perguntas detalhadas sobre como o CRISPR podia funcionar, tanto em terapias somáticas quanto na edição de linhas germinativas, para curar a anemia falciforme. "Eles ficaram empolgados com o potencial de curar a anemia falciforme e outras doenças causadas por um único gene, como a doença de Huntington e a Tay-Sachs", lembra Doudna. "Falaram sobre o que isso significava em termos de atenção à saúde sustentável."[5]

Duas comissões internacionais foram criadas para a questão de editar a linha germinativa. A primeira foi organizada pelas academias nacionais de ciências que já faziam parte do processo desde 2015. A outra foi convocada pela Organização Mundial da Saúde (OMS). Doudna receava que a existência de dois grupos pudesse levar a mensagens conflitantes, o que permitiria a futuros He Jiankui ter a própria interpretação das orientações. Por isso, me encontrei com Victor Dzau, presidente da Academia Nacional de Ciências dos Estados Unidos, e com Margaret Hamburg, copresidente da comissão da OMS, para ver como eles dividiriam a responsabilidade. "O grupo das academias nacionais de ciências está se concentrando na ciência. A OMS quer saber como criar um marco regulatório legal", explicou Hamburg. Apesar de isso gerar dois relatórios, disse Dzau, será melhor do que no passado, com academias científicas de diferentes países criando orientações diferentes.

No entanto, Hamburg admitiu que a probabilidade de evitar que os países criassem regras próprias era baixa. "Eles têm diferentes atitudes e diferentes padrões regulatórios, assim como no caso de alimentos geneticamente modificados, que são reflexo de seus diferentes valores sociais", explicou ela. Infelizmente, isso poderia, segundo ela, levar ao turismo genético. Pessoas privilegiadas que desejam aprimoramentos viajarão para países que oferecem essa possibilidade. Ela reconheceu que seria difícil para a OMS fiscalizar se as regras estão sendo obedecidas. "Não é como no caso das armas nucleares, em que você pode ter guardas e cadeados para garantir um regime de segurança."[6]

A QUESTÃO DA MORATÓRIA

Quando as duas comissões estavam começando a trabalhar, em meados de 2019, surgiu uma disputa na comunidade científica que mais uma vez colocou Doudna e o agressivo Eric Lander, do Instituto Broad, em lados opostos. O objeto da disputa era o uso da palavra "moratória", evitada ao longo dos anos pela maior parte dos comitês científicos.

Em certo sentido, a disputa sobre o pedido de uma moratória oficial era semântica. As condições especificadas para que se permitisse a edição genética de embriões — que fosse segura e "medicamente necessária" — não podiam ser atendidas naquele momento. Mas havia quem argumentasse que as ações de He Jiankui demonstravam a necessidade de uma luz vermelha mais óbvia e brilhante. Entre esses estavam Lander, seu protegido Feng Zhang, Paul Berg, Francis Collins e a ex-colaboradora científica de Doudna, Emmanuelle Charpentier. "Usar a palavra moratória", explicou Collins, "tem um impacto maior".[7]

Lander gostava de ser um intelectual público e conselheiro de políticas públicas. Articulado, engraçado, sociável e magnético — pelo menos para aqueles que não se incomodam com sua intensidade —, ele era muito bom em defender posições e reunir grupos de pessoas com opiniões inflexíveis. Doudna, porém, suspeitava que ele estava levantando aquela questão, pelo menos em alguma medida, porque ela e David Baltimore, mais do que o tímido Feng Zhang, haviam ganhado os holofotes, como os mais destacados pensadores envolvidos na formulação de políticas públicas para o CRISPR. "Eric e o Instituto Broad têm um megafone muito poderoso, e a moratória era um jeito de ganharem boa parte das manchetes sobre algo que eles não haviam tratado desde o começo."

Independentemente de seus motivos (e tendo a acreditar que fossem sinceros), Lander começou a angariar apoios para um artigo que seria publicado na *Nature* com o título "Adoção de uma moratória para a edição herdável de genomas". Feng Zhang evidentemente assinou, assim como a ex-colaboradora de Doudna, Charpentier. Berg, cuja descoberta do DNA recombinante levou à Asilomar de quarenta anos atrás, também aderiu. "Pedimos uma moratória global de todos os usos clínicos de edição genética de linha germinativa humana — ou seja, da mudança de DNA herdável (em espermatozoides, óvulos ou embriões) para fazer crianças geneticamente modificadas", dizia o início do artigo.[8]

Lander coordenou o ensaio com seu amigo Collins, com quem trabalhou no Projeto Genoma Humano. "Temos de deixar o mais claro possível a afirmação de que esse é um caminho que não estamos preparados para trilhar, pelo menos não agora, e que talvez nunca cheguemos a estar prontos", disse Collins em uma entrevista no dia em que o artigo de Lander foi publicado.

Lander enfatizou que a questão não devia ser deixada para o indivíduo escolher ou para o livre mercado. "Estamos tentando planejar o mundo que deixaremos para nossos filhos", argumentou ele. "Esse é um mundo em que estamos profundamente preocupados com as aplicações médicas, e estamos fazendo uso delas em casos sérios, ou é um mundo em que temos uma competição comercial desenfreada?" Zhang defendeu que as questões relativas à edição genética precisavam ser resolvidas pela sociedade como um todo e não por indivíduos. "É possível imaginar uma situação em que pais se sentirão pressionados a editar seus filhos porque outros pais estão fazendo o mesmo", comentou Zhang. "Isso também poderia aumentar ainda mais a desigualdade. Existe potencial para criar um grande caos na sociedade."[9]

"Por que Eric está tão interessado em forçar uma moratória?", perguntou Margaret Hamburg, copresidente do grupo da OMS. Era uma pergunta sincera. A reputação de Lander levava os outros a desconfiar de seus motivos mesmo quando ele fazia algo que parecia sincero. O pedido de uma moratória, ela achava, parecia um pouco de exibicionismo — algo desnecessário, já que a OMS e as academias nacionais de saúde já estavam trabalhando para delinear as orientações adequadas, em vez de pedir uma pausa na edição de linha germinativa.[10]

Baltimore também estava intrigado. Lander tinha tentado recrutá-lo para assinar a carta, mas, assim como no caso da discussão sobre o DNA recombinante, quarenta anos atrás, em Asilomar, Baltimore estava mais interessado em encontrar "um caminho prudente adiante" naquilo que podia ser um avanço que salvaria vidas do que em declarar uma moratória que podia ser difícil de pôr fim depois de imposta. Ele desconfiava que Lander talvez estivesse pedindo a moratória para cair nas graças de Collins, diretor dos Institutos Nacionais de Saúde, que fornece boa parte do financiamento para laboratórios acadêmicos.

Quanto a Doudna, sua oposição a uma moratória ficava mais forte à medida que Lander tentava aprová-la com mais agressividade. "Como a edição de linha germinativa já foi feita no caso dos bebês chineses, acho irrealista pedir uma moratória", argumenta ela. "Ao pedir uma moratória, o que está fazendo é se retirar da conversa."[11]

O ponto de vista de Doudna prevaleceu. Em setembro de 2020, um relatório de duzentas páginas foi publicado pela comissão das academias internacionais de saúde formada depois do anúncio chocante de Jiankui. O documento não pedia uma moratória, nem mencionava essa palavra, embora Lander fosse um dos dezoito membros da comissão. Em vez disso, o texto afirmava que a edição herdável do genoma humano "pode futuramente se tornar uma opção reprodutiva" para casais com doenças genéticas. O relatório observava que fazer edições genéticas herdáveis ainda não era seguro e em geral não era necessário do ponto de vista médico, mas defendia a "definição de um caminho responsável para uso clínico" de tais edições — em outras palavras, continuava a busca por "um caminho prudente mais à frente" avalizado pela conferência que Doudna organizou em Napa Valley em janeiro de 2015.[12]

A CONDENAÇÃO DE HE JIANKUI

Em vez de ser aclamado herói nacional, como fantasiara, He Jiankui foi levado a julgamento no Tribunal do Povo de Shenzhen no fim de 2019.

Houve vários elementos de um julgamento justo: ele teve oportunidade de contratar os próprios advogados e de fazer a própria defesa. Mas não havia dúvida quanto ao veredito, já que ele se declarou culpado de "prática ilegal da medicina". Ele foi condenado a três anos de cadeia, multado em 430 mil dólares e proibido de trabalhar pelo resto da vida com ciência reprodutiva. "Em busca da fama e do lucro, [ele] deliberadamente violou as regulamentações nacionais sobre o tema e desrespeitou os limites éticos da ciência e da medicina", declarou o tribunal.[13]

As notícias na mídia oficial chinesa sobre o julgamento revelaram que outra mulher havia dado à luz um terceiro bebê editado geneticamente por Jiankui. Não houve detalhes sobre o bebê nem sobre a situação de Lulu e Nana na época, as gêmeas editadas com CRISPR.

Quando questionada pelo *Wall Street Journal* sobre a condenação, Doudna foi cautelosa ao criticar o trabalho de Jiankui, mas não ao denunciar a edição genética de linhas germinativas. "A comunidade científica teria de resolver questões de segurança e éticas", afirmou ela. "Para mim, a pergunta não é se isso um dia vai ser feito de novo. Acho que a resposta é sim. A pergunta é quando e como isso vai ser feito."[14]

PARTE SETE

As questões morais

"Se os cientistas não brincarem de Deus, quem brincará?"

— James Watson, para o Comitê Parlamentar e Científico da Inglaterra, 16 de maio de 2000.

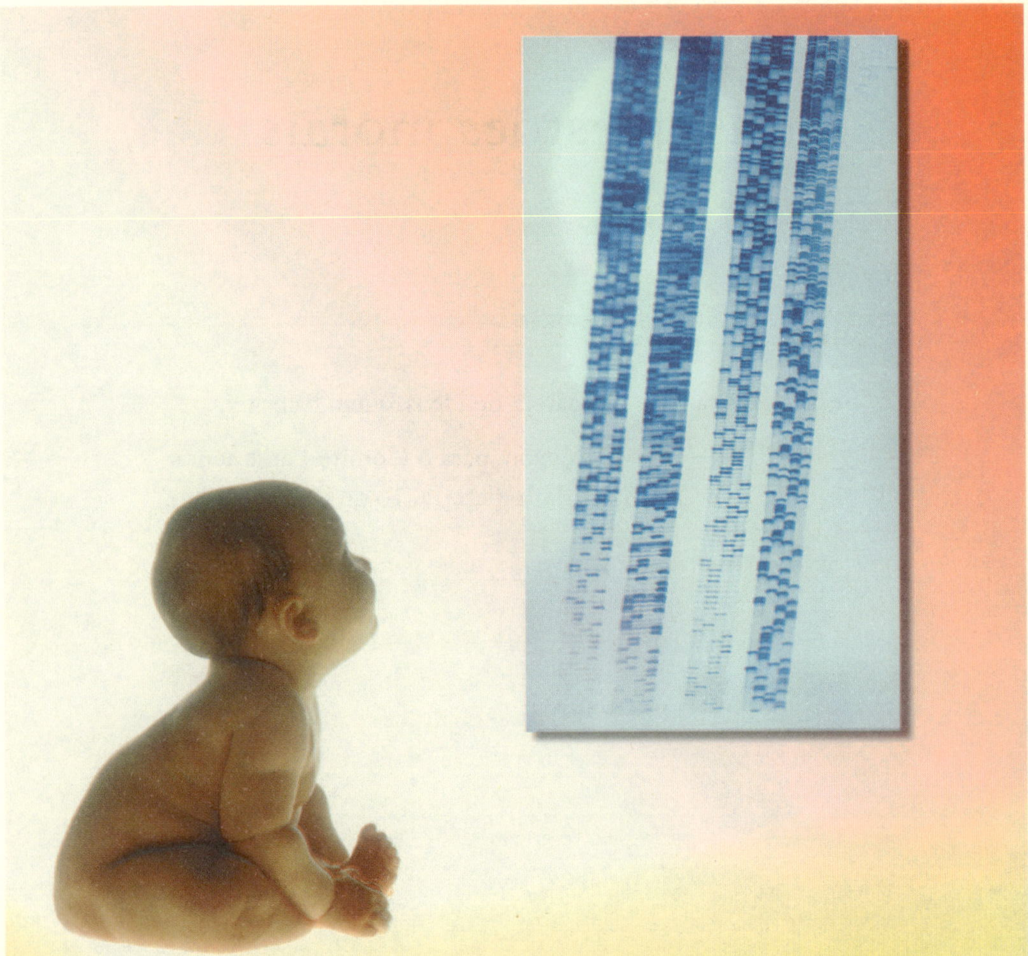

CAPÍTULO 40

Sinais vermelhos

O QUE ESTÁ EM JOGO

Quando He Jiankui produziu os primeiros bebês CRISPR do mundo, tentando fazer com que eles e seus descendentes fossem imunes ao ataque de um vírus mortal, a maior parte dos cientistas responsáveis se disse ultrajada. O que ele fez parecia ser, na melhor das hipóteses, prematuro e, na pior, abominável. Mas quando surgiu a pandemia de coronavírus em 2020, a ideia de editar nossos genes para nos tornar imunes a ataques de vírus começou a parecer um pouco menos absurda e a ter mais apelo. Os pedidos por uma moratória na edição de linha germinativa diminuíram. Assim como as bactérias passaram milênios desenvolvendo maneiras de criar imunidade contra vírus, talvez nós humanos devêssemos usar nossa engenhosidade para fazer o mesmo.

Se pudermos editar genes com segurança para tornar nossas crianças menos suscetíveis ao HIV ou ao coronavírus, seria errado fazer isso? Ou seria errado não fazer? E que tal edições de genes para outras curas e aprimoramentos que poderão ser possíveis nas próximas décadas? Se elas se mostrarem seguras, os governos deveriam nos impedir de fazê-las?[1]

A questão é uma das mais profundas que nós, humanos, já enfrentamos. Pela primeira vez na evolução da vida neste planeta, uma espécie desenvolveu a capacidade de editar o próprio código genético. Isso oferece o potencial de benefícios maravilhosos, incluída a eliminação de muitas doenças fatais e de anormalidades debilitantes. E um dia irá oferecer tanto a promessa quanto o perigo de nos permitir, ou a alguns de nós, melhorar nossos corpos e nossos bebês para ter músculos, mentes, memória e humores melhores.

Nas próximas décadas, à medida que aumentarmos nosso poder de influenciar nossa evolução, teremos de lidar com profundas questões morais e espirituais: existe uma bondade inerente na natureza? Existe uma virtude em aceitar o que nos é dado? A empatia depende de acreditar que a não ser pela graça de Deus, ou pela loteria aleatória da natureza, poderíamos ter nascido com um conjunto diferente de talentos? A ênfase na liberdade pessoal irá transformar os aspectos mais fundamentais da natureza humana em escolhas de consumo feitas em um supermercado genético? Os ricos devem ser capazes de comprar os melhores genes? Deveríamos deixar tais decisões para escolhas individuais, ou a sociedade deveria chegar a um consenso sobre o que será permitido?

Será que estamos sendo dramáticos demais com toda essa aflição? Por que, afinal, não colhemos os benefícios que virão de livrar nossa espécie de doenças perigosas e de melhorar as habilidades de nossas crianças?[2]

A LINHA GERMINATIVA COMO SINAL VERMELHO

A primeira preocupação é a edição de linha germinativa, mudanças feitas no DNA de óvulos humanos ou esperma ou em embriões em fase inicial para que toda célula nas crianças resultantes — e todos seus descendentes — herdem a característica editada. Já houve, e com razão, aceitação geral do que é conhecido como edição somática, as mudanças feitas em células-alvo de um paciente vivo e que não afeta as células reprodutivas. Se algo der errado em uma dessas terapias, pode ser desastroso para o paciente, mas não para a espécie.

A edição somática pode ser usada em certos tipos de célula, tais como as do sangue, dos músculos e dos olhos. Mas é cara, não funciona em todas as células e pode não ser permanente. Edições de linha germinativa podem consertar todas as células do corpo. Portanto, é muito mais promissora. E tem muito mais perigos visíveis.

Até a criação dos primeiros bebês CRISPR, em 2018, havia dois métodos medicinais para selecionar aspectos genéticos de uma criança. Começou com exames pré-natais, que envolvem realizar testes genéticos em embriões enquanto eles crescem no útero. Hoje em dia, tais testes podem detectar síndrome de Down, gênero e dezenas de condições congênitas. Pais podem decidir abortar o embrião se não gostarem das características. Nos Estados Unidos, um diagnóstico de síndrome de Down resulta em aborto em aproximadamente dois terços das vezes.[3]

O desenvolvimento da fertilização *in vitro* levou a outro avanço no controle genético: a pré-implantação de diagnóstico genético. Casais podem, se forem capazes, produzir múltiplos óvulos e testá-los no laboratório, antes de serem implantados, para características genéticas. Eles têm a mutação para a doença de Huntington ou anemia falciforme ou Tay-Sachs? Ou algum dia vamos poder perguntar, como acontece no filme *Gattaca*: eles têm os genes desejados para altura, memória ou massa muscular? Com o diagnóstico pré-implantação, esses óvulos fertilizados com as características desejadas pelos pais podem ser implantados e o resto descartado.

Ambas as técnicas levantam as mesmas questões morais que a edição de linha germinativa. Por exemplo, James Watson, o sincero codescobridor do DNA, certa vez opinou que uma mulher deveria ter o direito de abortar um feto com base em qualquer preferência ou preconceito, incluído não querer uma criança que será baixa ou disléxica ou gay ou mulher.[4] Isso levou muitas pessoas a recuar, compreensivelmente. Mesmo assim, o diagnóstico pré-implantação hoje é considerado moralmente aceitável, e os pais são em geral livres para tomar as próprias decisões sobre qual critério usar.

A questão é se a edição de linha germinativa irá, algum dia, ser considerada apenas mais uma em uma grande gama de intervenções biológicas que já foram controversas, tais como pré-natal ou seleção pré-implantação, que foram gradualmente sendo aceitas. Nesse caso, faz sentido tratar a edição de linha germinativa como algo distinto, sujeito a um conjunto diferente de padrões morais?

Chamemos isso de dilema do *continuum*. Há especialistas em ética que são bons em estabelecer distinções e aqueles que são bons em desconstruir distinções. Ou, para expor a ideia de outra maneira, há aqueles que reconhecem limites e outros que os tornam mais obscuros. Os que gostam de borrar as fronteiras declaram muitas vezes que elas são tão pouco definidas que não há racionalização para tratar as categorias de forma diferente.

Pense na bomba atômica como uma analogia. Quando o secretário da Guerra Henry Stimson cogitava jogá-la no Japão, alguns argumentaram que aquela era uma categoria totalmente nova de arma, um limite que não deveria ser atravessado. Outros disseram que não havia diferença fundamental, e que na verdade a bomba atômica poderia ser menos brutal que os bombardeios massivos feitos de Dresden a Tóquio. Esse último grupo prevaleceu, e a bomba foi usada. Depois, no entanto, as armas nucleares passaram a ser vistas como uma categoria distinta e não mais se fez uso delas.

No caso de edição de genes, acho que a linha germinativa é um limite real. Pode não haver uma linha definida diferençando-a de outras biotecnologias, mas, como Leonardo da Vinci nos ensinou com seu *sfumato*, mesmo linhas borradas podem ser definitivas. Cruzar a linha germinativa nos leva a uma nova realidade distinta, que envolve projetar um genoma em vez de alimentar um que foi produzido naturalmente, e acarreta uma mudança que será herdada por todos os futuros descendentes.

Mas isso não significa que a linha germinativa nunca deverá ser cruzada. Simplesmente significa que podemos vê-la como uma clareira que nos dá a chance de parar temporariamente, se decidirmos assim, o avanço de técnicas de engenharia genética. A questão passa a ser: em quais casos deveríamos cruzar a linha germinativa, se é que eles existem?

TRATAMENTO *VERSUS* MELHORAMENTO

Outro limite que podemos levar em consideração, além desse entre edição somática e de linha germinativa, envolve a distinção entre "tratamentos" concebidos para consertar anormalidades genéticas perigosas e "melhoramentos", cujo objetivo é aperfeiçoar as capacidades e características humanas. À primeira vista, tratamentos parecem ser mais fáceis de justificar que os melhoramentos.

Mas a distinção entre eles, na verdade, é confusa. Os genes podem predispor ou predeterminar certas crianças a serem baixas ou obesas ou ter déficits de atenção ou serem depressivas. Em que momento as modificações genéticas para consertar tais características cruzam a linha entre tratamento médico e melhoramento? E que tal as modificações que evitariam uma pessoa de contrair HIV ou coronavírus ou desenvolver um câncer ou ter doença de Alzheimer? Talvez para esses casos seja necessária uma terceira categoria chamada "prevenção", além dos mal definidos "tratamentos" e "melhoramentos". E a eles podemos até acrescentar uma quarta categoria, chamada de "supermelhoramentos", que incluiria dar aos humanos habilidades que a espécie não tinha antes, como enxergar luz infravermelha, ouvir em altas frequências, evitar o enfraquecimento de ossos e músculos e a perda de memória que vêm com a idade.

Como se pode ver, as categorias se tornam complexas, e não necessariamente se correlacionam com o que pode ser desejável ou ético. Para mapear nosso caminho por esse campo minado moral, pode ser útil conduzir alguns experimentos mentais.

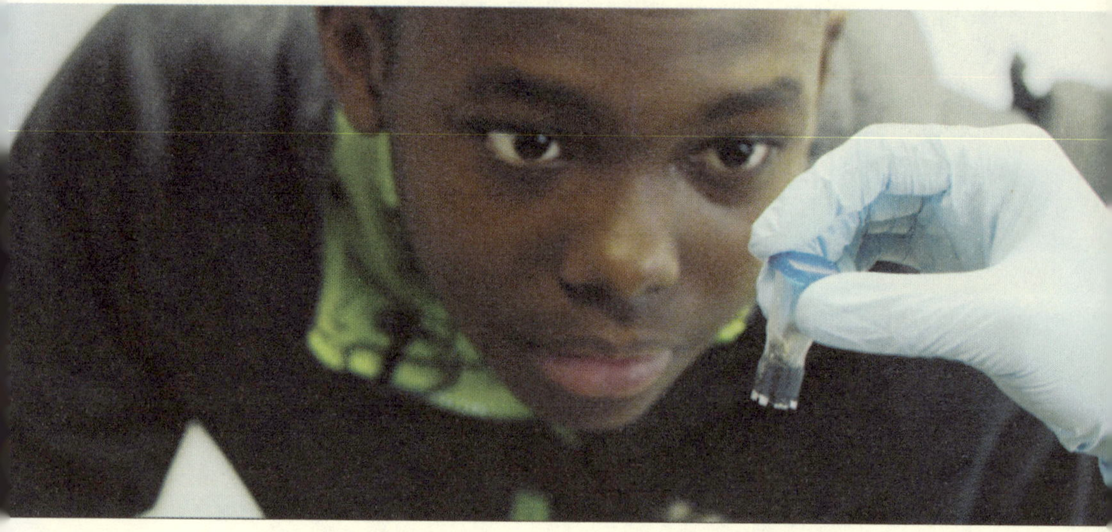

David Sanchez observa a cura para a anemia falciforme

CAPÍTULO 41

Experimentos mentais

DOENÇA DE HUNTINGTON

Antes de tropeçarmos em julgamentos definitivos — *edição somática é aceitável, mas edições herdáveis de linha germinativa são ruins; tratamentos são aceitáveis, mas melhoramentos são ruins* —, vamos explorar alguns casos específicos e ver quais questões surgem.

Se algum dia houver um motivo para editar genes humanos, seria nos livrar da mutação que produz a cruel, dolorosa e mortal doença de Huntington. Causada por uma repetição anormal das letras em uma sequência de DNA, ela leva à morte das células cerebrais. Manifestando-se na meia-idade, as vítimas começam a se contorcer incontrolavelmente. Não conseguem se concentrar. Perdem o emprego. Com o tempo, se tornam incapazes de andar, falar e engolir. Algumas vezes, desenvolvem demência. É uma morte agonizante em um ritmo muito lento. E é devastadora para as famílias — especialmente as crianças, que assistem ao declínio horrível do familiar, enfrentam a compaixão ou a gozação dos colegas de escola e acabam descobrindo que correm, pelo menos, 50% de risco de sofrer o mesmo destino. A pessoa precisa ser um crente fanático na salvação pelo sofrimento para pensar que algum bem venha da existência dessa doença.[1]

Essa é uma rara doença dominante — uma única cópia da mutação leva à desgraça. Geralmente, os sintomas surgem só depois da idade fértil, e por isso suas vítimas têm filhos antes de saber que têm uma doença genética. Portanto, a doença não é eliminada pela seleção natural. O processo evolucionário não se importa com o que acontece conosco depois que temos filhos e os conduzimos até uma idade segura — por isso há muitos males de meia-idade, incluída a maioria dos tipos de câncer, que nós humanos podemos querer eliminar, ainda que a natureza não veja motivo.

Eliminar a doença de Huntington não é uma edição complexa. A louca sequência de excesso de DNA não serve a nenhum propósito. Então, por que não retirá-la da linha germinativa das famílias afetadas — e da nossa espécie de uma vez por todas?

Um argumento é que seria melhor, se possível, encontrar uma abordagem alternativa à edição de linha germinativa. Na maioria dos casos — exceto quando ambos os pais têm a doença — pode ser possível garantir crianças saudáveis pelo diagnóstico genético pré-implantação. Se os pais puderem produzir óvulos fertilizados suficientes, os que têm a doença podem ser descartados. Mas produzir diversos óvulos viáveis, como qualquer um que já passou por tratamentos de fertilidade sabe, nem sempre é fácil.

Outra alternativa é a adoção, o que também não é fácil hoje em dia. Além disso, é razoável ou apenas vaidade ter um filho com uma relação genética em comum?[2] Independentemente do que alguns especialistas em ética digam, a maioria dos pais acharia razoável. Milhões de anos de luta, das bactérias aos humanos, para encontrar maneiras de passar seus genes adiante mostram que esse impulso de produzir descendentes geneticamente relacionados está entre os mais naturais no planeta.

Ao editar o gene para eliminar a doença de Huntington, nada é alterado exceto a terrível mutação. Então, deveria ser permitido fazer isso, ainda mais nos casos em que a seleção pré-implantação é difícil? Mesmo se decidirmos estabelecer parâmetros exigentes para o uso de edição de linha germinativa, parece (pelo menos para mim) que essa doença é um mal genético que deveríamos tentar eliminar da raça humana.

Se for o caso, quais outros problemas genéticos os pais deveriam ter o direito de evitar passar para seus bebês? Como existe o risco de nos empolgarmos, vamos caminhar passo a passo.

ANEMIA FALCIFORME

A anemia falciforme é outro caso interessante a ser considerado porque levanta duas complexidades, uma médica e outra moral. Assim como a doença de Huntington, a anemia falciforme é causada por uma mutação simples. Em pessoas que herdam a cópia do gene de ambos os pais, a mutação distorce as células vermelhas do sangue, que levam oxigênio para os tecidos do corpo, deixando-as com forma de foice. Como essas células morrem mais rapidamente e têm mais dificuldade de se mover pelo corpo, a doença pode levar a fadiga, infecções, espasmos dolorosos e morte precoce. Ela tende a atingir africanos e afro-americanos.

Em 2020, ensaios estavam em andamento para terapias somáticas de anemia falciforme, incluído o caso descrito anteriormente envolvendo Victoria Gray, do Mississippi, que era parte de um ensaio clínico em Nashville. Células-tronco são removidas dos pacientes, editadas, e depois reinseridas no corpo. Mas esse é um procedimento extraordinariamente caro, inviável para os mais de quatro milhões de doentes no mundo. Se a mutação da anemia falciforme pudesse ser curada na linha germinativa, por meio da edição de óvulos ou espermatozoides ou embriões em estágio inicial, seria mais barato, feita uma única vez e poderia ser herdada — o que poderia eliminar a doença de nossa espécie.

Então, a anemia falciforme está na mesma categoria que a doença de Huntington? É uma doença que deveria ser eliminada mediante o uso de edições hereditárias?

Bem, como acontece com muitos desses genes, há um complicador. As pessoas que têm uma cópia do gene de apenas um dos pais não desenvolvem a doença, mas desenvolvem imunidade contra a maioria das formas de malária. Em outras palavras, o gene era (e em alguns lugares ainda é) útil, especialmente na África Subsaariana. Agora que há tratamento para malária, ele é menos útil. Mas é um lembrete para quando pensamos em mexer com a Mãe Natureza: os genes podem ter múltiplos papéis, com razões evolucionárias para que eles existam.

Vamos supor que os pesquisadores mostrem que editar a mutação da anemia falciforme é seguro. Haveria então alguma razão para proibir os pacientes de ter o gene editado quando forem conceber filhos?

Nesse ponto da discussão, um adorável menino chamado David Sanchez aparece com outro complicador. Ele é um adolescente afro-americano corajoso, charmoso, reflexivo, da Califórnia, que ama jogar basquete, mas que sente dores terríveis causadas pela anemia falciforme. Em determinado momento, as células falciformes bloquearam o sangue em seus pulmões e David desenvolveu uma síndrome torácica, que o fez desistir do ensino médio. Em um poderoso documentário de 2019 sobre o CRISPR, *Human Nature*, David é uma estrela improvável. "Acho que meu sangue não gosta muito de mim", disse. "Às vezes você tem uma pequena crise de anemia falciforme. Às vezes tem uma crise muito ruim. Mas não vou parar de jogar basquete."[3]

Todo mês, a avó de Sanchez o leva ao Hospital Infantil da Universidade Stanford, onde ele recebe uma infusão de células saudáveis de um doador de sangue. Isso dá a ele um alívio temporário. Matthew Porteus, o pioneiro na edição de genes em Stanford, tem ajudado a tratá-lo. A certa altura, ele explicou a Sanchez que, um dia no futuro, a edição de linha germinativa poderia eliminar a doença. "Talvez um dia, com o CRISPR", disse Porteus a ele, "eles poderiam entrar e mudar o gene do embrião para que a criança, ao nascer, não tivesse células falciformes".

Os olhos de Sanchez brilharam. "Acho isso bem legal", comentou. Então, ele fez uma pausa. "Mas acho que isso devia ser uma escolha do menino posterior." Perguntei por quê, ele refletiu por um momento e continuou, devagar: "Tem muita coisa que aprendi por ter anemia falciforme. Como eu tenho, aprendi a ter paciência com todo mundo. Aprendi a ser positivo."

Mas você não gostaria de ter nascido sem anemia falciforme? De novo, ele faz uma pausa. "Não, eu não desejaria nunca ter tido. Não acho que eu seria o que sou sem ela." Então, ele abre um grande e adorável sorriso. Ele nasceu para estar naquele documentário.

Nem todo mundo com anemia falciforme é como David Sanchez. Talvez até David Sanchez não seja sempre como o David Sanchez do documentário. Apesar do que ele disse para a câmera, é difícil para mim imaginar que uma criança escolhesse ter anemia falciforme se pudesse não tê-la. É ainda mais difícil imaginar os pais, especialmente aqueles que vivem com a doença, decidindo que seus filhos tenham a doença. Afinal, Sanchez está em um programa para manter sua anemia sob controle.

A questão me perturba, então arranjo uma oportunidade para fazer algumas perguntas a Sanchez.[4] Dessa vez, o pensamento dele é um pouco diferente do que na entrevista para o documentário. Em assuntos pessoais complexos como esse, nossos pensamentos compreensivelmente tendem a variar. Você gostaria de encontrar uma maneira, pergunto, de garantir que seus filhos nasçam sem anemia falciforme? "Sim", responde. "Se for uma opção, claro que sim."

E a paciência e a positividade que David mencionou para os produtores do documentário, que ele aprendeu por ter anemia falciforme? "Empatia é algo importante para os humanos", explica. "Isso é algo que aprendi com a anemia falciforme, e é algo que gostaria de ensinar a meus filhos se eles puderem nascer sem a doença. Mas não gostaria que meus filhos, ou outros, passem pelo que passei." Quanto mais ele aprende sobre o CRISPR, mais animado fica sobre como isso pode curá-lo e proteger seus filhos. Mas é complicado.

CARÁTER

As palavras de sabedoria de David Sanchez conduzem a uma questão maior. Os desafios e as chamadas deficiências costumam formar caráter, ensinam aceitação e inspiram resiliência. Podem até mesmo ter correlação com a criatividade. Pensem em Miles Davis. A dor da anemia falciforme o levou para as drogas e o álcool. Pode até tê-lo levado à morte. No entanto, também o levou a ser o artista criativo que pôde produzir *Kind of Blue* e *Bitches Brew*. Teria Miles Davis sido Miles Davis sem a anemia falciforme?

Essa não é uma pergunta nova. Franklin Roosevelt foi forjado pela pólio. O desafio transformou seu caráter. Da mesma forma, conheci um rapaz que foi uma das últimas crianças a ter pólio antes que Salk e Sabin desenvolvessem as vacinas para essa doença, no fim dos anos 1950. Ele conquistou o sucesso parcialmente, acredito, por causa de sua grande profundidade de caráter, e ensinou a todos sobre coragem, gratidão e humildade. Meu romance favorito, *The Moviegoer*, de Walker Percy, relata o efeito transformador Lonnie, o menino deficiente, tem sobre os outros personagens.

A bioeticista Rosemarie Garland-Thomson, que nasceu com braços deformados, conta sobre um círculo de amizade que tem com outras três mulheres nascidas com condições genéticas: uma cega, uma surda e uma com deficiência muscular. "Nossas condições genéticas nos dão uma vantagem para acessar múltiplas oportunidades de expressão, criatividade, desenvoltura e relacionamentos — para o florescimento humano", escreve ela.[5] Do mesmo modo, Jory Fleming é um jovem incrível que nasceu com autismo severo, além de outras condições de saúde desafiadoras. Ele não conseguia lidar com a escola, então estudou em casa. À medida que ficava mais velho, aprendeu sozinho a lidar com o fato de que seu mundo interno era diferente do das outras pessoas. Ele acabou ganhando uma bolsa Rhodes em Oxford. Em seu livro de memórias de 2020, *How to Be Human*, ele reflete se a edição de genes deveria ser usada, caso se torne viável, para eliminar algumas das causas do autismo. "Você estaria eliminando um aspecto da experiência humana, mas em troca de qual benefício exatamente?", escreve ele. O autismo, ele argumenta, é uma condição difícil, mas a maioria dos desafios vem do fato de o mundo não ser muito bom em acomodar pessoas cujas vidas emocionais são diferentes. Essas diferenças podem, na realidade, se mostrar uma perspectiva útil para o restante de nós, inclusive nos mostrando como tomar decisões que não são indevidamente influenciadas pela emoção. "A sociedade deveria mudar para reconhecer os benefícios do autismo e não apenas os desafios?", pergunta Fleming. "Sem dúvida, minha experiência tem sido muito desafiadora, mas também muito recompensadora. E quem sabe eu seja de alguma forma capaz de fazer algo com minha vida que beneficie outras pessoas."[6]

É um dilema interessante. Quando uma vacina para eliminar a pólio foi descoberta, nós, humanos, rápida e facilmente decidimos usá-la para eliminar essa doença de nossa espécie, mesmo correndo o risco de impedir que um futuro Franklin Roosevelt seja forjado. Mas isso dá aos governos o direito de dizer aos pais que não podem usar tais tecnologias?

SURDEZ

Isso traz à baila a questão sobre o que deveria ser chamado de deficiência. Sharon Duchesneau e Candy McCullough são um casal de lésbicas que queria um doador de esperma para que pudesse ter um filho. Ambas são surdas. Elas consideram sua surdez parte do que são e não algo a ser curado, e queriam uma criança que fosse parte da identidade cultural delas. Então, publicaram um anúncio para um doador que fosse surdo congênito. O doador foi encontrado, e agora elas têm uma criança surda.

Uma reportagem sobre o casal publicada no *Washington Post* levou as duas a serem condenadas por algumas pessoas por infligir uma deficiência a uma criança.[7] Mas elas foram aplaudidas na comunidade surda. Qual é a reação certa? Elas deveriam ser criticadas por garantir que o filho tivesse uma deficiência ou ser celebradas por preservar uma subcultura que contribui para a diversidade e talvez mesmo para a empatia da sociedade? Seria diferente se, em vez de usar um doador de esperma surdo, o casal tivesse usado o diagnóstico pré-implantação para selecionar um embrião que tivesse a mutação genética para a surdez? E se o embrião fosse típico, mas elas editassem para ser surdo? Isso seria certo? E se elas pedissem para um médico perfurar os ouvidos da criança depois do nascimento?

Em alguns casos, ao formular um argumento moral, ajuda fazer o teste reverso. O filósofo de Harvard Michael Sandel usa esse experimento mental: suponha que um pai vá a um médico e diga: "Meu filho nascerá surdo, mas quero que você faça algo para torná-lo capaz de ouvir." O médico deveria tentar, certo? Mas agora suponha que um pai diga: "Meu filho nascerá capaz de ouvir, mas quero que você faça algo para garantir que ele nasça surdo." Acho que muitos de nós estranharíamos se o médico concordasse. Nosso instinto natural é considerar a surdez uma deficiência.

Como distinguir entre traços que são reais deficiências e os que são deficiências principalmente porque a sociedade não é boa em se adaptar a elas? Pense no caso do casal lésbico, por exemplo. Algumas pessoas podem considerar tanto o fato de elas serem surdas quanto o de serem lésbicas desvantagens. E se elas quisessem um procedimento genético que garantisse que o filho delas fosse heterossexual? Suponha que elas escolham o inverso e queiram garantir que a criança seja gay? (Isso é um experimento mental. Não existe um gene gay.) Da mesma forma, nascer negro nos Estados Unidos pode ser considerado uma desvantagem. Um único gene, o SLC24A5, tem grande influência em determinar a cor da pele. E se um conjunto de pais negros considerar sua raça uma deficiência social e quiser editar esse gene para produzir bebês de pele clara?

Essas questões nos levam a olhar para as "deficiências" e a perguntar até que ponto elas são deficiências inerentes e quanto são desvantagens devido a nossas construções sociais e nossos preconceitos. As desvantagens de ser surdo, para um humano e qualquer outro animal, são muito reais. Entretanto, qualquer desvantagem de ser gay ou negro se deve a atitudes sociais que podem, e devem, ser mudadas. É por isso que podemos fazer uma distinção moral entre usar técnicas genéticas para evitar surdez e usar essas técnicas com o intuito de influenciar temas como cor da pele e orientação sexual.

MÚSCULOS E ESPORTES

Agora vamos fazer alguns experimentos mentais para ver se podemos querer cruzar a linha confusa entre edição de genes para tratar deficiências reais ou para melhorar características de nossas crianças. O gene MSTN produz uma proteína que restringe o crescimento dos músculos quando eles atingem um nível determinado. Suprimir o gene retira os freios. Pesquisadores já fizeram isso para produzir "supercamundongos" e gado com "musculatura dupla". Foi isso que nosso biohacker Josiah Zayner usou para fazer seus kits que produzem supersapos e o CRISPR que injetou em si mesmo.

Entre os interessados nesse tipo de edição, além de pecuaristas, estão dirigentes de equipes de atletismo. Pais competitivos que querem crianças campeãs aparecem em segundo lugar. Ao usar edição de linha germinativa, é possível produzir uma nova raça de atletas com ossos maiores e músculos mais fortes.

Adicione a essa mistura uma mutação genética rara descoberta no campeão de esqui olímpico Eero Mäntyranta. Inicialmente acusado de dopping, ele descobriu ter um gene que aumenta o número de células vermelhas no sangue em mais de 25%, o que naturalmente melhora sua estamina e a capacidade de usar oxigênio.

Então o que dizemos aos pais que quiserem usar a edição de genes para produzir crianças maiores, mais musculosas e com mais estamina? Crianças que podem correr maratonas, enfrentar a defesa do time adversário e dobrar aço com as mãos? E o que isso faz com nosso conceito de esporte? Deixamos de admirar a diligência do atleta e passamos a admirar a mágica de seus engenheiros genéticos? É fácil colocar um asterisco ao lado da contagem dos *home runs* de José Canseco ou Mark McGwire quando eles admitem que usaram esteroides. Mas o que fazemos com atletas que têm músculos extras graças aos genes com os quais nasceram? E importa se esses genes foram comprados pelos pais em vez de serem um presente da loteria aleatória da natureza?

O papel dos esportes, pelo menos desde a primeira Olimpíada, em 776 a.C., é celebrar duas coisas: o talento natural combinado com o esforço disciplinado. Aprimoramentos mudariam esse equilíbrio, o que tornaria o esforço humano menos importante para a vitória. Portanto, a conquista se torna um pouco menos digna de elogio e inspiração. Há um toque de trapaça se um atleta é bem-sucedido ao obter alguma vantagem física por meio da engenharia medicinal.

Mas há um problema com esse argumento de justiça. A maioria dos atletas bem-sucedidos sempre foram pessoas com melhores genes atléticos do que o restante de nós. O esforço pessoal é um componente, mas ajuda ter nascido com os genes para bons músculos, sangue, coordenação e outras vantagens inatas.

Por exemplo, quase todo corredor campeão tem o que é conhecido como alelo R do gene ACTN3. Ele produz uma proteína que constrói fibras musculares de contração rápida, e também está associado à melhora na força e na recuperação de lesões musculares.[8] Algum dia talvez seja possível editar essa variação do gene ACTN3 no DNA de nossos filhos. Isso seria injusto? É injusto que algumas crianças nasçam com ele naturalmente? Por que um é mais injusto que outro?

ALTURA

Uma maneira de pensar sobre a justiça de usar a edição de genes para melhorias físicas é olhar para a altura. Vamos começar com o caso de crianças que sofrem com mutações genéticas que impedem o crescimento. Uma condição chamada síndrome IMAGe, que tolhe severamente o tamanho, é causada por uma mutação no gene CDKN1C. Deveria ser permitido excluir geneticamente esse defeito para que essas crianças cresçam até uma altura média? A maioria de nós acharia que sim.

Agora vamos pensar no caso de pais que apenas são baixos. Eles deveriam ter permissão para editar os genes de seus filhos a fim de que estes possam crescer até uma altura média? Se não, qual a diferença moral entre esses dois casos?

Suponha que exista uma edição genética capaz de acrescentar vinte centímetros à altura de uma criança. Seria adequado usá-la em um menino que, de outra forma, não passaria de um metro e meio de altura para transformá-lo em alguém com altura média? E que tal usar em um que teria uma altura média para fazê-lo chegar a 1,90 metro?

Uma maneira de lidar com essas perguntas é fazendo uma distinção entre "tratamentos" e "melhoramentos". Para várias características — altura, visão, audição, coordenação muscular, e assim por diante — podemos usar um método estatístico para definir "funcionamento típico da espécie". Uma variação significativa abaixo dessa estatística seria definida como uma deficiência.[9] Usando esse padrão, poderíamos aprovar o tratamento de uma criança que teria menos de um metro e meio de altura, mas rejeitar a ideia de aperfeiçoar a criança que, de outra maneira, teria altura média.

Ao ponderar a questão da altura, podemos fazer outra distinção útil: a diferença entre um melhoramento absoluto e uma melhoria posicional. Na primeira categoria estão melhorias que são benéficas para você se todo mundo receber também. Imagine que haja uma maneira de melhorar sua memória ou sua resistência a infecções virais. Você estaria melhor com ela, mesmo que outros recebessem a mesma melhoria. De fato, como a pandemia de coronavírus mostrou, você estaria melhor *especialmente* se os outros também tivessem essa melhoria.

Mas as vantagens de ser mais alto são mais posicionais. Vamos chamar de "problema da ponta dos pés". Você está no meio de uma sala cheia de gente. Para ver o que está acontecendo na frente, você precisa ficar na ponta dos pés. Funciona! Mas aí todo mundo em volta tenta o mesmo. Todos ficam cinco centímetros mais altos. Então ninguém na sala, você incluído, consegue ver nada melhor do que as pessoas na primeira fileira.

Da mesma maneira, suponha que tenho uma altura média. Se ganho vinte centímetros, serei muito mais alto que a maioria das pessoas, e isso poderia ser benéfico para mim. Mas se todo mundo também ganhar vinte centímetros, eu não teria nenhum benefício real. A melhoria não faria a mim ou à sociedade como um todo melhor, especialmente se considerarmos o espaço para as pernas nos assentos de avião hoje em dia. Os únicos que, com certeza, irão se beneficiar são os carpinteiros especializados em aumentar a altura de batentes de portas. Portanto, a altura é um bem *posicional*, ao passo que a resistência a vírus é um bem *absoluto*.[10]

Isso não responde à pergunta sobre se devemos permitir melhorias genéticas. Mas, enquanto tateamos a fim de encontrar um conjunto de princípios para incluir em nosso cálculo moral, a distinção realmente aponta para um fator que devemos considerar: favorecer melhorias que irão beneficiar toda a sociedade e não aquelas que dariam ao receptor uma vantagem posicional.

SUPERAPRIMORAMENTOS E TRANS-HUMANISMO

Talvez alguns melhoramentos ganhem ampla aceitação social. E os superaprimoramentos? Deveríamos querer projetar traços e capacidades que excedem o que qualquer humano já foi capaz de fazer? O golfista Tiger Woods submeteu-se a uma cirurgia a laser para que sua visão fosse superior a 20/20. Podemos querer que nossos filhos tenham supervisão? E que tal acrescentar a capacidade de ver luz infravermelha ou alguma nova cor?

A Darpa, a agência de pesquisa do Pentágono, pode um dia querer criar um soldado superior com visão noturna. Ela também poderia imaginar uma melhoria que permitisse a células humanas serem mais resistentes à radiação no caso de um ataque nuclear. Na realidade, ela não está apenas imaginando isso: a Darpa já tem um projeto em andamento, em conjunto com o laboratório de Doudna, para estudar como criar soldados geneticamente melhorados.

Um resultado estranho de se permitir superaprimoramentos é que crianças poderão ficar parecidos com iPhones: uma nova versão será lançada a cada ano com recursos melhores e aplicativos. Será que as crianças, à medida que crescem, vão se sentir obsoletas? Vão ficar chateadas porque seus olhos não têm os aprimoramentos de lente tripla projetados para a última versão de crianças? Felizmente essas são perguntas que podemos fazer por diversão, não para tentar responder. Achar a resposta ficará a cargo de nossos netos.

DOENÇAS PSICOLÓGICAS

Duas décadas depois da conclusão do Projeto Genoma Humano, nossa compreensão sobre como a psicologia humana é influenciada por disposições genéticas ainda é pequena. Mas um dia podemos isolar os genes que contribuem para a predisposição à esquizofrenia, ao transtorno bipolar, à depressão severa e a outros desafios mentais.

Então, teremos que decidir se deveríamos permitir, ou talvez até estimular, os pais a garantir que esses genes sejam editados em suas crianças. Vamos fingir que voltamos no tempo. Se alguns dos fatores genéticos que predispõem o filho de James Watson, Rufus, à esquizofrenia, pudessem ter sido eliminados, isso teria sido uma coisa boa? Deveríamos ter permitido que seus pais tomassem essa decisão?

Watson não tem dúvida sobre como responder: "Claro que devíamos usar a terapia de linha germinativa para consertar coisas como esquizofrenia, que são erros terríveis da natureza", diz ele. Fazer isso resultaria em muito menos sofrimento. A esquizofrenia, a depressão e o transtorno bipolar podem ser brutais, frequentemente fatais. Ninguém gostaria de infligir isso a uma pessoa ou à família de qualquer pessoa.

Mas, mesmo se concordarmos que queremos livrar a humanidade da esquizofrenia e de doenças parecidas, deveríamos considerar se haveria algum custo para a sociedade, até mesmo para a civilização. Vincent van Gogh tinha ou esquizofrenia ou transtorno bipolar. Assim como o matemático John Nash. (E também Charles Manson e John Hinckley.) Entre as pessoas com transtorno bipolar estão Ernest Hemingway, Mariah Carey, Francis Ford Coppola, Carrie Fisher, Graham Greene, Julian Huxley (o eugenista), Gustav Mahler, Lou Reed, Franz Schubert, Sylvia Plath, Edgar Allan Poe, Jane Pauley e centenas de outros artistas e criadores. O número de artistas criativos com grandes doenças depressivas encontra-se na casa dos milhares. Um estudo feito pela pesquisadora pioneira da esquizofrenia Nancy Andreasen de trinta autores contemporâneos proeminentes mostrou que 24 haviam experimentado pelo menos um grande episódio de depressão ou transtorno de humor — doze foram diagnosticados com transtorno bipolar.[11]

Até que ponto lidar com mudanças de humor, fantasias, ilusões, compulsões, mania e depressão profunda ajuda a aguçar, em algumas pessoas, a criatividade e a veia artística? É mais difícil ser um grande artista ou criador sem ter alguma característica compulsiva ou mesmo maníaca? Você impediria seu filho de ter esquizofrenia se soubesse que, sem a cura, ele se tornaria um Van Gogh e transformaria o mundo da arte? (Não esqueça: Van Gogh se suicidou.)

Neste ponto de nossas deliberações, temos de enfrentar os conflitos potenciais entre o que é desejável pelo indivíduo *versus* o que é bom para a sociedade, a espécie e a civilização humana. Uma redução nos transtornos do humor seria vista como benéfica pela maioria das pessoas que sofrem com elas, seus pais e suas famílias. Essas pessoas desejariam isso. Mas o assunto parece diferente quando questionado do ponto de vista da sociedade? À medida que aprendemos a tratar doenças do humor com drogas e eventualmente com edição de genes, teremos mais alegria e menos Hemingways? Queremos viver em um mundo em que não há Van Goghs?

Essa questão de eliminar os transtornos do humor com a engenharia se transforma em outra questão ainda mais fundamental: qual o objetivo ou propósito da vida? É a felicidade? Contentamento? A ausência de dor ou de mau humor? Se sim, isso pode ser fácil. Uma vida sem dor foi criada pelos senhores de *Admirável mundo novo*, os quais garantiam que as massas tivessem soma, uma droga que melhorava o senso de alegria e permitia que evitassem o desconforto, a tristeza, a raiva. Suponha que pudéssemos ligar nosso cérebro a algo que o filósofo Robert Nozick chamou de "máquina da experiência", que nos permita acreditar que estamos acertando *home runs* e dançando com estrelas de cinema ou flutuando em uma linda baía.[12] Isso nos deixaria em êxtase. Isso é desejável?

Ou uma boa vida tem objetivos mais profundos? O propósito deveria ser que cada pessoa possa florescer, de maneira mais profunda, por meio do uso de seus talentos e suas características de maneira realmente realizadora? Se sim, isso exigiria experiências autênticas, conquistas reais e esforços verdadeiros, e não orquestrados. Será que uma boa vida envolve dar uma contribuição para nossa comunidade, sociedade e civilização? Teria a evolução codificado tais objetivos em nossa natureza humana? Isso pode implicar sacrifício, dor, desconfortos mentais e desafios que nem sempre escolheríamos.[13]

INTELIGÊNCIA

Agora vamos lidar com a fronteira final, a mais promissora e assustadora: a possibilidade de melhorar habilidades cognitivas como memória, concentração, processamento de informação e, talvez, mesmo algum dia, o conceito vagamente definido como inteligência. Diferente da altura, as habilidades cognitivas são benéficas de forma mais ampla do que apenas posicional. Se todo mundo for um pouco mais esperto, provavelmente todo mundo se tornaria melhor. Na verdade, mesmo se apenas uma parte da população se tornar mais inteligente, isso pode beneficiar toda a sociedade.

A memória pode ser a primeira melhoria mental que seremos capazes de projetar, e felizmente é um tópico menos assustador do que o QI. A memória já foi aprimorada em ratos, com a melhoria dos genes para receptores NMDA em células nervosas. Em humanos, melhorar tais genes pode ajudar a evitar a perda de memória na velhice e também poderia melhorar a memória em pessoas mais jovens.[14]

Talvez sejamos capazes de melhorar nossas habilidades cognitivas para que possamos acompanhar os desafios de usar nossa tecnologia com sabedoria. Ah, mas há um obstáculo: *sabiamente*. De todos os componentes complexos que compõem a inteligência humana, a sabedoria pode ser a mais esquiva. Entender os componentes genéticos da sabedoria pode exigir um entendimento da consciência, e suspeito que isso não acontecerá neste século. Enquanto isso, teremos de usar a quantidade finita de sabedoria que a natureza nos deu para ponderar sobre como usar as técnicas de edição de genes que descobrimos. Engenhosidade sem sabedoria é perigosa.

CAPÍTULO 42

Quem deve decidir?

O vídeo da Academia Nacional

O tuíte era provocativo — um pouco mais do que o desejado. Dizia assim:

> Sonha em ser mais forte? 💪 Ou mais inteligente? 🧠 Em ter um filho que é o melhor aluno ou um astro dos esportes? Ou uma criança livre de #doenças hereditárias? 🧒 🏫 ⛹ ♀ Pode a #EdiçãoGenética um dia tornar tudo isso ou mais possível?

Era uma tentativa feita pela geralmente sóbria Academia Nacional de Ciências em outubro de 2019 de gerar "ampla discussão pública" sobre edição genética, como todas aquelas conferências sobre o tema recomendaram. O tuíte tinha um link para um *quiz* e um vídeo em que era explicada a edição de linha germinativa, a qual começava com cinco "pessoas comuns" colocando Post-its no diagrama de um corpo e fantasiando sobre as mudanças que gostariam de fazer em seus genes. "Acho que eu ia querer ser mais alto", disse um. Outros desejos pessoais incluíam: "Gostaria de mudar a gordura do corpo"; "Vamos prevenir a calvície"; "Sem dislexia, por favor".

Doudna aparecia no vídeo explicando como o CRISPR funciona. Depois apareciam pessoas discutindo a perspectiva de modificar genes de seus futuros filhos. "Criar o ser humano perfeito", dizia um homem. "Isto é muito legal!", comentava outro. "Você quer as melhores qualidades nos seus filhos!" Uma mulher concordou: "Se tivesse a chance de escolher o melhor DNA para a minha filha, com certeza ia querer que ela fosse inteligente." Outros discutiam os próprios problemas de saúde, como déficit de atenção e pressão alta. "Sem dúvida, eu eliminaria isso", afirmou um homem sobre sua doença cardíaca. "Não quero que meus filhos lidem com isso."[1]

Na mesma hora, biocientistas entraram em erupção no Twitter. "Que erro", tuitou Paul Knoepfler, um pesquisador do câncer e bioeticista na Universidade da Califórnia em Davis. "Quem no escritório de comunicação da Academia Nacional de Ciências está por trás desse tuíte e links bizarros que parecem perturbadoramente empolgados com a edição de genes herdáveis e trivializam a ideia de bebês sob medida?"

O Twitter, como se sabe, não é o melhor fórum para discutir bioética. Há um truísmo sobre a área de comentários da internet: qualquer discussão termina com alguém gritando "Nazista!" em sete respostas. No caso sobre edição de genes, foi na terceira resposta. "Ainda estamos na Alemanha dos anos 1930?", tuitou uma pessoa. Outra acrescentou: "Como era isso no original em alemão?"[2]

Em um dia, o pobre pessoal da Academia Nacional de Ciências teve de bater em retirada. O tuíte foi apagado e o vídeo tirado da internet. Um porta-voz se desculpou por eles terem "passado a impressão de que a edição de genes para 'melhoria' de características humanas é permitido ou alvo de considerações levianas".

A reação tempestuosa mostrou que realizar uma grande discussão social sobre a moral da edição de genes não é tão simples assim. O caso também trouxe à baila a questão sobre quem deveria decidir como as ferramentas de edição de genes deveriam ser usadas. Como vimos nos experimentos mentais no capítulo anterior, muitas das perguntas difíceis sobre edição genética envolvem não apenas decidir sobre o problema, mas sobre *quem* deve decidir. Assim como no caso de muitos assuntos políticos, os desejos de um indivíduo podem entrar em conflito com o bem da comunidade.

O INDIVÍDUO OU A COMUNIDADE?

Na maioria dos grandes temas morais, há duas perspectivas concorrentes. Uma enfatiza os direitos individuais, liberdade pessoal e a deferência à escolha pessoal. Derivada de John Locke e outros pensadores do Iluminismo do século XVII, essa tradição reconhece que as pessoas terão diferentes crenças sobre o que é bom para a vida de cada uma delas, e argumenta que o Estado deveria dar-lhes um alto grau de liberdade para fazer suas escolhas, desde que não prejudiquem outros.

As perspectivas concorrentes são aquelas que veem a justiça e a moralidade pelas lentes do que é melhor para a sociedade e talvez até (no caso de bioengenharia e da política climática) para a espécie. Exemplos incluem exigências de que crianças em idade escolar sejam vacinadas e as pessoas usem máscaras durante uma pandemia. A ênfase nos benefícios sociais em vez dos direitos do indivíduo pode tomar a forma do utilitarismo de Stuart Mill, que busca a maior quantidade de felicidade em uma sociedade mesmo que isso signifique atropelar a liberdade de alguns indivíduos. Ou pode ter a forma de teorias mais complexas do contrato social, nas quais as obrigações morais surgem dos acordos que fazemos para formar a sociedade em que queremos viver.

Essas perspectivas concorrentes formam as divisões políticas mais básicas de nosso tempo. De um lado estão aqueles que querem maximizar a liberdade individual, minimizar regulamentações e impostos e manter o Estado fora de nossa vida o máximo possível. Do outro estão aqueles que desejam promover o bem comum, criar benefícios para toda a sociedade, minimizar danos que um mercado livre e desimpedido pode fazer a nosso trabalho e ambiente e restringir comportamentos egoístas que podem prejudicar a comunidade e o planeta.

As fundações modernas para cada uma dessas perspectivas foram expressadas em dois livros influentes escritos há cinquenta anos: *A teoria da justiça*, de John Rawls, que fica do lado que favorece o bem da comunidade, e *Anarquia, Estado e utopia*, de Robert Nozick, que enfatiza a fundação moral para a liberdade individual.

Rawls desenvolveu uma teoria do contrato social que procura definir as regras com as quais concordaríamos se tivéssemos nos reunido para fazer um pacto. De forma a garantir que as coisas fossem "justas", ele disse que deveríamos imaginar quais regras criaríamos se não soubéssemos qual posição iríamos ocupar na sociedade e quais habilidades naturais teríamos. E argumenta que, a partir de tal "posição original" atrás desse "véu de ignorância", as pessoas decidiriam que as desigualdades deveriam ser permitidas apenas na medida em que resultassem em benefícios para toda a sociedade, e especificamente para os menos favorecidos. Em seu livro, isso leva Rawls a justificar a engenharia genética apenas caso ela beneficie toda a sociedade e não aumente a desigualdade.[3]

Nozick, cujo livro foi uma resposta ao de seu colega em Harvard, Rawls, também imaginou como poderíamos surgir da anarquia do estado de natureza. Em vez de um contrato social complexo, ele argumenta que as regras sociais deveriam surgir das escolhas voluntárias dos indivíduos. Seu princípio-guia é que os indivíduos deveriam ser vistos como "fim em si mesmos" e não usados para promover um objetivo social ou moral determinado por outros. Isso o leva a favorecer um Estado minimalista limitado a funções de segurança pública e execução de contratos, mas que evita a maioria das regulamentações ou redistribuição de esforços. Ele aborda, em uma nota de rodapé, a questão da engenharia genética, e toma uma posição liberal, de livre mercado. Em vez do controle centralizado e regras definidas por legisladores, Nozick diz que deveria existir um "supermercado genético". Médicos deveriam acomodar "as especificações individuais (com certos limites morais) de candidatos a pais".[4] Desde que ele escreveu seu livro, a expressão "supermercado genético" se tornou um bordão, usado por fãs e inimigos, para deixar as decisões de engenharia genética a cargo de indivíduos e do livre mercado.[5]

Dois livros de ficção científica podem ajudar a estruturar nossa discussão: *1984*, de George Orwell, e *Admirável mundo novo*, de Aldous Huxley.[6]

Orwell invoca um mundo em que a tecnologia da informação é usada pelo "Grande Irmão", um líder que está sempre observando você para centralizar o poder em um super-Estado e exercer controle sobre uma população intimidada. A liberdade individual e o pensamento independente são eliminados pela vigilância eletrônica e o controle total da informação. Orwell estava alertando para o perigo de um Franco ou Stálin algum dia controlar a tecnologia da informação e destruir a liberdade individual.

Não aconteceu. Quando o 1984 real chegou, a Apple apresentou um computador pessoal fácil de usar, o Macintosh, com as seguintes palavras que Steve Jobs escreveu para seu anúncio: "Você vai ver por que 1984 não será como *1984*." A frase continha uma verdade profunda. Em vez de os computadores se tornarem um instrumento para repressão centralizada, a combinação do computador pessoal e a natureza descentralizada da internet se tornaram uma maneira de delegar mais poder a cada indivíduo, desencadeando, assim, um fluxo de livre expressão e uma mídia radicalmente democratizada. Talvez até demais. O lado ruim de nossa nova tecnologia da informação é que ela não permite que o governo reprima a liberdade de expressão — é justamente o contrário. Qualquer um pode espalhar, com poucas chances de ser responsabilizado, qualquer ideia, mentira, ódio, golpe ou esquema, resultando em sociedades menos civilizadas e governáveis.

O mesmo pode ser o caso para as tecnologias genéticas. Em seu romance de 1932, Huxley alertou sobre um admirável mundo novo de controle governamental centralizado da ciência reprodutiva. Embriões humanos são criados em um "centro de incubação e condicionamento" e selecionados para diferentes propósitos sociais. Os escolhidos para a classe "alfa" são aprimorados física e mentalmente para se tornarem líderes. Do outro lado do espectro, os que ficam na classe "épsilon" são criados para se tornarem trabalhadores comuns e condicionados a uma vida de estupor alegre induzido.

Huxley disse que escreveu o livro como uma reação à "tendência atual de controle totalitário de tudo".[7] Mas, assim como no caso da tecnologia da informação, o risco da tecnologia genética pode não ser o excesso de controle governamental. Em vez disso, pode ser o excesso de controle individual. Os excessos do movimento eugenista do início do século XX, e depois o terrível programa nazista, mancharam horrivelmente a ideia de projetos genéticos controlados pelo Estado. A eugenia, que significa "bons genes", passou a ser vista com maus olhos. Agora, no entanto, podemos estar atraindo uma nova eugenia — uma eugenia liberal ou libertária, baseada na escolha livre e no mercado consumidor.

Talvez Huxley apoiasse a eugenia de livre mercado. Ele escreveu um romance utópico pouco conhecido em 1962, *Island*, no qual as mulheres voluntariamente escolhiam ser inseminadas por esperma de homens com alto QI e talentos artísticos. "A maioria dos casais acha mais moral arriscar ter uma criança de qualidade superior do que correr o risco de servilmente reproduzir quaisquer peculiaridades e defeitos que possam existir na família do marido", explica a principal personagem.[8]

EUGENIA DE LIVRE MERCADO

Em nossa época, decisões sobre edição genética deverão ser determinadas, para melhor ou pior, pela escolha do consumidor e o poder de persuasão do marketing. E o que há de errado nisso? Não deveríamos deixar decisões sobre edição genética para os indivíduos e pais, assim como fazemos com outras escolhas reprodutivas? Por que temos de convocar conferências sobre ética, buscar um amplo consenso social e amarrar nossas mãos coletivamente? Não é melhor permitir que as decisões sejam tomadas por mim e por você e por outros indivíduos que querem as melhores perspectivas para nossos filhos e netos?[9]

Vamos começar abrindo nossa mente e evitando uma parcialidade em relação ao *statu quo* fazendo a mais essencial das perguntas, que vem a ser o que há de errado com melhorias genéticas. Se podemos fazê-las com segurança, por que não deveríamos impedir anormalidades, doenças e deficiências? Por que não melhorar nossas habilidades e criar aprimoramentos? "Não vejo por que eliminar uma deficiência, ou dar a uma criança olhos azuis, ou aumentar seu QI em quinze pontos seja uma ameaça à saúde pública ou à moral", diz George Church, o amigo de Doudna geneticista de Harvard.[10]

De fato, não estamos moralmente obrigados a zelar pelo bem-estar de nossas crianças e dos futuros humanos em geral? Quase todas as espécies compartilham um instinto evolucionário — codificado na essência da própria evolução — para usar quaisquer ardis que possam articular com a finalidade de maximizar as chances de seus descendentes prosperarem.

O principal filósofo que advoga essa visão é Julian Savulescu, professor de ética prática em Oxford. Ele criou a expressão "beneficência procriativa" para defender a ideia de que é moral escolher os melhores genes para nossos futuros filhos. Na verdade, argumenta ele, pode ser imoral *não* fazê-lo. "Os casais deveriam escolher embriões ou fetos que provavelmente terão a melhor vida", afirma. Ele até descarta a preocupação com a possibilidade de que isso permita às pessoas ricas comprar genes melhores para seus filhos e dessa forma criar uma outra classe (ou mesmo subespécie) de elites aprimoradas. "Devemos permitir a seleção de genes não doentes, mesmo que isso mantenha ou aumente a desigualdade social", escreve ele, e cita especificamente "genes para a inteligência".[11]

* * *

Para analisar esse ponto de vista, vamos fazer outra experiência mental. Imagine um mundo em que a engenharia genética é determinada principalmente pelas escolhas livres do indivíduo, com poucas regulamentações governamentais e sem painéis enfadonhos sobre bioética nos dizendo o que é permissível. Você vai a uma clínica de fertilidade e recebe, como em um supermercado genético, uma lista de características que pode comprar para seus filhos. Você eliminaria doenças genéticas graves, tais como Huntington ou anemia falciforme? Claro que sim. Eu, pessoalmente, iria escolher que meus filhos não tivessem os genes que levam à cegueira ou à surdez. Que tal evitar altura abaixo da média, ou peso acima da média, ou um QI baixo? Escolheríamos todas essas opções também. Eu talvez até escolhesse uma opção *premium* de altura, músculos e QI extras. Agora vamos imaginar que, hipoteticamente, haja genes que predisponham a criança a ser heterossexual. Você não é preconceituoso, então provavelmente resistirá a essa opção, pelo menos no início. Mas então, supondo que ninguém irá julgar, você poderá racionalizar a questão, não desejando que seu filho sofra discriminação, ou pensando que isso torne mais provável que ele dê netos a você. E, enquanto pensa nisso, pode optar por cabelos loiros e olhos azuis também?

Opa! Alguma coisa acabou de dar errado. A coisa se tornou uma bola de neve! Sem quaisquer limites ou sinais, podemos todos rolar montanha abaixo a uma velocidade incontrolável, levando a diversidade social e o genoma humano junto.

Apesar de isso parecer uma cena de *Gattaca*, uma versão do mundo real desse serviço de design de bebê — usando o diagnóstico pré-implantação — foi lançada em 2019 por uma startup de Nova Jersey, a Genomic Prediction. Clínicas de fertilização *in vitro* podem enviar para a empresa amostras genéticas de bebês em potencial. O DNA nas células de embriões com poucos dias é sequenciado para criar uma estimativa estatística das chances de desenvolver uma longa lista de condições. Os candidatos a pais podem escolher qual embrião implantar com base nas características que querem para o filho. Os embriões podem ser analisados para doenças de gene único, como fibrose cística e anemia falciforme. Os testes também podem, estatisticamente, prever condições resultantes de multigenes, como diabetes, risco de doença cardíaca, hipertensão e, de acordo com o material promocional da empresa, "deficiência intelectual" e "altura". Em dez anos, os fundadores dizem, provavelmente eles serão capazes de fazer previsões de QI para que os pais possam escolher ter os filhos mais inteligentes.[12]

Então, podemos ver problemas em simplesmente deixar que decisões como essa sejam escolhas pessoais. Uma genética liberal, ou libertária, de escolha individual pode nos levar — assim como a eugenia governamental faria — a uma sociedade menos diversa e a menos desvios da norma. Isso pode ser agradável para um pai, mas acabaríamos com uma sociedade com muito menos criatividade, inspiração e arestas. A diversidade é boa não apenas para a sociedade, mas para a nossa espécie. Como qualquer espécie, nossa evolução e resiliência são fortalecidas pela aleatoriedade genética.

O problema é que o valor da diversidade, como nossos exercícios mentais mostraram, pode entrar em conflito com o valor da escolha individual. Como sociedade, podemos considerar profundamente benéfico para a comunidade ter pessoas que são baixas e altas, gay e hétero, plácidas e atormentadas, cegas ou não. Mas que direito moral temos de exigir que outra família abra mão de uma intervenção genética desejada em prol de mais diversidade na sociedade? Iríamos querer que o Estado exigisse isso de nós?

Uma razão para estar aberto a algum tipo de limite sobre a escolha individual é que a edição de genes pode exacerbar a desigualdade e mesmo codificá-la permanentemente em nossa espécie. É natural querer o melhor para nossos descendentes. Admiramos pais que leem para os filhos, garantem que frequentem boas escolas e os treinam para jogar futebol. Até aceitamos, talvez revirando os olhos um pouco, aqueles que contratam professores particulares para testes seletivos e os inscrevem em cursos de programação. Muitas dessas coisas outorgam a vantagem do privilégio herdado. Mas o fato de que a desigualdade já existe não é argumento a favor de aumentá-la ou consagrá-la de forma permanente.

Permitir que os pais comprem os melhores genes para seus filhos representaria um salto quântico na desigualdade. Em outras palavras, não seria só um grande pulo, mas um salto até uma nova e desconectada órbita. Depois de séculos reduzindo a aristocracia e o sistema de castas baseado no nascimento, muitas sociedades adotaram o princípio de moralidade que é também premissa básica da democracia: acreditamos em igualdade de oportunidades. Os laços sociais que surgem desse credo de sermos "criados iguais" seriam rompidos se transformarmos desigualdades financeiras em desigualdades genéticas.

Isso não significa que a edição genética seja inerentemente ruim. Mas é um argumento válido para não permitir que haja um bazar de livre mercado no qual os ricos podem comprar os melhores genes e incluí-los em suas famílias.[13]

Pode ser difícil impor restrições à escolha individual. Vários escândalos na seleção das universidades mostram até onde alguns pais vão e o que pagam para dar a seus filhos uma vantagem. Acrescente a isso o instinto natural dos cientistas de serem pioneiros em procedimentos e fazer descobertas. Se uma nação impuser restrições demais, seus cientistas irão para outro lugar e os pais ricos irão procurar clínicas em alguma ilha empreendedora no Caribe ou em um paraíso fiscal.

Apesar de tais objeções, é possível ter como objetivo algum consenso social sobre edição genética em vez de simplesmente deixar todo o poder na mão da escolha individual. Há práticas que não podemos controlar, do furto ao tráfico sexual de pessoas, que são reduzidas por uma combinação de sanções legais e condenação social. A Administração de Alimentos e Remédios (FDA, sigla em inglês para Food and Drug Administration), por exemplo, regulamenta novos remédios e procedimentos. Embora mesmo assim algumas pessoas consigam remédios para finalidades não aprovadas ou viajem a outros lugares para tratamentos não convencionais, as restrições da FDA são bastante efetivas. Nosso desafio é descobrir quais deverão ser as normas para a edição de genes. Então, podemos tentar encontrar as regulamentações e sanções sociais que serão seguidas pela maioria das pessoas.[14]

BRINCANDO DE DEUS

Outra razão pela qual podemos nos sentir desconfortáveis em direcionar nossa evolução e projetar nossos bebês é que poderíamos estar "brincando de Deus". Como Prometeu roubando o fogo, estaríamos usurpando um poder que está acima da nossa capacidade. Fazendo isso, perdemos um sentimento de humildade sobre nosso lugar na Criação.

A relutância em brincar de Deus pode também ser entendida de maneira mais secular. Como um teólogo católico disse em um painel da

Academia Nacional de Medicina: "Quando ouço alguém dizer que não deveríamos brincar de Deus, imagino que 90% do tempo são ateus." O argumento pode significar que não deveríamos ter a arrogância de acreditar que devemos mexer com as maravilhosas, misteriosas, delicadamente interligadas e lindas forças da natureza. "A evolução tem funcionado para otimizar o genoma humano por 3,85 bilhões de anos", diz o diretor dos Institutos Nacionais de Saúde, Francis Collins, que não é ateu. "Realmente imaginamos que algum grupo pequeno de pessoas mexendo no genoma humano poderia fazer melhor isso sem que aconteça todo tipo de consequência indesejada?"[15]

Nosso respeito pela natureza e pelo deus da natureza deveria, de fato, instigar alguma humildade sobre mexer em nossos genes. Mas deveria proibir que o façamos? Afinal nós, os *Homo sapiens*, somos parte da natureza, assim como bactérias e tubarões e borboletas. Por meio de sua sabedoria infinita ou de seus tropeços cegos, a natureza conferiu à nossa espécie capacidades que nos levaram podermos editar nossos genes. Se é errado usarmos o CRISPR, a razão não pode ser "não é natural". É tão natural quanto todos os truques que as bactérias e os vírus usam.

Há outro problema com o argumento de que deveríamos mostrar absoluta deferência pelo trabalho da natureza. Ao longo da história, humanos (e todas as outras espécies) vêm batalhando contra as oferendas envenenadas da natureza, em vez de aceitá-las. A Mãe Natureza produziu sofrimento em grande escala e distribuiu desigualdade. Por isso, desenvolvemos maneiras de combater pragas, curar doenças, reverter a surdez e a cegueira, cultivar plantas, animais e crianças melhores.

Darwin escreveu sobre "as obras desajeitadas, perdulárias, baixas e horrivelmente cruéis da natureza". A evolução, ele descobriu, não apresenta qualquer marca de um design inteligente ou de um deus benevolente. Ele fez uma lista detalhada das coisas que evoluíram de maneira falha, incluídos o caminho do trato urinário em mamíferos machos, a drenagem ruim nos seios da face em primatas e a incapacidade dos humanos em sintetizar a vitamina C.

Essas falhas de projeto não são meras exceções. São consequências naturais da maneira como a evolução progride. Ela tropeça e depois combina novas características, assim como as piores versões do Microsoft Office, em vez de seguir com um plano mestre e um produto final em mente. O principal guia da evolução é a aptidão reprodutiva — quais características podem fazer com que um organismo se reproduza mais —, o que significa que ela permite, e talvez até encoraje, todo tipo de pragas, inclusive coronavírus e cânceres, que afligem um organismo uma vez que seu uso reprodutivo tenha acabado. Isso não significa que, por respeito à natureza, deveríamos desistir de procurar maneiras de prevenir os coronavírus e cânceres.[16]

No entanto, há um argumento mais profundo contra brincar de Deus, mais bem articulado pelo filósofo de Harvard Michael Sandel. Se nós, humanos, encontrarmos maneiras de trapacear a loteria natural e desenvolver melhoras genéticas para nossos filhos, tenderemos menos a ver nossas características como presentes que aceitamos. Isso minaria a empatia que vem de nosso sentimento de "não fosse pela graça de Deus" em relação a nossos colegas humanos menos afortunados. "O que o impulso pela excelência não vê — e pode até destruir — é um apreço pelo caráter de presente dos poderes humanos e suas conquistas", escreve Sandel. "Reconhecer o presente da vida é reconhecer que nossos talentos e poderes não são totalmente resultado de nossos esforços."[17]

Claro que não acredito, assim como Sandel, que devemos ser reverentes sobre o dom de tudo o que a natureza nos oferece de forma espontânea. A história humana tem sido uma busca — muito natural — por superar os desafios que se apresentam a nós espontaneamente, sejam pandemias, sejam secas, sejam tempestades. Poucos de nós iríamos considerar Alzheimer ou Huntington um presente. Quando criamos a insulina para lutar contra a diabetes, ou a quimioterapia para combater o câncer, ou vacinas para deter os coronavírus, ou a edição de genes para lutar contra defeitos de nascença, estamos, muito apropriadamente, exercendo o domínio sobre a natureza em vez de aceitar o espontâneo como um presente.

Mas o argumento de Sandel deve nos colocar, penso, em uma posição menos arrogante, ainda mais quando consideramos desenvolver melhorias e aperfeiçoamentos para nossas crianças. Ele apresenta um argumento profundo, bonito e mesmo espiritual contra tentativas de dominar o espontâneo. Podemos desviar de um caminho que leva a uma busca prometeica pelo controle de nossos dons ao mesmo tempo que também evitamos a total submissão aos caprichos de uma loteria. A sabedoria envolve encontrar o equilíbrio certo.

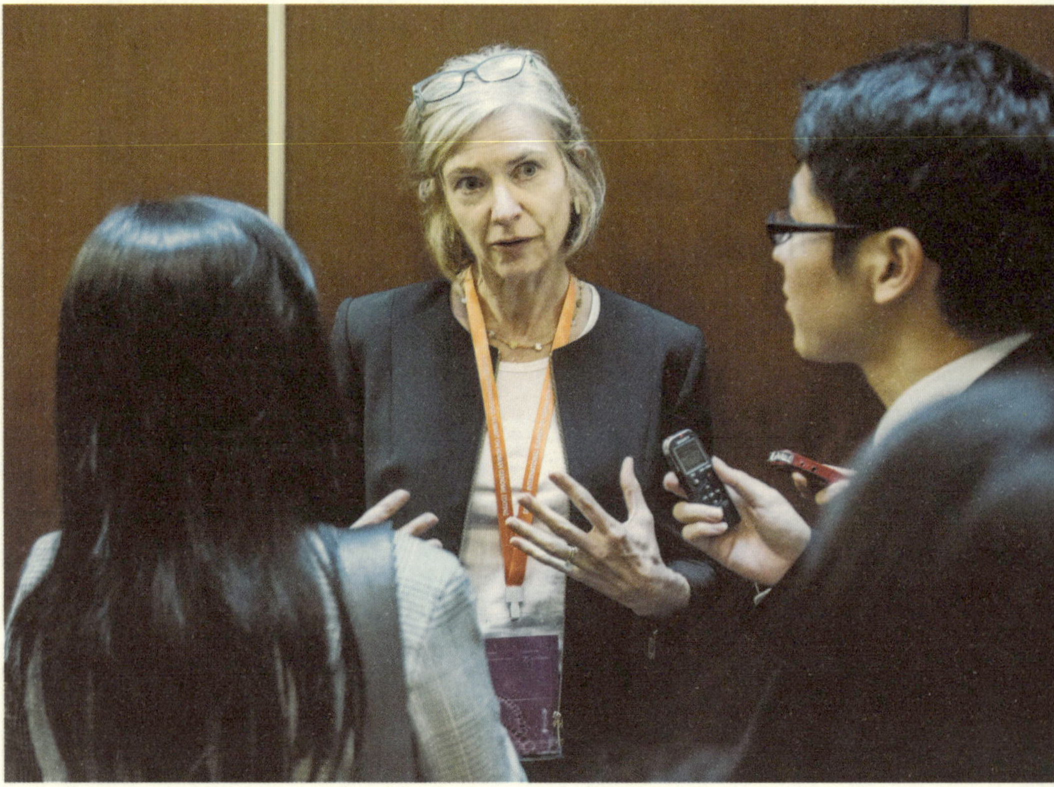

Na cúpula de Hong Kong

CAPÍTULO 43

A jornada ética de Doudna

Doudna teve uma "reação visceral, de perder o equilíbrio" quando ficou óbvio que o CRISPR-Cas9 que ela ajudou a inventar poderia ser usado para editar genes humanos. A ideia de editar os genes de uma criança, diz ela, pareceu como sendo não natural e assustadora para a humanidade. "Nos primeiros dias, fui instintivamente contra."[1]

Sua posição começou a mudar em janeiro de 2015, durante uma conferência sobre edição de genes no Napa Valley organizada por ela. Em uma das sessões, durante um debate acalorado sobre se a edição de linha germinativa deveria ser permitida, um participante se inclinou para a frente e disse baixinho: "Algum dia pode ser que a gente considere antiético não usar a edição de linha germinativa para aliviar o sofrimento humano."

A ideia de que a edição de linha germinativa "não era natural" começou a diminuir nela. Todos os avanços médicos tentam corrigir algo que aconteceu "naturalmente", percebeu ela. "Algumas vezes, a natureza faz coisas que são cruéis, e há muitas mutações que causam um sofrimento enorme, então a ideia de que a edição de linha germinativa não era natural começou a ter menos impacto em mim", disse ela. "Não tenho certeza de como fazer uma distinção na medicina entre o que é natural e não natural, e acho que é perigoso usar essa dicotomia para impedir algo que pode aliviar o sofrimento e a deficiência."

Depois de se tornar famosa por suas descobertas sobre edição de genes, Doudna começou a ouvir histórias de pessoas afetadas por doenças genéticas que estavam ansiosas pela ajuda da ciência. "As histórias sobre crianças eram especialmente tocantes para mim como mãe", lembra ela. Um exemplo ficou na cabeça dela. Uma mulher mandou lindas fotos de seu menino recém-nascido, careca e fofo, que fizeram Doudna se lembrar de quando seu filho, Andy, nasceu. O bebê tinha acabado de ser diagnosticado com doença neurodegenerativa genética. Suas células nervosas logo começariam a morrer e ele será incapaz de andar, falar e depois engolir ou comer. Ele estava condenado a uma morte precoce e dolorosa. A mensagem implorava por ajuda. "Como você pode não querer avançar na procura por maneiras para prevenir algo assim?", pergunta Doudna. "Meu coração ficou partido." Se a edição de genes poderia evitar isso no futuro, seria imoral não tentar, decidiu ela. Doudna respondia a todos esses e-mails. Ela respondeu à mãe do bebê e assegurou que junto com outros pesquisadores, estaria trabalhando diligentemente para encontrar terapias e prevenções para condições genéticas como aquela. "Mas também tive de dizer a ela que vai demorar anos para que algo como a edição genética possa ser potencialmente útil no caso dela", disse. "Eu não queria iludi-la."

Depois de participar do Fórum Econômico Mundial em Davos em janeiro de 2016, quando compartilhou seus conflitos éticos sobre a edição genética, Doudna foi abordada por uma mulher no painel, que contou que sua irmã nasceu com uma doença degenerativa. Além da paciente, isso afetava a vida e as finanças de toda a família. "Ela disse que se pudéssemos fazer algum tipo de edição genética para evitar isso, todo mundo na família dela seria a favor", lembra Doudna. "Ela estava bastante emocionada com a crueldade daqueles que queriam evitar a edição de linha germinativa, e quase chorou. Foi muito emocionante."

Mais tarde no mesmo ano, um homem foi visitá-la em Berkeley. O pai e o avô dele morreram devido à doença de Huntington. Três de suas irmãs foram diagnosticadas com ela e enfrentavam uma morte lenta e agonizante. Doudna evitou perguntar ao homem se ele também foi afetado. Mas sua visita a convenceu de que, caso a edição de linha germinativa venha a se tornar uma forma segura e efetiva de eliminar tal doença, ela seria a favor. Depois de ver o rosto de alguém com uma doença genética, argumenta ela, ainda mais uma pessoa com Huntington, é difícil defender que a edição de genes seja evitada.

O pensamento dela também foi influenciado por longas conversas com Janet Rossant, chefe de pesquisa do Hospital para Crianças Doentes em Toronto, e George Daley, reitor da Escola de Medicina de Harvard. "Percebi como estamos perto de sermos capazes de corrigir mutações causadoras de doenças genéticas", conta ela. "Como poderíamos não querer isso?" Por que o CRISPR deveria ser submetido a um padrão superior ao de qualquer outro procedimento médico?

A evolução do pensamento de Doudna fez com que ela passasse a ser mais simpática à visão de que muitas decisões sobre edição de genes devem ser deixadas para a escolha pessoal e não para burocratas ou painéis de ética. "Sou norte-americana, e dar prioridade à liberdade pessoal e à escolha é parte da nossa cultura", comenta. "Como mãe, também sinto que gostaria de poder escolher sobre minha saúde e a da minha família à medida que essas novas tecnologias surgem."

No entanto, como ainda há muitos riscos que podem ser desconhecidos, ela acha que o CRISPR deveria ser usado apenas quando for medicamente necessário e não existirem outras alternativas. "Não temos motivo para fazer isso por enquanto", diz ela. "É por isso que vi problemas com o uso que He Jiankui deu ao CRISPR para conseguir imunidade contra o HIV. Há outras maneiras de se fazer isso. Não era medicamente necessário."

Uma questão moral que continua para ela é a desigualdade, especialmente se os ricos forem capazes de comprar melhorias genéticas para os filhos. "Isso poderia criar um fosso genético que aumentaria ainda mais a cada geração", diz ela. "Se você acha que enfrenta desigualdades agora, imagine como seria a sociedade se as camadas econômicas fossem traduzidas geneticamente e transcrevêssemos nossas desigualdades financeiras em nosso código genético."

Ao limitar as edições de genes àquelas verdadeiramente "necessárias do ponto de vista médico", segundo Doudna, podemos tornar menos provável que pais procurem "melhorar" suas crianças, o que ela acha moral e socialmente errado. A fronteira entre tratamento médico e melhoria pode não ser bem definida, reconhece ela, mas não é totalmente sem sentido. Conhecemos as diferenças entre corrigir uma variante de gene muito danosa e acrescentar características genéticas que não são medicamente necessárias. "Enquanto estivermos corrigindo mutações genéticas, restaurando a versão 'normal' do gene — não inventando uma melhoria nunca vista no genoma humano médio, provavelmente estaremos em segurança."

Ela está confiante de que o bem que vem do CRISPR compensará os riscos. "A ciência não retrocede, e não podemos esquecer esse conhecimento, então temos de encontrar um caminho prudente para seguir", diz ela, reprisando a frase do título do relatório que escreveu após a reunião de 2015 em Napa Valley. "Nunca vimos algo assim antes. Temos agora o poder de controlar nosso futuro genético, o que é maravilhoso e assustador. Então temos de seguir em frente com cautela e respeitando o poder que ganhamos."

PARTE OITO

Relatos do front

Um brinde aos malucos. Aos desajustados. Aos rebeldes. Aos encrenqueiros. Aos que não se encaixam. Àqueles que veem as coisas de um jeito diferente. Eles não gostam de regras. E não têm respeito pelo *statu quo*. Você pode citar o que eles dizem, discordar deles, endeusá-los ou desacreditá-los. A única coisa que você não tem como fazer é ignorá-los. Porque eles mudam as coisas. Eles levam a humanidade adiante. E, embora alguns possam achá-los doidos, para nós eles são gênios. Porque as pessoas que são loucas o suficiente para achar que podem mudar o mundo são as pessoas que realmente fazem isso.

— Steve Jobs, anúncio "Pense diferente",
da Apple, de 1997.

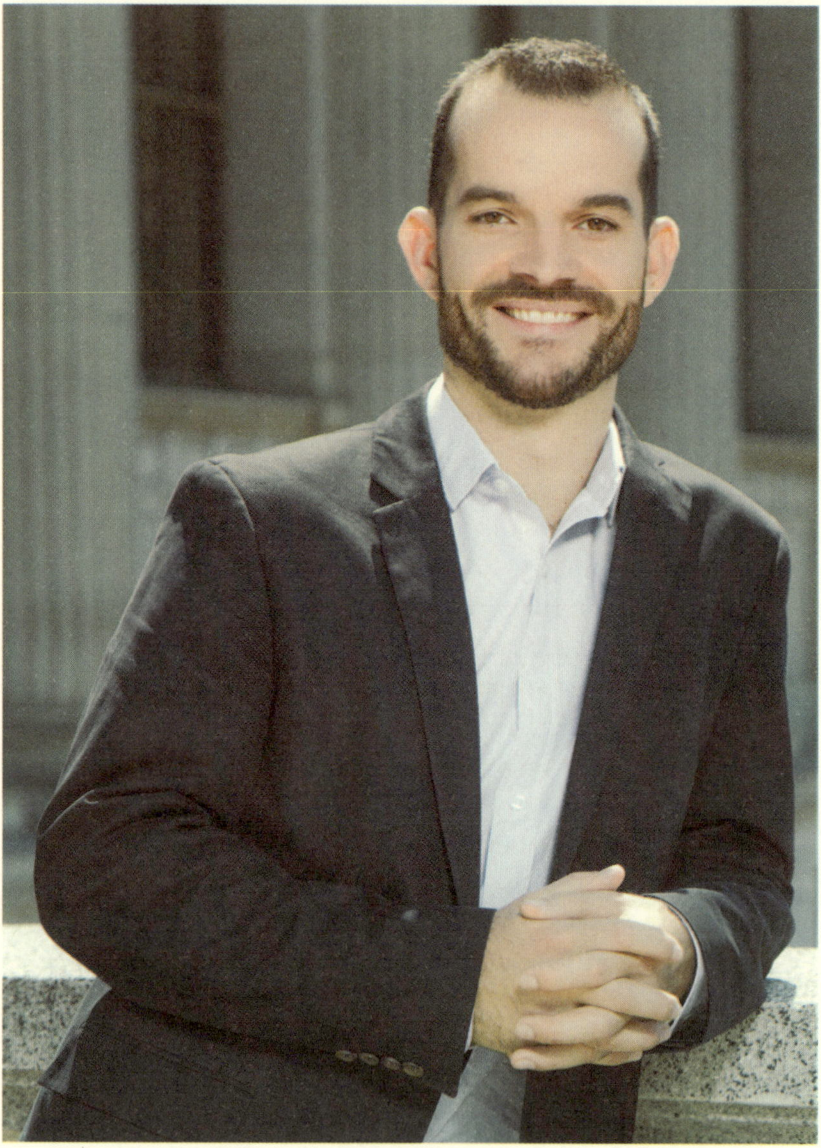

Samuel Sternberg

CAPÍTULO 44

Quebec

GENES SALTADORES

Enquanto participo da Conferência CRISPR no Quebec em 2019, me dou conta de que a biologia se tornou a nova tecnologia. O encontro tem o mesmo clima dos eventos do Homebrew Computer Club e da West Coast Computer Faire no fim dos anos 1970, com a única diferença de que os jovens inovadores conversam sobre códigos genéticos e não sobre códigos de computador. A atmosfera está carregada de uma combinação catalisadora de competição e cooperação que lembra o momento em que Bill Gates e Steve Jobs frequentavam os primeiros eventos de computadores pessoais, só que dessa vez os astros são Jennifer Doudna e Feng Zhang.

Os nerds da biotecnologia, eu percebo, já não são outsiders. A revolução do CRISPR e o coronavírus os transformou nas pessoas populares na fronteira, assim como aconteceu com os estranhos pioneiros que em outro momento povoaram as fronteiras cibernéticas. Enquanto andava pela conferência enviando reportagens do front daquela revolução, percebi que, no momento em que estão fazendo suas descobertas, eles se sentem obrigados a pensar sobre a moral do que estão criando mais cedo do que aconteceu com seus pares da tecnologia digital.

O que agita os corredores no Quebec é um avanço fascinante que reacendeu a tensão entre os seguidores de Doudna e os de Zhang. A discussão tem a ver com descobertas concorrentes de modos eficazes para acrescentar novas sequências ao DNA. Em vez de fazer um corte na fita-dupla de

DNA, o sistema CRISPR recém-descoberto inseriria um novo trecho de DNA por meio do controle de transpósons, conhecidos como "genes saltadores", grandes segmentos de DNA que podem saltar de um lugar para outro nos cromossomos.

Sam Sternberg, o inteligentíssimo bioquímico que estudou com Doudna e foi recrutado para abrir o próprio laboratório na Columbia, havia acabado de publicar na *Nature* seu primeiro artigo importante como professor-assistente. O texto descreve um sistema guiado por CRISPR que insere um gene saltador fabricado sob medida em uma localização desejada do DNA. Mas, para surpresa de Sternberg, Zhang conseguiu publicar um artigo semelhante on-line na *Science* dias antes.[1]

Sternberg parece desanimado ao chegar a Quebec, e seus amigos, inclusive Doudna, estão furiosos. Ele tinha submetido seu artigo a um parecer da *Nature* em 15 de março, e sua descoberta começou a ser debatida depois que um de seus alunos de pós-graduação fez uma palestra sobre o assunto. "Na surdina, Feng correu para publicar seu artigo primeiro", conta Martin Jinek na conferência. Para Doudna, isso era típico de Zhang: "A rede dele avisa sobre um artigo e ele corre para publicar antes."[2]

Ela e Eric Landler admitiram, ao falar da corrida de 2012, que apressar a publicação de um artigo quando se percebe um concorrente está dentro dos limites éticos. Mas a publicação de Zhang sobre transpósons causou ressentimento. Ele tinha enviado seu artigo para a *Science* em 4 de maio, sete semanas depois de Sternberg ter enviado o dele, mas o texto de Zhang foi publicado on-line em 6 de junho e o de Sternberg, só em 12 de junho.

Acho difícil compartilhar a ira exagerada de Doudna por Zhang. Os dois artigos tratam do uso de genes saltadores, porém têm diferenças importantes e cada um oferece contribuições distintas para o progresso do CRISPR. Em uma visita a Zhang em seu laboratório no Instituto Broad um dia após seu artigo ser publicado, dez dias antes da conferência em Quebec, ele descreveu aquela pesquisa para mim. Não foi um trabalho feito às pressas. Era algo que vinha sendo feito há muito tempo. Mas, ao ouvir passos dos concorrentes, ele apressou a *Science* para que a revisão fosse rápida e a publicação não demorasse — assim como Doudna fez com o artigo que escreveu com Charpentier ao ouvir os passos de Virginijus Šikšnys, entre os de outros.[3]

* * *

No primeiro dia da conferência, os amigos de Sternberg, inclusive Doudna, ao mesmo tempo celebraram com ele e o consolaram no bar do hotel enquanto tomavam gim Romeo, uma perfumada bebida canadense. A personalidade de Sternberg é naturalmente tão exuberante que ele parece ter superado a irritação ao fazer sua apresentação no dia seguinte, depois da palestra de Zhang. Afinal, a descoberta dele é um triunfo importante e um passo na carreira, algo que não é diminuído pela descoberta complementar de Zhang. Portanto, ele é benevolente em sua fala. "Ouvimos hoje Feng falar como o CRISPR-Cas12 pode mobilizar elementos transponíveis", diz ele. "Vou falar para vocês a respeito de um trabalho publicado recentemente que trata de sistemas tipo-1 que mobilizam de modo semelhante, mas diferente, esses transpósons bacterianos." Ele faz questão de dar crédito para Sanne Klompe, a doutoranda em seu laboratório de Columbia que realizou os principais experimentos.

"Existe campo mais agressivo e competitivo do que o da pesquisa biológica?" pergunta um dos participantes depois que Zhang e Sternberg fazem suas apresentações rivais. Bom, sim, acho que quase qualquer campo pode ser assim, desde o mundo dos negócios até o jornalismo. O que distingue uma pesquisa biológica é a colaboração imbricada ali. A camaradagem de guerreiros rivais que fazem parte de uma mesma jornada impregna a atmosfera da conferência no Quebec. O desejo de conquistar prêmios tende a criar competição, o que acelera o ritmo das descobertas. Contudo, o que é igualmente motivador, creio, é a paixão por revelar aquilo que Leonardo da Vinci chamava de "infinitas maravilhas da natureza", ainda mais quando se trata de algo tão arrebatadoramente belo quanto o funcionamento de uma célula viva. "As descobertas dos genes saltadores mostram como a biologia é divertida", comenta Doudna.

BISÃO BEM-PASSADO

Quando o primeiro dia de apresentações termina, Doudna e Sternberg vão a um restaurante casual em Old Quebec City, mas aceito um convite de Feng Zhang para jantar, juntamente com um pequeno grupo de amigos dele. Não só quero ouvir seu ponto de vista, como também quero conhecer o novo e inventivo restaurante que ele escolheu, o Chez Boulay, cujo cardápio tem almôndegas crocantes de foca, imensas vieiras cruas, truta-do-ártico, bisão bem-passado e morcela com repolho. No nosso grupo de doze pessoas estão Kira Makarova, do Centro Nacional para Informação Biotecnológica dos Estados Unidos, coautora do artigo de Zhang sobre genes saltadores; o pioneiro do CRISPR, Erik Sontheimer, mentor de Luciano Marraffini que se manteve afastado das rivalidades pessoais do mundo do CRISPR; e April Pawluk, que foi aluna de pós-graduação no laboratório de Doudna e vinha a ser editora da *Cell*, periódico com revisão de pares que concorre com a *Science* e a *Nature*. Existe uma relação simbiótica entre pesquisadores de primeira linha, que desejam ter certeza de que seus artigos sejam analisados com rapidez e favoravelmente, e editores de pequenos periódicos como Pawluk, que querem publicar as descobertas mais importantes.

Sontheimer pede o vinho, que é de Quebec e inesperadamente bom, e fazemos um brinde aos transpósons. Quando a conversa passa da ciência para as questões éticas que pairam sobre o CRISPR, a maior parte das pessoas à mesa concorda que, quando for segura e prática, a edição genética — inclusive fazendo edições genéticas herdáveis na linha germinativa humana — deve ser usada caso seja necessário consertar mutações graves de gene único, como a doença de Huntington e a anemia falciforme. Mas eles recuam diante da ideia de fazer edições em nome do aprimoramento humano, como tentar dar a nossos filhos mais massa muscular ou torná-los mais altos, ou, quem sabe, um dia aumentar seu QI e suas capacidades cognitivas.

O problema é que a distinção é difícil de definir e ainda mais difícil de fiscalizar. "Existe uma linha tênue entre consertar anormalidades e fazer aprimoramentos", observa Zhang. Por isso pergunto a ele: "Qual é o problema de fazer aprimoramentos?" Ele faz uma pausa longa antes de responder: "Não gosto da ideia. Você está mexendo com a natureza. E, pensando em termos populacionais no longo prazo, pode diminuir a diversidade." Ele fez o famoso curso sobre justiça moral de Harvard ministrado pelo filósofo Michael Sandel, e é nítido que se debate com essas questões de maneira profunda. Mas, assim como o restante de nós, ele não encontrou respostas fáceis.

Uma questão ética crescente, todos à mesa concordam, é que a edição genética poderia exacerbar, e até mesmo gravar no DNA, a desigualdade social. "Será que os ricos deveriam ter permissão para comprar os melhores genes que puderem?", pergunta Sontheimer. É verdade, claro, que todos os benefícios sociais, inclusive os da medicina, são distribuídos de maneira desigual, porém criar um mercado de aprimoramentos genéticos herdáveis levaria esse problema a um patamar absolutamente novo. "Veja o que os pais topam fazer para colocar os filhos na faculdade", comenta Zhang. "Vai ter gente disposta a pagar por aprimoramentos genéticos. Em um mundo no qual existe gente que não tem como comprar óculos, é difícil imaginar como vamos encontrar um jeito de dar acesso igualitário a aprimoramentos genéticos. Imagine o que isso vai fazer com a nossa espécie."

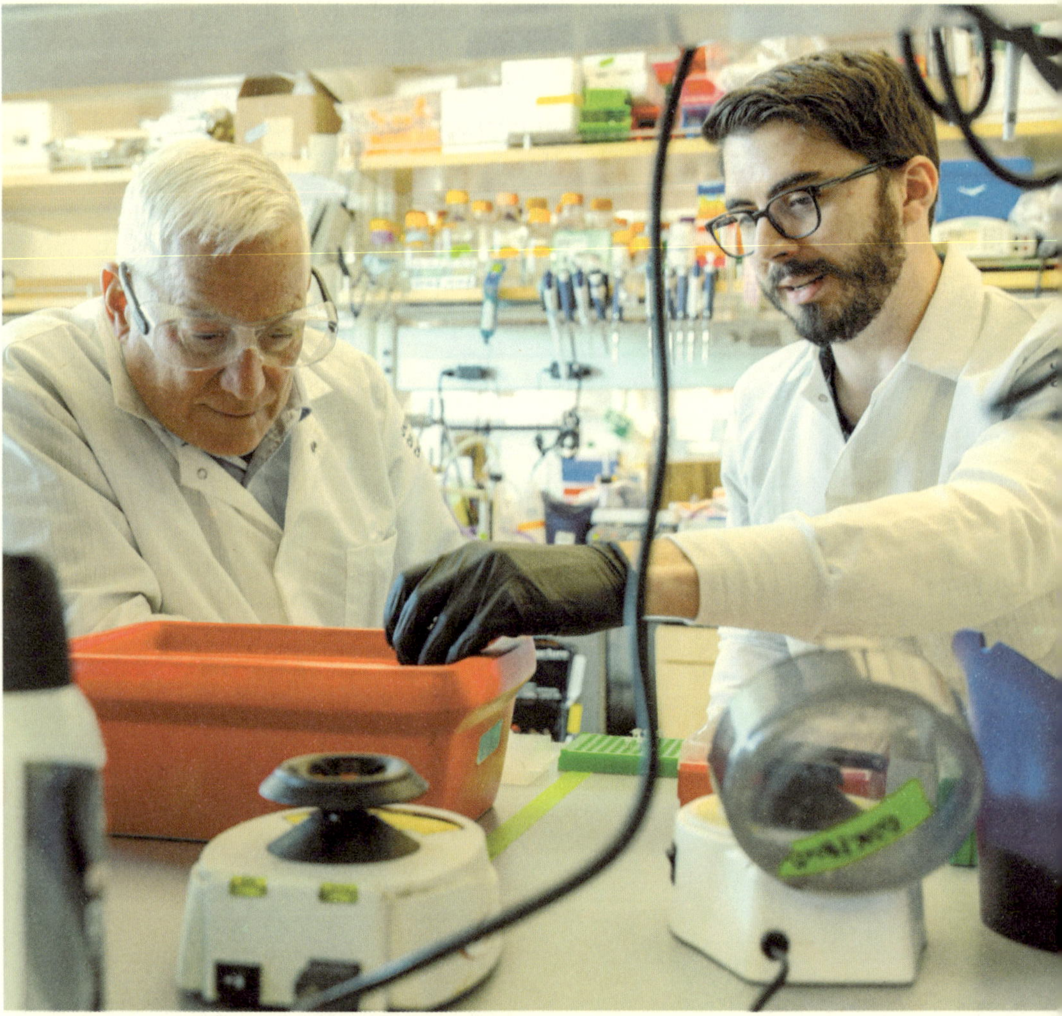

Gavin Knott me ensinando a editar

CAPÍTULO 45

Aprendo a editar

GAVIN KNOTT

Agora que eu tinha mergulhado no mundo dos pioneiros do CRISPR, decidi que devia, dentro das minhas limitações, ser iniciado no clube. Tinha de aprender a editar DNA usando esse sistema.

Então, marco de passar alguns dias na parte aberta do laboratório de Doudna, em meio a dezenas de espaços de trabalho, abarrotados com centrífugas e tubos de ensaio, onde alunos e pós-doutorandos que trabalham com ela realizam seus experimentos. Quero tentar os principais avanços que relatei: usar o CRISPR-Cas9 para editar DNA em tubo de ensaio, como Doudna e Charpentier descreveram em junho de 2012, e depois usar isso para editar uma célula humana, como Zhang, Church, Doudna e outros descreveram em janeiro de 2013.

Para a primeira tarefa, recebo a ajuda de Gavin Knott, um jovem pós-doutorando do oeste da Austrália, com uma barba bem cuidada e um jeito tranquilo. Como aluno de pós-graduação, ele decidiu que queria encontrar enzimas associadas ao CRISPR que atacassem o RNA em vez do DNA, e escreveu uma carta para Doudna na qual propunha ir ao laboratório dela para fazer isso. A equipe de Doudna já estava no caso, trabalhando com uma enzima conhecida como Cas13. "Ela estava muito mais adiantada do que eu", comenta Knott. Mas mesmo assim Doudna o convidou para ser um aluno de pós-graduação em seu laboratório. Entre outras tarefas, ele se tornou parte do grupo que trabalhava no projeto Genes Seguros da DARPA.[1]

Quando nos encaminhamos para onde os experimentos são feitos no laboratório, visto meu jaleco e coloco óculos, esterilizo minhas mãos enluvadas com spray e imediatamente me sinto um profissional. Knott me leva para um dos cubículos, uma mesa parcialmente isolada por plásticos nas laterais e com um sistema especial de ventilação. Pouco antes de começarmos, Doudna passa por ali com um jaleco sobre uma calça jeans e uma camiseta preta do Instituto de Genômica Inovadora. Ela percorre com os olhos os experimentos que estão sendo feitos por cada aluno (e por mim), antes de sair para uma reunião que vai durar o dia todo sobre estratégia com os principais pesquisadores do instituto.

O experimento que Knott me ensina envolve um trecho de DNA com um gene que pode tornar bactérias resistentes ao antibiótico ampicilina. Isso não é bom, especialmente se você tiver sido infectado por essas bactérias. Por isso, Knott prepara para mim um pouco de Cas9 com um RNA guia único programado para eliminar o gene. Foi o laboratório que criou tudo que usamos no experimento. "A Cas9 que usamos fica gravada em um pedaço de DNA, e qualquer um que consiga cultivar bactérias em laboratório consegue produzir isso em grande quantidade", garante ele. Deve estar claro pelo meu olhar que não tenho certeza se tenho as habilidades necessárias para isso. "Não se preocupe", diz ele. "Se não quiser fazer tudo do zero, pode comprar Cas9 de empresas como a IDT pela internet. Pode até comprar os RNAs guia único. Se quiser editar genes, é fácil encomendar os componentes on-line."

(Mais tarde, entro na internet para ver. O site da IDT anuncia "todos os reagentes necessários para uma edição genômica bem-sucedida", com kits preparados para uso em células humanas a partir de 95 dólares. Em um site chamado GeneCopoeia, uma enzima Cas9 com sinal de localização nuclear é vendida a partir de 85 dólares.)[2]

Alguns dos frascos que Knott preparou estão alinhados em uma pequena geladeira antiga, uma daquelas caixas abastecidas de gelo para manter líquidos resfriados. "Essa geladeirinha tem uma história importante", comenta ele, girando-a. Na parte de trás está gravado o nome "Martin". Ela pertenceu a Jinek antes de ele fundar o próprio laboratório na Universidade de Zurique. "Eu herdei", diz Knott, orgulhoso. Sinto-me parte de uma sequência histórica. Os experimentos que estamos prestes a fazer se espelham no que Jinek fez em 2012: pegar um pedaço de DNA e incubá-lo usando a Cas9 e o RNA guia único para fazer o corte no local desejado. É bacana estar usando a geladeira dele.

Knott me orienta em vários passos, usando tubos de ensaio para misturar os ingredientes e depois incubá-los por dez minutos. Acrescentamos corante para ajudar a visualizar os resultados e criar uma imagem daquilo que fizemos por meio de um processo chamado eletroforese, que separa as moléculas de DNA de tamanhos variados mediante o uso de um campo elétrico em um gel. O resultado impresso mostra faixas em diferentes localizações ao longo do gel, que indicam se e como elas foram cortadas pela Cas9. "Os resultados foram tão bons que dá pra usar isso em um congresso!", exclama Knott ao tirar a imagem da impressora. "Veja as diferenças nessas bandas."

Saindo do laboratório, encontro Jamie Cate, o marido de Doudna, perto do elevador e mostro minhas impressões. Ele aponta para barras borradas na parte de baixo de duas colunas e pergunta: "O que é isso?" Sei a resposta (graças ao tutorial de Knott). "É o RNA", respondo. Mais tarde naquele dia, Cate nos envia um tuíte com uma foto em que Knott e eu aparecemos trabalhando na bancada do laboratório, dizendo: "E Walter Isaacson tirou dez no meu teste!" Por um momento, até me dar conta de que Knott fez todo o trabalho de verdade, eu me sinto como um verdadeiro editor de genes.

JENNIFER HAMILTON

O desafio seguinte é editar um gene de uma célula humana. Em outras palavras, quero dar o passo que os laboratórios de Zhang, Church e Doudna realizaram no fim de 2012.

Para isso, vou trabalhar com outra pós-doutoranda do laboratório de Doudna, Jennifer Hamilton, uma nativa de Seattle que concluiu o doutorado em microbiologia no Centro Médico Mount Sinai, em Nova York. Com seus óculos grandes e sorriso ainda maior, Hamilton irradia entusiasmo pela ideia de conseguir que vírus levem ferramentas de edição genética para células humanas. Quando Doudna fez uma palestra para o grupo Mulheres na Ciência em Mount Sinai, em 2016, Hamilton foi a aluna encarregada de acompanhá-la. "Senti uma conexão instantânea com ela", lembra Hamilton.

Na época, Doudna começava a construir o Instituto de Genômica Inovadora em Berkeley, que iria reunir pesquisadores de toda a região de São Francisco. Parte de sua missão era encontrar ferramentas do sistema CRISPR para editar os genes de células humanas na intenção de desenvolver tratamentos medicinais. Por isso, ela recrutou Hamilton. "Eu tinha experiência em manipular vírus, e queria aplicar isso à descoberta de métodos para levar o CRISPR a humanos", diz Hamilton.[3] Era uma habilidade que se mostraria valiosa quando o laboratório começou a trabalhar com a pandemia de coronavírus e precisou encontrar modos de levar tratamentos baseados em CRISPR para dentro de células humanas.

Quando começamos nossa tentativa de editar o DNA em uma célula humana, Hamilton destaca que isso é mais desafiador do que trabalhar com um tubo de ensaio. O DNA que eu havia editado no dia anterior com Knott continha apenas 2,1 quilobases (2.100 pares de bases de DNA) contra os 6,4 *milhões* de quilobases na célula que pretendemos usar, derivada de um rim humano. "O desafio na edição de genes humanos", diz ela, "é fazer com que as ferramentas de edição passem pela membrana plasmática da célula e pela membrana nuclear para chegar aonde o DNA está, e depois você também precisa que suas ferramentas encontrem a localização no genoma".

A explicação de Hamilton para o procedimento que estamos planejando parece sustentar, embora inadvertidamente, o argumento de Zhang de que não se trata de algo simples passar da edição de DNA em tubo de ensaio para a edição em célula humana. No entanto, o fato de que eu estava prestes a fazer isso podia ser usado, imagino, em defesa do argumento contrário.

Nosso plano, diz Hamilton, é causar uma ruptura nas duas fitas em um ponto alvo do DNA da célula humana. Além disso, vamos fornecer um modelo para que um novo gene seja inserido. A célula humana com que começamos foi engendrada para ter um gene que cria uma proteína fluorescente azul brilhante. Em um de nossos procedimentos, vamos usar o CRISPR-Cas9 para cortar o gene e desativá-lo. Isso significa que a célula deve parar de brilhar. Em outra amostra, vamos fornecer um modelo que a célula vai incorporar, modificando três pares de bases do DNA celular para fazer com que a proteína fluorescente mude de azul para verde.

O método que usamos para fazer com que o CRISPR-Cas9 e o modelo cheguem ao núcleo da célula se chama nucleofecção. A ideia é usar pulsos elétricos para tornar as membranas da célula mais permeáveis. No final do processo de edição como um todo, consigo olhar em um microscópio fluorescente e ver os resultados. O grupo controle continua azul. Um grupo que foi cortado com CRISPR-Cas9 e não recebeu o modelo de substituição fica sem qualquer brilho. E, por fim, há o grupo que havíamos cortado e editado. Olho pelo microscópio e vejo essas células brilhando verdes! Eu editei — bom, na verdade, Hamilton editou, comigo como ávido copiloto — uma célula humana e mudei um de seus genes.

Antes que você fique assustado demais com o que acabo de fazer, fique tranquilo: pegamos tudo que fiz, misturamos com alvejante e cloro e jogamos no ralo. Mas realmente aprendi como o processo pode ser relativamente fácil para um estudante ou para um cientista solitário que tenha algum treinamento em uma bancada de laboratório.

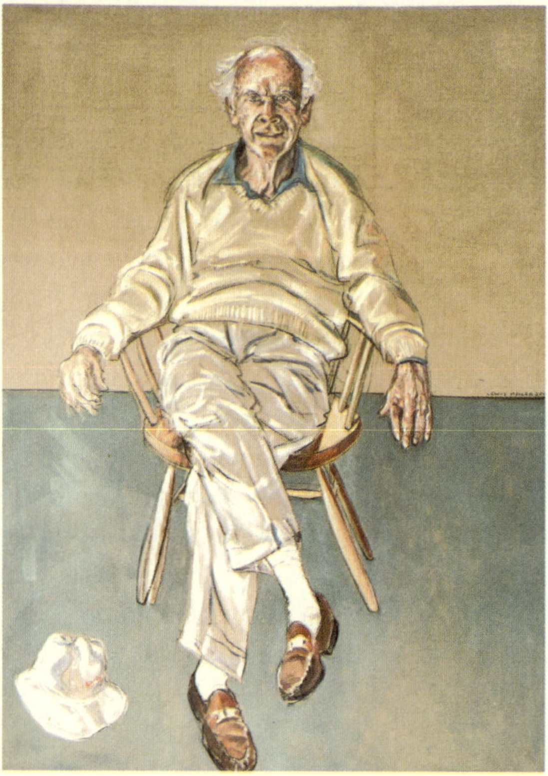

O retrato a óleo no Cold Spring Harbor, por Lewis Miller

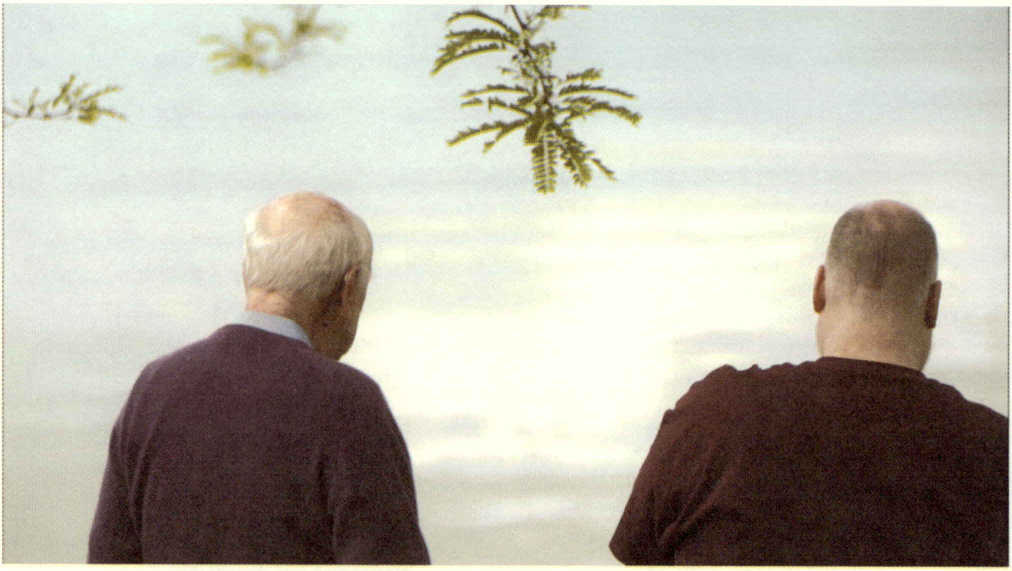

James Watson e seu filho Rufus no documentário da PBS *Decodificando Watson*

CAPÍTULO 46

Watson revisitado

INTELIGÊNCIA

O Laboratório Cold Spring Harbor, onde James Watson deu início a uma influente série de encontros anuais sobre o genoma humano em 1986, decidiu criar uma nova série focada na edição CRISPR a partir do outono de 2015. Dentre os palestrantes daquele primeiro ano estavam quatro personagens principais: Jennifer Doudna, Emmanuelle Charpentier, George Church e Feng Zhang.

Watson compareceu ao primeiro encontro do grupo, assim como fazia na maior parte dos eventos de Cold Spring Harbor, e se sentou na primeira fileira do auditório, debaixo de um grande retrato a óleo dele mesmo, para ouvir a palestra de Doudna. Foi uma reprise da primeira visita dela ao lugar como estudante de pós-graduação no verão de 1987, quando Watson também se sentou na frente enquanto ela apresentava, com um nervosismo juvenil, um artigo sobre como alguns RNAs eram capazes de se replicar sozinhos. Depois da palestra de Doudna sobre o CRISPR, ele disse algumas palavras elogiosas, assim como tinha feito quase trinta anos antes. Era importante, disse ele, levar adiante a ciência de fazer edições genéticas em humanos, incluído o aprimoramento da inteligência. Para parte da plateia, aquilo pareceu histórico. O professor de biologia de Stanford David Kingsley bateu uma foto de Watson assistindo a Doudna falar.[1]

Entretanto, quando vou ao encontro de 2019, Watson não está em seu lugar de costume na primeira fileira. Depois de cinquenta anos, ele foi banido dos encontros, e o retrato a óleo em que ele era representado foi retirado da parede. Ele agora está condenado a um exílio interno, vivendo com a esposa, Elizabeth, em um elegante mas torturado isolamento na parte norte do campus em uma clara mansão em estilo palladiano chamada Ballybung.

Os problemas começaram em 2003, quando Watson marcou o 50º aniversário de sua codescoberta da estrutura do DNA dando uma entrevista para um documentário da PBS e da BBC. A engenharia genética deveria ser usada no futuro para "curar" pessoas com baixa inteligência, comentou ele. "Se a pessoa for mesmo burra, eu diria que isso é uma doença." Isso refletia a profunda crença dele, que pode ter sido incentivada tanto pelo orgulho de sua descoberta científica seminal quanto pela angústia diária de viver com seu filho esquizofrênico, Rufus, no poder do DNA para explicar a natureza humana. "Os 10% inferiores que realmente têm dificuldades mesmo na escola fundamental... Qual é a causa desse problema?", perguntou Watson. "Muitas pessoas gostariam de dizer: 'Bom, a pobreza, coisas assim.' Provavelmente não. Portanto, eu gostaria de me livrar disso, de ajudar os 10% inferiores." Como se quisesse garantir que estava causando controvérsia suficiente, Watson acrescentou que a edição genética também poderia ser usada para melhorar a aparência das pessoas. "Dizem que seria um horror se fizéssemos todas as moças bonitas. Eu acho que ia ser ótimo."[2]

Watson via a si mesmo como um progressista no campo político. Ele apoiou os democratas desde Franklin Roosevelt até Bernie Sanders. A defesa que ele faz da edição de genes, insistiu, se devia ao fato de ele querer melhorar a vida dos menos afortunados. Mas, como observou o filósofo de Harvard Michael Sandel: "A linguagem de Watson contém mais do que um leve aroma da antiga sensibilidade eugenista."[3] Era um aroma odioso pairando sobre Cold Spring Harbor, tendo em vista a história do laboratório em fomentar essa sensibilidade eugenista.

Os comentários de Watson sobre inteligência foram controversos, mas em 2007 ele ultrapassou um limite ao conectar isso à raça. Naquele ano, ele publicou outro livro de memórias, *Avoid Boring People* [Evite pessoas entediantes], uma frase a qual ele queria que fosse lida de duas formas diferentes, sendo que, em uma delas, ele estaria tentando não entediar as pessoas, e na outra, tentando evitar gente tediosa. Naturalmente avesso, talvez um tanto inato, a gente chata, Watson gostava de murmurar comentários sem filtro e provocativos, muitas vezes acompanhados por um suspiro e um sorriso travesso. Isso se mostrou algo inflamável quando, como parte da campanha publicitária para o livro, ele concedeu uma série de entrevistas a Charlotte Hunt-Grubbe, jornalista *freelance* especializada em ciência que estava escrevendo um perfil dele para o *Sunday Times*. Sempre de guarda baixa, ele estava dessa vez ainda menos cauteloso por ela ser uma ex-aluna e parceira de tênis dele que morou por um ano com sua família em Cold Spring Harbor.

O resultado foi um texto frouxo em que Hunt-Grubbe seguia Watson da biblioteca de sua casa até um restaurante local e às quadras gramadas de tênis do Piping Rock Club. Depois de um jogo, ele ponderou sobre sua vida atual. "Fico me perguntando: se vamos encontrar os genes da doença mental enquanto estou vivo, e derrotar o câncer em dez anos", disse ele, meu saque no tênis vai melhorar?".[4]

Perto do fim do texto de quatro mil palavras, ela o descrevia sem cerimônia e fazia alguns comentários sobre raça:

> Ele diz ser "pessimista por natureza quanto ao futuro da África" porque "todas as nossas políticas sociais se baseiam no fato de que a inteligência deles é igual à nossa — e todos os testes dizem que não é bem assim, e sei que vai ser difícil lidar com essa batata quente". A esperança dele é que todos sejam iguais, mas ele contra-argumenta que "quem tem de lidar com empregados negros sabe que isso não é verdade".

A reportagem causou uma explosão, e Watson foi obrigado a renunciar ao cargo de chanceler de Cold Spring Harbor. Mas, naquele primeiro momento, ele continuou tendo permissão para perambular, sair de sua casa no topo da colina e participar de quaisquer eventos que desejasse.

Ele tentou retirar o que disse, afirmou ter ficado "desolado" por ter sugerido que os africanos fossem de algum modo "geneticamente inferiores". Em uma declaração preparada e divulgada pelo laboratório, ele se defendeu: "Não foi isso que quis dizer. Mais importante, do meu ponto de vista, é o fato de que não existem bases científicas para se acreditar nisso."[5] Havia um problema no pedido de desculpas de Watson: ele realmente *queria* dizer aquilo, e, sendo o tipo de pessoa que é, teria dificuldade em não dizer isso no futuro.

OS 90 ANOS DE WATSON

Quando Watson completou 90 anos, em 2018, a controvérsia em torno dele parecia ter arrefecido. O aniversário, junto com os 50 anos de sua chegada a Cold Spring Harbor e seu casamento com Elizabeth, foi celebrado no auditório do campus com um concerto que teve o pianista Emanuel Ax tocando Mozart, seguido de um jantar de gala. O evento beneficente arrecadou 750 mil dólares, destinados a uma cátedra no laboratório em sua homenagem.

Seus amigos e colegas tentaram manter um equilíbrio delicado. Ele estava sendo homenageado por ser um dos pensadores mais influentes da ciência moderna, tolerado por ser insolente em seus escritos e suas conversas e condenado por seus comentários sobre inteligência racial. Por vezes, era difícil manter esse equilíbrio. Semanas antes daquela comemoração, em um evento sobre genética no campus, pediram a Eric Lander que fizesse um brinde a Watson, que estava na plateia. Olhando de relance, Lander disse que Watson "tinha falhas", mas, de forma radiante, uma característica dele, acrescentou comentários benevolentes sobre sua liderança no Projeto Genoma Humano e por "forçar todos nós a explorar as fronteiras da ciência para o benefício da humanidade".

O brinde causou uma reação, principalmente no Twitter. Lander, já escaldado por minimizar o papel de Doudna e Charpentier em seu artigo sobre os "heróis do CRISPR", se desculpou de maneira abjeta. "Eu estava errado no brinde, e peço desculpas", escreveu ele em uma nota para seus colegas do Broad, que tornaram as desculpas públicas. "Rejeito os pontos de vista dele, que considero desprezíveis. Eles não têm lugar na ciência, que deve acolher a todos igualmente." Ele acrescentou um comentário críptico, que se referia a uma conversa que teve certa vez com Watson sobre judeus que doavam para as instituições de ambos. "Sendo alguém que já foi alvo desses comentários detestáveis, eu deveria ter sido sensível ao dano causado por qualquer reconhecimento dado a ele."[6]

Watson ficou furioso com a afirmação de Lander de que era um erro dar "qualquer reconhecimento" a ele e a insinuação de que ele fosse antissemita. "Lander é visto como uma piada", explodiu Watson. "Minha vida foi dominada, primeiro, pelo amor que meu pai sentia pelos judeus, e todos os meus bons amigos nos Estados Unidos eram judeus." Ele também enfatizou para mim, de um modo que não teria apaziguado seus críticos, seu ponto de vista segundo o qual os judeus asquenazes, que viviam há séculos no norte da Europa, eram geneticamente mais inteligentes do que outros grupos, uma ideia que ele defendeu quando recitou ganhadores do prêmio Nobel.[7]

UM MESTRE NORTE-AMERICANO

Quando a série da PBS *American Masters* decidiu fazer um documentário sobre Watson em 2018, a emissora se preparou para dar uma visão equilibrada, íntima, complexa e nuançada tanto de seus triunfos científicos quanto de seus pontos de vista controversos. Ele cooperou, permitindo que as câmeras o seguissem em sua casa grandiosa e no restante do campus de Cold Spring Harbor. O documentário cobriu toda a vida dele, inclusive seu romance intelectual com Francis Crick, a controvérsia sobre o uso não autorizado das imagens de DNA de Rosalind Franklin e a busca no fim de sua carreira por tratamentos genéticos contra o câncer. Mais pungentes eram as cenas dele com a esposa e o filho, Rufus, que ainda morava em casa aos 48 anos enquanto lidava com a esquizofrenia.[8]

O documentário também lidou com a controvérsia de seus comentários sobre raça. Joseph Graves, o primeiro afro-americano a concluir um doutorado sobre biologia evolucionária, deu uma resposta estudada sobre eles: "Sabemos bastante sobre variações genéticas humanas e como elas se distribuem pelo mundo, e não existe nenhum indício de que haja diferenças genéticas que favoreçam a inteligência de qualquer subpopulação de seres humanos." Então, o entrevistador deu a Watson a oportunidade de renunciar a algumas de suas afirmações anteriores — quase o incitou a fazer isso.

Ele não o fez. Filmado em close, ele pareceu fazer uma pausa e até tremeu ligeiramente como um menino envelhecido incapaz de dizer o que deveria. Era como se ele tivesse uma incapacidade inata de tornar seus pensamentos menos chocantes ou de controlar a língua. "Eu queria que eles tivessem mudado, que houvesse um conhecimento o qual comprovasse que a criação é muito mais importante que a natureza", comentou com as câmeras filmando. "Mas não vi esse conhecimento. E existe uma diferença na média dos testes de QI de negros e brancos. Eu diria que a diferença é genética." Mais tarde, houve um momento de autoconsciência. "Não devia ser surpresa que alguém que venceu a corrida para encontrar a dupla-hélice deva achar que os genes são importantes."

O documentário foi ao ar na primeira semana de janeiro de 2019, e Amy Harmon, do *New York Times,* escreveu uma reportagem com o foco nos comentários dele. A manchete era: "James Watson teve uma chance de salvar sua reputação sobre a questão racial". "Ele piorou as coisas."[9] Ela observou que havia debates complexos sobre a relação entre raça e QI, depois citou Francis Collins, diretor dos Institutos Nacionais de Saúde, e sucessor de Watson como chefe do Projeto Genoma Humano, expressando a visão consensual. "Especialistas em inteligência", disse ele, "consideram que quaisquer diferenças entre negros e brancos em testes de QI têm relação principalmente com diferenças ambientais, e não genéticas".[10]

O conselho do Laboratório Cold Spring Harbor decidiu que precisava cortar os laços remanescentes com Watson. Chamando seus comentários de "repreensíveis e sem base científica", a instituição retirou seus títulos honorários e removeu o grande e casualmente elegante retrato dele de seu auditório principal. Ele teve permissão, no entanto, de continuar em sua mansão dentro do campus com vista para a baía.[11]

O DILEMA DE JEFFERSON

Watson expõe os historiadores àquele que é conhecido como "dilema de Jefferson": até que ponto você respeita uma pessoa em razão de suas grandes conquistas (a Declaração de Independência) quando elas vêm acompanhadas de erros repreensíveis (o escravagismo)?

Uma questão que o dilema levanta está relacionado, pelo menos metaforicamente, com a edição genética. Cortar um gene para eliminar uma característica indesejada (anemia falciforme ou receptividade ao vírus do HIV) pode eliminar alguma característica existente desejável (resistência à malária ou ao vírus do Nilo Ocidental). A questão não é apenas se conseguimos equilibrar um respeito pelas conquistas da pessoa com um desprezo por suas falhas. A questão mais complexa é se as conquistas e as falhas estão interligadas. Se Steve Jobs tivesse sido uma pessoa mais bondosa e gentil, teria tido a paixão que permitiu a ele moldar a realidade e forçar as pessoas a atingir seu pleno potencial? Será que Watson tem uma tendência congênita a ser herege e provocativo? E será que isso o ajudou a levar adiante as fronteiras da ciência quando ele estava certo e o levou ao sombrio abismo do preconceito quando estava errado?

Acredito que as falhas das pessoas não podem ser perdoadas dizendo que elas estão interligadas à sua grandeza. Mas Watson é uma parte importante da história que estou escrevendo — este livro começa com Doudna pegando o seminal *A dupla-hélice*, cuja leitura a fez se tornar bioquímica — e seus pontos de vista sobre genética e aprimoramento humano são uma corrente que faz parte dos debates sobre políticas públicas relacionados à edição genética. Por isso, decido visitá-lo antes do encontro de 2019 sobre o CRISPR em Cold Spring Harbor.

UMA VISITA A WATSON

Conheço James Watson desde o começo da década de 1990, quando eu estava na revista *Time*. Nós cobrimos seu trabalho no Projeto Genoma Humano, encomendamos artigos dele e o escolhemos para nossa lista das cem pessoas mais influentes do século XX. No jantar de 1999, celebramos aquilo que chamamos de "100 da *Time*", e pedi que ele fizesse um brinde ao falecido Linus Pauling, que fora vencido por Watson na corrida para descobrir a estrutura do DNA. "O fracasso paira desconfortavelmente próximo da grandeza", comentou ele sobre Pauling. "O que importa agora são suas perfeições, e não suas imperfeições."[12] Talvez as pessoas possam dizer isso de Watson algum dia, mas em 2019 ele era um pária.

Quando chego à casa dele no campus de Cold Spring Harbor, Watson se senta em uma poltrona coberta de chita, e parece muito frágil. Meses antes, ele voltou de uma viagem à China e, sem carro fornecido pelo laboratório para pegá-lo no aeroporto, dirigiu sozinho no escuro. Ele saiu da estrada e entrou na baía perto de sua casa, o que levou a uma longa hospitalização. Mas sua mente continua afiada e ele, concentrado em usar o CRISPR de maneira justa. "Se isso for usado apenas para resolver os problemas e desejos dos 10% no topo da pirâmide, vai ser horrível. Evoluímos cada vez mais nas últimas décadas rumo a uma sociedade desigual, e isso tornaria as coisas muito piores."[13]

Um passo que poderia ajudar, sugere, é não permitir patentes para técnicas de engenharia genética. Continuaria havendo bastante financiamento para encontrar modos seguros de curar doenças devastadoras, como Huntington e anemia falciforme. Sem patentes, porém, pode haver menos recompensas na corrida para ser o primeiro a inventar métodos de aprimoramento, e os que fossem inventados poderiam ser mais baratos e disponíveis para mais gente caso se pudesse copiá-los. "Eu aceitaria uma redução na velocidade da ciência em troca de torná-la mais justa", diz.

Quando fazia uma afirmação que sabia que podia chocar, ele dava sua conhecida risada que parece um suspiro e sorria como um menino travesso que acabou de fazer algo errado. "Acho que meu jeito antipático e direto ajuda na minha ciência, porque eu não aceito as coisas só porque os outros acreditam. Meu ponto forte não é ser mais inteligente, é que estou mais disposto a ofender o público." Às vezes, ele admite, foi "honesto demais" para defender uma ideia. "Você tem de exagerar."

Foi esse o caso, pergunto, com os comentários dele sobre raça e inteligência? Como é de sua natureza, ele consegue parecer lamentar o fato, sem estar arrependido. "O documentário que a PBS fez sobre mim na verdade foi muito bom, mas preferia que não tivessem dado ênfase a meus comentários sobre raça. Hoje em dia não falo mais nada sobre isso em público."

Mas então, como se sentisse forçado, ele começa a deslizar de novo para esse campo. "Eu não tinha como negar aquilo em que eu acreditava", diz. Ele começa a falar sobre várias medições históricas de QI, sobre o efeito do clima e o que aprendeu com Louis Leon Thurstone na graduação na Universidade de Chicago sobre análise fatorial em inteligência.

Por que, pergunto, ele sente necessidade de dizer essas coisas? "Não dei nem uma entrevista sobre raça depois que falei com aquela moça do *Sunday Times*. Ela morou na África e sabia. A única vez que repeti isso foi para esse entrevistador da TV, porque não consegui evitar." Sugiro que ele podia evitar, se quisesse. "Sempre sigo o conselho do meu pai de dizer a verdade", responde. "Alguém tem de dizer a verdade."

Mas não é a verdade. A maior parte dos especialistas, argumento, afirma que os pontos de vista dele estão errados.

Ele não responde, então pergunto qual outro conselho o pai dele deu. "Sempre seja gentil."

Ele seguiu esse conselho?

"Queria ter sido melhor nisso", admite. "Queria ter me esforçado mais para ser gentil."

Ele queria muito estar mais uma vez na plateia do encontro anual sobre CRISPR em Cold Spring Harbor, que aconteceria uma semana depois, mas o laboratório não estava disposto a permitir. Por isso, ele pediu que eu fizesse Doudna subir a colina para falar com ela.

RUFUS

Sentado na cozinha durante minha visita estava Rufus, o filho dele. Ele não participou da conversa, mas ouviu tudo que dissemos.

Quando menino, Rufus tinha a mesma aparência que seu pai teve na juventude: magro, cabelos despenteados, sorriso fácil e um rosto angular frequentemente inclinado, como se por curiosidade. Tal pai, tal filho. Herança e criação. Mas naquele momento Rufus estava com quase cinquenta anos, rechonchudo e um pouco desgrenhado. Tinha perdido a capacidade de rir casualmente. E tem plena consciência de sua condição — e também da condição de seu pai. Volátil, sensível, brilhante, desmazelado, sem filtro, com tendência a perorar, brutalmente sincero, atento a todas as conversas, e também gentil, essas são as características que marcam a esquizofrenia de Rufus. Em grau diferente e de alguma forma, cada uma dessas características também pode ser atribuída ao pai dele. Talvez, algum dia, a decodificação do genoma humano seja capaz de explicar isso. Ou talvez não.

"Meu pai diz: 'Meu filho Rufus é brilhante, mas tem uma doença mental'", contou Rufus ao entrevistador do *American Masters*. "Já eu acho o contrário. Acho que sou burro, e sem doença mental." Ele tem a impressão que decepcionou o pai. "Foi só quando percebi como eu era burro que achei estranho, porque meu pai não é burro. Então, acreditei ser um fardo para meus pais, porque ele é bem-sucedido e merece ter um filho bem-sucedido. Ele deu duro e, se você acredita em carma, devia ter tido um filho bem-sucedido."[14]

Durante minhas conversas com James Watson, quando ele passa para o tema da raça, Rufus grita da cozinha. "Se você vai deixar ele dizer essas coisas, vou ter de pedir que vá embora." Watson dá de ombros e não diz nada para o filho, mas para de falar sobre o assunto.[15]

Consigo sentir como Rufus é intensamente protetor com o pai. Essas explosões também revelam nele uma sabedoria que frequentemente falta ao pai. "As declarações do meu pai podem fazer com que ele fique parecendo uma pessoa preconceituosa e discriminatória", disse certa vez. "Elas só representam a interpretação estreita que ele tem do destino genético." Ele está certo. Em muitos aspectos, ele é mais sábio do que o próprio pai.[16]

CAPÍTULO 47

Doudna faz uma visita

CONVERSA CUIDADOSA

Atendendo ao pedido de Watson, pergunto a Doudna se ela estaria disposta a visitá-lo durante o encontro que ele foi impedido de ir. Quando nós dois entramos na casa dele, Watson pede para ver o catálogo da conferência com os resumos dos artigos científicos que estão sendo apresentados. Fico relutante em mostrar porque a capa é a imagem de difração por raios X de Rosalind Franklin conhecida como "fotografia 51", que ajudou Watson a descobrir a estrutura do DNA. Mas ele parece achar aquilo mais divertido do que incômodo. "Ah, essa imagem, ela sempre vai me assombrar", comenta, depois faz uma pausa e dá seu sorriso travesso. "Mas ela nunca descobriu que era uma hélice."[1]

Watson, vestido com um blusão cor de pêssego na sala de estar com nesgas de sol, mostra alguns objetos de arte que colecionou ao longo dos anos. Em uma característica que parece reveladora, as peças de maior destaque são representações modernistas e abstratas de rostos humanos contorcidos pela emoção. Entre elas, há telas e desenhos de John Graham, André Derain, Wifredo Lam, Duilio Barnabé, Paul Klee, Henry Moore e Joan Miró, assim como um desenho do rosto do próprio Watson ligeiramente contorcido, emotivo e pensativo feito por David Hockney. Há música clássica tocando no fundo. Elizabeth Watson está sentada no canto lendo um livro e Rufus paira fora do campo de visão na cozinha, ouvindo. Todos tentam ser cuidadosos na conversa — inclusive Watson, na maior parte do tempo.

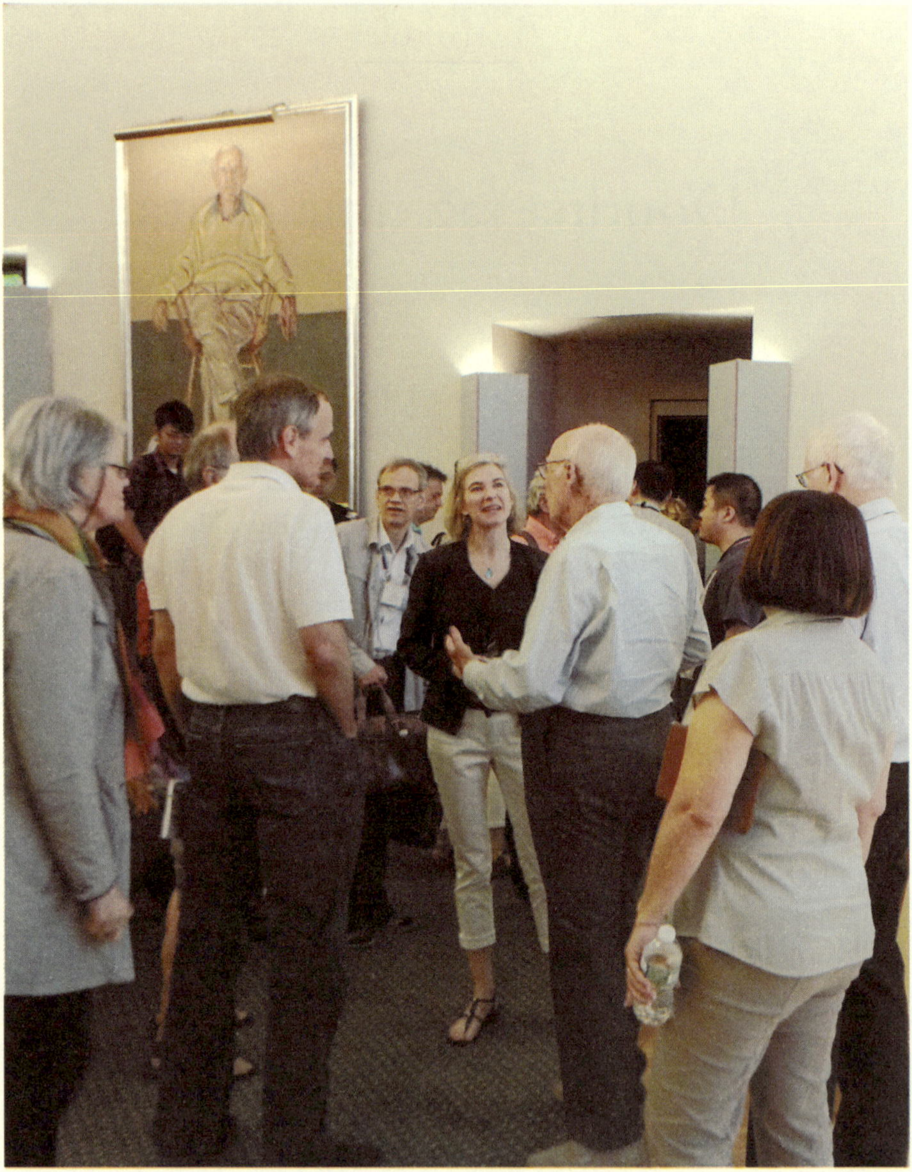

Doudna falando com James Watson sob seu retrato

"O motivo para o CRISPR ser a descoberta mais importante desde a estrutura do DNA", diz ele a Doudna, "é o fato de que ele não apenas descreve o mundo, como fizemos com a dupla hélice, mas torna fácil mudá-lo". Ele e Doudna falam sobre o outro filho dos Watson, Duncan, que mora em Berkeley perto dela. "Nós acabamos de visitá-lo", comenta Watson. "Os alunos de Berkeley são um horror, tão progressistas. Essa garotada progressista consegue ser mais burra que os republicanos." Elizabeth interrompe para mudar o assunto.

Doudna lembra o primeiro encontro que Watson convocou sobre edição de genoma em Cold Spring Harbor cinco anos antes, e como, da plateia, ele fez uma pergunta a ela. "Eu estava entusiasmado com o uso do CRISPR", lembra ele. "As pessoas que não raciocinam muito bem vão ser muito beneficiadas." Mais uma vez, Elizabeth interrompe com outro assunto.

A COMPLEXIDADE DA VIDA HUMANA

Foi uma visita curta e, enquanto voltávamos da casa de Watson descendo a colina, perguntei a Doudna o que ela achava. "Voltei no tempo, pensando em quando eu tinha 12 anos e li aquele exemplar surrado de *A dupla hélice*. Teria sido insano pensar que anos depois iria visitá-lo e ter essa conversa."

Ela não fala muito naquele dia, mas a visita teve repercussões. Nos meses seguintes, voltaríamos a ela em nossas conversas. "Foi uma visita pungente e triste", comenta ela. "Ele é alguém que teve um impacto imenso na biologia e na genética, mas anda expressando pontos de vista detestáveis."

Ela admite que teve uma mescla de sensações quanto à visita. "Mas aceitei por causa da influência que ele teve na biologia e na minha vida. Ele teve uma carreira incrível e também esse potencial de ser uma figura respeitada na área, e tudo foi jogado fora por causa desses pontos de vista. Algumas pessoas podem dizer para não visitá-lo. Mas para mim não é tão simples."

Doudna lembra um aspecto da personalidade de seu pai que a irritava. Martin Doudna tinha a tendência de classificar as pessoas como boas ou más, desdenhando as nuances que muitas pessoas apresentam. "Ele reverenciava algumas pessoas que achava maravilhosas, como se fossem incapazes de errar, e tinha pessoas que ele achava horrorosas, discordava de tudo que diziam, e elas eram incapazes de fazer alguma coisa direito." Reagindo a isso, Doudna se esforçou para ver as pessoas em toda a sua complexidade. "A minha impressão era que o mundo tinha tons de cinza. Existem pessoas que têm grandes qualidades, mas também falhas."

Menciono "mosaico", um termo muito usado na biologia. "Essa é uma descrição melhor do que tons de cinza", admite ela. "E acho que é verdade para todos nós. Todos nós, se formos honestos, sabemos que temos coisas excelentes e coisas em que não somos tão bons."

Essa admissão indireta de que todos temos falhas me intrigou. Tentei provocar Doudna para que ela falasse mais, perguntando como isso se aplicava a ela. "Se tenho um arrependimento é o modo como, em alguns casos, interagi com meu pai", responde. "Eu me frustrei com ele por ver as pessoas com uma lente preto e branca."

Isso influencia, pergunto, o modo como ela tenta ver James Watson? "Não quero fazer o que meu pai fez e acreditar que julgar os outros seja fácil. Tento lidar com pessoas que fazem coisas excelentes, mas das quais também discordo de algumas." Watson é um grande exemplo, diz ela. "Ele falou coisas horrorosas, mas toda vez que nos encontramos sou levada de volta àquele dia em que li *A dupla hélice* e em que comecei a pensar pela primeira vez: 'Caramba, será que algum dia vou conseguir fazer esse tipo de ciência?'"[2]

PARTE NOVE

Coronavírus

Não tenho ideia do que me espera, ou do que vai acontecer quando tudo isso terminar. Por enquanto, o que sei é isto: tem gente doente precisando ser curada.

— Albert Camus, *A peste* (1947)

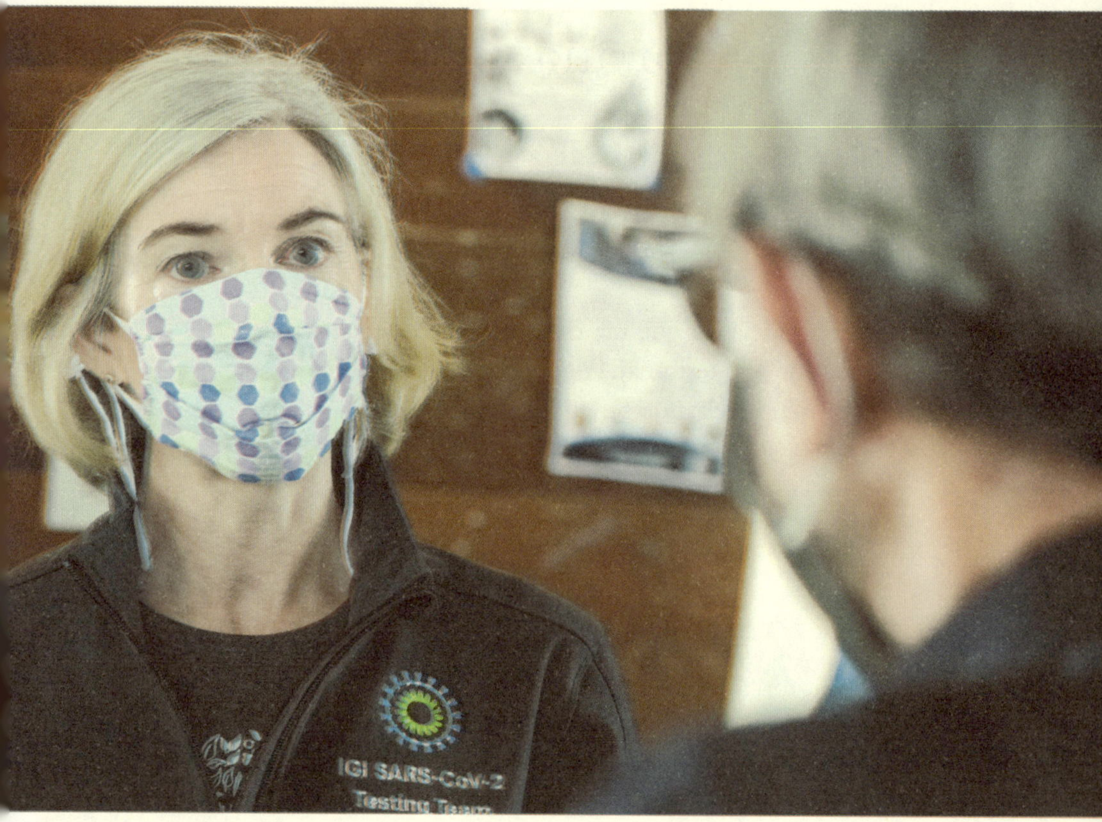
IGI SARS-CoV-2
Testing Team

CAPÍTULO 48

Convocação

INSTITUTO DE GENÔMICA INOVADORA

No fim de fevereiro de 2020, Doudna tinha uma viagem marcada para um seminário em Houston. A vida nos Estados Unidos ainda não tinha sido sacudida pelo crescimento da pandemia do coronavírus. Não havia relatos oficiais de mortes. Havia, porém, motivos de preocupação. Já tinham ocorrido 2.835 mortes na China, e o mercado de ações começava a perceber o problema. O índice Dow Jones caiu mais de mil pontos em 27 de fevereiro. "Eu estava nervosa", lembra Doudna. "Falei com o Jamie para decidir se ia ou não. Mas na época todo mundo que eu conhecia estava agindo normalmente, então fui a Houston." Ela levou um pacote de lenços umedecidos.

Quando voltou, começou a pensar no que ela e os colegas deviam estar fazendo quanto à pandemia. Tendo transformado o CRISPR em uma ferramenta de edição genética, ela dispunha de um profundo conhecimento quanto aos mecanismos moleculares que deviam ser usados pelos humanos para detectar e destruir os vírus. Mais importante: tinha se tornado a maestrina da colaboração. Ela não tinha dúvidas de que combater o coronavírus exigiria montar equipes que incluíssem diversas especialidades e disciplinas.

Por sorte, ela contava com uma base para construir um esforço desse tipo. Era diretora-executiva do Instituto de Genômica Inovadora (IGI), um consórcio de pesquisa conjunta entre Berkeley e a Universidade da Califórnia, em São Francisco, com um moderno e espaçoso edifício de cinco andares na parte noroeste do campus de Berkeley. (Originalmente, a instituição iria se chamar Centro de Engenharia Genética, mas a universidade começou a se preocupar com o nome, que poderia deixar as pessoas nervosas.)[1] Um dos princípios fundamentais do instituto é fomentar a colaboração entre diferentes áreas de estudo, e esse é o motivo para que sua sede abrigue cientistas especializados em plantas, pesquisadores de micróbios e especialistas em biomedicina. Entre os pesquisadores que têm laboratórios na instituição estão o marido de Doudna, Jamie, sua colaboradora de primeiros tempos de CRISPR, Jillian Banfield, seu ex-pós-doutorando Ross Wilson e o bioquímico Dave Savage, que estava usando o CRISPR para aprimorar o modo como as bactérias de lagos convertem carbono da atmosfera em compostos orgânicos.[2]

Doudna vinha falando com Savage, cujo escritório fica ao lado do dela, por quase um ano sobre a ideia de lançar um projeto no IGI que se tornaria um modelo para uma equipe transdisciplinar. Uma das origens do plano veio do filho dela, Andy, que fez um estágio de verão em uma empresa local de biotecnologia. O dia dele começava com um momento em que os líderes das diferentes divisões compartilhavam o que estavam fazendo para levar adiante os projetos da empresa. Ao saber disso, Doudna riu e disse a Andy que não conseguia imaginar como administrar um laboratório acadêmico desse modo. "Por que não?", indagou ele. Ela explicou que os pesquisadores acadêmicos gostam de ficar isolados em suas torres e prezam bastante por sua independência. Isso deu início a uma longa conversa na casa deles a respeito de equipes, inovação e sobre como criar um ambiente de trabalho que estimule a criatividade.

Ela e Savage trocaram ideias no fim de 2019 tomando sopa em um restaurante japonês em Berkeley. Como fazer, perguntou ela, para combinar as melhores características de uma cultura de equipes corporativa com a autonomia acadêmica? Eles se perguntaram se seria possível encontrar um projeto que reunisse pesquisadores de diversos laboratórios em torno de um objetivo único. Eles apelidaram a ideia de "WIGITS", uma sigla para *Workshop for IGI Team Science* [Oficina para Ciência em Equipe do IGI].

Quando comentaram sobre isso em uma das *happy hours* promovidas pelo instituto às sextas-feiras, alguns estudantes ficaram entusiasmados, mas não os professores. "Na iniciativa privada, todo mundo se concentra em atingir metas comuns e consensuais", diz Gavin Knott, um dos alunos que queriam muito ver isso acontecer. "Mas na academia cada um funciona dentro da própria bolha. Todos trabalhamos naquilo que interessa para nossas próprias pesquisas e só colaboramos quando é necessário." Assim, sem fonte para financiamento e com pouco entusiasmo do corpo docente, a ideia ficou no limbo.[3]

E então surgiu o novo coronavírus. Savage recebia mensagens de seus alunos com perguntas sobre o que Berkeley estava fazendo para combater a crise crescente, e ele percebeu que esse poderia ser o foco do tipo de abordagem em equipe que foi discutida. Quando entrou no escritório de Doudna para falar da ideia, ele descobriu que ela estava pensando basicamente a mesma coisa.

Concordaram em convocar uma reunião com os colegas do IGI e de outras instituições da região que pudessem se interessar em participar de um esforço contra o novo coronavírus. A reunião ocorreu às 14h de 13 de março de 2020, uma sexta-feira, um dia depois de Doudna e o marido terem dirigido ainda de madrugada até Fresno para buscar o filho em um concurso de robótica.

SARS-COV-2

A rápida disseminação do novo coronavírus já havia recebido um nome: síndrome aguda respiratória severa causada pelo coronavírus 2, ou SARS-CoV-2. Foi escolhido porque os sintomas eram parecidos com os do coronavírus responsável pela SARS, que se disseminou a partir da China em 2003, infectando mais de oitocentas mil pessoas no mundo. A doença causada pelo novo vírus foi chamada de Covid-19.

Vírus são pequenas cápsulas ou envelopes enganosamente simples que carregam más notícias.* Eles não passam de uma minúscula porção de material genético, seja DNA, seja RNA, dentro de uma membrana de proteína. Quando conseguem entrar na célula de um organismo, são capazes de sequestrar sua maquinaria para se replicar. No caso dos coronavírus, o material genético é o RNA, a especialidade de Doudna. No SARS-CoV-2, o RNA tem 29.900 letras-bases de extensão — como referência, o DNA humano tem mais de três bilhões. A sequência viral oferece o código para que se produzam meras 29 proteínas.[4]

Eis um trecho que serve como amostra das letras do RNA do coronavírus: CCUCGGCGGGCACGUAGUGUAGCUAGUCAAUCCAUCAUUGCCUACACUAUGUCACUUGGUGCAGAAAAUUC. Essa

* Sim, o mundo está cheio de vírus úteis e necessários, mas eles não são o tema deste livro.

sequência é parte de uma série que contém um código para produzir uma proteína que fica do lado de fora da membrana do vírus. A proteína parece uma ponta, o que dá ao vírus, quando visto por um microscópio eletrônico, a aparência de uma coroa — daí a expressão *corona*. Essa espícula é como uma chave que pode se encaixar em receptores específicos nas *células humanas*. De forma notável, as cinco primeiras letras da sequência no começo desse parágrafo permitem que a espícula do vírus se ligue a um receptor específico nas células humanas. A evolução dessa breve sequência explica como o vírus pôde saltar de morcegos para outros animais, como *nós*.

No caso do coronavírus SARS-CoV-2, o receptor humano é a proteína conhecida como ACE2. Ela desempenha papel semelhante ao que a proteína CCR5 desempenha no HIV, aquela que o solitário doutor chinês He Jiankui editou nas gêmeas CRISPR. Como a proteína ACE2 tem outras funções além de ser receptora, não é uma boa ideia tentar uma edição que a elimine de nossa espécie.

O novo coronavírus passou para humanos em algum momento no fim de 2019. A primeira morte oficial ocorreu em 9 de janeiro de 2020. No mesmo dia, pesquisadores chineses publicaram a sequência genética completa do vírus. Por meio de microscopia crioeletrônica, que dispara elétrons em proteínas congeladas em um líquido, biólogos estruturais conseguiram criar um modelo preciso, átomo a átomo e torção a torção, do coronavírus e suas espículas. Com a informação sobre o sequenciamento e os dados estruturais nas mãos, biólogos moleculares começaram a corrida para encontrar tratamentos e vacinas que bloqueassem a capacidade do vírus de aderir a células humanas.[5]

A ORDEM DE BATALHA

A reunião de 13 de março que Doudna convocou atraiu muito mais participantes do que ela e Savage esperavam. Uma dezena de líderes de laboratórios importantes se reuniram naquela tarde de sexta-feira na sala de reuniões do térreo do prédio do IGI no momento em que o restante do campus estava sendo fechado. Outros cinquenta pesquisadores da região de São Francisco participaram via Zoom. "Sem planejar ou imaginar como as coisas aconteceriam", diz Doudna, "nossa ideia no restaurante japonês se tornou real".[6]

Como Doudna descobriu, há uma vantagem em fazer parte de grandes organizações como a UC Berkeley e o IGI. A inovação frequentemente acontece em garagens e quartos de dormitórios, mas é sustentada por instituições. É necessário contar com uma infraestrutura para lidar com a logística exigida por projetos complexos. Isso é ainda mais verdadeiro durante uma pandemia. "Contar com o IGI foi incrivelmente útil", observa Doudna, "porque havia equipes de pessoas que podiam ajudar com coisas como escrever propostas, criar canais no Slack, enviar e-mails para grupos, marcar reuniões via Zoom e coordenar o uso de equipamentos".

O departamento jurídico de Berkeley criou uma política para livre compartilhamento de descobertas com outros pesquisadores do novo coronavírus ao mesmo tempo que protegia a propriedade intelectual. Em uma das primeiras reuniões, uma advogada da universidade expôs um modelo de licenciamento gratuito. "Vamos permitir licenciamento não exclusivo gratuito de qualquer trabalho derivado desse esforço. Queremos pedir patentes de proteção para qualquer descoberta, mas depois vamos torná-la disponível para essa finalidade." Doudna tinha uma apresentação sobre isso para exibir ao grupo na segunda reunião via Zoom, em 18 de março. A mensagem foi sucinta: "Não se trata aqui de ganhar dinheiro."

Doudna também apresentou um slide listando dez projetos que haviam decidido levar adiante, com os nomes dos líderes de equipes. Algumas das tarefas planejadas faziam uso da mais recente tecnologia CRISPR, incluídos o desenvolvimento de testagem diagnóstica baseada em CRISPR e o de modos para levar sistemas baseados em CRISPR aos pulmões, que destruiriam o material genético do vírus.

Quando as ideias começaram a surgir, um dos talentos da sala, um professor chamado Robert Tijan, interrompeu para fazer um esclarecimento. "Vamos dividir isso em duas partes", pediu ele. Existem coisas novas que podemos tentar inventar, "mas primeiro tem o problema mais imediato". Houve uma pausa por um momento, e ele seguiu com a explicação. Eles precisavam lidar com a necessidade urgente de testagem pública antes de poderem se sentar diante das bancadas de seus laboratórios e criar biotecnologias para o futuro. Por isso, o primeiro time que Doudna criou recebeu a missão de converter um espaço no térreo do prédio perto de onde eles estavam sentados em um laboratório de testagem de ponta, de alta velocidade e automatizado para coronavírus.

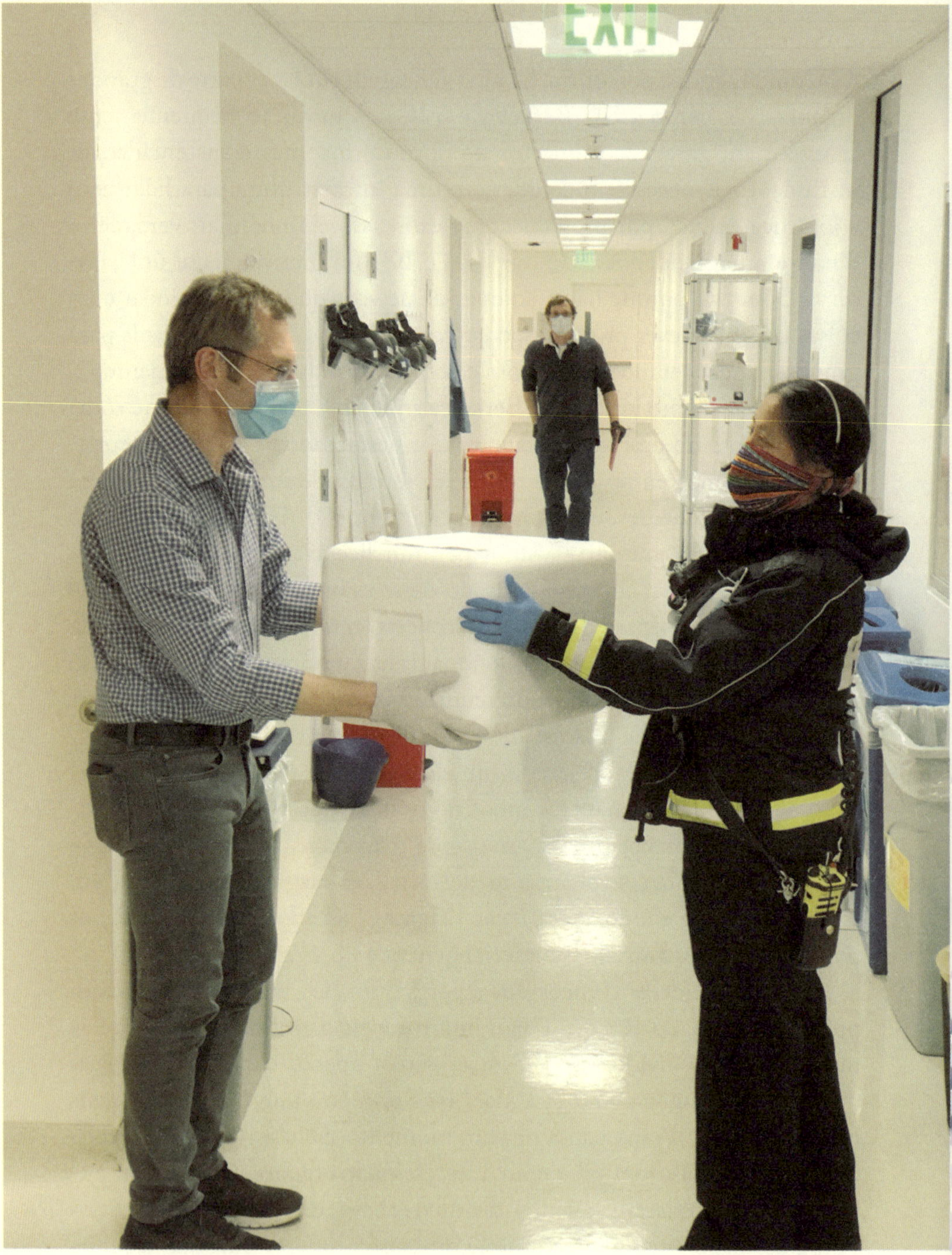

Fiódor Urnov recebendo as primeiras amostras de testes de Dori Tieu, do Departamento de Bombeiros de Berkeley, sob o olhar de Dirk Hockemeyer

CAPÍTULO 49

Testagem

O FRACASSO DOS ESTADOS UNIDOS

A primeira orientação oficial para autoridades locais de saúde nos Estados Unidos sobre testagem para o novo coronavírus veio por uma conferência em vídeo em 15 de janeiro de 2020, liderada por Stephen Lindstrom, um microbiologista do Centro para Controle de Doenças (CDC, na sigla em inglês). O CDC havia desenvolvido um teste para o novo coronavírus, segundo ele, mas só seria possível disponibilizá-lo para as secretarias estaduais de saúde depois que a Food and Drug Administration (FDA) o aprovasse. Isso aconteceria logo, prometeu Lindstrom. Mas, até lá, os médicos teriam de enviar amostras para o CDC em Atlanta para a realização do teste.

No dia seguinte, um médico de Seattle enviou para o CDC uma amostra feita com um cotonete de um homem de 35 anos que havia voltado de uma visita a Wuhan e aparentava sintomas semelhantes aos da gripe. Ele se tornou a primeira pessoa nos Estados Unidos a testar positivo.[1]

Em 31 de janeiro, o secretário de Serviços de Saúde e Humanitários, Alex Azar, cujo departamento supervisiona a FDA, declarou emergência sanitária pública. A declaração deu à FDA o direito de acelerar aprovações de testes para o coronavírus. Isso, porém, teve uma consequência estranha e não intencional. Em circunstâncias normais, laboratórios de hospitais e universidades podem inventar os próprios exames para usar em suas instalações, desde que os testes não sejam comercializados. Mas uma declaração de emergência sanitária impõe a exigência de que esses testes só sejam usados depois de receberem uma “autorização de uso emergencial”. A intenção é evitar o uso de exames não aprovados durante uma crise de saúde. Como resultado, a declaração de Azar criou outras restrições para laboratórios acadêmicos e de hospitais. Não haveria problema caso o exame do CDC estivesse disponível e distribuído. Mas a FDA ainda não o havia aprovado.

Essa aprovação enfim aconteceu em 4 de fevereiro, e no dia seguinte o CDC começou a enviar kits de testagem para laboratórios estaduais e distritais. O teste funciona, ou deveria funcionar, com a inserção de um longo cotonete no fundo da passagem nasal do paciente. O laboratório usa uma das misturas químicas do kit para extrair o RNA que está no muco. O RNA então passa por uma “transcrição reversa” para transformá-lo em DNA. As fitas de DNA são amplificadas em milhões de cópias por meio de um processo bastante conhecido chamado de reação em cadeia da polimerase (PCR, na sigla em inglês), que a maior parte dos alunos de graduação de biologia aprende a fazer.

O processo da PCR foi inventado em 1983 por Kary Mullis, um químico que trabalhava em uma empresa de biotecnologia. Dirigindo uma noite, Mullis inventou um modo de marcar uma sequência de DNA e usar enzimas para duplicá-la por meio de ciclos repetidos de aquecimento e resfriamento conhecidos como termociclos. “Começando com uma única molécula de DNA, a PCR pode gerar cem bilhões de moléculas semelhantes em uma tarde”, escreveu ele.[2] Hoje, o processo é feito por meio de uma máquina do tamanho de um micro-ondas que aumenta e reduz a temperatura da mistura. Se o material genético do coronavírus estiver presente no muco, o processo da PCR o amplifica para que ele possa ser detectado.

Quando receberam os kits de testagem do CDC, as autoridades de saúde dos estados começaram a verificar se funcionavam testando-os em amostras de pacientes que já se sabiam ser positivas ou negativas. “Nas primeiras horas de 8 de fevereiro, um dos primeiros kits de testagem do CDC chegou em um pacote do FedEx em um laboratório de saúde pública na zona leste de Manhattan”, informou o *Washington Post*. “Durante horas, os técnicos do laboratório se esforçaram para se assegurar de que o exame funcionava.” Quando faziam o teste em amostras que já se sabia que continham o vírus, o resultado era positivo. Isso era bom. Infelizmente, quando faziam o teste em água purificada, o resultado também era positivo. Um dos componentes químicos dos kits do CDC estava com defeito. Ele tinha sido contaminado durante o processo de manufatura. "Que merda", disse Jennifer Rakeman, comissária-assistente do departamento de saúde da cidade. "O que a gente faz agora?"[3]

Para piorar, a Organização Mundial da Saúde havia distribuído 250 mil exames diagnósticos que funcionavam perfeitamente bem em *vários países*. Os Estados Unidos poderiam ter recebido alguns desses testes para replicá-los, mas recusaram a proposta.

UMA UNIVERSIDADE SE APRESENTA

A Universidade de Washington, no epicentro de um dos primeiros surtos de Covid-19 nos Estados Unidos, foi a primeira a correr para esse campo minado. No início de janeiro, depois de ver alguns relatórios chineses, Alex Greninger, um jovem de rosto redondo que era diretor-assistente do laboratório de virologia do centro médico da universidade, falou com seu chefe, Keith Jerome, sobre desenvolver um teste próprio. "É provável que gastemos dinheiro com isso", disse Jerome. "O vírus não deve chegar aqui. Mas é melhor estar pronto."[4]

Em duas semanas, Greninger tinha um teste funcional que, sob regulações normais, poderia ser usado no sistema hospitalar da própria universidade. Mas aí o secretário nacional de Saúde declarou emergência, o que tornou as regulações mais exigentes. Por isso, Greninger apresentou um pedido formal de "Autorização de Uso Emergencial" do teste à FDA, levando quase cem horas para preencher todos os formulários. Seguiu-se uma inacreditável confusão burocrática. Ele recebeu uma resposta da FDA em 20 de fevereiro que continha a seguinte informação: além de enviar seu pedido eletronicamente, era preciso mandar por correio uma cópia impressa junto com uma cópia em CD (se lembra deles?) para a sede da FDA em Maryland. Em um e-mail que escreveu para um amigo naquele dia, no qual descrevia a atitude bizarra da FDA, Greninger desabafou: "Repita comigo, emergência."

Dias depois, a FDA respondeu exigindo mais testes para ver se aquele exame podia inadvertidamente detectar os vírus MERS e SARS, embora eles estivessem inativos havia anos e Greninger não tivesse amostras disponíveis de tais vírus. Quando ligou para o CDC a fim de ver se conseguia uma amostra do vírus SARS, recebeu uma recusa. "Foi aí que pensei: 'Bom, quem sabe a FDA e o CDC não conversaram sobre isso'", disse Greninger à repórter Julia Ioffe. "E percebi que, caramba, ia levar um bom tempo."[5]

Ele não foi o único a ter esse problema. A Clínica Mayo criou uma equipe de gerenciamento de crise para lidar com a pandemia. Dos quinze membros, cinco receberam a incumbência de lidar em tempo integral com a papelada da FDA. No fim de fevereiro, havia dezenas de hospitais e laboratórios acadêmicos, inclusive os de Stanford e o do Instituto Broad do MIT e o de Harvard, que haviam desenvolvido capacidade de testagem, porém nenhum havia conseguido a autorização da FDA.

A essa altura, Anthony Fauci, chefe dos departamentos de doenças infecciosas dos Institutos Nacionais de Saúde que se tornara um astro nacional, entrou em cena. Em 27 de fevereiro, ele falou com Brian Harrison, chefe de gabinete do secretário nacional de Saúde, Alex Azar, e insistiu que a FDA permitisse que universidades, hospitais e serviços privados de testagem começassem a usar os próprios testes enquanto esperavam as Autorizações de Uso Emergencial. Harrison fez uma conferência por vídeo com as agências ligadas ao tema e disse, em linguagem forte, que antes do fim da reunião eles precisavam encontrar um plano para aquilo.[6]

A FDA finalmente cedeu no sábado, 29 de fevereiro, e anunciou que permitiria aos laboratórios não governamentais a utilizacão dos próprios testes enquanto esperavam as Autorizações para Uso Emergencial. Na segunda-feira seguinte, o laboratório de Greninger testou trinta pacientes. Em questão de semanas, seriam mais de 2.500 testes por dia.

Depois de a Universidade de Washington abrir o caminho, o Instituto Broad, de Eric Lander, rival do laboratório de Doudna, também entrou em cena. Deborah Hung, codiretora do programa de doenças infecciosas do Broad, também trabalhava como médica no Hospital Brigham and Women, em Boston. Na tarde de 9 de março, quando os casos confirmados de Covid-19 no estado haviam subido para 41, ela percebeu o grau de danos do vírus. Então ligou para sua colega Stacey Gabriel, diretora sênior da unidade de sequenciamento genômico do Broad, que fica a poucas quadras da sede do instituto, em um antigo galpão que servia como armazém de cerveja e pipoca para o Fenway Park. Será que ela poderia transformar o laboratório em uma unidade de testagem para o coronavírus? Stacey disse que sim, depois ligou para Lander e procurou saber se não havia problemas. "A ligação foi meio irrelevante", comenta Lander. "É claro que eu disse sim, mas ela ia fazer aquilo de qualquer jeito, e devia mesmo." O laboratório começou a funcionar em 24 de março, recebendo amostras de hospitais da região de Boston.[7] Com o fracasso do governo Trump em fazer testagens em larga escala, laboratórios de pesquisa das universidades começaram a desempenhar um papel que cabia ao governo.

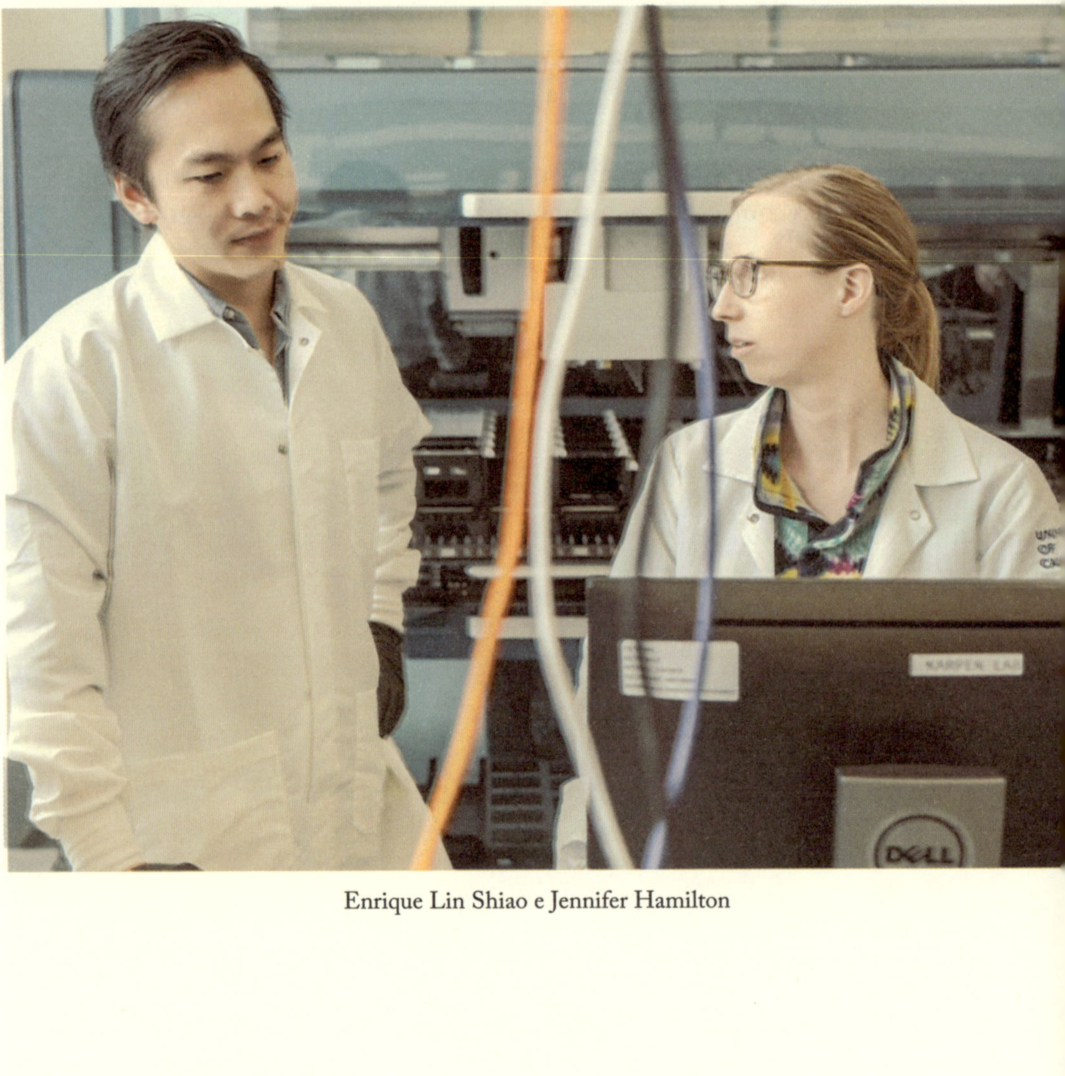

Enrique Lin Shiao e Jennifer Hamilton

CAPÍTULO 50

O laboratório de Berkeley

EXÉRCITO VOLUNTÁRIO

Quando Doudna e seus colegas do Instituto de Genômica Inovadora (IGI) de Berkeley decidiram na reunião de 13 de março se concentrar na construção do próprio laboratório de testagem do novo coronavírus, houve uma discussão sobre qual tecnologia usar. Deveria ser um processo incômodo, porém confiável, da já mencionada amplificação do material genético com cotonetes e uso de reação em cadeia da polimerase (PCR)? Ou eles deveriam tentar inventar um novo tipo de teste, que usasse tecnologia CRISPR para detectar diretamente o RNA do vírus?

Eles decidiram fazer ambas as coisas, mas inicialmente iam se concentrar na primeira abordagem. "Precisamos andar antes de correr", observou Doudna na conclusão da discussão. "Vamos usar a tecnologia atual de modo imediato, depois podemos inovar."[1] Ao ter o próprio laboratório de testagem, o IGI teria os dados e as amostras de pacientes para tentar novas abordagens.

Depois da reunião, o instituto publicou um tuíte:

> Instituto de Genômica Inovadora @igisci: Estamos trabalhando ao máximo para estabelecer unidade de testes clínicos #COVID19 no campus da @UCBerkeley. Atualizaremos esta página frequentemente para pedir reagentes, equipamentos e voluntários.

Em dois dias, mais de 860 pessoas tinham respondido e a lista de voluntários teve de ser encerrada.

* * *

A equipe que Doudna montou refletia a diversidade de seu laboratório e do campo da biotecnologia em geral. Para comandar a operação, ela procurou Fiódor Urnov, um mago da edição genética que liderava o trabalho do IGI para desenvolver métodos mais baratos de curar a anemia falciforme.

Nascido em 1968 no coração de Moscou, Urnov aprendeu inglês com a mãe, Julia Palievsky, que era professora, e com o pai, Dmitri Urnov, renomado crítico literário e estudioso de Shakespeare, fã de Faulkner e biógrafo de Daniel Defoe. Perguntei a Fiódor se o novo coronavírus fez com que ele perguntasse ao pai, que hoje mora perto dele em Berkeley, sobre o livro que Defoe escreveu em 1722, *Diário do ano da peste*. "Sim", respondeu. "Pedi a ele que desse uma aula sobre o livro via Zoom para mim e para minha filha que mora em Paris."[2]

Assim como Doudna, Urnov leu *A dupla Hélice*, de Watson, quando tinha mais ou menos 13 anos e decidiu ser biólogo. "Jennifer e eu brincamos com o fato de que lemos *A Dupla Hélice* mais ou menos com a mesma idade", conta ele. "Apesar de todas as falhas de Watson como ser humano, que são significativas, ele escreveu uma história realmente boa que faz a busca pelos mecanismos da vida parecer muito empolgante."

Aos 18 anos, Urnov, um tanto rebelde, foi convocado para o Exército soviético e rapou a cabeça. "Sobrevivi incólume", relembra ele, e depois disso partiu para os Estados Unidos. "Em agosto de 1990, eu me vi aterrissando no aeroporto Logan, de Boston, depois de ser aceito na Brown. Um ano depois, minha mãe conseguiu uma bolsa Fulbright para ser professora visitante na Universidade da Virgínia." Não demorou para ele estar em busca de seu doutorado na Brown, soterrado por tubos de ensaio. "Percebi que não ia voltar para a Rússia."

Urnov está entre aqueles pesquisadores que se sentem à vontade tendo um pé na academia e o outro na iniciativa privada. Durante 16 anos, mesmo enquanto dava aulas em Berkeley, ele liderou uma equipe na Sangamo Therapeutics, que traduz descobertas científicas em tratamentos médicos. Suas raízes russas e os pais literatos deram a ele um jeito dramático, que se combina a uma paixão pelo espírito pragmático norte-americano. Quando foi escolhido por Doudna para liderar o laboratório, ele mandou para os colegas uma citação de *O Senhor dos Anéis*, de Tolkien:

"Queria que isso não tivesse acontecido na minha época", disse Frodo. "Eu também", respondeu Gandalf, "e o mesmo vale para todos que vivem nestes tempos. Mas não nos cabe decidir isso. Só o que temos que decidir é o que fazer com o tempo destinado a nós".

Ele escolheu dois marechais de campo, e uma era Jennifer Hamilton, a protegida de Doudna que um ano antes passou um dia me ensinando a editar genes humanos com o uso de CRISPR. Ela cresceu em Seattle, estudou bioquímica e genética na Universidade de Washington e depois trabalhou como técnica de laboratório enquanto ouvia o podcast *This Week in Virology* [A virologia nesta semana, em tradução livre]. Ela fez o doutorado no centro médico Mount Sinai, em Nova York, onde transformou vírus e partículas semelhantes a vírus em mecanismos para entrega de tratamentos, e depois entrou para o laboratório de Doudna como pós-doutoranda. Na conferência de 2019 de Cold Spring Harbor, Doudna estava orgulhosa quando Hamilton apresentou sua pesquisa sobre uso de partículas semelhantes a vírus para entrega de ferramentas de edição humana baseadas em CRISPR-Cas9 em humanos.

Quando a crise do novo coronavírus começou, em março, Hamilton disse a Doudna que queria ter o mesmo nível de envolvimento de seus colegas da Universidade de Washington, a *alma mater* dela. Por isso, Doudna a escolheu para liderar o desenvolvimento técnico do laboratório. "Pareceu uma convocação", recorda Hamilton. "Eu tive de dizer sim." Ela nunca sonhou que sua destreza em otimizar a extração de RNA se transformaria em uma habilidade urgente em uma crise global. O chamado do mundo real também mostrou a ela e a seus colegas de academia o tipo de trabalho em equipe orientado para projetos que é comum na iniciativa privada. "É a primeira vez que sou parte de uma equipe científica em que tanta gente com diferentes talentos se reuniu em torno de um objetivo comum."[3]

Trabalhando lado a lado com Hamilton para fazer com que o laboratório de testagem funcionasse estava Enrique Lin Shiao, nascido e criado na Costa Rica, filho de imigrantes taiwaneses que deixaram tudo para trás a fim de começar do zero em um lugar novo. A clonagem da ovelha Dolly, em 1996, despertou nele o interesse pela genética. Depois de concluir o ensino médio, ele conseguiu uma bolsa na Universidade Tecnológica de Munique, onde pesquisou como fazer com que o DNA assumisse diferentes formas para construir ferramentas biológicas de nanotecnologia. Depois disso, foi para a Universidade de Cambridge para estudar como a modelagem do formato do DNA é importante para a função da célula. Para o doutorado, ele foi para a Universidade da Pensilvânia, onde descobriu como regiões não codificadas de nosso genoma, anteriormente descritas como "DNA lixo", podiam desempenhar um papel na progressão de doenças. Em outras palavras, assim como Feng Zhang, Enrique Lin Shiao era uma típica história de sucesso norte-americana da época em que a nação era um ímã de talentos globais diversos.

Como pesquisador pós-doutorando no laboratório de Doudna, Lin Shiao trabalhou em modos de criar ferramentas de edição genética capazes de cortar e colar longas sequências de DNA. Isolado em casa em março de 2020, ele estava vendo sua timeline no Twitter e encontrou o tuíte de seus colegas de IGI em busca de voluntários para o laboratório de testagem. "Eles estavam pedindo experiência em extração de RNA e PCR, que são técnicas que eu uso rotineiramente no laboratório", comenta ele. "No dia seguinte, recebi um e-mail da Jennifer perguntando se eu tinha interesse em coliderar a parte técnica, e aceitei na hora."[4]

O LABORATÓRIO

O IGI contou com a sorte de existir um espaço de 230 metros quadrados no térreo do prédio que estava sendo transformado em laboratório de edição genética. A equipe de Doudna começou levando para lá novas máquinas e caixas com produtos químicos para transformar o espaço em um local de testagem. Um projeto de construção de laboratório que normalmente levaria meses foi feito em dias.[5]

Eles imploraram por suprimentos de laboratórios de todo o campus, os pegaram emprestados e os confiscaram. Um dia, quando estavam prontos para começar um experimento, se deram conta de que não tinham as placas certas para uma das máquinas de PCR. Lin Shiao e outros pesquisadores percorreram todos os laboratórios do prédio do IGI e dois outros prédios próximos até encontrarem as placas necessárias. "Como a maior parte do campus estava fechada, parecia uma caçada gigantesca", conta ele. "Cada dia tinha seus altos e baixos. A gente descobria um novo problema cedinho, ficava preocupado e depois resolvia no fim do dia."

O laboratório gastou cerca de 550 mil dólares para cobrir as despesas iniciais com equipamento e suprimentos.[6] Uma máquina fundamental era uma engenhoca robótica para automatizar a tarefa de extrair o RNA em amostras de pacientes. A Hamilton STARlet usa pipetas robóticas para sugar pequenas quantidades de cada amostra e colocá-las em placas do tamanho de um iPhone com 96 pequenos poços. As bandejas são transportadas para a câmara da máquina, onde cada amostra é encharcada com reagentes para extrair o RNA. Por meio de código de barras, as máquinas rastreiam as informações do paciente para cada amostra, o que assegura a privacidade. Era uma nova experiência para pesquisadores acadêmicos. "Geralmente cientistas que trabalham diante de bancadas, como nós, só percebem seu impacto a longo prazo e de modo meio indireto", diz Lin Shiao. "Agora parece muito direto e imediato."[7]

O avô de Hamilton foi engenheiro nos lançamentos dos foguetes Apollo, da NASA, e um dia a equipe dela parou para ver um clipe do filme *Apollo 13*, que alguém postou no canal de Slack deles, em que os engenheiros precisam descobrir como fazer um "objeto quadrado caber em um buraco redondo" para salvar os astronautas. "A gente vem se deparando com desafios todo dia, mas resolve esses problemas à medida que eles aparecem, porque a gente sabe que o tempo é curto", diz Hamilton. "Essa experiência me fez pensar se meu avô trabalhava assim na NASA nos anos 1960." Era uma boa analogia. A Covid-19 e o CRISPR estavam ajudando a transformar as células humanas na próxima fronteira.

Doudna precisava saber quais eram os riscos legais que a universidade podia correr ao testar pessoas de fora do campus. Esse era um procedimento que normalmente exigiria semanas de trabalho dos advogados. Por isso, ela ligou para a presidente do sistema de Universidades da Califórnia, Janet Napolitano, ex-secretária do Departamento de Saúde e Serviços Humanos. Em doze horas, Napolitano deu seu aval e alinhou tudo com a burocracia jurídica do sistema. Urnov comenta que era útil usar Doudna como arma em ocasiões como essa. "Eu brinco chamando ela de *Encouraçado Jennifer Doudna*", diz ele.

Com os exames do governo federal ainda dando problemas e os laboratórios comerciais levando mais de uma semana para entregar os resultados, havia imensa demanda pelos testes de Berkeley. A autoridade municipal de saúde, Lisa Hernandez, pediu a Urnov cinco mil testes, alguns dos quais seriam usados para as pessoas mais pobres da região, como os sem-teto. O chefe dos bombeiros, David Brannigan, disse a Urnov que trinta de seus homens estavam de quarentena por não conseguirem receber resultados. Doudna e Urnov prometeram dar um jeito em tudo.

"OBRIGADO, IGI"

O primeiro grande desafio do novo laboratório foi garantir que seus exames de Covid-19 eram precisos. Doudna tinha um olho especialmente treinado para isso, por ser uma especialista em decifrar resultados que envolvam RNA desde o término da pós-graduação. À medida que eles surgiam, os pesquisadores os compartilhavam em uma tela de Zoom e observavam on-line enquanto Doudna se inclinava e olhava intensamente para as imagens de triângulos azuis invertidos, triângulos verdes e quadrados que indicavam pontos de informações. Às vezes, ela ficava simplesmente parada observando, sem se mover, enquanto os demais prendiam a respiração. "Sim, parece bom", comentou ela durante uma sessão ao apontar o cursor para uma parte de um teste de detecção de RNA. Então, a expressão dela mudou de modo visível para todos no Zoom enquanto ela apontava para outro lugar e murmurava: "Não, não, não."

Por fim, no início de abril, ela olhou para os dados mais recentes que Lin Shiao coletara e declarou que eram "fantásticos". Os testes estavam prontos para serem usados.

Na segunda-feira, 6 de abril, às oito horas da manhã, uma van do Corpo de Bombeiros parou à porta do IGI e o oficial Dori Tieu entregou uma caixa cheia de amostras. Urnov, com luvas brancas e uma máscara azul, recebeu a geladeira de isopor e prometeu que os resultados estariam prontos na manhã seguinte.

Enquanto faziam os preparativos finais para que o laboratório se tornasse operacional, Urnov foi levar uma refeição para seus pais, que moram ali perto. Ao voltar para o prédio do IGI, ele viu uma folha de papel grudada com fita adesiva na porta de vidro. Nela estava escrito: "Obrigado, IGI. Sinceramente, do povo de Berkeley e do mundo."

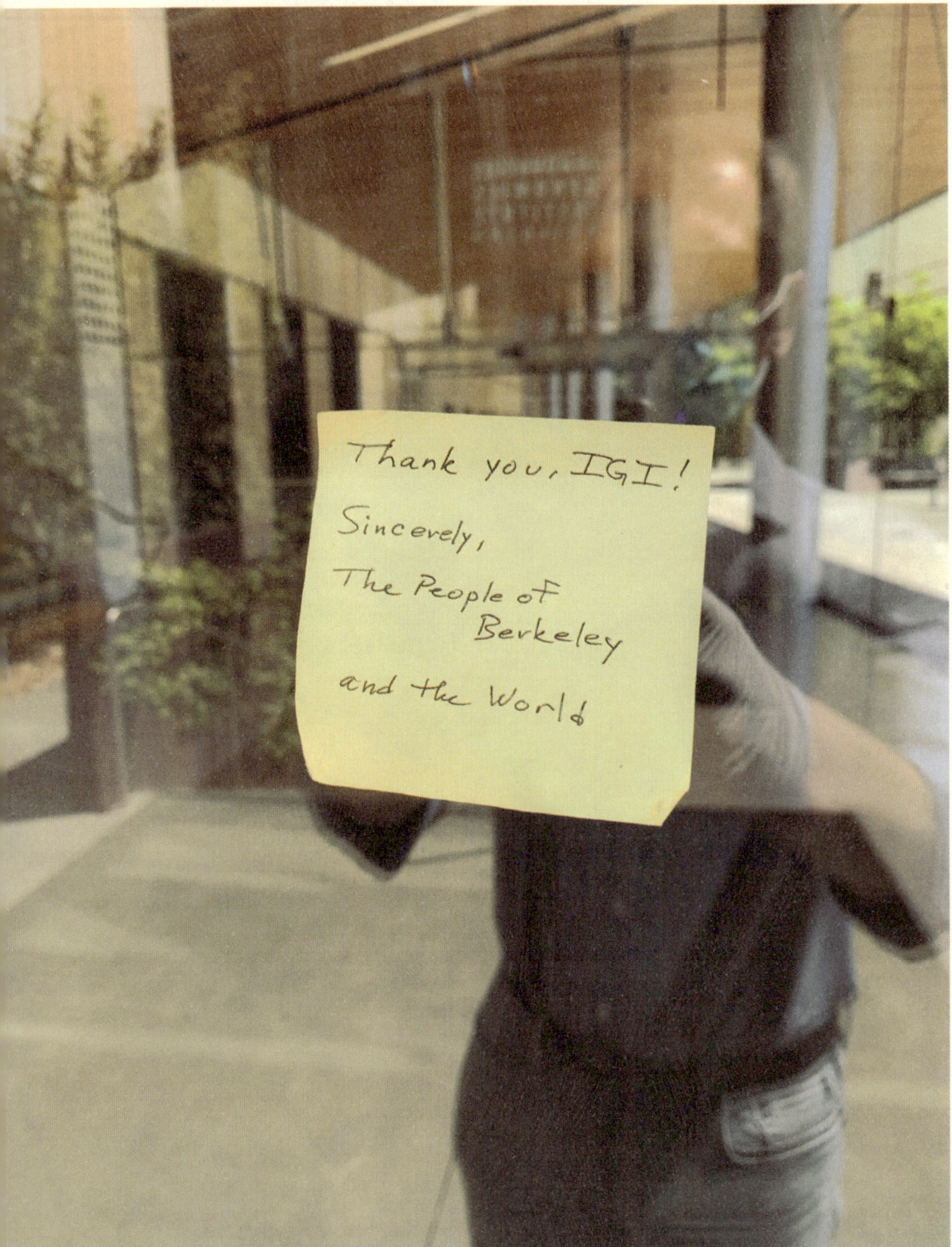
Thank you, IGI!
Sincerely,
The People of
Berkeley
and the World

Reflexo de Fiódor Urnov enquanto fotografa a nota

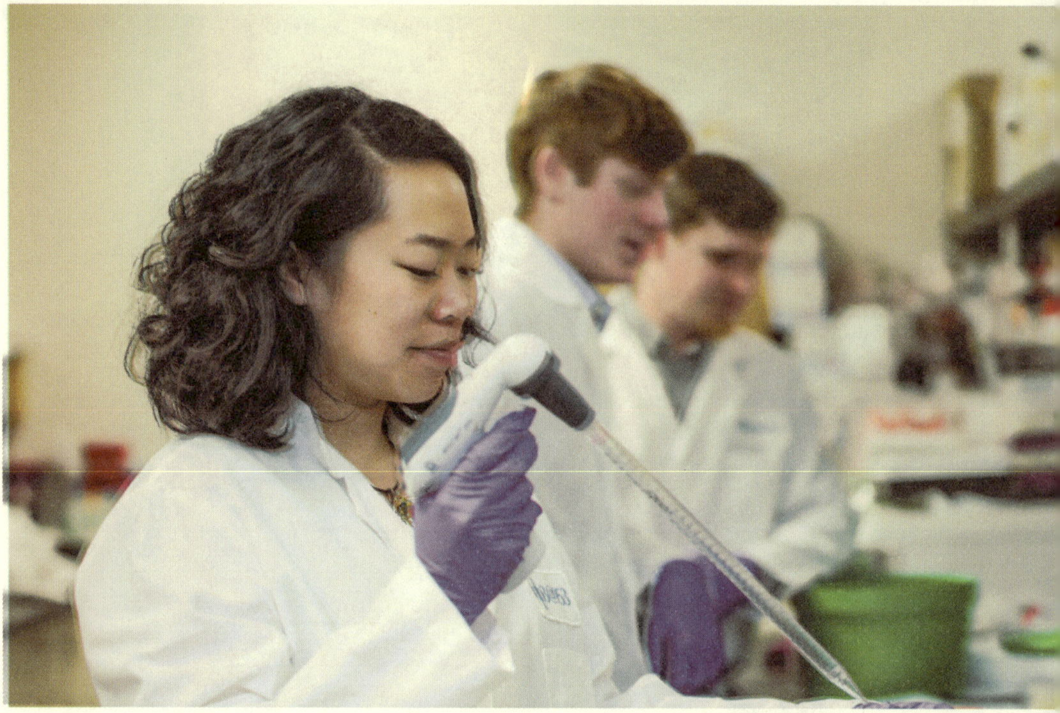

Janice Chen e Lucas Harrington

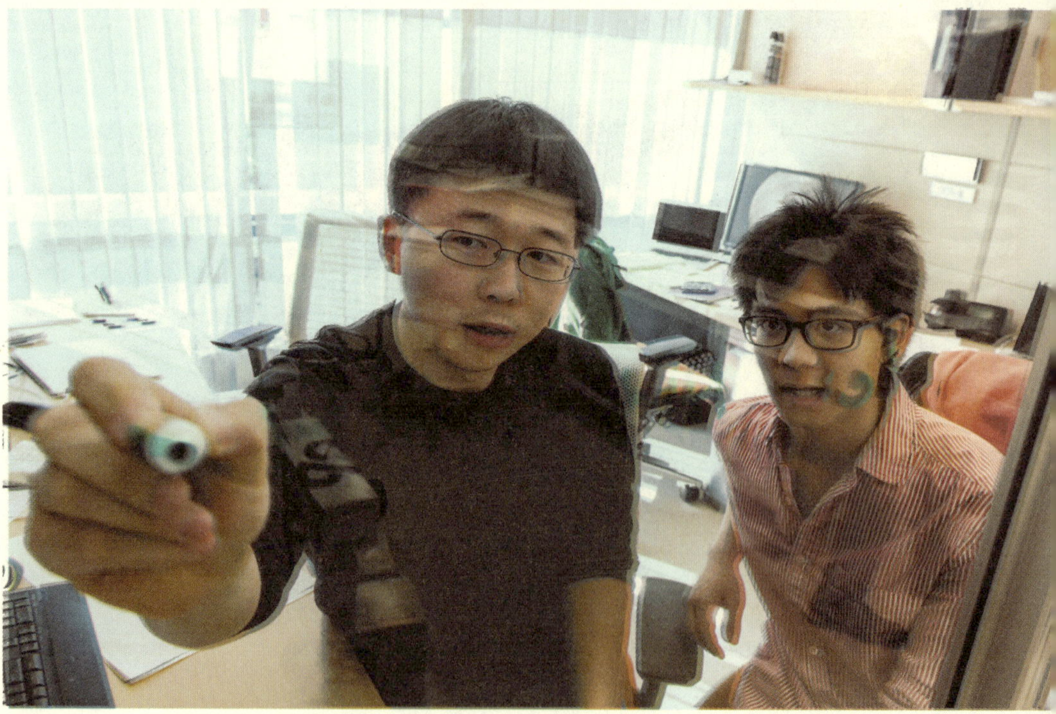

Feng Zhang com Patrick Hsu

CAPÍTULO 51

Mammoth e SHERLOCK

CRISPR COMO FERRAMENTA DE DETECÇÃO

Na reunião de 13 de março que convocou para tratar do coronavírus, Doudna decidiu que uma prioridade seria criar um laboratório convencional de testagem PCR de alta velocidade. Mas, durante a discussão, Fiódor Urnov sugeriu que eles também considerassem uma ideia inovadora: usar o CRISPR para detectar diretamente o RNA do coronavírus, assim como fazem as bactérias, que usam o CRISPR para detectar vírus que as atacam.

— Está sendo publicado um artigo exatamente sobre isso — disse um dos participantes.

Urnov demonstrou ligeira impaciência, porque conhecia bem o artigo e o interrompeu, dizendo:

— Sim, da Janice Chen, que era do laboratório da Doudna.

Na verdade, havia dois artigos semelhantes que tinham acabado de ser publicados. Um era de ex-membros do laboratório de Doudna que tinham formado uma empresa cuja finalidade era usar o CRISPR como ferramenta de detecção. O outro, não era de surpreender, vinha de Feng Zhang e do Instituto Broad. Mais uma vez, os dois lados estavam competindo. Dessa vez, no entanto, não era uma corrida para patentear métodos de edição de genes humanos. Nessa nova corrida, o objetivo era ajudar a salvar a humanidade da pandemia do novo coronavírus, e as descobertas estavam sendo compartilhadas em escala global gratuitamente.

CAS12 E MAMMOTH

Em 2017, Janice Chen e Lucas Harrington eram alunos de doutorado que trabalhavam no laboratório de Doudna, explorando enzimas associadas ao CRISPR que acabavam de ser descobertas. Para ser mais específico, eles estavam analisando uma enzima que se tornou conhecida como Cas12a, que tinha uma propriedade especial. Ela podia ser programada, assim como a Cas9, para encontrar e cortar uma sequência específica de DNA. Mas não era só isso. Depois de cortar o alvo na dupla-fita de DNA, a enzima entrava em um frenesi de cortes indiscriminados, picoteando qualquer fita simples de DNA que encontrasse por perto. "Começamos a observar esse estranho comportamento", diz Harrington.[1]

Um dia, durante o café da manhã, Jamie Cate, marido de Doudna, sugeriu que essa propriedade podia ser usada para criar uma ferramenta de diagnóstico. Chen e Harrington tiveram a mesma ideia. Eles combinaram um sistema CRISPR-Cas12 com uma molécula "repórter", que era um sinal fluorescente conectado a um pedaço de DNA. Quando o sistema CRISPR-Cas12 encontrava uma sequência de DNA determinada como seu alvo, ele também cortava as moléculas repórteres, criando um sinal brilhante. O resultado era uma ferramenta de diagnóstico capaz de detectar se o paciente tinha um tipo particular de vírus, bactéria ou câncer. Chen e Harrington batizaram o modelo de "CRISPR transreporter direcionada a endonucleases de DNA", uma frase muito desajeitada criada para formar um acrônimo à maneira do CRISPR, o DETECTR.

Quando Chen, Harrington e Doudna enviaram suas descobertas para a *Science* em um artigo, em novembro de 2017, os editores solicitaram que eles escrevessem mais sobre como transformar aquela descoberta em uma ferramenta de diagnóstico. Mesmo os periódicos científicos tradicionais estavam demonstrando mais interesse em conectar a ciência básica com aplicações reais em potencial. "Se um periódico diz para fazer algo assim", afirma Harrington, "você começa a se esforçar bastante para fazer". Por isso, durante o intervalo de Natal de 2017, ele e Chen colaboraram com um pesquisador da Universidade da Califórnia em São Francisco para demonstrar como a ferramenta CRISPR-Cas12 deles poderia detectar papilomavírus humano (HPV, na sigla em inglês), uma infecção transmitida sexualmente. "Ficávamos indo de um lugar para outro com um equipamento gigante de laboratório em um Uber, testando diferentes amostras de pacientes", conta ele.

Doudna incitou a *Science* a apressar a publicação como parte de seu programa de revisão expressa. O artigo foi reenviado em janeiro de 2018 com as informações que os editores haviam solicitado demonstrando que o DETECTR detectava infecções por HPV — o texto foi aceito, e uma versão foi publicada on-line em fevereiro.

Desde que Watson e Crick encerraram seu famoso artigo sobre o DNA com "Não deixamos de perceber que o pareamento específico postulado por nós imediatamente sugere um possível mecanismo de cópia do material genético", tornou-se padrão encerrar artigos para periódicos com uma frase contida e que apontava para o futuro ao mesmo tempo. Chen, Harrington e Doudna terminaram seu artigo com a afirmação de que o sistema CRISPR-Cas12 "oferece uma nova estratégia para aumentar a velocidade, a sensibilidade e a especificidade da detecção de ácido nucleico para realização de diagnóstico no local em que o paciente se encontra". Em outras palavras, o sistema podia ser usado para criar um teste simples que detectasse infecções virais rapidamente, em casa ou em um hospital.[2]

Embora Harrington e Chen ainda não tivessem concluído seus doutorados, Doudna incentivou os dois a fundar uma empresa. Agora, ela conserva uma forte crença de que a pesquisa básica deveria ser conectada com a pesquisa translacional, levando descobertas das bancadas para a farmácia. "Muitas outras tecnologias que descobrimos foram compradas como estratégia de defesa por grandes empresas que depois não as desenvolviam", comenta Harrington. "Isso nos motivou a abrir uma empresa própria." A Mammoth Biosciences foi formada oficialmente em abril de 2018 com Doudna como presidente do conselho científico consultivo.

CAS13 E SHERLOCK

Como acontecia muitas vezes, Doudna e sua equipe estavam em competição com seu rival do outro lado do país, Feng Zhang, do Instituto Broad. Trabalhando com um dos pioneiros do CRISPR, Eugene Koonin, dos Institutos Nacionais de Saúde, Zhang havia usado biologia computacional para analisar os genomas de milhares de micróbios, e em outubro de 2015 eles relataram ter descoberto muitas novas enzimas associadas ao CRISPR. Além das já conhecidas Cas9 e Cas12, que têm o DNA como alvo, Zhang e Koonin encontraram uma classe de enzimas que tem o RNA como alvo.[3] Elas se tornaram conhecidas como Cas13.

A Cas13 tem a mesma característica estranha da Cas12: quando encontrava seu alvo, ela entrava em um frenesi de cortes. A Cas13 cortava o RNA que era seu alvo e depois passava a cortar qualquer outro RNA que estivesse por perto.

De início, Zhang presumiu que fosse um erro. "Achamos que a Cas13 ia cortar o RNA do mesmo modo que a Cas9 cortava o DNA", diz ele. "Mas toda vez que fazíamos uma reação com a Cas13, o RNA era retalhado em várias seções diferentes." Ele perguntou à equipe de seu laboratório se eles tinham certeza que a enzima fora purificada corretamente, pois ela poderia estar contaminada. Eles eliminaram todas as possíveis fontes de contaminação, mas os cortes indiscriminados continuavam. Zhang especulou que poderia ser um método evolucionário para fazer a célula cometer suicídio caso ficasse infectada demais por um vírus invasor, o que impedia que o vírus se espalhasse com a mesma velocidade.[4]

Depois disso, o laboratório de Doudna contribuiu com um estudo de como a Cas13 opera. Em um artigo de outubro de 2016, Doudna e seus coautores — entre eles, seu marido, Jamie Cate, e Alexandra East-Seletsky, a estudante de pós-graduação que fez parte dos experimentos mais importantes de 2012 sobre o CRISPR em células humanas — explicaram as diferentes funções que a Cas13 realiza, incluída sua capacidade de cortar indiscriminadamente milhares de outros trechos próximos de RNA depois de atingir seu alvo. Esses cortes aleatórios tornam possível o uso da Cas13 com repórteres fluorescentes (como foi feito com a Cas12) para a criação de uma ferramenta de detecção de uma sequência específica de RNA, como a do coronavírus.[5]

Zhang e seus colegas do Broad conseguiram criar essa ferramenta de detecção em abril de 2017, batizada de "desbloqueio enzimático específico de alta sensibilidade", um nome criado (embora não muito bem) para produzir o acrônimo, em inglês, SHERLOCK. O jogo tinha começado! Eles demonstraram que o SHERLOCK conseguia detectar cepas específicas de vírus da zika e da dengue.[6] Ao longo do ano seguinte, eles fizeram uma versão multiplex que combinava a Cas13 e a Cas12 para detectar múltiplos alvos em uma reação. Então, foram capazes de simplificar o sistema e tornar possível que a detecção fosse reportada em tiras de papel de fluxo lateral, semelhantes a testes de gravidez.[7]

Zhang decidiu fundar uma empresa de diagnóstico para comercializar o SHERLOCK, do mesmo modo que Chen e Harrington haviam fundado a Mammoth. Entre os cofundadores, estavam dois alunos de pós-graduação que eram os principais autores de muitos dos artigos de seu laboratório nas quais descrevem a CRISPR-Cas13: Omar Abudayyeh e Jonathan Gootenberg. Gootenberg lembra que eles quase decidiram não publicar um artigo quando descobriram a tendência da Cas13 de entrar em um frenesi de corte indiscriminado de RNA. Parecia uma esquisitice inútil da natureza. Mas, quando Zhang descobriu como usar essa esquisitice para criar uma tecnologia de detecção de vírus, Gootenberg percebeu como descobertas aparentemente básicas podem ter aplicações inesperadas no mundo real. "Sabe, a natureza tem uma infinidade de segredos", observa.[8]

Foi preciso algum tempo para conseguir financiamento e lançar o SHERLOCK porque Zhang e seus dois alunos de pós-graduação não queriam que o lucro fosse o objetivo principal da empresa. Eles queriam que as tecnologias fossem acessíveis para o mundo em desenvolvimento. Por isso, a empresa foi estruturada de modo que lucrasse com suas inovações e ao mesmo tempo usasse uma abordagem de organizações sem fins lucrativos onde houvesse mais necessidade.

Ao contrário do que aconteceu na competição entre Doudna e Zhang por patentes, a disputa envolvendo empresas de diagnóstico não foi muito contenciosa. Os dois lados sabiam que as tecnologias tinham enorme potencial para fazer o bem. Sempre que houvesse uma nova epidemia, a Mammoth e o SHERLOCK poderiam rapidamente reprogramar suas ferramentas de diagnóstico para que tivessem como alvo o novo vírus e produzir kits de testagem. A equipe do Broad, por exemplo, enviou uma equipe com o SHERLOCK à Nigéria em 2019 para ajudar a detectar vítimas de um surto de febre de Lassa, um vírus da mesma família que o ebola.[9]

Na época, usar o CRISPR como ferramenta de diagnóstico parecia ser uma iniciativa que valia a pena, embora não fosse particularmente empolgante. A iniciativa não recebeu a mesma atenção que o uso do CRISPR para tratar doenças ou editar genes humanos. Mas, no começo de 2020, o mundo mudou. A capacidade de detectar rapidamente um vírus invasor se tornou fundamental. E o melhor jeito de fazer isso mais rápido e com menor custo do que com os exames PCR convencionais, que exigiam uma série de passos os quais misturavam ciclos de temperatura, era usando enzimas guiadas por RNA que tivessem sido programadas para detectar o material genético do vírus — em outras palavras, adaptar o sistema CRISPR que as bactérias utilizavam havia milhões de anos.

CAPÍTULO 52

Testes de coronavírus

FENG ZHANG

No início de janeiro de 2020, Feng Zhang começou a receber e-mails sobre coronavírus. Alguns eram de pesquisadores que ele conhecia, mas também recebeu uma mensagem inesperada do adido científico ao consulado chinês em Nova York. "Embora o senhor seja norte-americano e não more na China", dizia o e-mail, "esse é um importante problema para a humanidade". O texto citava um antigo ditado chinês: *Quando um lugar está com problemas, a ajuda vem de toda parte.* "Esperamos que o senhor possa pensar sobre isso e ver o que pode fazer", pedia o e-mail.[1]

Zhang sabia pouco sobre o novo coronavírus. Ele tinha lido uma reportagem no *New York Times* que descrevia a situação em Wuhan, mas os e-mails "me deram uma sensação de urgência quanto à situação", afirma ele. Isso valia para a troca de mensagens que ele manteve com o consulado chinês. "Em geral não interajo com eles", conta Zhang, que imigrou para o Iowa com os pais aos 11 anos.

Perguntei se as autoridades chinesas o veem como um cientista chinês. "Sim, provavelmente", responde, depois de uma pausa. "Acho que pensam que todo mundo que nasceu na China é chinês. Mas isso é irrelevante, porque o mundo hoje está tão conectado, especialmente em uma pandemia."

Zhang decidiu reconfigurar a ferramenta de detecção SHERLOCK para ser usada com a finalidade de testar o novo coronavírus, e fez isso em seu laboratório do Instituto Broad, em vez de optar pela empresa que havia fundado. Infelizmente, ele não tinha ninguém em seu laboratório

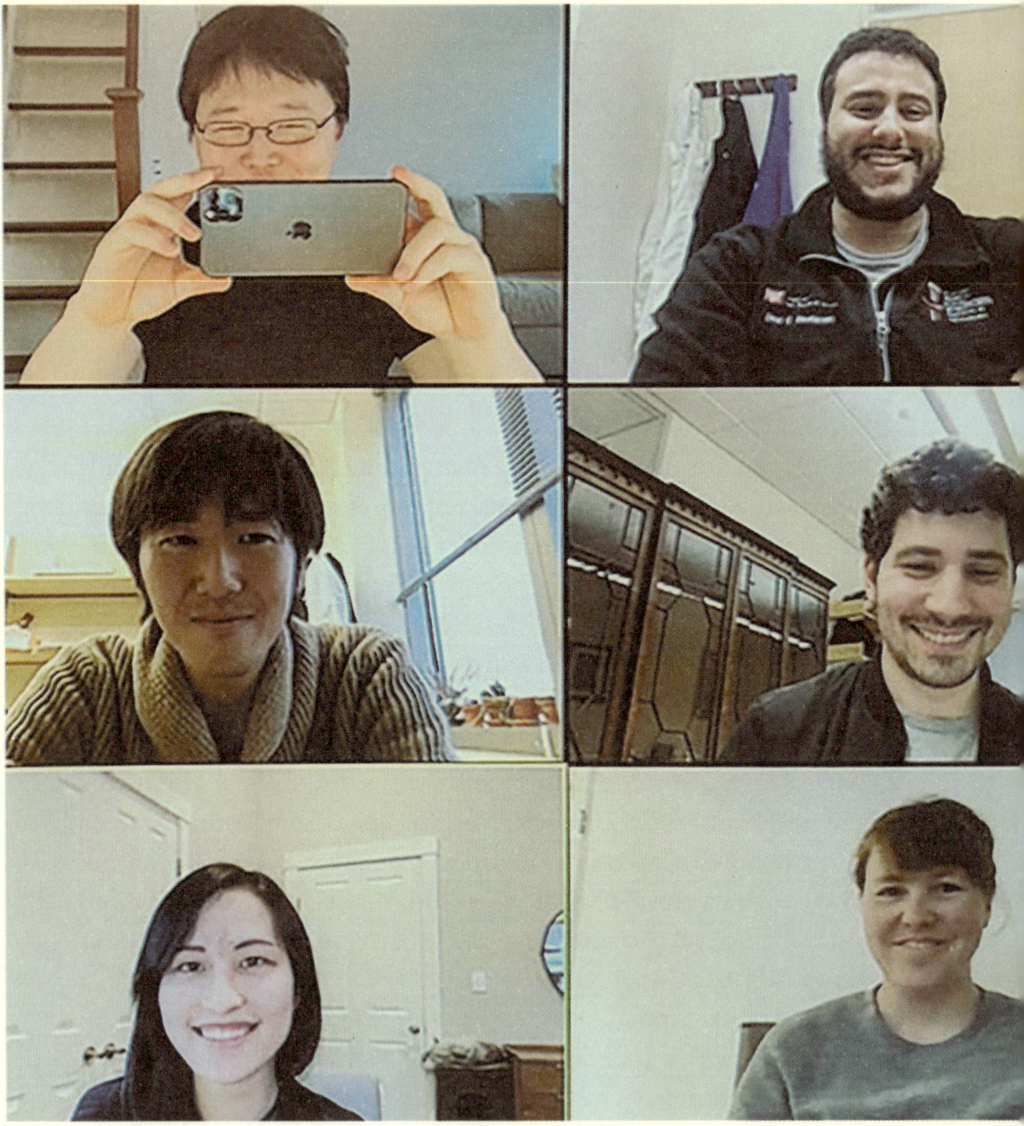

Feng Zhang (no alto, à esquerda) com Omar Abudayyeh (no alto, à direita) e
Jonathan Gootenberg (no meio, à direita) em uma reunião no Zoom sobre a detecção da Covid-19

que pudesse lidar com os experimentos necessários. Então, foi para a bancada e fez ele mesmo os experimentos. E recrutou seus dois ex-alunos de pós-graduação, Omar Abudayyeh e Jonathan Gootenberg. Eles tinham fundado um laboratório próprio no Instituto McGovern do MIT, a uma quadra do Broad, e concordaram em colaborar novamente com ele.

Zhang dividiu seu laboratório em diferentes áreas para evitar contaminação. Quando uma reação era concluída, o tubo de ensaio era levado para outra sala e uma porta selada era fechada antes que o tubo fosse aberto. Inicialmente, ele não teve acesso a amostras do coronavírus vindas de pacientes humanos, e por isso produziu uma versão sintética do vírus. Usando o processo SHERLOCK, ele e sua equipe inventaram um teste de detecção que continha apenas três passos e podia ser realizado em uma hora sem nenhum equipamento de ponta. Bastava um pequeno equipamento para manter a temperatura constante enquanto o material genético das amostras era amplificado por meio de um processo químico mais simples do que a PCR. O resultado podia ser lido com o uso de uma vareta de papel.

Em 14 de fevereiro, bem antes de a maioria dos norte-americanos focar no novo coronavírus, o laboratório de Zhang postou um artigo no qual descrevia o teste e convidou qualquer laboratório que desejasse a usar ou adaptar o processo de graça. "Hoje estamos compartilhando um protocolo de pesquisa de detecção de Covid-19 #coronavírus baseado em SHERLOCK, e esperamos que isso ajude quem trabalha para combater o surto", tuitou Zhang. "Vamos atualizar isso à medida que fizermos novos avanços."[2]

A empresa que ele havia fundado, a Sherlock Biosciences, rapidamente começou a trabalhar para transformar o processo em um dispositivo comercial de testagem que pudesse ser usado nos consultórios de hospitais e médicos. Quando o CEO, Rahul Dhanda, disse à sua equipe ser um desejo dele que a empresa se concentrasse na Covid-19, os pesquisadores literalmente giraram suas cadeiras, ficaram de frente para suas bancadas e começaram a trabalhar na missão. "Quando dizemos que eles deram um giro de 180 graus, eles realmente fizeram isso, giraram suas cadeiras ao mesmo tempo que a empresa fez um giro em relação a um novo objetivo", observa Dhanda. No fim de 2020, a empresa trabalhava com parceiros de manufatura para produzir centenas de pequenas máquinas que poderiam ser usadas para entregar resultados em menos de uma hora.[3]

CHEN E HARRINGTON

Mais ou menos na mesma época em que Zhang começou a trabalhar em seu exame de coronavírus, Janice Chen recebeu um telefonema de um pesquisador que integrava o conselho consultivo da empresa que ela havia fundado com Doudna e Lucas Harrington, a Mammoth Biosciences. "O que você acha de desenvolver um diagnóstico baseado em CRISPR para detectar o vírus do SARS-CoV-2?", perguntou. Ela concordou que eles deveriam tentar. Como resultado, ela e Harrington se tornaram parte de mais uma competição entre Doudna e Zhang.[4]

Em duas semanas, a equipe da Mammoth conseguiu reconfigurar sua ferramenta DETECTR, baseada em CRISPR, para que ela detectasse o SARS-CoV-2. Um dos benefícios de colaborar com a Universidade da Califórnia em São Francisco, que tem hospital próprio, era que eles podiam realizar testes em amostras humanas reais, extraídas de 36 pacientes com Covid-19, ao contrário do que aconteceu no Broad, que inicialmente teve de usar vírus sintéticos.

O teste da Mammoth se apoiava na enzima associada ao CRISPR que Chen e Harrington haviam estudado no laboratório de Doudna, a Cas12, que tem o DNA como alvo. Aparentemente, isso o tornaria menos apropriado do que a Cas13 do SHERLOCK, que tem como alvo o RNA, o material genético do coronavírus. No entanto, ambas as técnicas de detecção precisam converter o RNA do coronavírus em DNA para que ele possa ser amplificado. No teste do SHERLOCK, ele precisa ser transcrito novamente em RNA para ser detectado, o que acrescenta um pequeno passo ao processo.

Chen e Harrington se apressaram para publicar um artigo on-line com os detalhes do teste da Mammoth. Em muitos aspectos era semelhante ao processo SHERLOCK. Bastava ter um bloco de aquecimento, os reagentes e tiras de papel de fluxo para conseguir ler os resultados. Assim como Zhang, a equipe da Mammoth decidiu colocar aquilo que havia inventado em domínio público, para ser compartilhado livremente.

Em 14 de fevereiro, enquanto preparavam a publicação on-line de seu artigo, Chen e Harrington viram uma mensagem aparecer no canal de Slack que eles estavam usando. Alguém postou o tuíte que Zhang havia acabado de postar anunciando que tinha publicado seu artigo sobre como usar o protocolo do SHERLOCK para detectar o coronavírus. "A gente ficou tipo 'ah, que droga'", lembra Chen sobre aquela sexta à tarde. Mas, depois de alguns minutos, eles perceberam que aquilo era bom. Então puseram um apêndice com um pós-escrito ao artigo que estavam prestes a postar. "Enquanto preparávamos este artigo, outro protocolo para detecção de SARS-CoV-2 por meio de diagnóstico baseado em CRISPR (SHERLOCK, v.20200214) foi publicado", dizia o texto. Eles então incluíram um gráfico útil comparando os fluxos das duas técnicas.[5]

Zhang foi magnânimo — embora para ele, que havia ganhado da equipe da Mammoth por um dia de diferença, isso fosse fácil. "Confira o recurso oferecido pela Mammoth", tuitou ele, e incluiu um link para o artigo da empresa. "Feliz que cientistas estejam trabalhando juntos e compartilhando de graça. #coronavírus."

Esse tuíte refletia uma nova e bem-vinda tendência no mundo do CRISPR. A competição apaixonada por patentes e prêmios tinha levado ao sigilo sobre as pesquisas e à formação de empresas concorrentes. Mas a urgência que Doudna, Zhang e seus colegas sentiam em derrotar o coronavírus forçou-os a ser mais abertos e a estar mais dispostos a compartilhar os trabalhos. A concorrência continuava sendo uma parte importante, e útil, da equação. Continuava havendo uma corrida entre os mundos de Doudna e de Zhang para publicar artigos e realizar avanços sobre os novos testes para Covid-19. "Não vou dourar a pílula", diz Doudna. "Existe, sim, competição. Isso faz com que as pessoas sintam uma urgência de avançar. Caso não consigam, outras pessoas vão conseguir algo primeiro." Mas o coronavírus tornou a rivalidade menos raivosa, porque as patentes não eram a grande preocupação. "O mais fantástico nessa situação terrível é que todas as questões de propriedade intelectual foram deixadas de lado, e a intenção de todo mundo realmente passou a ser encontrar soluções", observa Chen. "As pessoas estão concentradas em produzir algo que funcione, mais do que no aspecto comercial."

TESTES EM CASA

Os testes baseados em CRISPR desenvolvidos com a Mammoth e o SHERLOCK são mais baratos e mais rápidos do que os testes convencionais com PCR. Eles têm uma vantagem sobre exames de antígenos, como o desenvolvido pelo Abbott Labs, que foi aprovado em agosto do ano da peste. Os testes baseados no sistema CRISPR podem detectar a presença do RNA de um vírus assim que a pessoa for infectada. Mas os testes de antígenos, que detectam a presença de proteínas existentes na superfície do vírus, são mais precisos somente depois que um paciente se tornou altamente infeccioso para outras pessoas.

O objetivo de todos esses métodos era criar um teste para coronavírus baseado no CRISPR que seria como um teste caseiro de gravidez: barato, descartável, rápido e simples, que você pudesse comprar na farmácia da esquina e usar na privacidade do seu banheiro.

Harrington e Chen, da equipe da Mammoth, revelaram seu conceito para um exame do gênero em maio de 2020 e anunciaram uma parceria com a empresa farmacêutica multinacional baseada em Londres GlaxoSmithKline (que fabrica o Excedrin) para produzi-lo. O teste oferecia resultados precisos em vinte minutos e não exigiria equipamentos especiais.

Do mesmo modo, o laboratório de Zhang desenvolveu naquele mesmo mês um modo de simplificar o sistema de detecção do SHERLOCK, que originalmente exigia dois passos, para transformá-lo em um processo que exigia uma reação de passo único. O único equipamento necessário era uma panela para manter o sistema aquecido a sessenta graus centígrados. Zhang batizou o sistema de STOP, sigla em inglês para Testagem SHERLOCK com uma panela.[6] "Deixa eu mostrar como vai ser", diz Zhang com seu entusiasmo juvenil enquanto compartilha slides e renderizações em uma chamada via Zoom. "Você só tem que colocar uma amostra de muco ou saliva neste cartucho, colocar no dispositivo, quebrar uma bolha para soltar uma solução que vai extrair o RNA do vírus e depois quebrar outra bolha que vai soltar uma pequena quantidade de CRISPR liofilizado para uma reação na câmara de amplificação."

Zhang batizou o dispositivo de STOP-Covid-19. Mas a plataforma pode ser facilmente adaptada para detectar qualquer vírus. "Foi por isso que escolhemos o nome STOP, que pode ser unido a qualquer alvo", comenta ele. "Poderíamos criar um STOP-gripe ou um STOP-HIV ou ter muitos alvos de detecção na mesma plataforma. O dispositivo não é desenhado para procurar um vírus específico."[7]

A Mammoth também deseja facilitar a reprogramação de sua ferramenta para detectar quaisquer novos vírus que venham a surgir. "A beleza do CRISPR é que, depois de ter a plataforma, é só uma questão de reconfigurar a parte química para detectar um vírus diferente", explica Chen. "Isso pode ser usado na próxima pandemia ou com qualquer vírus. Pode ser usado contra qualquer bactéria ou qualquer coisa que tenha uma sequência genética, até câncer."[8]

A BIOLOGIA NA SUA CASA

O desenvolvimento de kits de testagem domésticos tem um potencial que vai além da luta contra a Covid-19: levar a biologia para casa, do mesmo modo que os computadores pessoais nos anos 1970 levaram produtos e serviços digitais — e a consciência da existência de microchips e códigos de software — para a vida cotidiana das pessoas e para sua consciência.

Os computadores pessoais — e depois os smartphones — se tornaram plataformas em que ondas de inovadores podiam construir belos produtos. Além disso, ajudaram a transformar a revolução digital em algo *pessoal*, o que levou as pessoas a desenvolver certa compreensão da tecnologia.

Quando Zhang estava crescendo, seus pais enfatizavam que ele devia usar seu computador como ferramenta para construir coisas. Depois que a atenção dele passou dos microchips para os micro-organismos, Zhang se perguntou por que a biologia não tinha o mesmo apelo que os computadores na vida cotidiana das pessoas. Não havia dispositivos ou plataformas biológicas simples a partir das quais inovadores pudessem construir coisas ou que as pessoas pudessem usar em suas casas. "Enquanto fazia experimentos de biologia molecular, eu pensava: 'Isso é tão bacana e tão resistente, por que não impactou a vida das pessoas do mesmo jeito que um aplicativo?'"

Ele continuava se fazendo essa pergunta quando chegou à pós-graduação. "Você consegue pensar em como levar a biologia molecular para a cozinha ou para a casa das pessoas?", perguntava aos colegas de classe. Enquanto trabalhava para desenvolver testes domésticos para vírus baseados em CRISPR, ele percebeu que esse poderia ser o jeito de atingir aquele objetivo. Kits de testagem doméstica podiam se tornar a plataforma, o sistema operacional e a placa-mãe que nos permitirá trazer para mais perto de nossa vida cotidiana a biologia molecular.

Desenvolvedores e empreendedores podem um dia ser capazes de usar kits de testagem domésticos baseados no sistema CRISPR como plataformas para criar uma variedade de apps biomédicos: detecção de vírus, diagnóstico de doenças, exames de câncer, análise nutricional, avaliações de microbioma e testes genéticos. "As pessoas poderiam testar em casa se estão com gripe ou apenas com um resfriado", diz Zhang. "Se o filho está com dor de garganta, vai dar para saber se é uma infecção bacteriana." No processo, isso pode fazer com que as pessoas compreendam melhor o funcionamento da biologia molecular. O funcionamento interno das moléculas pode continuar, para a maioria das pessoas, tão misterioso quanto o funcionamento do microchip, mas pelo menos isso levará todos nós a ter um pouco mais de consciência e respeito pela beleza e pelo poder de ambos.

CAPÍTULO 53

Vacinas

MINHA DOSE

"Olhe nos meus olhos", pediu a médica, me encarando por trás do protetor facial. Os olhos dela eram de um azul vívido, quase tão azuis quanto a máscara hospitalar que ela usava. No entanto, depois de um momento, virei para o médico à minha esquerda, que enfiava uma longa agulha no músculo do meu antebraço. "Não!", disse a médica na mesma hora. "Olhe para mim!"

Então, ela explicou. Como eu era parte de um teste clínico duplo-cego de uma vacina experimental contra a Covid-19,[1] eles precisavam ter certeza de que eu não tinha qualquer pista se estava recebendo uma dose verdadeira ou um mero placebo composto de solução salina. Eu ia descobrir só de olhar para a seringa? "Provavelmente não", respondeu ela, "mas queremos ser cuidadosos".

Era começo de agosto do ano da peste, e eu tinha me voluntariado como participante de um teste clínico para a vacina contra a Covid-19 que estava sendo desenvolvida pela Pfizer junto com a empresa alemã BioNTech. Era um novo tipo de vacina nunca antes usada. Em vez de injetar componentes desativados do vírus-alvo, como as vacinas tradicionais, ela injeta em humanos um segmento de RNA.

Como você sabe a essa altura, o RNA é uma fita que percorre a carreira de Doudna e este livro. Na década de 1990, enquanto outros cientistas estavam concentrados no DNA, o professor dela em Harvard, Jack Szostak, a fez se voltar para o irmão menos celebrado que de fato fazia

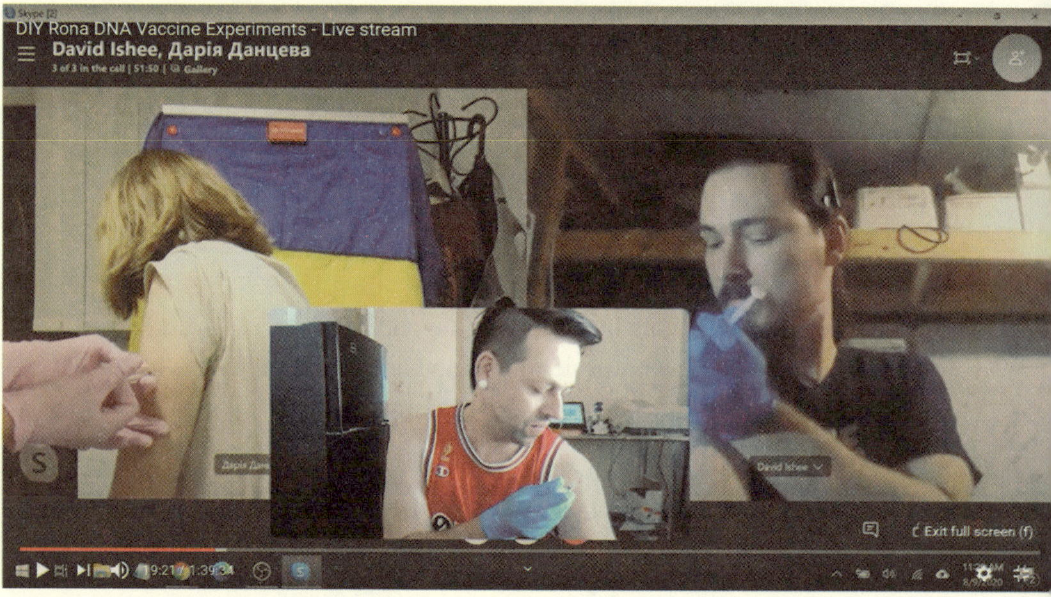

Dariia Dantseva, Josiah Zayner e David Ishee injetando sua própria vacina

as coisas, se movia, supervisionava a fabricação de proteínas, agia como guia para as enzimas, era capaz de se replicar e, provavelmente, também o início de toda a vida na Terra. Mais tarde, quando alunos em seu laboratório ou cientistas em encontros discutiam várias atividades biológicas e se perguntavam se não seriam causadas por uma proteína, ela, com frequência, fazia um aparte para explicar por que era mais provável que eles devessem atribuir aquilo ao RNA. "Eu nunca superei meu fascínio com a quantidade de coisas que o RNA pode fazer", confessa ela quando conto sobre minha participação no teste da vacina de RNA. "É o material genético do coronavírus e, de um modo muito interessante, pode ser a base de vacinas e curas."[2]

VACINAS TRADICIONAIS

Vacinas funcionam ao estimular o sistema imunológico de uma pessoa. Uma substância que se parece com um vírus perigoso (ou qualquer outro patógeno)* é injetada no corpo da pessoa. Essa substância segura pode ser uma versão desativada do vírus, um fragmento seguro dele ou instruções genéticas para fabricar esse fragmento. A ideia é colocar em funcionamento o sistema imunológico adaptativo da pessoa vacinada. Quando funciona, o corpo produz anticorpos que, às vezes por muitos anos, repelirão qualquer infecção caso o verdadeiro vírus ataque.

As vacinações tiveram início na década de 1790, quando um médico inglês chamado Edward Jenner percebeu que muitas mulheres que faziam a ordenha de vacas eram imunes à varíola. Todas tinham sido infectadas por uma forma da doença que afeta as vacas e é inofensiva para os humanos, e Jenner presumiu que a doença das vacas havia dado às leiteiras imunidade contra a varíola. Por isso, ele pegou um pouco de pus de uma bolha de uma vaca doente, esfregou em pequenos cortes que fez no braço do filho de 8 anos de seu jardineiro e depois (isso foi na época em que ainda não existiam painéis de bioética) expôs o menino à varíola. Ele não ficou doente.

---

* Um *patógeno*, comumente chamado de *germe*, é qualquer micro-organismo que cause doença ou infecção. Os mais comuns são vírus, bactérias, fungos e protozoários.

As vacinas usam diversos métodos para tentar estimular o sistema imunológico humano. Uma abordagem tradicional é injetar uma versão enfraquecida e segura (atenuada) do vírus. Essas versões podem ser bons professores, por se parecerem muito com o vírus verdadeiro. O nosso corpo responde com a produção de anticorpos para combatê-los, e a imunidade pode durar para a vida toda. Albert Sabin usou essa abordagem para a vacina oral da pólio na década de 1950, e é assim que hoje combatemos o sarampo, a caxumba, a rubéola e a varicela. Leva muito tempo para desenvolver e cultivar essas vacinas (os vírus precisam ser incubados em ovos de galinhas), mas algumas empresas em 2020 estavam usando esse método como opção de longo prazo para combater a Covid-19.

Quando Sabin estava tentando desenvolver uma vacina com vírus atenuado contra a pólio, Jonas Salk conseguiu uma vacina com uma abordagem que parecia um pouco mais segura: usar um vírus morto. Esse tipo de vacina ainda pode ensinar o sistema imunológico da pessoa a combater o vírus vivo. Entre as primeiras vacinas contra a Covid-19, havia uma que usava essa abordagem e foi desenvolvida por uma empresa com sede em Beijing, a Sinovac.

Outra abordagem tradicional é injetar uma subunidade do vírus, como uma das proteínas que ficam em sua membrana. O sistema imunológico vai se lembrar dela, o que permite que o corpo organize uma resposta mais rápida e mais robusta quando encontrar o vírus verdadeiro. A vacina contra o vírus da hepatite B, por exemplo, funciona com a introdução de proteínas que existem na superfície do vírus. Usar apenas um fragmento do vírus significa que a vacina é mais segura e mais fácil de produzir, porém essas vacinas em geral não são tão boas em produzir imunidade de longo prazo. Muitas empresas usaram essa abordagem na corrida de 2020 em busca de uma vacina contra a Covid-19 ao desenvolver meios de introduzir a proteína que fica nas espículas da superfície do coronavírus em células humanas.

VACINAS GENÉTICAS

O ano da peste de 2020 provavelmente será lembrado como o momento em que as vacinas tradicionais começaram a ser suplantadas por vacinas genéticas. Em vez de injetar uma versão atenuada ou parcial do perigoso vírus em humanos, essas novas vacinas levam um gene ou um pedaço de código genético que vai orientar as células humanas a produzir, por conta própria, componentes do vírus. O objetivo é que esses componentes estimulem o sistema imunológico do paciente.

Um método para fazer isso é pegar um vírus inofensivo e usar reengenharia para incluir nele um gene que irá produzir o componente desejado. Como todos sabemos, vírus são muito bons em encontrar um jeito de chegar às células humanas. É por isso que vírus seguros podem ser usados como sistema de entrega, ou vetor, para transportar material até as células dos pacientes.

Essa abordagem resultou em uma das primeiras candidatas a vacina contra a Covid-19, desenvolvida no instituto da Universidade de Oxford que tinha o apropriado nome de Jenner. Cientistas de lá fizeram um trabalho de reengenharia genética em um vírus seguro — um adenovírus de chimpanzé —, com o preparo de uma edição para colocar nele o gene que produz a proteína da espícula que fica sobre a superfície do coronavírus. Vacinas semelhantes desenvolvidas por outras empresas em 2020 usaram uma versão humana do adenovírus. A vacina criada pela Johnson & Johnson, por exemplo, usou um adenovírus humano como mecanismo de entrega para transportar um gene com o código com a finalidade de produzir parte da proteína da espícula do coronavírus. Mas a equipe de Oxford decidiu que usar um vírus de chimpanzé era melhor, porque os pacientes que tivessem tido anteriormente infecções gripais poderiam ter imunidade contra a versão humana.

A ideia por trás das vacinas, tanto a de Oxford quanto a da Johnson & Johnson, era que o adenovírus que passou pela reengenharia genética chegaria às células humanas e as faria produzir grande quantidade dessas proteínas das espículas do coronavírus. Isso, por sua vez, estimularia o sistema imunológico da pessoa a produzir anticorpos. Como resultado, esse sistema imunológico estaria preparado para responder rapidamente caso o verdadeiro coronavírus atacasse.

A principal pesquisadora em Oxford era Sarah Gilbert.[3] Em 1998, quando os trigêmeos dela nasceram prematuros, o marido tirou uma licença do emprego para que ela pudesse voltar ao laboratório. Em 2014, ela trabalhou no desenvolvimento de uma vacina para outro coronavírus, conhecido como síndrome respiratória do Oriente Médio (MERS), por meio de um adenovírus de chimpanzé editado para conter o gene de uma proteína da espícula. Aquela epidemia arrefeceu antes que a vacina dela pudesse ser usada, mas isso deu a Gilbert uma vantagem quando a Covid-19 surgiu. Ela já sabia que o adenovírus de chimpanzé era um sistema seguro de entrega e fora inserido em humanos o gene da proteína da espícula da MERS. Assim que os chineses publicaram o sequenciamento genético do novo coronavírus, em janeiro de 2020, ela começou um trabalho de engenharia para incluir o gene da proteína de sua espícula no vírus de chimpanzés, o que levou-a a acordar todos os dias às quatro da manhã.

A essa altura, os trigêmeos dela estavam com 21 anos de idade e estudavam bioquímica. Eles se voluntariaram para estar entre os primeiros a fazer os testes, recebendo a vacina para ver se criavam anticorpos. (Eles criaram.) Testes em macacos conduzidos em um centro de primatas em Montana, em março, também produziram resultados promissores.

A Fundação Bill e Melinda Gates ofereceu financiamento inicial. Bill Gates também incentivou Oxford a fazer rapidamente uma parceria com uma grande empresa que pudesse produzir e distribuir a vacina caso ela funcionasse. Assim, Oxford fez uma parceria com a AstraZeneca, um laboratório farmacêutico britânico-sueco.

VACINAS DE DNA

Existe outro modo de fazer com que o material genético chegue a células humanas e as leve a produzir componentes de um vírus para estimular o sistema imunológico. Em vez de incluir por meio de engenharia o gene do componente em um vírus, você pode simplesmente levar o código genético do componente — na forma de DNA ou RNA — até as células humanas. Desse modo, as células se tornam uma fábrica de vacinas.

Vamos começar com as vacinas de DNA. Embora nenhuma vacina desse tipo tenha sido aprovada antes da Covid-19, o conceito sempre pareceu promissor. Em 2020, pesquisadores na Inovio Pharmaceuticals e em um punhado de outras empresas criaram um pequeno círculo de DNA que continha o código de partes da proteína da espícula do coronavírus. A ideia era que, caso fosse possível fazer com que isso chegasse ao núcleo de uma célula, o DNA poderia, de modo muito eficiente, produzir uma grande quantidade de fragmentos de RNA mensageiro que partiriam para supervisionar a produção dessas partes da proteína das espículas, as quais estimulariam o nosso sistema imunológico. É barato produzir DNA em grandes quantidades, e é mais seguro desenvolver vacinas de DNA do que vacinas tradicionais porque elas não exigem que se lide com vírus vivo nem torna necessário incubá-los em ovos de galinha.

O grande desafio no caso da vacina de DNA é a entrega. Como fazer com que aquele pequeno anel de DNA entre não apenas na célula humana, mas também em seu núcleo? Injetar uma grande quantidade de vacina de DNA no braço do paciente fará com que parte do DNA chegue às células, mas isso não é muito eficiente.

Alguns desenvolvedores de vacinas de DNA, entre eles a Inovio, tentaram facilitar a entrega em células humanas por meio de um método chamado eletroporação, que cria pulsos de choque elétrico no paciente no local da injeção. Isso abre os poros das membranas das células e permite a entrada do DNA. As pistolas de pulsos elétricos contêm muitas minúsculas agulhas, e olhar para elas causa inquietação. Não é difícil entender por que essa técnica é impopular, especialmente entre os que estão recebendo a dose.

Uma das equipes que Doudna organizou no princípio da crise do novo coronavírus, em março de 2020, se concentrou nesses desafios de entrega relacionados às vacinas de DNA. A equipe era liderada por Ross Wilson, um ex-aluno que hoje gerencia um laboratório próprio no mesmo andar de Doudna em Berkeley, e por Alex Marson, da Universidade da Califórnia, em São Francisco. Em uma das reuniões regulares entre todas as equipes, via Zoom, Wilson exibiu um slide de uma arma elétrica da Inovio. "Eles realmente dão um choque no músculo do paciente com uma pistola como essa", disse ele. "O único progresso visível feito em dez anos é que agora eles têm uma coisinha de plástico que esconde as agulhinhas para assustar menos o paciente."

Marson e Wilson inventaram um modo de lidar com o problema de entrega da vacina de DNA usando o CRISPR-Cas9. Eles uniram uma proteína Cas9, um RNA guia único e um sinal de localização nuclear que ajuda o complexo a chegar ao núcleo celular. O resultado foi uma "nave" que podia levar a vacina de DNA até as células. "Nossa inovação é usar a Cas9 para levar o DNA até o núcleo das células certas", diz Marson. O DNA, então, orienta as células a produzir proteínas de espículas de coronavírus e estimula o sistema imunológico a repelir o verdadeiro coronavírus.[4] É uma ideia brilhante que poderia ter usos em muitos tratamentos no futuro que envolvessem entregas no núcleo da célula, mas no começo de 2021 Wilson e Marson continuavam tentando provar que isso podia ser eficiente.

VACINAS DE RNA

Isso nos leva de volta à nossa molécula favorita, o astro bioquímico deste livro: o RNA.

A vacina usada em meu teste clínico funciona utilizando a mais básica função desempenhada pelo RNA no dogma central da biologia: servir como RNA mensageiro (RNAm) que transporta instruções genéticas do DNA, que fica em segurança dentro do núcleo da célula, até a área de produção celular, onde ele orienta qual proteína deve ser produzida. No caso da vacina da Covid-19, o RNAm instrui as células a produzir uma versão da proteína das espículas que fica na superfície do coronavírus.[5]

Em vez de usar um vírus seguro como veículo de entrega, as vacinas de RNA entregam sua carga dentro de minúsculas cápsulas oleosas, conhecidas como nanopartículas de lipídio, injetadas por uma longa seringa nos músculos do antebraço. Meu músculo doeu por dias.

Uma vacina de RNA tem certas vantagens sobre uma vacina de DNA. A que mais se destaca é o fato de que o RNA não precisa entrar no núcleo da célula, onde o DNA fica abrigado. O RNA faz seu trabalho no citoplasma, que é o local onde as proteínas são construídas. Portanto, uma vacina de RNA só precisa entregar sua carga nessa região.

Em 2020, duas jovens e inovadoras empresas farmacêuticas produziram vacinas de RNA para o coronavírus causador da Covid-19: a Moderna, com sede em Cambridge, Massachusetts, e a alemã BioNTech, que fez uma parceria com a americana Pfizer. Meu teste clínico era da BioNTech/Pfizer.

A BioNTech foi fundada em 2008 por uma equipe de pesquisadores formada por marido e mulher, Uğur Şahin e Özlem Türeci, com o objetivo de criar imunoterapias contra o câncer, que estimulam o sistema imunológico a combater células cancerosas. Em pouco tempo, a empresa também se tornou líder na invenção de medicamentos que usam RNAm como vacinas contra vírus. Em janeiro de 2020, quando leu um artigo médico sobre o novo coronavírus na China, Şahin mandou um e-mail para o conselho da BioNTech em que dizia ser um erro acreditar que esse vírus iria embora com a mesma facilidade que a MERS e a SARS. "Dessa vez é diferente", disse ele aos conselheiros.[6]

A BioNTech deu início aquilo que foi batizado de Projeto Velocidade da Luz para inventar uma vacina baseada em sequências de RNA que pudesse levar as células humanas a fazer versões da proteína da espícula do coronavírus. Quando começou a parecer promissor, Şahin ligou para Kathrin Jansen, chefe de pesquisa e desenvolvimento de vacinas na Pfizer. As duas empresas vinham trabalhando juntas desde 2018 para desenvolver vacinas contra a gripe usando tecnologia de RNAm, e ele perguntou se a Pfizer gostaria de fazer uma parceria seguindo os mesmos moldes para uma vacina contra a Covid-19. Jansen disse que estava prestes a ligar e propor a mesma coisa. O acordo foi assinado em março.[7]

Naquele momento, uma vacina similar de RNA vinha sendo desenvolvida pela Moderna, uma empresa de menor escala, com apenas 800 funcionários. Em 2005, o presidente e cofundador da empresa, Noubar Afeyan, libanês de ascendência armena que emigrou para os Estados Unidos, ficou fascinado pela possibilidade de inserir RNAm diretamente em células humanas com o propósito de produzir uma proteína desejada. Assim, Afeyan contratou pesquisadores recém graduados do laboratório de Jack Szostak em Harvard. Szostak fora o orientador do pós-doutorado de Doudna e o responsável por apresenta-la às maravilhas do RNA. A Moderna focou no uso de RNAm para o desenvolvimento de tratamentos específicos para o câncer, mas também começou a fazer experimentos com essa mesma técnica em busca de vacinas antivirais.

Em janeiro de 2020, Afeyan comemorava ao aniversário de uma de suas filhas em um restaurante em Cambridge quando recebeu uma mensagem de texto urgente do CEO da empresa, Stéphane Bancel, que estava na Suíça. Afeyan enfrentou o frio congelante lá fora para retornar com uma ligação. Ao telefone, Bancel lhe disse que queria começar a testar o uso de RNAm para tentar desenvolver uma vacina contra o novo coronavírus. Na ocasião, a Moderna tinha vinte medicamentos em desenvolvimento, mas até então nenhum havia sido aprovado ou sequer atingido as etapas finais dos testes clínicos. Afeyan autorizou Bancel a começar imediatamente, mesmo sem aprovação completa do quadro de diretores. Carecendo dos recursos de uma empresa do porte da Pfizer, a empresa dependia de financiamento estatal. Anthony Fauci, imunologista do governo norte-americano, endossou a ideia. "Vamos em frente", disse ele. "Não importa o quanto vá custar. Não se preocupem com isso". A Moderna levou apenas dois dias para desenvolver a sequência de RNA que produziria a proteína das espículas do coronavírus e, 38 dias depois, enviou uma caixa de ampolas para que o NIH desse início aos primeiros estágios de teste. Afeyan tem uma foto dessa caixa salva em seu celular.

Tal como fora com o CRISPR, uma das partes mais difíceis do desenvolvimento da vacina era criar o mecanismo de entrega dentro da célula. A Moderna havia passado a última década aperfeiçoando nanopartículas lipídicas, as minúsculas cápsulas sintéticas capazes de transportar moléculas para dentro de uma célula humana, e foi essa expertise que lhe deu uma vantagem sobre a BioNTech e a Pfizer: suas partículas eram mais estáveis e não precisavam ser armazenadas em temperaturas extremamente baixas. É a mesma tecnologia que a empresa tem usado para a entrega do mecanismo CRISPR em células humanas.[8]

NOSSO BIOHACKER ENTRA EM CENA

A essa altura, Josiah Zayner, o cientista de garagem que injetou CRISPR em si mesmo, reapareceu. Enquanto outros esperavam avidamente os resultados das vacinas genéticas que entraram em testes clínicos no verão de 2020, Zayner entrou na batalha com seu espírito de sábio tolo, recrutou um grupo de biohackers que pensava mais ou menos do mesmo modo. O plano era produzir e injetar nele mesmo uma das muitas potenciais vacinas contra o coronavírus que estavam sendo desenvolvidas. Depois ele veria se (a) ele sobreviveu e se (b) desenvolveu anticorpos de proteção contra a Covid-19. "Pode chamar de exibicionismo, se quiser, mas na verdade o que estamos fazendo é tomar controle da ciência e fazer com que ela ande mais rápido", afirmou ele.[9]

Especificamente, ele decidiu produzir e testar uma potencial vacina descrita em maio em um artigo da *Science* por pesquisadores de Harvard. A vacina tinha sido testada em macacos e estava começando a ser testada em humanos.[10] Era uma vacina de DNA que incluía o código genético da espícula do coronavírus. O artigo descrevia com precisão como fazê-la. Com a receita nas mãos, Zayner encomendou os ingredientes na internet e começou a trabalhar.

De seu laboratório-garagem em Oakland, a apenas doze quilômetros ao sul do laboratório de Doudna em Berkeley, Zayner começou um curso de *streaming* via YouTube — chamado Projeto McAfee, em homenagem ao software antivírus — para que outros pudessem acompanhar e realizar em si mesmos os experimentos. "Biohackers podem ser como os pilotos de teste do mundo moderno ao fazer as coisas ligeiramente malucas que precisam ser feitas", declarou ele.

Ele tinha dois copilotos. David Ishee, que ostenta um rabo de cavalo, é um criador de cães do Mississippi que usa o CRISPR para editar os genes de dálmatas e mastins com o intuito de tentar torná-los mais saudáveis, mais fortes, e, em um experimento excêntrico, fazer com que eles brilhem no escuro. Ele participava, via Skype, diretamente de um galpão de madeira no seu quintal abarrotado de equipamentos de laboratório. Quando Zayner disse que eles iam transmitir on-line os experimentos pelos dois meses seguintes, Ishee tomou um gole do energético Monster e falou com seu sotaque arrastado com cheiro de madressilva: "Ou pelo menos até que as autoridades venham atrás da gente." Também via Skype estava Dariia Dantseva, uma estudante de Dnipro, na Ucrânia, que criou o primeiro laboratório de biohacking de seu país. "A Ucrânia tem regras bastante frouxas sobre biohacking, porque o Estado literalmente não existe", conta ela. "Acredito que o conhecimento não pertence apenas às elites, e sim a todos nós. Esse é o motivo de a gente fazer isso."

Os experimentos que Zayner realizou em meados de 2020 não eram apenas exibicionismo, como na conferência de São Francisco, quando ele injetou CRISPR no próprio braço. "A gente podia simplesmente injetar esse troço", disse ele sobre a vacina de DNA descrita pelos pesquisadores de Harvard. "Mas acho que ninguém ia ganhar nada com isso. Queremos agregar muito mais valor." Em vez disso, ele e seus copilotos cuidadosamente, semana após semana, fizeram uma demonstração ao vivo que seguiu os passos descritos pelos pesquisadores de Harvard no artigo da *Science* para ensinar as pessoas a fazer o código da proteína das espículas do coronavírus. Assim, eles podiam fazer com que dezenas, talvez centenas de pessoas, testassem a vacina, o que reuniria dados úteis sobre sua eficácia. "Se um bando de insignificantes como nós pode fazer isso, centenas de pessoas podiam estar fazendo o mesmo, e a ciência avançaria mais rápido", argumenta ele. "Queremos que todo mundo tenha a oportunidade de criar essa vacina de DNA e testar se ela cria anticorpos nas células humanas."

Perguntei se ele acreditava que uma vacina de DNA funcionaria com uma simples injeção e não com os choques galvanoplásticos e outras técnicas que alguns pesquisadores diziam ser necessárias para garantir que o DNA chegasse ao núcleo das células humanas. "Queremos seguir o máximo possível o artigo de Harvard, e eles não usam aditivos nem técnicas especiais como eletroporação", respondeu ele. "É realmente fácil produzir DNA, portanto, se algum método de entrega dobra a eficiência, você pode conseguir resultados iguais simplesmente duplicando a quantidade de DNA injetado."

No domingo, 9 de agosto, os três biohackers apareceram juntos — da Califórnia, do Mississippi e da Ucrânia — em um vídeo ao vivo para injetar simultaneamente em seus braços as vacinas que produziram ao longo dos últimos dois meses. "Nós três tentamos fazer a ciência avançar demonstrando o que as pessoas são capazes de fazer em um ambiente do tipo faça você mesmo", explicou Zayner no começo do vídeo. "Então, aqui vamos nós! Vamos fazer isso!" Então Zayner, usando uma camiseta vermelha sem mangas do time em que Michael Jordan jogou, enfiou uma longa seringa em seu braço, seguido por Dantseva e Ishee. Ele tranquilizou um pouco sua plateia: "Para todos vocês que vieram aqui para ver a gente morrer, não vai acontecer."

Ele estava certo. Eles não morreram. Só se contorceram bastante. E, no fim, houve indícios de que a vacina pode ter funcionado. Como o experimento não incluía nenhum método especial para levar o DNA ao núcleo das células humanas, os resultados não foram claros ou convincentes. Mas, quando fez um exame de sangue em setembro, transmitido ao vivo na internet para que todo mundo visse, Zayner encontrou indícios de que havia desenvolvido anticorpos neutralizadores para combater o coronavírus. Ele chamou isso de "êxito moderado", mas comentou que a biologia produz resultados que não são muito claros. Isso fez com que ele passasse a ter maior respeito por testes clínicos cuidadosos.

Alguns dos pesquisadores científicos com quem conversei ficaram chocados com o que Zayner fez. Mas me peguei torcendo por ele. Se a sombra dele causa ofensa, pensem nisso que compensa: *Maior envolvimento dos cidadãos na ciência é algo bom.* Trabalhos com códigos genéticos jamais serão feitos a tantas mãos nem serão tão democráticos quanto trabalhos com códigos de software, mas a biologia não deveria permanecer um domínio exclusivo de sacerdotes guardiões do Evangelho. Quando Zayner gentilmente me enviou uma dose de sua vacina feita em casa, decidi não injetá-la. Mas tive admiração por ele e pelos seus dois outros mosqueteiros por terem feito isso. Aquilo me fez querer estar mais envolvido na testagem de vacinas, embora de maneira mais oficial.[11]

MEU TESTE CLÍNICO

Meu envolvimento na ciência cidadã aconteceu quando me voluntariei para um teste clínico da vacina de RNAm da Pfizer/BioNTech. Como dito na abertura deste capítulo, tratava-se de um estudo duplo-cego, o que significa que nem eu nem os pesquisadores sabiam quem recebeu a vacina verdadeira e quem recebeu o placebo.

Quando me voluntariei no hospital Ochsner, em Nova Orleans, me disseram que o estudo podia durar até dois anos. Isso me fez pensar em algumas coisas. O que aconteceria, perguntei à coordenadora, se a vacina fosse aprovada antes disso? Ela me disse que então eles "tirariam minha venda", o que significa que eu seria informado se recebi o placebo e, se fosse o caso, receberia a vacina verdadeira.

O que aconteceria se outras vacinas fossem aprovadas enquanto nosso teste ainda estivesse em curso? Eu podia desistir quando quisesse, explicou ela, e ir em busca da vacina aprovada. Então fiz uma pergunta mais difícil: se eu desistisse, eles retirariam minha venda? Em outras palavras, caso uma vacina de outra empresa fosse aprovada, e eu desistisse do teste da Pfizer para recebê-la, eles me diriam se recebi o placebo ou a verdadeira vacina da

Pfizer? Ela fez uma pausa e chamou a supervisora, que também fez uma pausa. Por fim, me responderam: "Isso ainda não foi decidido."[12]

Sendo assim, fui falar com quem estava no comando. Fiz essas perguntas para Francis Collins, dos Institutos Nacionais de Saúde, que estavam financiando e supervisionando os estudos da Pfizer e de outras vacinas. (Existe uma vantagem em ser autor de livros.) "Você fez uma pergunta que está causando um importante debate no Grupo de Trabalho de Vacinas", respondeu ele. Poucos dias antes, um "relatório de consulta" sobre essa questão havia sido preparado pelo Departamento de Bioética na sede dos Institutos Nacionais de Saúde em Bethesda, Maryland.[13] Antes mesmo de ler o relatório de cinco páginas, fiquei impressionado e tranquilizado pelo fato de o NIH ter algo chamado Departamento de Bioética com um Serviço de Consulta Bioética próprio.

O relatório era profundo. Em diversos cenários, o valor científico que poderia derivar de continuar um estudo duplo-cego era contraposto à saúde dos participantes do teste. No caso de a vacina receber a aprovação da FDA, o conselho era: "Será obrigatório informar aos participantes e perguntar se a pessoa quer que sua venda seja retirada para que ela possa decidir se quer receber a vacina." Outro cenário analisava o que fazer caso uma vacina de outra empresa fosse aprovada. Nesse caso, a abordagem sugerida era oferecer a nova vacina às pessoas que estavam no grupo do placebo. Isso seria um ganha-ganha: o grupo do placebo receberia a nova vacina e o teste poderia comparar a vacina original sendo estudada com a nova.

Depois de digerir tudo isso, decidi parar de fazer perguntas e me voluntariar. Isso pode ajudar um pouco a ciência, e eu aprenderia em primeira mão, ou em primeiro braço, sobre vacinas de RNA. Algumas pessoas são muito céticas em relação a vacinas e testes clínicos. Eu prefiro errar por excesso de confiança.

RNA VITORIOSO

Em dezembro de 2020, com a Covid-19 ressurgindo em todo o planeta, as duas vacinas de RNA foram as primeiras a serem autorizadas pelo governo dos Estados Unidos, tornando-se um símbolo de vanguarda da batalha biotecnológica contra a pandemia. O RNA, essa molécula tão pequena que ajudou a vida a florescer em nosso planeta, mas que também criou a praga que enfrentamos agora, veio ao nosso socorro. Jennifer Doudna e seus colegas foram capazes de empregá-la para editar nosso código genético e também em uma metodologia de detecção de coronavírus. Os pesquisadores enfim encontraram um modo de usar a função biológica mais básica do RNA para transformar nossas células em fábricas de proteína da espícula capaz de estimular resposta imune ao coronavírus.

Observe o halo de letras sobre a imagem de Doudna na capa deste livro: GCACGUAGUGU. Este é o trecho do RNA que cria a proteína da espícula que se conecta à célula humana, agora também parte do código das novas vacinas. Esta é a primeira vez que uma vacina de RNa é aprovada para uso. Hoje, um ano após a detecção do novo coronavírus, tanto a Pfizer/BioNtech quanto a Moderna submeteram essas vacinas a testes clínicos de larga escala — tendo como voluntários pessoas como eu — e comprovaram eficácia superior a 90%. Ao ouvir essa notícia por telefone, o próprio CEO da Pfizer, Albert Bourla, ficou espantado. "Noventa? Foi isso mesmo que eu ouvi?"[14]

Ao longo da história, a humanidade enfrentou diversas pandemias virais e bacterianas. A primeira de que se tem registro foi a epidemia de influenza na Babilônia por volta do ano 1200 a.C. A peste de Atenas, em 429 d.C, matou cerca de 100 mil pessoas; no século II, a peste antonina matou 10 milhões; a praga de Justiniano, no século VI, 50 milhões; e, no século XIV, a peste negra ceifou quase 200 milhões de vidas, quase metade da população da Europa.

E a pandemia de Covid-19, com seu 1,5 milhão de mortos em 2020, não será a última. No entanto, graças à nova tecnologia da vacina de RNA, nossas defesas contra vírus futuros provavelmente serão bem mais rápidas e eficientes. "Foi um péssimo dia para os vírus", disse o presidente da Moderna sobre o domingo de novembro de 2020 em que recebeu os primeiros resultados dos testes clínicos. "Houve uma súbita alteração no equilíbrio evolucionário entre o que a nossa tecnologia é capaz de fazer e o que os vírus são capazes de fazer. Talvez nunca mais venhamos a enfrentar uma pandemia.

A invenção de vacinas de RNA de fácil reprogramação é de fato um triunfo relâmpago da engenhosidade humana, mas tudo isso está baseado em décadas de pesquisa básica, movida por mera curiosidade em relação aos aspectos mais fundamentais da vida em nosso planeta: como os genes codificados pelo DNA são transcritos em trechos de RNA capazes de orientar as células em relação a quais proteínas montar. Da mesma forma, a tecnologia de edição de genes CRISPR surgiu a partir da compreensão de como as bactérias usam trechos de RNA para guiar enzimas capazes de cortar vírus invasores. Da ciência básica surgem grandes invenções. A natureza é linda assim.

CAPÍTULO 54

Curas por CRISPR

O desenvolvimento de vacinas — tanto do tipo convencional quanto as que usam DNA ou RNA — acabaria ajudando a combater a pandemia de coronavírus. Mas vacinas não são uma solução perfeita. Elas dependem do estímulo ao sistema imunológico do indivíduo, algo sempre arriscado. (A maior parte das mortes por Covid-19 é causada pela inflamação de órgãos devido a respostas não desejadas do sistema imunológico.)[1] Como os fabricantes de vacina atestaram repetidas vezes, o sistema imunológico humano esconde mistérios. Por possuir múltiplas camadas, é muito complicado de controlar. Ele não conta com botões simples de ligar e desligar e funciona por interação de moléculas complexas que não são fáceis de calibrar.[2]

O uso de antibióticos do plasma de pacientes recuperados ou sinteticamente elaborado em laboratórios também ajudou a combater o pior da praga de Covid-19. Mas esse tipo de tratamento também não é uma solução de longo prazo perfeita para cada nova onda do vírus. É difícil colher grandes quantidades de plasma de doadores convalescentes, e os anticorpos monoclonais feitos em laboratório são difíceis de fabricar.

A solução de longo prazo para nossa luta contra os vírus é a mesma que as bactérias desenvolveram: usar o CRISPR para guiar uma enzima que corte o material genético do vírus sem necessidade de arregimentar o sistema imunológico do paciente. Mais uma vez, os círculos científicos

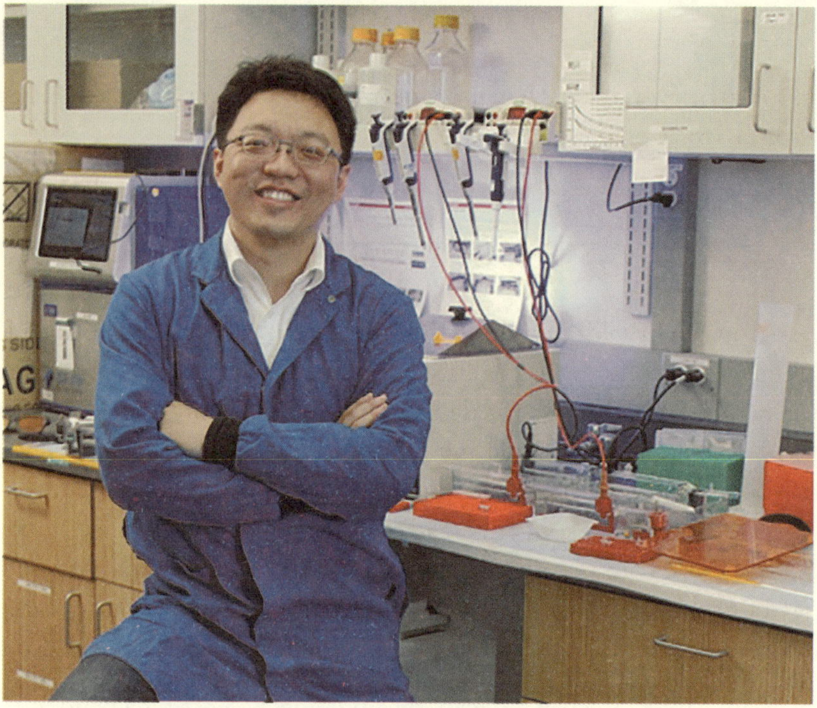

Stanley Qi

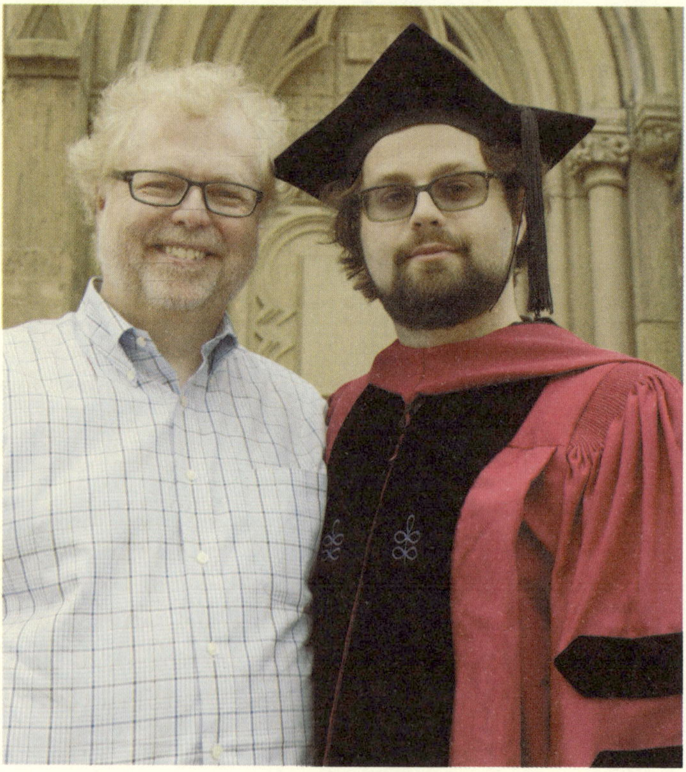

Nathan e Cameron Myhrvold

em torno de Doudna e Zhang se viram competindo na corrida para adaptar o CRISPR para essa missão urgente.

CAMERON MYHRVOLD E O CARVER

Cameron Myhrvold atravessa a fronteira entre o mundo da codificação digital e o da codificação genética, o que não é surpresa dada sua ascendência e criação. Filho e sósia de Nathan Myhrvold (pronuncia-se MÍER vold), um gênio que durante muito tempo presidiu a área de tecnologia da Microsoft, Cameron herdou do pai os olhos alegres, o rosto redondo, a risada cheia de vida e a curiosidade ilimitada. Contemporâneos meus se maravilharam com o brilhantismo de Nathan não apenas na área digital, mas também em campos que vão da ciência alimentar ao rastreamento de asteroides à velocidade com a qual os dinossauros podiam sacudir suas caudas. Cameron compartilha a facilidade do pai em programar computadores, mas como muitos de sua geração se concentrou mais na codificação genética e nas maravilhas da biologia.

Em Princeton, Cameron estudou biologia molecular e computacional, depois fez doutorado no Programa de Biologia de Sistemas, Sintética e Quantitativa de Harvard, que combina biologia e ciência da computação. Ele amava o desafio intelectual, mas o preocupava a possibilidade de que seu trabalho em nanoengenharia fosse tão avançado que acabasse tendo pouco impacto no futuro imediato.[3]

Depois de concluir o doutorado, Cameron fez uma pausa para fazer a Trilha do Colorado. "Eu realmente estava tentando descobrir para onde ir cientificamente", diz ele. Em dado momento da trilha, Cameron conheceu um rapaz que lhe fez muitas perguntas interessantes sobre ciência. "Durante essa conversa ficou claro para mim que gosto de trabalhar com problemas que são diretamente relevantes para a saúde humana."

E foi isso que o fez decidir cursar o pós-doutorado no laboratório de Pardis Sabeti, uma bióloga de Harvard que usa algoritmos de computador para explicar a evolução de doenças. Nascida em Teerã, ainda criança Sabeti fugiu com a família para os Estados Unidos durante a Revolução Iraniana. Membro do Instituto Broad, atua em parceria direta com Feng Zhang. "Entrar para o laboratório de Pardis e trabalhar com Zhang parecia uma excelente maneira de trabalhar na questão da luta contra os vírus", diz Myhrvold. Em pouco tempo Myhrvold passou para a órbita de influência de Zhang em Boston e tempos depois se tornou parte da equipe de estrelas do CRISPR em guerra com aqueles que orbitavam Jennifer Doudna em Berkeley.

Enquanto estudava para o doutorado em Harvard, Myhrvold se tornou amigo de Jonathan Gootenberg e Omar Abudayyeh, dois alunos de pós-graduação que trabalharam com Zhang no CRISPR-Cas13. Myhrvold frequentemente trocava ideias com eles quando visitava o laboratório de Zhang para usar a máquina de sequenciamento de genes. "Até que um dia me dei conta: 'Uau, esses caras são realmente uma dupla especial'", relembra Myhrvold. "Conseguimos criar maneiras de usar a Cas13 para detectar diferentes sequências de RNA, e vi ali uma oportunidade muito legal."

Quando Myhrvold sugeriu para Sabeti que deveriam começar uma parceria com o laboratório de Zhang, ela ficou entusiasmada. A sinergia entre as equipes era enorme e resultou em um pelotão tão diversificado que parecia coisa de filme: Gootenberg, Abudayyeh, Zhang, Myhrvold, Sabeti.

Em 2017, a equipe trabalhou junta no artigo de Zhang que descrevia o sistema SHERLOCK para detectar vírus RNA.[4] No ano seguinte, a colaboração criou um artigo que demonstrava como combinar um par SHERLOCK com uma forma simplificada de liberação dos ácidos nucleicos do vírus, capaz de permitir a detecção sem equipamento complexo.[5] O artigo foi publicado na mesma edição de abril de 2018 da *Science* na qual foi divulgado o artigo do laboratório de Doudna que descreve a ferramenta CRISPR-Cas12 de detecção de vírus desenvolvida por Chen e Harrington.

Além de usar o CRISPR-Cas13 para detectar vírus, Myhrvold se interessou em transformá-lo em uma ferramenta de tratamento médico capaz de eliminar vírus. "Há centenas de vírus que podem infectar pessoas, mas poucos para os quais temos remédios disponíveis", explica ele. "Isso se deve, em parte, ao fato de os vírus serem muito diferentes entre si. E se pudéssemos, então, desenvolver um sistema programável para tratá-los em sua variedade?"[6]

A maioria dos vírus que causam problemas para humanos, inclusive o coronavírus, tem o RNA como material genético. "São precisamente o tipo de vírus para o qual é desejável uma enzina CRISPR como a Cas13, cujo alvo é o RNA", diz. Myhrvold desenvolveu então uma maneira de usar o CRISPR-Cas13 para fazer pelos humanos o que ela faz pelas bactérias: identificar o material genético de um vírus perigoso e cortá-lo. Continuando a tradição de criar siglas de engenharia reversa eficientes para invenções baseadas no CRISPR, ele nomeou o sistema proposto de CARVER: "restrição de expressão e leitura viral assistida por Cas13", na sigla em inglês.

Em dezembro de 2016, logo depois de ingressar no laboratório de Sabeti como pós-doutorando, Myhrvold enviou a ela um e-mail no qual relatava alguns experimentos iniciais com o uso do CARVER para atacar um vírus que causa os sintomas de meningite ou encefalite. Os dados mostravam que ele reduzia significativamente a carga viral.[7]

Sabeti conseguiu financiamento da DARPA para estudar o sistema CARVER como método de prevenção à gripe e a outros vírus.[8] Myhrvold e demais pesquisadores no laboratório fizeram uma análise computadorizada de mais de 350 genomas de vírus RNA que infectam humanos e identificaram as que são conhecidas como "sequências conservadas", ou seja, que se preservam idênticas em muitos vírus. Essas sequências permaneceram intocadas pela evolução, e, portanto, é pouco provável que tenham alguma mutação no futuro próximo. A equipe dele desenvolveu um arsenal de RNAs guiados desenhados para atacar tais sequências. E então Myhrvold testou a capacidade do Cas13 de parar três vírus, incluído o tipo que causa a forma grave da gripe. Ele reduziu a carga viral RNA nas culturas de células quarenta vezes.[9]

O artigo deles foi publicado on-line em outubro de 2019. "Nossos resultados demonstram que a Cas13 pode ser usada para atacar um grande espectro de vírus RNA de cadeia simples", escreveram. "Uma tecnologia programável antiviral permitiria o rápido desenvolvimento de antivirais capazes de atacar patógenos existentes ou recém-descobertos."[10]

Algumas semanas depois que o artigo sobre o CARVER foi publicado, os primeiros casos de Covid-19 foram detectados na China. "Foi um daqueles momentos em que você percebe que aquilo no qual esteve trabalhando por muito tempo pode ser muito mais relevante do que você pensava", diz Myhrvold. Nesse momento, ele criou uma outra pasta em seu computador chamada nCov, para "novo coronavírus", já que o vírus ainda não havia recebido um nome oficial.

No fim de janeiro, ele e os colegas haviam estudado a sequência do genoma do coronavírus e começaram a trabalhar em testes CRISPR para detectá-lo. O resultado foi uma explosão de artigos entre março e junho de 2020 sobre aprimoramentos nas tecnologias de detecção de vírus baseadas em CRISPR. Entre eles havia um sistema chamado CARMEN, desenvolvido para detectar 169 vírus de uma só vez,[11] e um processo que combinava a capacidade de detecção do SHERLOCK com um método de extração de RNA chamado HUDSON, que, por sua vez, criava uma técnica de passo único chamada SHINE.[12] Além da magia na utilização do CRISPR, o Broad era mestre em criar siglas.

Myhrvold decidiu que seria melhor usar seu tempo desenvolvendo ferramentas que pudessem detectar o vírus em vez de criar tratamentos como o CARVER, destinados a destruir o vírus. Ele estava em vias de transferir seu laboratório para Princeton, onde aceitou o cargo de professor-assistente no Departamento de Biologia Molecular, marcado para começar em 2021. "Precisamos de tratamentos em longo prazo, é claro, mas decidi que diagnósticos eram algo que poderíamos de fato conseguir entregar rapidamente no primeiro ano."

Na Costa Oeste, na equipe de Jennifer Doudna, no entanto, havia um time trabalhando em um tratamento para o novo coronavírus. Da mesma maneira que o sistema CARVER inventado por Myhrvold, ele usaria o CRISPR para procurar e destruir vírus.

STANLEY QI E O PAC-MAN

Stanley Qi cresceu naquilo que ele chama de uma cidadezinha chinesa: Weifang fica na costa, 480 quilômetros ao sul de Pequim. Na verdade, sua área urbana abriga mais de 2,6 milhões de pessoas, mais ou menos o mesmo tamanho de Chicago, "mas isso é visto como pequeno na China", diz ele. Weifang é cheia de fábricas, mas não conta com uma universidade de renome internacional, por isso Qi (pronuncia-se "txi") foi para a Universidade Tsinghua, em Pequim, onde se formou em matemática e física. Em seguida, candidatou-se a uma vaga em Berkeley para cursar pós-graduação em física, mas se viu cada vez mais atraído para a biologia. "Parecia ter mais utilidade para ajudar o mundo", diz ele, "então decidi mudar de física para bioengenharia depois do meu segundo ano em Berkeley".[13]

Qi gravitava em torno do laboratório de Doudna, que se tornou uma de suas duas orientadoras. Em vez de edição de genes, ele se concentrou no desenvolvimento de novos usos do CRISPR para interferir com a expressão de genes. "Fiquei surpreso em ver como ela gastava tempo para discutir ciência comigo, de forma profunda e incluindo detalhes técnicos fundamentais", diz Qi. Seu interesse por vírus se intensificou em 2019 quando ganhou uma bolsa (assim como Myhrvold e Doudna) do programa da DARPA para preparação contra pandemias. "Começamos focados em encontrar um método CRISPR para lutar contra a influenza", diz ele. E então surgiu o novo coronavírus. No fim de janeiro de 2020, depois de ler uma reportagem sobre a situação na China, Qi reuniu sua equipe e mudou o foco da influenza para a Covid-19.

A abordagem de Qi era parecida com a de Myhrvold. Ele queria usar uma enzima guiada para encontrar o alvo e então romper o RNA do vírus invasor. Como Zhang e Myhrvold, ele decidiu usar uma versão da Cas13. A descoberta da Cas13 e da Cas13b foi feita por Zhang, no Instituto Broad. Mas outra variedade de Cas13 havia sido descoberta por um brilhante bioengenheiro da órbita de Doudna, Patrick Hsu, com experiência tanto em Broad quanto em Berkeley.[14]

Nascido em Taiwan, Hsu fez sua graduação em Berkeley e o doutorado em Harvard, onde trabalhou no laboratório de Zhang no período em que o mesmo competia com Doudna para fazer o CRISPR funcionar em células humanas. Hsu passaria dois anos como um dos principais cientistas da Editas, a empresa de CRISPR que Zhang cofundou e Doudna havia deixado. De lá, migrou para o Instituto Salk no sul da Califórnia, onde descobriu, em março de 2018, a enzima que se tornaria conhecida como Cas13d. Em 2019, assumiu o cargo de professor-assistente de bioengenharia em Berkeley e tornou-se um dos líderes nos esforços de Doudna para enfrentar a Covid-19.

Por seu tamanho diminuto e sua capacidade altamente específica de encontrar alvos, a Cas13d que Hsu descobriu foi escolhida por Qi como a melhor enzima para enfrentar o coronavírus nas células do pulmão humano. Na disputa pela melhor sigla, Qi se saiu muito bem. Batizou seu sistema de PAC-MAN, que extraiu de "profilático antiviral CRISPR em células humanas", na sigla em inglês. O nome é o mesmo do personagem comilão de um popular videogame. "Eu gosto de videogames", disse Qi a Steven Levy, da *Wired*. "O Pac-Man do videogame tenta comer seus biscoitos enquanto é perseguido por fantasmas. Mas, quando ele encontra um tipo específico de biscoito chamado de biscoito energético — no nosso caso um design CRISPR-Cas13 —, de repente ele se torna muito poderoso. Nesse momento, é capaz de comer os fantasmas e limpar todo campo de batalha."[15]

Qi e sua equipe testaram o PAC-MAN em fragmentos sintéticos do novo coronavírus. Em meados de fevereiro, Tim Abbott, seu aluno de doutorado, realizou experimentos nos quais demonstrava que o PAC-MAN reduzira a quantidade do novo coronavírus em 90%. "Demonstramos que o direcionamento genético baseado na Cas13d pode efetivamente localizar e romper as sequências de RNA de fragmentos de SARS-CoV-2", escreveram Qi e seus colaboradores. "O PAC-MAN é uma estratégia promissora de combate não apenas dos coronavírus, incluído o que causa a Covid-19, mas também uma grande gama de outros vírus."[16]

O artigo foi publicado on-line em 14 de março de 2020, dia seguinte ao da primeira reunião de Doudna com os pesquisadores de São Francisco que haviam se voluntariado para combater o novo coronavírus. Qi enviou o link para ela por e-mail, e na mesma hora Doudna respondeu, convidando-o a se juntar ao grupo e a se apresentar na segunda reunião semanal on-line deles. "Disse a ela que precisávamos de alguns recursos para desenvolver a ideia do PAC-MAN, ter acesso a amostras vivas do novo coronavírus e descobrir sistemas de entrega que pudessem chegar às células do pulmão dos pacientes", diz ele. "Ela deu todo o apoio."[17]

ENTREGA

O conceito por trás do CARVER e do PAC-MAN era brilhante, mas, para ser justo, é preciso dizer que as bactérias já tinham pensado nisso há mais de um bilhão de anos. Cas13, a enzima destruidora de RNA, é capaz de comer os coronavírus nas células humanas. Se conseguissem fazer isso funcionar, o CARVER e o PAC-MAN seriam mais eficientes do que uma vacina de produção de resposta imunológica. Ao apontar diretamente para o vírus invasor, as tecnologias baseadas em CRISPR evitam a necessidade na errática resposta imunológica do corpo.

O desafio era a entrega: como fazer isso chegar até as células certas em um paciente humano e depois fazer isso passar pelas membranas daquelas células? Eis o grande desafio, especialmente quando envolve chegar a células do pulmão, razão pela qual o CARVER e o PAC-MAN ainda não estariam prontos para uso em humanos no começo de 2021.

Na reunião semanal de 22 de março, Doudna apresentou Qi e mostrou um slide em que era descrito o grupo ao lado do qual ele combateria na guerra contra o novo coronavírus.[18] Ela o reuniu com pesquisadores de seu laboratório que trabalhavam em novos métodos de entrega e juntou-se a ele para criar um relatório no qual apresentou o projeto para potenciais financiadores. "Usamos uma variante do CRISPR, Cas13d, a fim de marcar sequências de RNA viral para clivagem e destruição", escreveu ela. "Nosso trabalho oferece uma nova estratégia que tem potencial para ser usada como vacina genética e tratamento para Covid-19."[19]

A maneira tradicional de entregar o CRISPR e outras terapias genéticas é usando vírus, que (como sabemos bem) são muito bons em se infiltrar nas células humanas. Cientistas podem transformar vírus seguros — como os adenoassociados, que não causam doenças nem provocam respostas imunológicas severas — em "vetores virais" e através deles entregar o material genético dentro das células. Ou podem criar partículas virais sintéticas responsáveis por essa entrega, a especialidade de Jennifer Hamilton e de alguns outros pesquisadores no laboratório de Doudna. Outro método, a eletroporação, consiste em aplicar um campo elétrico à membrana celular a fim de torná-la mais permeável. Todas essas abordagens têm suas desvantagens. O tamanho reduzido dos vetores virais frequentemente limita os tipos de proteínas CRISPR e o número de RNA guias únicos que podem ser entregues. Na busca por um mecanismo seguro e efetivo, o IGI teria de fazer jus a seu nome e inovar.

Doudna colocou Qi em contato com Ross Wilson, seu ex-aluno de pós-doutorado, para trabalhar com ele nos sistemas de entrega. Wilson, cujo laboratório situa-se ao lado do dela em Berkeley, é especialista em novas metodologias de entrega intracelular em pacientes. Como mencionado, Wilson trabalha em parceria com Alex Marson no desenvolvimento de um sistema de entrega para vacinas de DNA.[20]

Wilson teme, no entanto, que a entrega do PAC-MAN ou do CARVER nas células se mostrará difícil. Qi, por sua vez, está esperançoso de que essas terapias baseadas em CRISPR possam ser desenvolvidas nos próximos anos. Um método que vem se mostrando promissor é envolver o complexo CRISPR-Cas13 em moléculas sintéticas chamadas lipitoides, que têm o tamanho de um vírus. Junto à Unidade de Nanoestruturas Biológicas no Laboratório Nacional Lawrence Berkeley, um extenso complexo governamental situado em uma colina acima do campus de Berkeley, Qi trabalhou para criar lipitoides que possam entregar o PAC-MAN nas células do pulmão.[21]

Uma maneira de fazer isso funcionar, Qi diz, é entregando tratamentos PAC-MAN por meio de um spray nasal ou alguma outra forma de nebulizador. "Meu filho tem asma. Quando ele era pequeno e jogava futebol, usava o nebulizador como medida preventiva. Algumas pessoas fazem uso dele regularmente e preparam o pulmão para que apresente menos reações alérgicas caso sejam expostas a algo", diz ele. O mesmo poderia ser feito durante a pandemia do novo coronavírus: um spray nasal que contenha o PAC-MAN ou outro tratamento profilático CRISPR-Cas13.

Depois que os mecanismos estiverem resolvidos, sistemas como o PAC-MAN e o CARVER serão muito melhores que vacinas. Eles serão capazes de tratar e proteger as pessoas sem precisar ativar o sistema imunológico, embora essa medida possa ser bastante peculiar e delicada. Eles também poderão ser programados para marcar sequências essenciais no código genético do vírus e dificultar que as mutações os superem. São, além de tudo, mecanismos simples de reprogramar quando um novo vírus surge.

Esse conceito de reprogramação também é adequado em um sentido mais amplo. Os tratamentos CRISPR surgiram da reprogramação de um sistema que nós, humanos, encontramos na natureza. "Isso me dá muita esperança de que, quando enfrentarmos outros grandes desafios médicos, seremos capazes de encontrar outras tecnologias tais como essa na natureza e colocá-las em uso", diz Myhrvold.

Devemos fazer aqui um lembrete do valor da pesquisa básica estimulada pela curiosidade por aquilo a que Leonardo da Vinci gostava de se referir como as maravilhas infinitas da natureza. "Você nunca sabe quando algum tópico obscuro de pesquisa pode vir a ter implicações para a saúde humana", diz ele. Como Jennifer Doudna gosta de dizer, "a natureza é linda assim".

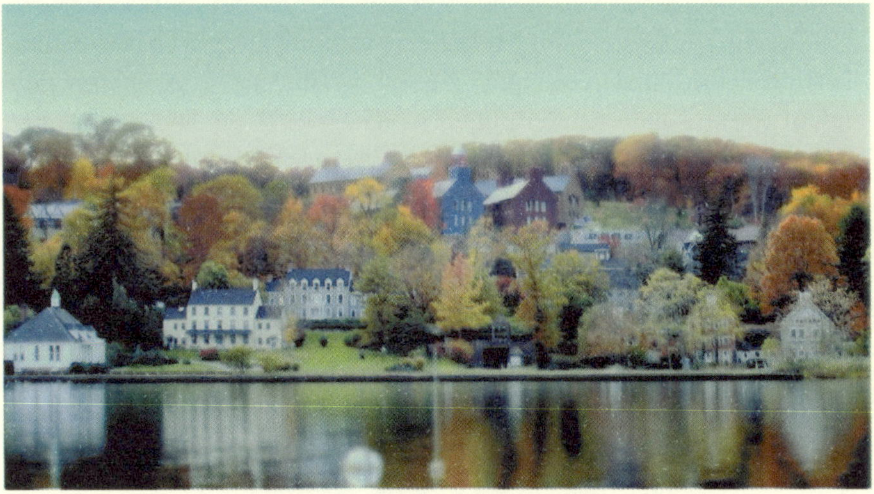

Laboratório Cold Spring Harbor

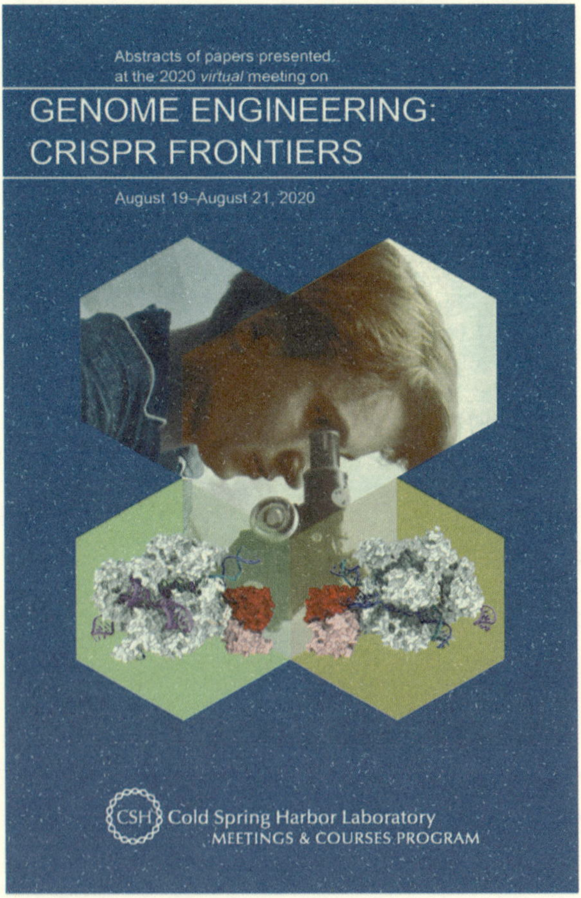

CAPÍTULO 56

O prêmio Nobel

"REESCREVENDO O CÓDIGO DA VIDA"

Doudna dormia profundamente quando, às 2h53 da manhã de 9 de outubro, foi acordada pela vibração persistente do celular, que ela deixara em modo silencioso. Ela estava num quarto de hotel em Palo Alto, onde iria participar de uma pequena reunião sobre a biologia do envelhecimento, o primeiro evento presencial desse tipo ao qual comparecia em sete meses, desde o começo da crise do novo coronavírus. A ligação era de uma repórter da *Nature*. "Lamento incomodá-la tão cedo", disse ela, "mas queria seus comentários sobre o Nobel".

"Quem ganhou?", perguntou Doudna, parecendo um pouco irritada.

"A senhora ainda não viu?!?", perguntou a repórter. "A senhora e Emmanuelle Charpentier!"

Doudna olhou para o celular e viu um monte de ligações perdidas que de fato pareciam ter vindo de Estocolmo. Depois de parar por um momento para absorver a novidade, disse: "Já ligo de volta."[1]

A escolha de conferir o prêmio Nobel de Química de 2020 a Doudna e Charpentier não foi uma completa surpresa, mas o reconhecimento veio com rapidez histórica. A descoberta do CRISPR tinha apenas 8 anos. No dia anterior, sir Roger Penrose havia dividido o Nobel de Física por uma descoberta sobre buracos negros que fez há mais de 50 anos. Havia também um sentimento de que aquele prêmio de química era histórico. Mais do que reconhecer uma conquista importante, ele parecia anunciar o advento de uma nova era. "O prêmio deste ano é sobre reescrever o código da vida", proclamou o secretário-geral da Academia Real Sueca ao fazer o anúncio. "Essas tesouras genéticas levaram as ciências da vida a uma nova época."

Também era notável que o prêmio tivesse sido concedido a apenas duas pessoas, em vez das usuais três. Dada a disputa em andamento sobre quem descobriu o CRISPR como ferramenta de edição de genes, a terceira vaga poderia ter ido para Feng Zhang, embora isso deixasse de fora George Church, que publicou resultados parecidos ao mesmo tempo. Além deles, havia muitos outros candidatos dignos, como Francisco Mojica, Rodolphe Barrangou, Phillipe Horvath, Eric Sontheimer, Luciano Marraffini e Virginijus Šikšnys.

Havia também o significado histórico de um prêmio ser entregue a duas mulheres. Dava para sentir que o fantasma de Rosalind Franklin sorria. Embora tenha feito as imagens que ajudaram James Watson e Francis Crick a descobrir a estrutura do DNA, Franklin se tornou apenas um personagem menor nos anais desse campo e morreu antes que os dois recebessem o prêmio Nobel de 1962. Mesmo se estivesse viva, é improvável que tivesse tirado o lugar de Maurice Wilkins como terceiro homenageado. Até 2020, apenas cinco mulheres, começando com Marie Curie em 1911, haviam recebido um Nobel de Química, dentre 184 homenageados.

Quando Doudna ligou para o número de Estocolmo que havia sido deixado em sua caixa postal, foi atendida por uma secretária eletrônica. Mas, minutos depois, conseguiu completar a ligação e receber a notícia oficialmente. Depois de receber mais algumas ligações, incluídas as de Martin Jinek e da repórter persistente da *Nature*, ela fez as malas e entrou no carro para a viagem de uma hora de volta a Berkeley. No caminho, falou com Jamie, que lhe disse haver uma equipe de comunicação da universidade se preparando no jardim fronteiro deles. Quando chegou em casa, às quatro e meia da manhã, enviou uma mensagem para os vizinhos a fim de se desculpar pela agitação e as luzes das câmeras.

Teve alguns minutos para celebrar tomando café com Jamie e Andy. Depois, fez alguns poucos comentários para a câmera em seu jardim da frente antes de seguir para Berkeley para uma coletiva de imprensa global virtual organizada às pressas. No caminho, falou com sua colega Jillian Banfield, que em 2006 telefonara convidando-a para um encontro no

Café do Movimento pela Liberdade de Expressão para discutirem a repetição misteriosa de sequências aglomeradas que ela continuava encontrando no DNA das bactérias. "Sou grata por ter você como minha parceira e amiga", disse Doudna a Banfield. "Tem sido muito divertido."

Muitas das perguntas na coletiva de imprensa se concentraram em como o prêmio representava uma vitória para as mulheres. "Tenho orgulho do meu gênero", disse Doudna com uma grande risada. "É maravilhoso, especialmente para mulheres jovens. Para muitas ainda existe esse sentimento de que, independentemente do que façam, seu trabalho talvez não seja reconhecido como seria se fossem homens. Gostaria de ver isso mudar, e esse é um passo na direção certa." Depois, Doudna relembrou de seus tempos de escola. "Mais de uma vez me disseram que meninas não fazem química ou não fazem ciência. Felizmente eu ignorei isso."

Enquanto falava, Charpentier estava na sua coletiva de imprensa em Berlim, onde já era meio da tarde. Falei com ela horas antes, depois de ela ter recebido a ligação oficial de Estocolmo. Estava excepcionalmente emotiva. "Tinham me dito que isso um dia poderia acontecer", contou ela, "mas quando recebi a ligação fiquei muito tocada, muito emotiva". Isso a fez pensar, disse ela, em sua infância e na decisão de, ao passar pelo Instituto Pasteur em sua cidade natal, Paris, algum dia se tornar cientista. Mas na hora de sua coletiva de imprensa, as emoções estavam bem escondidas atrás de seu sorriso de Mona Lisa. Com uma taça de vinho branco na mão, ela entrou no saguão do instituto em que trabalhava, posou ao lado do busto do cientista que dava nome ao lugar, Max Planck, e depois respondeu às perguntas de maneira leve e honesta. Assim como em Berkeley, o foco da entrevista foi o significado daquele prêmio para as mulheres. "O fato de Jennifer e eu recebermos esse prêmio hoje é uma mensagem poderosa para jovens meninas", disse ela. "Mostra que mulheres também podem ser premiadas."

Naquela tarde, Eric Lander, rival das duas, publicou um tuíte de seu poleiro no Instituto Broad: "Um enorme parabéns às dras. Charpentier e Doudna pelo @PrêmioNobel por suas contribuições à incrível ciência do CRISPR! É emocionante ver as fronteiras ilimitadas da ciência continuando a se expandir, com grandes impactos para os pacientes." Em público, Doudna reagiu com magnanimidade. "Estou profundamente grata pelo reconhecimento de Eric Lander. É uma honra receber suas palavras." Em particular, no entanto, questionou se o uso da palavra "contribuições" seria uma maneira sutil de minimizar suas descobertas certificadas pelo Nobel.

Doudna mencionou em sua entrevista coletiva que estava "acenando na direção do outro lado do oceano" para Charpentier. Mas ela queria muito conversar com Charpentier pessoalmente. Mandou várias mensagens de texto para ela durante o dia e deixou mensagens em seu telefone celular três vezes. "Por favor, por favor ligue para mim", escreveu Doudna. "Não vai tomar muito do seu tempo. Só quero dizer parabéns por telefone." Charpentier finalmente respondeu: "Estou muito, muito exausta, mas prometo que ligo amanhã." Só na manhã seguinte as duas finalmente teriam uma conversa calma e demorada.

Depois de sua entrevista coletiva, Doudna foi até seu laboratório para uma celebração com champanhe seguida de uma reunião via Zoom durante a qual ela brindou com cerca de uma centena de amigos. Mark Zuckerberg e Priscilla Chan, cuja fundação patrocinava parte do trabalho dela, fizeram uma aparição virtual assim como Jillian Banfield e vários reitores e autoridades de Berkeley. O melhor brinde veio de Jack Szostak, o professor de Harvard que a direcionou para as maravilhas do RNA quando Doudna ainda era estudante de pós-graduação. Szostak, que ganhou um Nobel de Medicina em 2009 (ao lado de duas mulheres), ergueu a taça de champanhe sentado no quintal de sua imponente casa de tijolos em Boston e declarou: "Melhor que ganhar um prêmio Nobel é quando um aluno seu ganha também."

Mais tarde naquela noite, depois que ela e Jamie prepararam omeletes espanhóis para o jantar, Doudna se juntou às duas irmãs em uma ligação no FaceTime. Falaram sobre como seus falecidos pais teriam reagido. "Queria que eles estivessem aqui", disse Jennifer. "Nossa mãe teria ficado bastante emocionada e o pai teria fingido que não. Ele ia querer ter certeza que tinha entendido a descoberta científica e perguntar o que eu planejo fazer em seguida."

TRANSFORMAÇÕES

Ao homenagear uma descoberta sobre o CRISPR, um sistema de combate a vírus encontrado na natureza, em meio a uma pandemia viral, o comitê do Nobel nos lembrou como a pesquisa básica pode acabar tendo aplicações muito práticas. O CRISPR e a Covid-19 estão acelerando nossa entrada em uma era das ciências da vida. Moléculas são os novos microchips. No auge da crise do novo coronavírus, Doudna foi chamada a escrever um artigo para a *Economist* sobre as transformações sociais em andamento. "Como muitos outros aspectos da vida atualmente, a ciência e sua prática parecem passar por mudanças rápidas e talvez permanentes", escreveu ela. "A transformação será para melhor."[2] O público, previa ela, terá maior compreensão da biologia e do método científico. Os governantes terão maior respeito pelo valor de financiar ciência básica. E haverá mudanças duradouras no modo como cientistas atuam em parceria, competem e se comunicam.

Antes da pandemia, a comunicação e a colaboração entre pesquisadores acadêmicos tornava-se cada vez mais restrita. As universidades criaram grandes equipes jurídicas dedicadas a reivindicar cada descoberta, independentemente de quão pequena fosse, e a protegê-las contra qualquer compartilhamento de informação que pudesse comprometer um possível pedido de patente. "Transformaram toda interação entre cientistas em uma transação de propriedade intelectual", diz o biólogo Michael Eisen. "Tudo que recebo ou envio para um colega em outra instituição acadêmica envolve um acordo legal completo cujo propósito não é promover a ciência, mas proteger a capacidade da universidade de lucrar com as invenções hipotéticas surgidas do fato de cientistas fazerem o que supostamente deveriam fazer: compartilhar nosso trabalho uns com os outros."[3]

A corrida para derrotar a Covid-19 não era regida por essas regras. Liderados por Doudna e Zhang, a maioria dos laboratórios acadêmicos declarou que suas descobertas seriam disponibilizadas para qualquer um que estivesse lutando contra o vírus. Isso permitiu uma parceria mais forte entre pesquisadores e mesmo entre países. O consórcio de laboratórios em São Francisco reunido por Doudna não teria sido estruturado tão rapidamente se tivesse sido necessário se preocupar com acordos de propriedade intelectual. Da mesma forma, cientistas em todo o mundo contribuíam para um banco de dados aberto de sequências do coronavírus que, no fim de agosto de 2020 já tinha 36 mil entradas.[4]

O sentimento de urgência sobre a Covid-19 também acabou com o papel de guardiões da informação exercido pelos periódicos acadêmicos revisados por pares e acessíveis somente mediante uma taxa cara, como a *Science* e a *Nature*. Em vez de esperar meses para que editores e revisores decidam se vão publicar determinado artigo, no auge da crise do novo coronavírus, pesquisadores postavam mais de cem artigos por dia em servidores de pré-impressão, como *medRxiv* e *bioRxiv*, que são gratuitos e abertos e exigem processo de revisão mínimo. Isso permitiu que a informação fosse compartilhada em tempo real, livremente, e até mesmo dissecada pelas redes sociais. Apesar do perigo potencial de espalhar dados científicos ainda não totalmente validados, a disseminação rápida e aberta das pesquisas funcionou bem nesse caso: cada nova descoberta acelerava todo o processo e o público passou a poder acompanhar o avanço da ciência em tempo real. Alguns artigos importantes sobre o coronavírus publicados em servidores de pré-impressão foram analisados coletivamente por especialistas em todo o mundo.[5]

Como seu ex-aluno Feng Zhang, George Church diz que há muito se perguntava se algum dia haveria um evento biológico catalítico o suficiente para trazer a ciência para nossa vida diária. "A Covid-19", diz ele. "De vez em quando um meteoro se choca com a Terra, e de repente os mamíferos assumem o controle."[6] A maioria de nós um dia terá dispositivos em casa que nos permitirão detectar vírus e outras doenças. Também teremos vestimentas com nanoporos e transistores moleculares capazes de monitorar nossas funções biológicas. Esses equipamentos vão compartilhar informações on-line em tempo real e criar um mapa bioclimático global no qual estará demonstrada a propagação de ameaças biológicas. Tudo isso tornou a biologia um campo de estudo ainda mais empolgante — em agosto de 2020, as inscrições para graduações em medicina haviam aumentado 17% em relação ao ano anterior e batido um recorde moderno.

O mundo acadêmico também vai mudar, e não só pela ascensão das aulas on-line. Em vez de repousarem em torres de marfim, as universidades se envolverão no enfrentamento de problemas da vida real, de pandemias a mudança climática. Esses projetos serão multidisciplinares, e romperão o isolamento acadêmico e as paredes dos laboratórios, tradicionalmente feudos independentes que protegem de modo fervoroso sua autonomia. Lutar contra o coronavírus exigiu interdisciplinaridade. Nesse aspecto, o combate a ele é semelhante ao esforço para desenvolver o CRISPR, que colocou caçadores de micróbios trabalhando com geneticistas, biólogos estruturais e *geeks* da informática. Também se assemelha ao *modus operandi* dos negócios inovadores, em que unidades independentes trabalham juntas em determinado projeto ou missão. A natureza das ameaças científicas que enfrentamos vai acelerar a tendência das parcerias entre laboratórios diferentes.

Mas um aspecto fundamental da ciência continuará igual: ela sempre será uma colaboração intergeracional, de Darwin a Mendel, de Watson e Crick a Doudna e Charpentier. "No fim das contas, as descobertas são o que permanece", diz Charpentier. "Estamos passando por este planeta por um curto período de tempo. Fazemos nosso trabalho, partimos e outros virão para continuá-lo."[7]

Todos os cientistas sobre quem escrevi neste livro dizem que a principal motivação não é o dinheiro, ou mesmo a glória, mas, sim, a chance de desvendar os mistérios da natureza e usar essas descobertas para tornar o mundo um lugar melhor. Acredito neles. E acho que esse pode ser o mais importante legado da pandemia que enfrentamos: lembrar aos cientistas a nobreza de sua missão. O momento também poderá incutir esses valores em uma nova geração de estudantes que, contemplando uma carreira, terão maior probabilidade de seguir a pesquisa científica, uma vez que viram quão empolgante e importante ela pode ser.

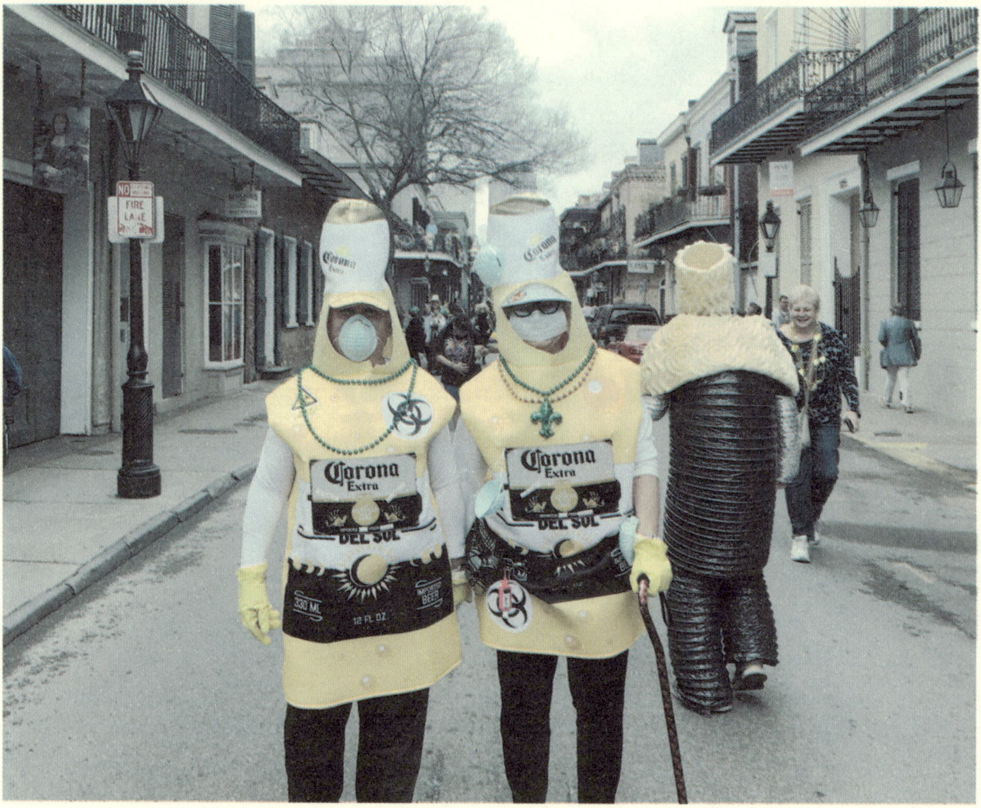

Mardi Gras, 2020

Epílogo

Royal Street, Nova Orleans, últimos meses de 2020

A Grande Pandemia começa a retroceder, a Terra começa a se curar. Estou sentado em minha sacada no French Quarter e daqui posso ouvir música de novo nas ruas e sentir o cheiro de camarão vindo do restaurante da esquina.

Sei que mais ondas virais devem vir, seja do atual coronavírus, seja de outros vírus novos no futuro, sei que precisamos de mais do que vacinas de uso único. Como as bactérias, precisamos desenvolver um sistema com alto poder de adaptação para nos defender de cada novo vírus. O CRISPR pode nos oferecer isso, assim como faz para as bactérias. Também pode um dia consertar nossos problemas genéticos, derrotar cânceres, aprimorar as capacidades de nossas crianças e nos permitir controlar a evolução a fim de assumir a direção do futuro da raça humana.

Comecei esta jornada pensando que a biotecnologia era a próxima grande revolução científica, um assunto repleto de maravilhas naturais inspiradoras, rivalidades entre pesquisadores, descobertas emocionantes, triunfos capazes de salvar vidas e pioneiros criativos como Jennifer Doudna, Emmanuelle Charpentier e Feng Zhang. O Ano da Praga me fez perceber que eu estava subestimando sua importância.

Há algumas semanas, encontrei meu antigo exemplar de *A dupla hélice*, de James Watson. Assim como Doudna, ganhei o livro de presente do meu pai quando estava na escola. Era uma primeira edição com sobrecapa vermelha, que poderia até ter algum valor no eBay, não fossem minhas anotações de aluno de segundo ano feitas a lápis nas margens, registrando e definindo palavras que eram novas para mim, como "bioquímica".

Ler o livro me fez, como no caso de Doudna, querer me tornar bioquímico. Diferentemente dela, segui outro caminho. Mas, se tivesse que fazer tudo de novo — e aqui prestem atenção, estudantes que estejam lendo —, teria me concentrado muito mais nas ciências da vida, especialmente se estivesse chegando à vida adulta no século XXI. Minha geração se tornou fascinada pelos computadores pessoais e pela web e tentamos garantir que nossos filhos aprendessem programação. Agora, teremos de garantir que os jovens aprendam o código da vida.

Uma maneira de chegar lá é fazer com que nós, crianças mais velhas, percebamos quão útil é entender a maneira como a vida funciona, como demonstram as histórias entrelaçadas do CRISPR e da Covid-19. É bom que algumas pessoas tenham opiniões sustentáveis a respeito do uso de alimentos transgênicos, mas seria ainda melhor se mais pessoas soubessem o que é de fato um transgênico (e o que os fabricantes de iogurte descobriram). É bom ter opiniões sustentáveis sobre engenharia genética em humanos, mas seria ainda melhor saber o que é de fato um gene.

Compreender as maravilhas da vida é mais do que meramente útil. É também inspirador e prazeroso. Por isso temos a sorte de sermos dotados de curiosidade.

Um filhote de lagarto me faz lembrar disso enquanto rasteja pelas curvas do ferro forjado da minha varanda e entra em uma videira, mudando ligeiramente de cor. Fico curioso: o que *causa* essa mudança de cor na pele? Também, por que diabos a praga de coronavírus foi seguida por tamanha profusão de lagartos? Preciso me impedir de conjurar explicações medievais. Faço uma pequena incursão on-line para saciar minha curiosidade, e a experiência é agradável. Sou lembrado de minha anotação de Leonardo da Vinci favorita, inscrita na margem da página abarrotada de um de seus cadernos de apontamentos: "Descreva a língua de um pica-pau". Quem acorda de manhã e decide que precisa saber como é a língua de um pica-pau? Um homem curioso e apaixonado. Leonardo.

A curiosidade é a principal característica das pessoas que me fascinam, de Benjamin Franklin a Albert Einstein, a Steve Jobs e a Leonardo da Vinci. A curiosidade era o que movia James Watson e o Grupo Fago, que queriam entender os vírus que atacavam as bactérias, e o aluno de pós-graduação Francisco Mojica, intrigado pelos agrupamentos de sequências repetidas de DNA, e Jennifer Doudna, que queria entender o que fazia a não-me-toque se fechar ao toque. E talvez esse instinto — curiosidade, pura e simplesmente — seja o que vai nos salvar.

Há um ano, depois de viagens a Berkeley e várias conferências, sentei nesta sacada e tentei processar meus pensamentos a respeito do tema da edição de genes. Minha preocupação envolvia a diversidade de nossa espécie.

Eu tinha voltado para casa a tempo do enterro da querida grande dama de Nova Orleans, Leah Chase, que morreu aos 96 anos depois de comandar um restaurante no bairro Tremé por quase sete décadas. Com sua colher de pau, ela mexia o *roux* para seu *gumbo* de camarão e linguiça (uma xícara de óleo de amendoim e oito colheres de sopa de farinha de trigo) até que ficasse da cor de café com leite e pudesse unir os muitos e diversos ingredientes do prato. Mestiça, falante de francês, era dona de um restaurante que, assim como ela, unia a diversidade da vida de Nova Orleans, o negro, o branco e o mestiço.

O French Quarter estava agitado naquele fim de semana. Havia uma corrida de bicicleta só com pessoas peladas que pretendia promover (curiosamente) a segurança no trânsito. Havia paradas e desfiles para celebrar a vida de Miss Leah e também de Mac Rebennack, o músico de funk conhecido como Dr. John. Ocorreram também a Parada Gay anual e festas relacionadas em várias quadras. E coexistindo alegremente com tudo isso estava o Festival do Tomate Crioulo do Mercado Francês, onde caminhoneiros e cozinheiros demonstravam muitas variedades dos suculentos tomates locais, zero transgênicos.

Da sacada, fiquei impressionado com a diversidade de pessoas desfilando. Havia gente baixa e alta, homo e heterossexuais, gordos e magros, claros, escuros e pardos. Vi um grupo que vestia camisetas da Universidade Gallaudet animadamente comunicando-se por meio da linguagem de sinais. A suposta promessa do CRISPR é que talvez um dia sejamos capazes de escolher quais dessas características gostaríamos de perpetuar em nossas crianças e em todos os nossos descendentes. Poderíamos escolher que sejam altos e musculosos e loiros de olhos azuis, com audição perfeita e... Bem, façam suas escolhas.

Enquanto analisava a cena com toda sua variedade, ponderei como essa promessa do CRISPR pode ser também um perigo. A natureza levou milhões de anos para compor, de maneira complexa e ocasionalmente imperfeita, os três bilhões de pares-base de DNA que permitem toda essa diversidade maravilhosa em nossa espécie. Estamos certos de que agora podemos chegar e editar esse genoma para eliminar o que vemos como imperfeições? Prescindiremos dessa diversidade? De nossa humildade e empatia? Vamos nos tornar menos saborosos como nossos tomates?

No Mardi Gras 2020, os participantes da parada de St. Anne desfilaram em frente a nossa sacada, alguns vestidos de coronavírus, com macacões que imitavam uma garrafa de cerveja Corona e capuzes que os faziam parecer com foguetes virais. Semanas depois, veio a ordem de *lockdown*. Doreen Ketchens, a querida clarinetista que toca com sua banda em frente ao mercado da esquina, fez uma apresentação de despedida para uma calçada quase vazia. Ela cantou uma versão de "When the Saints Go Marching In", destacando a estrofe que diz "quando o sol começar a brilhar".

O clima estava diferente do ano anterior, assim como minhas opiniões sobre o CRISPR. Assim como tudo em nossa espécie, meu pensamento evolui e se adapta com a mudança da situação. Agora vejo a promessa do CRISPR mais claramente que o perigo. Se formos sábios, a biotecnologia poderá nos deixar mais capazes de combater vírus, superar defeitos genéticos e proteger nosso corpo e nossa mente.

Todas as criaturas, grandes e pequenas, usam quaisquer truques disponíveis para sobreviver, e também deveríamos fazer isso. É natural. As bactérias criaram uma técnica muito inteligente de lutar contra os vírus, mas levaram trilhões de ciclos de vida para fazer isso. Não podemos esperar tanto. Teremos de combinar curiosidade e inventividade para acelerar o processo.

Depois de milhões de séculos durante os quais a evolução dos organismos aconteceu "naturalmente", temos agora a capacidade de alterar o código da vida e projetar nosso futuro genético. Ou, para confundir aqueles que definem a edição de genes como algo "não natural" ou "brincar de Deus", diremos de outra forma: a natureza e o Deus da natureza, em sua sabedoria infinita, fizeram uma espécie evoluir e ser capaz de modificar seu genoma. E essa espécie somos nós.

Assim como qualquer característica evolucionária, essa nova habilidade pode ajudar nossa espécie a prosperar e talvez até a produzir espécies sucessoras. Ou talvez não. Pode ser uma característica que, como acontece algumas vezes, leva a espécie por um caminho que coloca em risco sua sobrevivência. A evolução é inconstante assim.

É por isso que ela funciona melhor sendo um processo lento. De vez em quando, um solitário, ou um rebelde — He Jiankui, Josiah Zayner —, fará tudo ir mais rápido. Mas se formos sábios, podemos frear o fluxo e seguir com cautela. O risco de entrarmos em um caminho sem volta é menor assim.

Para nos guiar, precisaremos não apenas de cientistas, mas de humanistas. E mais importante, de pessoas que se sentem confortáveis em ambos os mundos, como Jennifer Doudna. Por isso acho útil para todos nós tentar entender esse novo lugar no qual estamos prestes a entrar, um lugar que embora pareça misterioso também está cheio de esperança.

Nem tudo precisa ser decidido agora. Podemos começar nos perguntando que tipo de mundo queremos deixar para nossos filhos. E, a partir daí, ir sentindo juntos o caminho, passo a passo, de preferência de mãos dadas.

Agradecimentos

Quero agradecer a Jennifer Doudna por sua boa vontade em me aguentar. Ela me concedeu dezenas de entrevistas, respondeu a ligações e e-mails incessantes, me permitiu passar um bom tempo em seu laboratório, deu acesso a uma grande variedade de reuniões, e até me deixou mexer em seus canais no Slack. E seu marido, Jamie Cate, também me suportou e me ajudou.

Feng Zhang foi notavelmente magnânimo. Apesar de o livro ser sobre sua rival, ele me recebeu alegremente em seu laboratório e me deu múltiplas entrevistas. Uma das alegrias durante o processo de apuração deste livro foi passar algum tempo em Berlim com Emmanuelle Charpentier, que foi *charmante*. Apesar de não saber muito bem o que o termo define, sei reconhecer quando vejo, e espero que isso transpareça nestas páginas. Da mesma forma me diverti passando um bom tempo com George Church, que é um cavalheiro encantador (*charmant?)* disfarçado de cientista maluco.

Kevin Doxzen, do Instituto de Genômica Inovadora, e Spencer Olesky, de Tulane, foram os analistas científicos deste livro. Fizeram comentários muito inteligentes e correções. Max Wendell, de Tulane, também contribuiu. Todos foram maravilhosos, mas por favor não os culpe por qualquer erro que tenha permanecido.

Também sou grato a todos os cientistas e seus fãs que passaram algum tempo comigo, forneceram insights, deram entrevistas e conferiram fatos: Richard Axel, David Baltimore, Jillian Banfield, Cori Bargmann, Rodolphe Barrangou, Joe Bondy-Denomy, Dana Carroll, Janice Chen, Francis Collins, Kevin Davies, Sarah Doudna, Kevin Doxzen, Victor Dzau, Eldora Ellison, Sarah Goodwin, Margaret Hamburg, Jennifer Hamilton, Lucas Harrington, Rachel Haurwitz, Don Hemmes, Megan Hochstrasser, Patrick Hsu, Maria Jasin, Martin Jinek, Elliot Kirschner, Gavin Knott, Eric Lander, Le Cong, Enrique Lin Shiao, Richard Lipton, David Liu, Luciano Marraffini, Alex Marson, Andy May, Sylvain Moineau, Francisco Mojica, Cameron Myhrvold, Rodger Novak, Val Pakaluk, Duanqing Pei, Matthew Porteus, Stanley Qi, Antonio Regalado, Matt Ridley, Meredith Salazar, Dave Savage, Jacob Sherkow, Virginijus Šikšnys, Erik Sontheimer, Sam Sternberg, Jack Szostak, Fiódor Urnov, Elizabeth Watson, James Watson, Jonathan Weissman, Blake Wiedenheft, Ross Wilson e Josiah Zayner.

Como sempre, devo um profundo agradecimento a Amanda Urban, minha agente há quarenta anos. Amanda consegue ser ao mesmo tempo cuidadosa e intelectualmente honesta, o que é muito estimulante. Priscilla Painton e eu trabalhamos juntos na *Time* quando ainda comíamos salada e fomos vizinhos quando nossos filhos ainda não comiam as deles. De repente, agora ela é minha editora. É incrível o modo como o mundo gira. Seu trabalho diligente e inteligente reestruturou e poliu linha por linha deste livro.

A ciência é um esforço colaborativo. O mesmo vale para a produção de um livro. A alegria de estar na Simon & Schuster é que trabalho com uma grande equipe liderada pelo irreprimível e perspicaz Jonathan Karp, que pareceu ter lido este manuscrito muitas vezes e continuava a sugerir melhorias. O time ainda incluía Stephen Bedford, Dana Canedy, Jonathan Evans, Marie Florio, Kimberly Goldstein, Judith Hoover, Ruth Lee-Mui, Hana Park, Julia Prosser, Richard Rhorer, Elise Ringo e Jackie Seow. Helen Manders e Peppa Mignone, na Curtis Brown, fizeram um trabalho maravilhoso com as editoras internacionais. Também quero agradecer a Lindsey Billups, minha assistente, que é esperta, sábia e muito sensível. Sua ajuda diária foi inestimável.

Meu maior agradecimento, como sempre, vai para minha esposa, Cathy, que ajudou com a pesquisa, leu cuidadosamente meus rascunhos, deu conselhos sábios e me manteve em equilíbrio (ou tentou). Nossa filha,

Betsy, também leu o manuscrito e fez sugestões inteligentes. As duas são os pilares da minha vida.

Este livro foi lançado por Alice Mayhew, que foi a editora de todos os meus livros anteriores. Em nossas primeiras discussões, fiquei impressionado ao ver como ela conhecia bem a ciência. Alice era incansável em insistir que eu fizesse deste livro uma jornada de descoberta. Ela havia editado o clássico do gênero, *The Eighth Day of Creation*, de Horace Freeland Judson, em 1979, e 40 anos depois parecia se lembrar de cada trecho. Durante o Natal de 2019 ela leu a primeira metade deste livro e me devolveu uma torrente de comentários alegres e ideias. Mas infelizmente Alice não viveu para vê-lo pronto. Nem a querida Carolyn Reidy, CEO da Simon & Schuster, que sempre foi uma mentora, guia e a quem tive a felicidade de conhecer. Um dos grandes prazeres da vida era fazer Alice e Carolyn sorrirem. Quem viu o sorriso delas entenderá. Espero que este livro as fizesse sorrir e à memória delas o dedico.

NOTAS

INTRODUÇÃO: APRESENTANDO-SE PARA A MISSÃO

1. Entrevista do autor com Jennifer Doudna. A competição foi organizada pelo First Robotics, um programa nacional criado pelo inventor imbatível da Segway, Dean Kamen.
2. Entrevistas, gravações de áudio e vídeo, notas e slides fornecidos por Jennifer Doudna, Megan Hochstrasser e Fyodor Urnov; Walter Isaacson. "Ivory Power" ["Poder de marfim"], *Air Mail*, 11 de abril de 2020.
3. Consulte o capítulo 12 sobre fabricantes de iogurte para uma discussão mais completa sobre o processo iterativo que pode ocorrer entre pesquisadores básicos e a inovação tecnológica.

CAPÍTULO 1: HILO

1. Entrevistas do autor com Jennifer e Sarah Doudna. Outras fontes para essa seção incluem: *The Life Scientific*, BBC Radio, 17 de setembro de 2017; Andrew Pollack. "Jennifer Doudna, a Pioneer Who Helped Simplify Genome Editing" ["Jennifer Doudna, uma pioneira que ajudou a simplificar a edição de genomas"], *New York Times*, 11 de maio de 2015; Claudia Dreifus. "The Joy of the Discovery: An Interview with Jennifer Doudna" ["A alegria da descoberta: uma entrevista com Jennifer Doudna"], *New York Review of Books*, 24 de janeiro de 2019; entrevista com Jennifer Doudna, Academia Nacional de Ciências, 11 de novembro de 2004; Jennifer Doudna. "Why Genome Editing Will Change Our Lives" ["Por que a edição de genomas vai mudar nossas vidas"], *Financial Times*, 14 de março de 2018; Laura Kiessling. "A Conversation with Jennifer Doudna" ["Uma conversa com Jennifer Doudna"], *ACS Chemical Biology Journal*, 16 de fevereiro de 2018; Melissa Marino. "Biography of Jennifer A. Doudna" ["Biografia de Jennifer A. Doudna"], *PNAS*, 7 de dezembro de 2004.
2. Dreifus. "The Joy of the Discovery".
3. Entrevistas do autor com Lisa Twigg-Smith, Jennifer Doudna.
4. Entrevistas do autor com Jennifer Doudna, James Watson.

5. Jennifer Doudna. "How COVID-19 Is Spurring Science to Accelerate" ["Como a Covid-19 está impulsionando a ciência a acelerar"], *The Economist*, 5 de junho de 2020.

CAPÍTULO 2: O GENE

1. Esse trecho sobre a história da genética e do DNA é baseado em *O gene* (Companhia das Letras, 2016); Horace Freeland Judson. *The Eighth Day of Creation* [*O oitavo dia da criação*] (Touchstone, 1979); Alfred Sturtevant. *A History of Genetics* [*Uma história da genética*] (Cold Spring Harbor, 2001); Elof Axel Carlson. *Mendel's Legacy* [*O legado de Mendel*] (Cold Spring Harbor, 2004).
2. Janet Browne. *Charles Darwin*, v. 1 (Knopf, 1995) e v. 2 (Knopf, 2002); Charles Darwin. *The Journey of the Beagle*, publicado originalmente em 1839; Darwin. *A origem das espécies*, publicado originalmente *On the Origin of Species* em 1859. Cópias eletrônicas de livros, cartas, escritos e diários podem ser encontrados em Darwin Online, darwin-online.org.uk.
3. Isaac Asimov. "How Do People Get New Ideas" ["Como as pessoas têm novas ideias"], 1959, reimpresso em *MIT Technology Review*, 20 de outubro de 2014; Steven Johnson. *Where Good Ideas Come From* (Riverhead, 2010) (*De onde vêm as boas ideias*, Zahar, 2011), p. 81; Charles Darwin. *Autobiografia*, descrição dos acontecimentos de outubro de 1838, Darwin Online, darwin-online.org.uk.
4. Além de Mukherjee, Judson e Sturtevant, esse trecho sobre Mendel também se baseia em: Robin Marantz Henig. *O monge no jardim* (Rocco, 2000).
5 Erwin Chargaff. "Preface to a Grammar of Biology" ["Prefácio para uma gramática da biologia"], *Science*, 14 de maio de 1971.

CAPÍTULO 3: DNA

1. Esse trecho se baseia em várias entrevistas com James Watson realizadas ao longo de anos e em seu livro *A dupla hélice*, publicado originalmente pela Atheneum em 1968 [no Brasil, publicado pela Zahar]. Usei *The Annotated and Illustrated Double Helix* [*A dupla hélice anotada e ilustrada*], compilado por Alexander Gann e Jan Witkowski (Simon & Schuster, 2012), que inclui cartas descrevendo o modelo de DNA e outros materiais complementares. O trecho também se baseia em: James Watson. *Avoid Boring People* [*Evite pessoas chatas*] (Oxford, 2007); Brenda Maddox. *Rosalind Franklin: The Dark Lady of DNA* [*Rosalind Franklin: a dama negra do DNA*] (HarperCollins, 2002); Judson. *The Eighth Day* [*O oitavo dia*]; Mukherjee. *O gene*; Sturtevant. *A History of Genetics* [*Uma história da genética*].
2. Judson diz que Watson foi rejeitado por Harvard; Watson disse diretamente a mim e em *Avoid Boring People* [*Evite pessoas chatas*] que ele foi aceito, mas não lhe ofereceram bolsa ou financiamento.
3. A pessoa mais jovem a ganhar um prêmio Nobel agora é Malala Yousafzai, do Paquistão, que ganhou o Nobel da Paz. Ela foi baleada pelo Talibã e se tornou defensora da educação de meninas.
4. Mukherjee. *The Gene* (*O gene*), p. 147.
5. Rosalind Franklin. "The DNA Riddle: King's College, London, 1951—1953" ["O enigma do DNA: King's College, Londres, 1951—1953], Documentos de Rosalind Franklin, Biblioteca Nacional de Medicina dos Institutos Nacionais de Saúde, https://profiles.nlm.nih.gov/spotlight/kr/feature/dna; Nicholas Wade. "Was She or Wasn't She?" ["Ela era ou não era?"], *The Scientist*, abril de 2003; Judson. *The Eighth*

Day [*O oitavo dia*], p. 99; Maddox. *Rosalind Franklin*, p. 163; Mukherjee. *The Gene* (*O gene*), p. 149.

CAPÍTULO 4: A EDUCAÇÃO DE UMA BIOQUÍMICA

1. Entrevistas do autor com Jennifer Doudna.
2. Entrevistas do autor com Jennifer Doudna.
3. Entrevistas do autor com Don Hemmes por e-mail.
4. Entrevistas do autor com Jennifer Doudna; Jennifer A. Doudna e Samuel H. Sternberg. *A Crack in Creation* [*Uma rachadura na criação*] (Houghton Mifflin, 2017), p. 58; Kiessling. "A Conversation with Jennifer Doudna" ["Uma conversa com Jennifer Doudna"]; Pollack. "Jennifer Doudna".
5. Salvo indicação em contrário, todas as citações de Jennifer Doudna desse trecho são de minhas entrevistas com ela.
6. Sharon Panasenko. "Methylation of Macromolecules during Development in *Myxococcus xanthus*" ["Metilação de macromoléculas durante o desenvolvimento de *Myxococcus xanthus*"], *Journal of Bacteriology*, novembro de 1985 (enviado em julho de 1985).

CAPÍTULO 5: O GENOMA HUMANO

1. O Departamento de Energia começou a trabalhar no sequenciamento do genoma humano em 1986. O financiamento oficial do Projeto Genoma Humano constava no orçamento de 1988 do presidente Reagan. O Departamento de Energia e os Institutos Nacionais de Saúde assinaram um memorando de entendimento para formalizar o Projeto Genoma Humano em 1990.
2. Daniel Okrent. *The Guarded Gate* [O portão protegido] (Scribner, 2019).
3. "Decoding Watson" ["Decodificando Watson"], dirigido e produzido por Mark Mannucci, *American Masters*, PBS, 2 de janeiro de 2019.
4. Entrevistas e encontros do autor com a família Watson, James, Watson e Rufus; Algis Valiunas. "The Evangelist of Molecular Biology" ["O evangelista da biologia molecular"], *The New Atlantis*, verão de 2017; James Watson. *A Passion for DNA* [*Paixão pelo DNA*] (Oxford, 2003); Philip Sherwell. "DNA Father James Watson's 'Holy Grail' Request" ["O 'Santo Graal' de James Watson, pai do DNA"], *The Telegraph*, 10 de maio de 2009; Nicholas Wade. "Genome of DNA Discoverer Is Deciphered" ["O genoma do descobridor do DNA é decifrado"], *New York Times*, 1º de junho de 2007.
5. Entrevistas do autor com George Church, Eric Lander e James Watson.
6. Frederic Golden e Michael D. Lemonick. "The Race Is Over" ["A corrida terminou"]; James Watson. "The Double Helix Revisited" ["A dupla hélice revisitada"], *Time*, 3 de julho de 2000; conversas do autor com Al Gore, Craig Venter, James Watson, George Church e Francis Collins.
7. Notas do autor na cerimônia da Casa Branca; Nicholas Wade. "Genetic Code of Human Life Is Cracked by Scientists" ["Código genético da vida humana é decifrado por cientistas"], *New York Times*, 27 de junho de 2000.

CAPÍTULO 6: RNA

1. Mukherjee. *The Gene* (*O gene*), p. 250.
2. Jennifer Doudna. "Hammering Out the Shape of a Ribozyme" ["Forjando a forma de uma ribozima"], *Structure*, 15 de dezembro de 1994.

3. Jennifer Doudna e Thomas Cech. "The Chemical Repertoire of Natural Ribozymes" ["O repertório químico de ribozimas naturais"], *Nature*, 11 de julho de 2002.
4. Entrevistas do autor com Jack Szostak e Jennifer Doudna; Jennifer Doudna. "Towards the Design of an RNA Replicase" ["Para o projeto de uma replicase de RNA"], dissertação de mestrado, Universidade de Harvard, maio de 1989.
5. Entrevistas do autor com Jack Szostak, Jennifer Doudna.
6. Jeremy Murray e Jennifer Doudna. "Creative Catalysis" ["Catálise criativa"], *Trends in Biochemical Sciences*, dezembro de 2001; Tom Cech. "The RNA Worlds in Context" ["Os mundos do RNA em contexto"], *Cold Spring Harbor Perspectives in Biology*, julho de 2012; Francis Crick. "The Origin of the Genetic Code" ["A origem do código genético"], *Journal of Molecular Biology*, 28 de dezembro de 1968; Carl Woese. *The Genetic Code* (Harper & Row, 1967), p. 186 (*O código genético*, Polígono, 1972); Walter Gilbert. "The RNA World" ["O mundo do RNA"], *Nature*, 20 fevereiro de 1986.
7. Jack Szostak. "Enzymatic Activity of the Conserved Core of a Group I Self-Splicing Intron" ["Atividade enzimática do núcleo conservado de um íntron auto-splicing do Grupo I"], *Nature*, 3 de julho de 1986.
8. Entrevistas do autor com Richard Lifton, Jennifer Doudna, Jack Szostak; menção do prêmio Greengard a Jennifer Doudna, 2 de outubro de 2018; Jennifer Doudna e Jack Szostak. "RNA-Catalysed Synthesis of Complementary-Strand RNA" ["Síntese catalisada por RNA de RNA de fita complementar"], *Nature*, 15 de junho de 1989; J. Doudna, S. Couture e J. Szostak. "A Multisubunit Ribozyme That Is a Catalyst of and Template for Complementary Strand RNA Synthesis" ["Uma ribozima multissubunidade que é catalisadora da síntese de RNA de fita complementar e seu molde"], *Science*, 29 de março de 1991; J. Doudna, N. Usman e J. Szostak. "Ribozyme-Catalyzed Primer Extension by Trinucleotides" ["Extensão de trinucleotídeos catalisada por ribozima"], *Biochemistry*, 2 de março de 1993.
9. Jayaraj Rajagopal, Jennifer Doudna e Jack Szostak. "Stereochemical Course of Catalysis by the Tetrahymena Ribozyme" ["Curso estereoquímico de catálise pela ribozima da Tetrahymena"], *Science*, 12 de maio de 1989; Doudna e Szostak. "RNA-Catalysed Synthesis of Complementary-Strand RNA" ["Síntese catalisada por RNA de RNA de fita complementar"]; J. Doudna, B. P. Cormack, e J. Szostak. "RNA Structure, Not Sequence, Determines the 5' Splice-Site Specificity of a Group I Intron" ["Estrutura do RNA, não sequencial, determina a especificidade do sítio 5' de splicing de um íntron do Grupo I"], *PNAS*, outubro de 1989; J. Doudna e J. Szostak. "Miniribozymes, Small Derivatives of the sunY Intron, Are Catalytically Active" ["Miniribozimas, pequenas derivações do íntron sunY, são cataliticamente ativas"], *Molecular and Cell Biology*, dezembro de 1989.
10. Entrevistas do autor com Jack Szostak.
11. Entrevista do autor com James Watson; James Watson et al. "Evolution of Catalytic Function" ["Evolução da função catalítica"], Simpósio do Cold Spring Harbor, v. 52, 1987.
12. Entrevistas do autor com Jennifer Doudna e James Watson; Jennifer Doudna, Jack Szostak et al. "Genetic Dissection of an RNA Enzyme" ["Dissecação genética de uma enzima de RNA"], Simpósio do Cold Spring Harbor, 1987, p. 173.

CAPÍTULO 7: CURVAS E DOBRAS

1. Entrevistas do autor com Jack Szostak e Jennifer Doudna.
2. Pollack. "Jennifer Doudna".

3. Entrevista do autor com Lisa Twigg-Smith.
4. Jamie Cate, Thomas Cech, Jennifer Doudna et al. "Crystal Structure of a Group I Ribozyme Domain: Principles of RNA Packing" ["Estrutura cristalina de um domínio de ribozima do Grupo I: princípios da embalagem de RNA"], *Science*, 20 de setembro de 1996. Para o primeiro passo importante da pesquisa de Boulder, consulte: Jennifer Doudna e Thomas Cech. "Self-Assembly of a Group I Intron Active Site from Its Component Tertiary Structural Domains" ["Automontagem de um sítio ativo de íntron do Grupo I a partir de seus domínios estruturais terciários"], *RNA*, março de 1995.
5. Reportagem do NewsChannel 8, "High Tech Shower International", YouTube, 29 de maio de 2018. Disponível em: <https://www.youtube.com/watch?v=FxPFLbfrpNk&feature=share>.

CAPÍTULO 8: BERKELEY

1. Cate et al. "Crystal Structure of a Group I Ribozyme Domain" ["Estrutura cristalina de um domínio de ribozima do Grupo I RNA"].
2. Entrevistas do autor com Jamie Cate e Jennifer Doudna.
3. Andrew Fire, Craig Mello et al. "Potent and Specific Genetic Interference by Double-Stranded RNA in *Caenorhabditis elegans*" ["Interferência genética potente e específica de RNA de fita dupla em *Caenorhabditis elegans*"], *Nature*, 19 de fevereiro de 1998.
4. Entrevistas do autor com Jennifer Doudna, Martin Jinek e Ross Wilson; Ian MacRae, Kaihong Zhou, Jennifer Doudna et al. "Structural Basis for Double-Stranded RNA Processing by Dicer" ["Base estrutural para processamento de RNA de fita dupla por Dicer"], *Science*, 13 de janeiro de 2006; Ian MacRae, Kaihong Zhou e Jennifer Doudna. "Structural Determinants of RNA Recognition and Cleavage by Dicer" ["Determinantes estruturais de reconhecimento e clivagem do RNA por Dicer"], *Natural Structural and Molecular Biology*, 1º de outubro de 2007; Ross Wilson e Jennifer Doudna. "Molecular Mechanisms of RNA Interference" ["Mecanismos moleculares de interferência do RNA"], *Annual Review of Biophysics*, 2013; Martin Jinek e Jennifer Doudna. "A Three-Dimensional View of the Molecular Machinery of RNA Interference" ["Uma visão tridimensional do maquinário molecular da interferência do RNA"], *Nature*, 22 de janeiro de 2009.
5. Bryan Cullen. "Viruses and RNA Interference: Issues and Controversies" ["Vírus e interferência do RNA: problemas e controvérsias"], *Journal of Virology*, novembro de 2014.
6. Ross Wilson e Jennifer Doudna. "Molecular Mechanisms of RNA Interference" ["Mecanismos moleculares da interferência do RNA"], *Annual Review of Biophysics*, maio de 2013.
7. Alesia Levanova e Minna Poranen. "RNA Interference as a Prospective Tool for the Control of Human Viral Infections" ["Interferência do RNA como uma ferramenta possível para o controle de infecções virais humanas"], *Frontiers of Microbiology*, 11 de setembro de 2018; Ruth Williams. "Fighting Viruses with RNAi" ["Combatendo vírus com RNAi"], *The Scientist*, 10 de outubro de 2013; Yang Li, Shou-Wei Ding et al. "RNA Interference Functions as an Antiviral Immunity Mechanism in Mammals" ["A interferência do RNA funciona como mecanismo de imunidade antiviral em mamíferos"], *Science*, 11 de outubro de 2013; Pierre Maillard, Olivier Voinnet et al. "Antiviral RNA Interference in Mammalian Cells" ["Interferência antiviral do RNA em células de mamíferos"], *Science*, 11 de outubro de 2013.

CAPÍTULO 9: CLUSTERS DE REPETIÇÕES

1. Yoshizumi Ishino, Atsuo Nakata et al. "Nucleotide Sequence of the iap Gene, Responsible for Alkaline Phosphatase Isozyme Conversion in *Escherichia coli*" ["Sequência de nucleotídeos do gene iap, responsável pela conversão da isozima da fosfatase alcalina em *Escherichia coli*"], *Journal of Bacteriology*, 22 de agosto de 1987; Yoshizumi Ishino et al. "History of CRISPR-Cas from Encounter with a Mysterious Repeated Sequence to Genome Editing Technology" ["História do CRISPR-Cas desde o encontro com uma sequência repetida misteriosa até a tecnologia de edição de genoma"], *Journal of Bacteriology*, 22 de janeiro de 2018; Carl Zimmer. "Breakthrough DNA Editor Born of Bacteria" ["Editor inovador de DNA nascido de uma bactéria"], *Quanta*, 6 de fevereiro de 2015.
2. Entrevistas do autor com Francisco Mojica. O trecho também se baseia em: Kevin Davies. "Crazy about CRISPR: An Interview with Francisco Mojica" ["Louco por CRISPR, uma entrevista com Francisco Mojica"], *CRISPR Journal*, 1º de fevereiro de 2018; Heidi Ledford. "Five Big Mysteries about CRISPR's Origins" ["Cinco grandes mistérios sobre as origens do CRISPR"], *Nature*, 12 de janeiro de 2017; Clara Rodríguez Fernández. "Interview with Francis Mojica, the Spanish Scientist Who Discovered CRISPR" ["Entrevista com Francis Mojica, o cientista espanhol que descobriu o CRISPR"], *Labiotech*, 8 de abril de 2019; Veronique Greenwood. "The Unbearable Weirdness of CRISPR" ["A estranheza insuportável do CRISPR"], *Nautilus*, março de 2017; Francisco Mojica e Lluis Montoliu. "On the Origin of CRISPR-Cas Technology" ["Sobre a origem da tecnologia CRISPR-Cas"], *Trends in Microbiology*, 8 de julho de 2016; Kevin Davies. *Editing Humanity* [*Editando a humanidade*] (Simon & Schuster, 2020).
3. Francisco Mojica, Francisco Rodriguez-Valera et al. "Long Stretches of Short Tandem Repeats Are Present in the Largest Replicons of the Archaea *Haloferax mediterranei* and *Haloferax volcanii* and Could Be Involved in Replicon Partitioning" ["Trechos longos de repetições curtas em tandem estão presentes nos maiores replicons das Archaea *Haloferax mediterranei* e *Haloferax volcanii* e podem estar envolvidos na divisão de replicons"], *Journal of Molecular Microbiology*, julho de 1995.
4. E-mail de Ruud Jansen para Francisco Mojica, 21 de novembro de 2001.
5. Ruud Jansen, Leo Schouls et al. "Identification of Genes That Are Associated with DNA Repeats in Prokaryotes" ["Identificação de genes associados com a repetição de DNA em procariontes"], *Molecular Biology*, 25 de abril de 2002.
6. Entrevistas do autor com Francisco Mojica.
7. Sanne Klompe e Samuel Sternberg. "Harnessing 'a Billion Years of Experimentation'" ["Aproveitando 'um bilhão de anos de experimentação'"], *CRISPR Journal*, 1º de abril de 2018; Eric Keen. "A Century of Phage Research" ["Um século de pesquisas de bacteriófagos"], *Bioessays*, janeiro de 2015; Graham Hatfull e Roger Hendrix. "Bacteriophages and Their Genomes" ["Bacteriófagos e seus genomas"], *Current Opinions in Virology*, 1º de outubro de 2011.
8. Rodríguez Fernández. "Interview with Francis Mojica" ["Entrevista com Francis Mojica"]; Greenwood. "The Unbearable Weirdness of CRISPR" ["A estranheza insuportável do CRISPR"].
9. Entrevistas do autor com Francisco Mojica; Rodríguez Fernández. "Interview with Francis Mojica" ["Entrevista com Francis Mojica"]; Davies. "Crazy about CRISPR" ["Louco por CRISPR"].

10. Francisco Mojica, Elena Soria et al. "Intervening Sequences of Regularly Spaced Prokaryotic Repeats Derive from Foreign Genetic Elements" ["Sequências intermediárias de repetições procariontes regularmente espaçadas derivam de elementos genéticos estranhos"], *Journal of Molecular Evolution*, fevereiro de 2005 (recebido em 6 de fevereiro de 2004; aceito em 1º de outubro de 2004).
11. Kira Makarova, Eugene Koonin et al. "A Putative RNA-Interference-Based Immune System in Prokaryotes" ["Um sistema imunológico putativo baseado na interferência do RNA"], *Biology Direct*, 16 de março de 2006.

CAPÍTULO 10: CAFÉ DO MOVIMENTO PELA LIBERDADE DE EXPRESSÃO

1. Entrevistas do autor com Jillian Banfield e Jennifer Doudna; Doudna e Sternberg. *A Crack in Creation* [*Uma rachadura na criação*], p. 39; "Deep Surface Biospheres" ["Biosferas de superfície profunda"], página do Banfield Lab no site da Universidade de Berkeley.
2. Entrevista conjunto do autor com Jillian Banfield e Jennifer Doudna.
3. Entrevista do autor com Jennifer Doudna.

CAPÍTULO 11: ENTRANDO EM CENA

1. Entrevistas do autor com Blake Wiedenheft e Jennifer Doudna.
2. Kathryn Calkins. "Finding Adventure: Blake Wiedenheft's Path to Gene Editing" ["Encontrando a aventura: o caminho de Blake Wiedenheft até a edição genética"], Instituto Nacional de Ciências Médicas Gerais, 11 de abril de 2016.
3. Emily Stifler Wolfe. "Insatiable Curiosity: Blake Wiedenheft Is at the Forefront of CRISPR Research" ["Curiosidade insaciável: Blake Wiedenheft está na vanguarda da pesquisa do CRISPR"], *Montana State University News*, 6 de junho de 2017.
4. Blake Wiedenheft, Mark Young e Trevor Douglas. "An Archaeal Antioxidant: Characterization of a Dps-Like Protein from *Sulfolobus solfataricus*" ["Um antioxidante Archaeal: caracterização de uma proteína tipo Dps do *Sulfolobus solfataricus*"], *PNAS*, 26 de julho de 2005.
5. Entrevista do autor com Blake Wiedenheft.
6. Entrevista do autor com Blake Wiedenheft.
7. Entrevistas do autor com Martin Jinek e Jennifer Doudna.
8. Kevin Davies. "Interview with Martin Jínek" ["Entrevista com Martin Jinek"], *CRISPR Journal*, abril de 2020.
9. Entrevista do autor com Martin Jinek.
10. Jinek e Doudna. "A Three-Dimensional View of the Molecular Machinery of RNA Interference" ["Uma visão tridimensional do maquinário molecular da interferência do RNA"]; Martin Jinek, Scott Coyle e Jennifer A. Doudna. "Coupled 5' Nucleotide Recognition and Processivity in Xrn1-Mediated mRNA Decay" ["Reconhecimento do nucleotídeo 5' acoplado e processividade da decomposição do RNAm mediada pela Xrn1"], *Molecular Cell*, 4 de março de 2011.
11. Entrevistas do autor com Blake Wiedenheft, Martin Jinek, Rachel Haurwitz e Jennifer Doudna.
12. Entrevistas do autor com Blake Wiedenheft e Jennifer Doudna; Blake Wiedenheft, Kaihong Zhou, Martin Jinek, Jennifer Doudna et al. "Structural Basis for DNase Activity of a Conserved Protein Implicated in CRISPR-Mediated Genome Defense" ["Base estrutural para a atividade DNase de uma proteína conservada

implicada na defesa do genoma mediada pelo CRISPR"], *Structure*, 10 de junho de 2009.

13. Jinek e Doudna. "A Three-Dimensional View of the Molecular Machinery of RNA Interference" ["Uma visão tridimensional do maquinário molecular da interferência do RNA"].
14. Entrevistas do autor com Martin Jinek, Blake Wiedenheft e Jennifer Doudna.
15. Wiedenheft et al. "Structural Basis for DNase Activity of a Conserved Protein" ["Base estrutural para a atividade DNase de uma proteína conservada"].

CAPÍTULO 12: OS FABRICANTES DE IOGURTE

1. Vannevar Bush. "Science, the Endless Frontier" ["Ciência, a fronteira sem fim"], Departamento de Pesquisa e Desenvolvimento Científico, 25 de julho de 1945.
2. Matt Ridley. *How Innovation Works* [*Como a inovação funciona*] (Harper Collins, 2020), p. 282.
3. Entrevistas do autor com Rodolphe Barrangou.
4. odolphe Barrangou e Philippe Horvath. "A Decade of Discovery: CRISPR Functions and Applications" ["Uma década de descobertas: funcões e aplicações do CRISPR"], *Nature Microbiology*, 5 de junho de 2017; Prashant Nair. "Interview with Rodolphe Barrangou" ["Entrevista com Rodolphe Barrangou"], *PNAS*, 11 de julho de 2017; entrevistas do autor com Rodolphe Barrangou.
5. Entrevistas do autor com Rodolphe Barrangou.
6. Rodolphe Barrangou, Sylvain Moineau, Philippe Horvath et al. "CRISPR Provides Acquired Resistance against Viruses in Prokaryotes" ["O CRISPR fornece resistência adquirida contra vírus em procariontes"], *Science*, 23 de março de 2007 (enviado em 29 de novembro de 2006; aceito em 16 de fevereiro de 2007).
7. Entrevistas do autor com Sylvain Moineau, Jillian Banfield e Rodolphe Barrangou. Agenda de conferências 2008-2012 disponibilizadas por Banfield.
8. Entrevista do autor com Luciano Marraffini.
9. Entrevista do autor com Erik Sontheimer.
10. Entrevistas do autor com Erik Sontheimer, Luciano Marraffini; Luciano Marraffini e Erik Sontheimer. "CRISPR Interference Limits Horizontal Gene Transfer in Staphylococci by Targeting DNA" ["A inerferência do CRISPR limita a transferência horizontal de genes em estafilococos mirando no DNA"], *Science*, 19 de dezembro de 2008; Erik Sontheimer e Luciano Marraffini. "Target DNA Interference with crRNA" ["Interferência do DNA com crRNA"], Pedido Provisório de Patente 61/009.317, 23 de setembro de 2008; Erik Sontheimer, carta de intenção, Institutos Nacionais de Saúde, 29 de dezembro de 2008.
11. Doudna e Sternberg. *A Crack in Creation* [*Uma rachadura na criação*], p. 62.

CAPÍTULO 13: GENENTECH

1. Entrevistas do autor com Jillian Banfield e Jennifer Doudna.
2. Eugene Russo. "The Birth of Biotechnology" ["O nascimento da biotecnologia"], *Nature*, 23 de janeiro de 2003; Mukherjee, *The Gene* (*O gene*), p. 230.
3. Rajendra Bera. "The Story of the Cohen-Boyer Patents" ["A história das patentes Cohen-Boyer"], *Current Science*, 25 de março de 2009; Patente 4.237.224, "Process for Producing Biologically Functional Molecular Chimeras" ["Processo para a produção de quimeras moleculares biologicamente funcionais], Stanley Cohen e Herbert Boyer, entrada em 4 de novembro de 1974; Mukherjee. *The Gene* (*O gene*), p. 237.

4. Mukherjee. *The Gene* (*O gene*), p. 238.
5. Frederic Golden. "Shaping Life in the Lab" ["Moldando a vida no laboratório"], *Time*, 9 de março de 1981; Laura Fraser. "Cloning Insulin" ["Clonando a insulina"], histórico corporativo da Genentech; primeira página do *San Francisco Examiner*, 14 de outubro de 1980.
6. Entrevista do autor com Rachel Haurwitz.
7. Entrevista do autor com Jennifer Doudna.

CAPÍTULO 14: O LABORATÓRIO

1. Entrevistas do autor com Rachel Haurwitz, Blake Wiedenheft e Jennifer Doudna.
2. Entrevista do autor com Rachel Haurwitz.
3. Rachel Haurwitz, Martin Jinek, Blake Wiedenheft, Kaihong Zhou e Jennifer Doudna. "Sequence-and Structure-Specific RNA Processing by a CRISPR Endonuclease" ["Processamento de RNA de sequência e estrutura específicas por uma endonuclease CRISPR"], *Science*, 10 de setembro de 2010.
4. Samuel Sternberg, Ruben L. Gonzalez Jr. et al. "Translation Factors Direct Intrinsic Ribosome Dynamics during Translation Termination and Ribosome Recycling" ["Fatores da tradução direcionam a dinâmica intrínseca do ribossomo durante a terminação da tradução e a reciclagem do ribossomo"], *Nature Structural and Molecular Biology*, 13 de julho de 2009.
5. Entrevistas do autor com Sam Sternberg.
6. Entrevistas do autor com Sam Sternberg e Jennifer Doudna.
7. Entrevistas do autor com Sam Sternberg e Jennifer Doudna; Sam Sternberg. "Mechanism and Engineering of CRISPR-Associated Endonucleases" ["Mecanismo e engenharia de endonucleases associadas ao CRISPR"], dissertação de mestrado, Universidade da Califórnia, Berkeley, 2014.
8. Samuel Sternberg e Jennifer Doudna. "DNA Interrogation by the CRISPR RNA-Guided Endonuclease Cas9" ["Interrogação do DNA pela endonuclease Cas9 guiada pelo RNA do CRISPR"], *Nature*, 29 de janeiro de 2014; Sy Redding, Sam Sternberg, Blake Wiedenheft, Jennifer Doudna, Eric Greene et al. "Surveillance and Processing of Foreign DNA by the *Escherichia coli* CRISPR-Cas System" ["Vigilância e processamento de DNA estranho pelo sistema CRISPR-Cas da *Escherichia coli*"], *Cell*, 5 de novembro de 2015.
9. Blake Wiedenheft, Samuel H. Sternberg e Jennifer A. Doudna. "RNA-Guided Genetic Silencing Systems in Bacteria and Archaea" ["Sistemas de silenciamento genético guiados por RNA em bactérias e Archaea], *Nature*, 14 de fevereiro de 2012.
10. Entrevistas do autor com Sam Sternberg.
11. Entrevistas do autor com Ross Wilson e Martin Jinek.
12. Marc Lerchenmueller, Olav Sorenson e Anupam Jena. "Gender Differences in How cientists Present the Importance of Their Research" ["Diferenças de gênero relacionadas a como os cientistas apresentam a importância de sua pesquisa"], *BMJ*, 19 de dezembro de 2019; Olga Khazan. "Carry Yourself with the Confidence of a Male Scientist" ["Apresente-se com a confiança de um cientista do sexo masculino"], *Atlantic*, 17 de dezembro de 2019.
13. Entrevistas do autor com Blake Wiedenheft e Jennifer Doudna; Blake Wiedenheft, Gabriel C. Lander, Kaihong Zhou, Matthijs M. Jore, Stan J. J. Brouns, John van der Oost, Jennifer A. Doudna e Eva Nogales. "Structures of the RNA-Guided Surveillance Complex from a Bacterial Immune System" ["Estruturas do complexo de

vigilância guiado por RNA de um sistema imunológico bacteriano"], *Nature*, 21 de setembro de 2011 (recebido em 7 de maio de 2011; aceito em 27 de julho de 2011).

CAPÍTULO 15: CARIBOU

1. Entrevista do autor com Jennifer Doudna e Rachel Haurwitz.
2. Gary Pisano. "Can Science Be a Business?" ["A ciência pode ser um negócio?"], *Harvard Business Review*, outubro de 2006; Saurabh Bhatia. "History, Scope and Development of Biotechnology" ["História, escopo e desenvolvimento da biotecnologia"], *IPO Science*, maio de 2018.
3. Entrevistas do autor com Rachel Haurwitz e Jennifer Doudna.
4. Bush. "Science, the Endless Frontier" ["Ciência, a fronteira sem fim"].
5. "Sparking Economic Growth" ["Estimulando o crescimento econômico"], Coalizão Científica, abril de 2017.
6. "Kit for Global RNP Profiling" ["Kit para teste global de RNP"], prêmio dos Institutos Nacionais de Saúde 1R43GM105087-01, para Rachel Haurwitz e Caribou Biosciences, 15 de abril de 2013.
7. Entrevistas do autor com Jennifer Doudna e Rachel Haurwitz; Robert Sanders. "Gates Foundation Awards $100,000 Grants for Novel Global Health Research" ["Fundação Gates oferece bolsas de $100.000 para pesquisas em saúde global], *Berkeley News*, 10 de maio de 2010.

CAPÍTULO 16: EMMANUELLE CHARPENTIER

1. Entrevistas do autor com Emmanuelle Charpentier. Esse capítulo também se baseia em: Uta Deffke. "An Artist in Gene Editing" ["Uma artista da edição genética"], *Max Planck Research Magazine*, janeiro de 2016; "Interview with Emmanuelle Charpentier" ["Entrevista com Emmanuelle Charpentier"], *FEMS Microbiology Letters*, 1º de fevereiro de 2018; Alison Abbott. "A CRISPR Vision" ["Uma visão do CRISPR"], *Nature*, 28 de abril de 2016; Kevin Davies. "Finding Her Niche: An Interview with Emmanuelle Charpentier" ["Encontrando seu nicho: uma entrevista com Emmanuelle Charpentier"], *CRISPR Journal*, 21 de fevereiro de 2019; Margaret Knox, "The Gene Genie" ["A gênia do gene"], *Scientific American*, dezembro de 2014; Jennifer Doudna. "Why Genome Editing Will Change Our Lives" ["Por que a edição genética vai mudar nossas vidas"], *Financial Times*, 24 de março de 2018; Martin Jinek, Krzysztof Chylinski, Ines Fonfara, Michael Hauer, Jennifer Doudna e Emmanuelle Charpentier. "A Programmable Dual-RNA—Guided DNA Endonuclease in Adaptive Bacterial Immunity" ["Uma endonuclease de DNA guiada por RNA duplo programável na imunidade bacteriana adaptativa"], *Science*, 17 de agosto de 2012.
2. Entrevista do autor com Emmanuelle Charpentier.
3. Entrevistas do autor com Rodger Novak e Emmanuelle Charpentier; Rodger Novak, Emmanuelle Charpentier, Johann S. Braun e Elaine Tuomanen. "Signal Transduction by a Death Signal Peptide Uncovering the Mechanism of Bacterial Killing by Penicillin" ["Transdução de sinal por um peptídeo sinal de morte revelando o mecanismo de morte bacteriana pela penicilina"], *Molecular Cell*, 1º de janeiro de 2000.
4. Emmanuelle Charpentier, Pamela Cowin et al. "Plakoglobin Suppresses Epithelial Proliferation and Hair Growth in Vivo" ["A placoglobina suprime a proliferação epitelial e o crescimento capilar *in vivo*"], *Journal of Cell Biology*, maio de 2000; Monika Mangold, Rodger Novak, Richard Novick, Emmanuelle Charpentier et al. "Synthe-

sis of Group A Streptococcal Virulence Factors Is Controlled by a Regulatory RNA Molecule" ["A síntese de fatores de virulência estreptocócica do grupo A é controlada por uma molécula reguladora de RNA"], *Molecular Biology*, 3 de agsto de. 2004; Davies, "Finding Her Niche" ["Encontrando seu nicho"]; Philip Hemme. "Fireside Chat with Rodger Novak" ["Conversa ao pé do fogo com Rodger Novak"], *Refresh Berlin*, 24 de maio de 2016, Labiotech.eu.

5. Entrevista do autor com Emmanuelle Charpentier.
6. Elitza Deltcheva, Krzysztof Chylinski, Emmanuelle Charpentier et al. "CRISPR RNA Maturation by Trans-encoded Small RNA and Host Factor RNase III" ["Maturação do RNA do CRISPR por RNA pequeno transcodificado e RNase III do fator hospedeiro], *Nature*, 31 de março de 2011.
7. Entrevistas do autor com Emmanuelle Charpentier, Jennifer Doudna e Erik Sontheimer; Doudna e Sternberg. *A Crack in Creation* [*Uma rachadura na criação*], p. 71—73.
8. Entrevistas do autor com Martin Jinek e Jennifer Doudna. Consulte também Kevin Davies, entrevista com Martin Jinek, *CRISPR Journal*, abril de 2020.

CAPÍTULO 17: CRISPR-CAS9

1. Entrevistas do autor com Martin Jinek, Jennifer Doudna e Emmanuelle Charpentier.
2. Richard Asher. "An Interview with Krzysztof Chylinski" ["Uma entrevista com Krzysztof Chylinski"], *Pioneers Zero21*, outubro de 2018.
3. Entrevistas do autor com Jennifer Doudna, Emmanuelle Charpentier, Martin Jinek e Ross Wilson.
4. Entrevistas do autor com Jennifer Doudna e Martin Jinek.
5. Entrevistas do autor com Jennifer Doudna, Martin Jinek, Sam Sternberg, Rachel Haurwitz e Ross Wilson.

CAPÍTULO 18: *SCIENCE*, 2012

1. Entrevistas do autor com Jennifer Doudna, Emmanuelle Charpentier e Martin Jinek.
2. Jinek et al. "A Programmable Dual-RNA—Guided DNA Endonuclease in Adaptive Bacterial Immunity" ["Uma endonuclease de DNA guiada por RNA duplo programável na imunidade bacteriana adaptativa"].
3. Entrevista do autor com Emmanuelle Charpentier.
4. Entrevistas do autor com Emmanuelle Charpentier, Jennifer Doudna, Martin Jinek e Sam Sternberg.

CAPÍTULO 19: DUELO DE APRESENTAÇÕES

1. Entrevista do autor com Virginijus Šikšnys.
2. Giedrius Gasiunas, Rodolphe Barrangou, Philippe Horvath e Virginijus Šikšnys. "Cas9—crRNA Ribonucleoprotein Complex Mediates Specific DNA Cleavage for Adaptive Immunity in Bacteria" ["O complexo de ribonucleoproteína Cas9-crRNA medeia clivagem de DNA específica para imunidade adaptativa em bactérias"], *PNAS*, 25 de setembro de 2012 (recebido em 21 de maio de 2012; aprovado em 1º de agosto; publicado on-line em 4 de setembro).
3. Entrevista do autor com Rodolphe Barrangou.
4. Entrevista do autor com Eric Lander.
5. Entrevistas do autor com Erik Lander e Jennifer Doudna.
6. Entrevista do autor com Rodolphe Barrangou.

7. Virginijus Šikšnys et al. “RNA-Directed Cleavage by the Cas9-crRNA Complex” [“Clivagem dirigida por RNA pelo complexo Cas9-crRNA”], pedido de patente internacional WO 2013/142578 Al, prioridade 20 de março de 2012, entrada oficial 20 de março de 2013, publicado em 26 de setembro de 2013.
8. Entrevistas do autor com Virginijus Šikšnys, Jennifer Doudna, Sam Sternberg, Emmanuelle Charpentier e Martin Jinek.
9. Entrevistas do autor com Sam Sternberg, Rodolphe Barrangou, Erik Sontheimer, Virginijus Šikšnys, Jennifer Doudna, Martin Jinek e Emmanuelle Charpentier.

CAPÍTULO 20: UMA FERRAMENTA HUMANA

1. Srinivasan Chandrasegaran e Dana Carroll. “Origins of Programmable Nucleases for Genome Engineering” [“Origens de nucleases programáveis para engenharia genômica”], *Journal of Molecular Biology*, 27 de fevereiro de 2016.

CAPÍTULO 21: A CORRIDA

1. Entrevistas do autor com Jennifer Doudna; Doudna e Sternberg. *A Crack in Creation* [*Uma rachadura na criação*], p. 242.
2. Ferric C. Fang e Arturo Casadevall. “Is Competition Ruining Science?” [“A competição está destruindo a ciência?”], *American Society for Microbiology*, abril de 2015; Melissa Anderson, Brian Martinson et al. “The Perverse Effects of Competition on Scientists' Work and Relationships” [“Os efeitos perversos da competição no trabalho e nos relacionamentos dos cientistas”], *Science Engineering Ethics*, dezembro de 2007; Matt Ridley. “Two Cheers for Scientific Backbiting” [“Dois vivas à calúnia científica”], *Wall Street Journal*, 27 de julho de 2012.
3. Entrevista do autor com Emmanuelle Charpentier.

CAPÍTULO 22: FENG ZHANG

1. Entrevistas do autor com Feng Zhang. Esse trecho também se baseia em: Eric Topol, entrevista em podcast com Feng Zhang, Medscape, 31 de março de 2017; Michael Specter, “The Gene Hackers” [“Os hackers de genes”], *New Yorker*, 8 de novembro de 2015; Sharon Begley, “Meet One of the World's Most Groundbreaking Scientists” [“Conheça um dos cientistas mais inovadores do mundo”], *Stat*, 6 de novembro de 2015.
2. Galen Johnson, “Gifted and Talented Education Grades K—12 Program Evaluation” [“Avaliação do Programa de Educação de Superdotados e Talentosos do Jardim de Infância à 12ª série”], Escolas Públicas de Des Moines, setembro de 1996.
3. Edward Boyden, Feng Zhang, Ernst Bamberg, Georg Nagel e Karl Deisseroth. “Millisecond-Timescale, Genetically Targeted Optical Control of Neural Activity” [“Escala de tempo de milissegundos, controle ótico geneticamente direcionado da atividade neural”], *Nature Neuroscience*, 14 de agosto de 2005; Alexander Aravanis, Li-Ping Wang, Feng Zhang e Karl Deisseroth. “An Optical Neural Interface: In vivo Control of Rodent Motor Cortex with Integrated Fiberoptic and Optogenetic Technology” [“Uma interface neural óptica: controle *in vivo* do córtex motor de roedores com tecnologia integrada de fibra óptica e optogenética”], *Journal of Neural Engineering*, setembro de 2007.
4. Feng Zhang, Le Cong, Simona Lodato, Sriram Kosuri, George M. Church e Paola Arlotta. “Efficient Construction of Sequence-Specific TAL Effectors for Modulating Mammalian Transcription” [“Construção eficiente de efetores TAL de sequên-

cia específica para a modulação da transcrição de mamíferos"], *Nature Biotechnology*, 19 de janeiro de 2011.

CAPÍTULO 23: GEORGE CHURCH

1. Esse trecho se baseia em entrevistas e visitas do autor a George Church e também em: Ben Mezrich. *Woolly* [*Lanoso*] (Atria, 2017); Anna Azvolinsky. "Curious George" ["Geroge, o Curioso"], *The Scientist*, 1º de outubro de 2016; Sharon Begley, "George Church Has a Wild Idea to Upend Evolution" ["George Church tem uma ideia selvagem para subverter a evolução"], *Stat*, 16 de maio de 2016; Prashant Nair. "George Church", *PNAS*, 24 de julho de 2012; Jeneen Interlandi. "The Church of George Church" ["A igreja de George Church"], *Popular Science*, 27 de maio de 2015.
2. Mezrich, *Woolly*, p. 43.
3. História oral de George Church, Instituto Nacional de Pesquisa do Genoma Humano 26 de julho de 2017.
4. Nicholas Wade. "Regenerating a Mammoth for $10 Million" ["Revivendo um mamute por $10 milhões"], *New York Times*, 19 de novembro de 2008; Nicholas Wade. "The Wooly Mammoth's Last Stand" ["O último reduto do mamute-lanoso"], *New York Times*, 2 de março de 2017; Mezrich, *Woolly*.
5. Entrevistas do autor com George Church e Jennifer Doudna.

CAPÍTULO 24: ZHANG ATACA O CRISPR

1. Josiane Garneau, Rodolphe Barrangou, Philippe Horvath, Alfonso H. Magadán e Sylvain Moineau. "The CRISPR/Cas Bacterial Immune System Cleaves Bacteriophage and Plasmid DNA" ["O sistema imunológico bacteriano CRISPR/Cas cliva o DNA de bacteriófagos e plasmídeos"], *Nature*, 3 de novembro de 2010.
2. Davies. *Editing Humanity* [*Editando a humanidade*], p. 80; entrevista do autor com Le Cong.
3. Entrevistas do autor com Eric Lander e Feng Zhang; Begley. "George Church Has a Wild Idea" ["George Church tem uma ideia selvagem"]; Michael Specter. "The Gene Hackers" ["Os hackers de genes"], *New Yorker*, 8 de novembro de 2015; Davies. *Editing Humanity*, p. 82.
4. Feng Zhang. "Confidential Memorandum of Invention" ["Memorando confidencial de invenção"], 13 de fevereiro de 2013.
5. David Altshuler, Chad Cowan, Feng Zhang et al. "Isogenic Human Pluripotent Stem Cell-Based Models of Human Disease Mutations" ["Modelos de mutações de doenças humanas baseadas em células-tronco pluripotentes isogênicas humanas"], inscrição para subsídio 1R01DK097758-01, Institutos Nacionais de Saúde, 12 de janeiro de 2012.
6. Ampla oposição 3; Universidade da Califórnia resposta 3.
7. Entrevistas do autor com Luciano Marraffini e Erik Sontheimer; Marraffini e Sontheimer. "CRISPR Interference Limits Horizontal Gene Transfer in Staphylococci by Targeting DNA" ["A inerferência do CRISPR limita a transferência horizontal de genes em estafilococos mirando no DNA"]; Sontheimer e Marraffini. "Target DNA Interference with crRNA" ["Interferência do DNA com crRNA"], pedido provisório de patente; Kevin Davies. "Interview with Luciano Marraffini" ["Entrevista com Luciano Marraffini"], *CRISPR Journal*, fevereiro de 2020.
8. Entrevistas do autor com Luciano Marraffini e Feng Zhang; e-mail de Zhang para Marraffini, 2 de janeiro de 2012 (disponibilizado por Marraffini).

9. E-mail de Marraffini para Zhang, 11 de janeiro de 2012.
10. Eric Lander. "The Heroes of CRISPR" ["Os heróis do CRISPR"], *Cell*, 14 de janeiro de 2016.
11. Entrevistas do autor com Feng Zhang.
12. Feng Zhang. "Declaration in Connection with U.S. Patent Application Serial 14/0054,414" ["Declaração referente ao Pedido de Patente nos EUA inscrição 14/0054.414"], USPTO, 30 de janeiro de 2014.
13. Shuailiang Lin. "Summary of CRISPR Work during Oct. 2011—June 2012" ["Resumo da atividade CRISPR durante o período out. 2011-jun. 2012"], Documento 14 da Declaração de Neville Sanjana, 23 de julho de 2015, Universidade da Califórnia et al. Resposta 3, documento 1.614, em *Broad v. UC*, Interferência de Patente 106.048.
14. E-mail de Shuailiang Lin a Jennifer Doudna, 28 de fevereiro de 2015.
15. Antonio Regalado. "In CRISPR Fight, Co-Inventor Says Instituto Broad Misled Patent Office" ["Na luta do CRISPR, coinventor diz que o Instituto Broad enganou o Escritório de Patentes"], *MIT Technology Review*, 17 de agosto de 2016.
16. Entrevistas do autor com Dana Carroll; Dana Carroll. "Declaration in Support of Suggestion of Interference" ["Declaração em apoio à sugestão de interferência"], Universidade da Califórnia, Documento 1.476, Interferência n. 106.048, 10 de abril de 2015.
17. Carroll. "Declaration..."; Berkeley et al. "List of Intended Motions" ["Lista de petições"], Interferência de Patente n. 106.115, USPTO, 30 de julho de 2019.
18. Entrevistas do autor com Jennifer Doudna e Feng Zhang; Broad et al. "Contingent Responsive Motion 6" ["Petição Responsiva Contingente 6"], e "Constructive Reduction to Practice by Embodiment 17" ["Redução construtiva para a prática por forma de realização 17"], USPTO, Interferência de Patente 106.048, 22 de junho de 2016.
19. Entrevistas do autor com Feng Zhang e Luciano Marraffini. Consulte também Davies. "Interview with Luciano Marraffini".

CAPÍTULO 25: DOUDNA ENTRA NA CORRIDA

1. Entrevistas do autor com Martin Jinek e Jennifer Doudna.
2. Melissa Pandika. "Jennifer Doudna, CRISPR Code Killer" ["Jennifer Doudna, matadora do código CRISPR"], *Ozy*, 7 de janeiro de 2014.
3. Entrevistas do autor com Jennifer Doudna e Martin Jinek.

CAPÍTULO 26: LINHA DE CHEGADA

1. Entrevistas do autor com Feng Zhang; Fei Ann Ran. "CRISPR-Cas9", *NABC Report* 26, ed. Alan Eaglesham e Ralph Hardy, 8 de outubro de 2014.
2. Le Cong, Fei Ann Ran, David Cox, Shuailiang Lin, Luciano Marraffini e Feng Zhang. "Multiplex Genome Engineering Using CRISPR/Cas Systems" ["Engenharia de genoma multiplex usando sistemas CRISPR/Cas"], *Science*, 15 de fevereiro de 2013 (recebido em 5 de outubro de 2012; aceito em 12 de dezembro; publicado on-line em 3 de janeiro de 2013).
3. Entrevistas do autor com George Church, Eric Lander e Feng Zhang.
4. Entrevistas do autor por e-mail com Le Cong.
5. Entrevista do autor com George Church.
6. Prashant Mali, George Church et al. "RNA-Guided Human Genome Engineering via Cas9" ["Engenharia do genoma humano guiada por RNA via Cas9"], *Science*, 15

de fevereiro de 2013 (recebido em 26 de outubro de 2012; aceito em 12 de dezembro de 2012; publicado on-line em 3 de janeiro de 2013).

CAPÍTULO 27: O *SPRINT* FINAL DE DOUDNA

1. Pandika. "Jennifer Doudna, CRISPR Code Killer".
2. Entrevistas do autor com Jennifer Doudna e Martin Jinek.
3. Michael M. Cox, Jennifer Doudna e Michael O'Donnell. *Biologia molecular: princípios e técnicas* (Artmed, 2012). A primeira edição publicada nos EUA custava 195 dólares.
4. Foi Detlef Weigel, no Instituto Max Planck Institute de Biologia Evolutiva.
5. Entrevistas do autor com Emmanuelle Charpentier e Jennifer Doudna.
6. Carta de Detlef Weigel e resposta de Jennifer Doudna, *eLife*, 29 de janeiro de 2013.
7. Martin Jinek, Alexandra East, Aaron Cheng, Steven Lin, Enbo Ma e Jennifer Doudna. "RNA-Programmed Genome Editing in Human Cells" ["Edição genética programada por RNA em células humanas"], *eLife*, 29 de janeiro de 2013 (recebido em 15 de dezembro de 2012; aceito em 3 de janeiro de 2013).
8. E-mail de Jin-Soo Kim para Jennifer Doudna, 16 de julho de 2012; Seung Woo Cho, Sojung Kim, Jong Min Kim e Jin-Soo Kim. "Targeted Genome Engineering in Human Cells with the Cas9 RNA-Guided Endonuclease" ["Engenharia genômica direcionada em células humanas com a endonuclease guiada por RNA Cas9"], *Nature Biotechnology*, março de 2013 (recebido em 20 de novembro de 2012; aceito em 14 de janeiro de 2013; publicado on-line em 29 de janeiro de 2013).
9. Woong Y. Hwang, Keith Joung et al. "Efficient Genome Editing in Zebrafish Using a CRISPR-Cas System" ["Edição genômica eficiente em peixe-zebra usando um Sistema CRISPR-Cas"], *Nature Biotechnology*, 29 de janeiro de 2013.

CAPÍTULO 28: FUNDANDO EMPRESAS

1. Entrevistas do autor com Andy May, Jennifer Doudna e Rachel Haurwitz.
2. Entrevista com George Church, "Can Neanderthals Be Brought Back from the Dead?" ["Os neandertais podem ser trazidos de volta dos mortos?"], *Spiegel*, 18 de janeiro de 2013; David Wagner. "How the Viral Neanderthal-Baby Story Turned Real Science into Junk Journalism" ["Como a história viral do bebê neandertal transformou a ciência real em jornalismo lixo"], *The Atlantic*, 22 de janeiro de 2013.
3. Entrevista do autor com Rodger Novak; Hemme. "Fireside Chat with Rodger Novak"; Jon Cohen, "Birth of CRISPR Inc." ["Nascimento da CRISPR S.A."], *Science*, 17 de fevereiro de 2017; entrevistas do autor com Emmanuelle Charpentier.
4. Entrevistas do autor com Jennifer Doudna, George Church e Emmanuelle Charpentier.
5. Entrevistas do autor com Rodger Novak e Emmanuelle Charpentier.
6. Entrevista do autor com Andy May.
7. Hemme. "Fireside Chat with Rodger Novak".
8. Entrevistas do autor com Jennifer Doudna.
9. Editas Medicine, SEC 10-K filing 2016 e 2019; John Carroll. "Biotech Pioneer in 'Gene Editing' Launches with $43M in VC Cash" ["Pioneira da biotecnologia de 'edição genética' é lançada com $43 milhões em capital de risco"], *FierceBiotech*, 25 de novembro de 2013.
10. Entrevistas do autor com Jennifer Doudna, Rachel Haurwitz, Erik Sontheimer e Luciano Marraffini.

CAPÍTULO 29: *MON AMIE*

1. Entrevistas do autor com Jennifer Doudna, Emmanuelle Charpentier e Martin Jinek; Martin Jinek, Samuel Sternberg, Kaihong Zhou, Emmanuelle Charpentier, Eva Nogales, Jennifer A. Doudna et al. "Structures of Cas9 Endonucleases Reveal RNA-Mediated Conformational Activation" ["Estruturas de endonucleases Cas9 revelam ativação conformacional mediada por RNA"], *Science*, 14 de março de 2014.
2. Jennifer Doudna e Emmanuelle Charpentier. "The New Frontier of Genome Engineering with CRISPR-Cas9" ["A nova fronteira da engenharia genômica com CRISPR-Cas9"], *Science*, 28 de novembro de 2014.
3. Entrevistas do autor com Jennifer Doudna e Emmanuelle Charpentier.
4. Hemme. "Fireside Chat with Rodger Novak"; entrevista do autor com Rodger Novak.
5. Entrevista do autor com Rodolphe Barrangou.
6. Davies. *Editing Humanity*, p. 96.
7. Entrevista do autor com Jennifer Doudna; "CRISPR Timeline" ["Linha do tempo do CRISPR"], site do Instituto Broad, <broadinstitute.org>.
8. Entrevista do autor com Eric Lander; cerimônia do prêmio Breakthrough, 19 de março de 2015.
9. Entrevistas do autor com Jennifer Doudna e George Church; cerimônia dos prêmios Gairdner, 27 de outubro de 2016.

CAPÍTULO 30: OS HERÓIS DO CRISPR

1. Entrevistas do autor com Eric Lander e Emmanuelle Charpentier.
2. Lander. "The Heroes of CRISPR".
3. Michael Eisen. "The Villain of CRISPR" ["O vilão do CRISPR"], *It Is Not Junk*, 25 de janeiro de 2016.
4. "Heroes of CRISPR", 84 comentários, PubPeer. Disponível em: <https://pubpeer.com/publications/D400145518C0A557E9A79F7BB20294>; Sharon Begley. "Controversial CRISPR History Set Off an Online Firestorm" ["História controversa sobre o CRISPR desencadeou tempestade na internet"], *Stat*, 19 de janeiro de 2016.
5. Nathaniel Comfort. "A Whig History of CRISPR" ["Uma história política do CRISPR"], *Genotopia*, 18 de janeiro de 2016; @nccom fort: "Eu criei uma hashtag que viralizou! #Landergate", Twitter, 27 de janeiro de 2016.
6. Antonio Regalado. "A Scientist's Contested History of CRISPR" ["O relato questionado de um cientista sobre o CRISPR"], *MIT Technology Review*, 19 de janeiro de 2016.
7. Ruth Reader. "These Women Helped Create CRISPR Gene Editing. So Why Are They Written Out of Its History?" ["Essas mulheres ajudaram a criar a edição genética por CRISPR. Então por que estão sendo excluídas de sua história?"], *Mic*, 22 de janeiro de 2016; Joanna Rothkopf. "How One Man Tried to Write Women Out of CRISPR, the Biggest Biotech Innovation in Decades" ["Como um homem tentou excluir as mulheres do CRISPR, a maior inovação da biotecnologia em décadas"], *Jezebel*, 20 de janeiro de 2016.
8. Stephen Hall. "The Embarrassing, Destructive Fight over Biotech's Big Breakthrough" ["A disputa vergonhosa e destrutiva pela grande inovação da biotecnologia"], *Scientific American*, 4 de fevereiro de 2016.
9. Tracy Vence. "'Heroes of CRISPR' Disputed" ["'Heróis do CRISPR' é questionado"], *The Scientist*, 19 de janeiro de 2016.

10. Entrevista do autor com Jack Szostak.
11. Eric Lander, e-mail para a equipe do Instituto Broad, 28 de janeiro de 2016.
12. Joel Achenbach. "Eric Lander Talks CRISPR and the Infamous Nobel 'Rule of Three'" ["Eric Lander fala sobre o CRISPR e a infame 'Regra de Três' do Nobel"], *Washington Post*, 21 de abril de 2016.

CAPÍTULO 31: PATENTES

1. *Diamond v. Chakrabarty*, 447 U.S. 303, Suprema Corte dos EUA, 1980; Douglas Robinson e Nina Medlock. "*Diamond v. Chakrabarty*: A Retrospective on 25 Years of Biotech Patents" ["*Diamond v. Chakrabarty*: uma retrospectiva de 25 anos de patentes da biotecnologia"], *Intellectual Property & Technology Law Journal*, outubro de 2005.
2. Michael Eisen. "Patents Are Destroying the Soul of Academic Science" ["Patentes estão destruindo a alma da ciência acadêmica"], *it is NOT junk* (blog), 20 de fevereiro de 2017. Consulte também: Alfred Engelberg. "Taxpayers Are Entitled to Reasonable Prices on Federally Funded Drug Discoveries" ["Os contribuintes têm direito a preços razoáveis para descobertas de medicamentos financiadas pelo governo federal"], *Modern Healthcare*, 18 de julho de 2018.
3. Entrevista do autor com Eldora Ellison.
4. Martin Jinek, Jennifer Doudna, Emmanuelle Charpentier e Krzysztof Chylinski. "Methods and Compositions, for RNA-Directed Site-Specific DNA Modification" ["Métodos e composições, para alterações de DNA de sítio específico dirigidas por RNA"], pedido de patente 61/652.086, entrada em 25 de maio de 2012; Jacob Sherkow. "Patent Protection for CRISPR" ["Proteção de patente para o CRISPR"], *Journal of Law and the Biosciences*, 7 de dezembro de 2017.
5. "CRISPR-Cas Systems and Methods for Altering Expressions of Gene Products" ["Sistemas CRISPR-Cas e métodos para alterar expressões de produtos genéticos"], pedido provisório n. 61/736.527, entrada em 12 de dezembro de 2012, que em 2014 resultou na Patente n. 8.697.359. Esse pedido, revisado posteriormente, incluía Luciano Marraffini e também Feng Zhang, Le Cong e Shuailiang Lin como inventores.
6. Os principais pedidos de patente e registro de Zhang/Broad podem ser encontrados no Escritório de Patentes dos EUA como Pedido Provisório de Patente n. 61/736.527. Os registros Doudna/Charpentier/Berkeley estão sob o Pedido Provisório de Patente n. 61/652.086. Um bom guia para as questões das patentes é o trabalho de Jacob Sherkow da Escola de Direito de Nova York, que inclui "Law, History and Lessons in the CRISPR Patent Conflict" ["Lei, história e lições do conflito de patente do CRISPR"], *Nature Biotechnology*, março de 2015; "Patents in the Time of CRISPR" ["Patentes na era do CRISPR], *Biochemist*, junho de 2016; "Inventive Steps: The CRISPR Patent Dispute and Scientific Progress" ["Passos criativos: a disputa de patente do CRISPR e o progresso científico"], *EMBO Reports*, 23 de maio de 2017; "Patent Protection for CRISPR".
7. Entrevistas do autor com George Church, Jennifer Doudna, Erik Lander e Feng Zhang.
8. "CRISPR-Cas Systems and Methods for Altering Expressions of Gene Products" ["Sistemas CRISPR-Cas e métodos para alterar expressões de produtos genéticos"], pedido provisório n. 61/736.527.
9. Entrevistas do autor com Luciano Marraffini.
10. Entrevistas do autor com Feng Zhang e Eric Lander; Lander. "Heroes of CRISPR".
11. Patente n. 8.697.359.

12. Entrevistas do autor com Andy May e Jennifer Doudna.
13. Pedido Provisório de Patente U.S. 2012/61652086P e pedido de patente publicado U.S. 2014/0068797A1 de Doudna et al.; Pedido Provisório de Patente U.S. 2012/61736527P (12 de dezembro de 2012) e patente concedida US 8.697.359 B1 (15 de abril de 2014) de Zhang et al.
14. "Suggestion of Interference" ["Sugestão de interferência"] e "Declaration of Dana Carroll, PhD, in Support of Suggestion of Interference" ["Declaração de Dana Carroll, PhD, em apoio à sugestão de interferência"] em novo Pedido de Patente de Jennifer Doudna et al., n. serial 2013/842859, Escritório de Marcas e Patentes dos EUA, 10 e 13 de abril de 2015; Mark Summerfield. "CRISPR — Will This Be the Last Great US Patent Interference?" ["CRISPR — Será esta a última grande interferência de patente dos EUA?"], *Patentology*, 11 de julho de 2015; Jacob Sherkow. "The CRISPR Patent Interference Showdown Is On" ["O confronto da interferência da patente do CRISPR começou"], Stanford Law School blog, 29 de dezembro de 2015; Antonio Regalado. "CRISPR Patent Fight Now a Winner-Take-All Match" ["A briga pela patente do CRISPR agora é um jogo de tudo ou nada"], *MIT Technology Review*, 15 de abril de 2015.
15. Feng Zhang. "Declaration" em novo Pedido de Patente de Feng Zhang, n. serial 2014/054.414, 30 de janeiro de 2014, disponibilizado ao autor em pessoa.
16. *In re Dow Chemical Co.*, 837 F.2d 469. 473 (Fed. Cir. 1988).
17 Jacob Sherkow. "Inventive Steps: The CRISPR Patent Dispute and Scientific Progress" ["Passos criativos: a disputa de patente do CRISPR e o progresso científico"], *EMBO Reports*, 23 de maio de 2017; Broad et al. petição responsiva contingente 6 em benefício de Broad et al. Pedido 61/736,527, USPTO, 22 de junho de 2016; Universidade da Califórnia et al., Petição de oposição 2, caso de Interferência de Patente 106.048, USPTO, 15 de agosto de 2016 (Em oposição às alegações de Broad de que não houve interferência de fato).
18. Alessandra Potenza. "Who Owns CRISPR?" ["Quem é dono do CRISPR?"], *The Verge*, 6 de dezembro de 2016; Jacob Sherkow. "Biotech Trial of the Century Could Determine Who Owns CRISPR" ["Julgamento do século pode determinar quem é dono do CRISPR"], *MIT Technology Review*, 7 de dezembro de 2016; Sharon Begley. "CRISPR Court Hearing Puts University of California on the Defensive" ["Audiência sobre o CRISPR coloca a Universidade da Califórnia na defensiva"], *Stat*, 6 de dezembro de 2016.
19. Transcrição da argumentação oral perante o conselho do julgamento da patente, 6 de dezembro de 2016, Interferência de Patente caso 106.048, Escritório de Marcas e Patentes dos EUA.
20. Entrevista com Jennifer Doudna, *Catalyst*, Faculdade da Química da Universidade da Califórnia — Berkeley, 10 de julho de 2014.
21. Petição substantiva 4 de Berkeley, Interferência de Patente caso 106.048, 23 de maio de 2016. Consulte também as petições substantivas 2, 3 e 5 do Broad.
22. Julgamento do Conselho de Patentes e Decisão sobre Petições, Interferência de Patente caso 106.048, 15 de fevereiro de 2017.
23. Juíza Kimberly Moore, decisão, Interferência de Patente caso 106.048, Tribunal de Apelações dos Estados Unidos para o Circuito Federal, 10 de setembro de 2018.
24. Entrevistas do autor com Eldora Ellison.
25. Interferência de Patente N° 106.115, Conselho de Julgamentos e Apelações de Patentes, 24 de junho de 2019.

26. Argumentação oral, Interferência de Patente Nº 106.115, Conselho de Julgamentos e Apelações de Patentes, 18 de maio de 2020.
27. "Methods and Compositions for RNA-Directed Target DNA Modification" ["Métodos e composições para alteração de DNA direcionada por RNA"], Escritório Europeu de Patentes, patente EP2800811, concedida em 7 de abril de 2017; Jef Akst. "UC Berkeley Receives CRISPR Patent in Europe" [UC Berkeley recebe patente do CRISPR na Europa"], *The Scientist*, 24 de março de 2017; Sherkow. "Inventive Steps".
28. Entrevistas do autor com Luciano Marraffini; "Engineering of Systems, Methods, and Optimized Guide Compositions for Sequence Manipulation" ["Engenharia de sistemas, métodos e composições guiadas otimizadas para manipulação de sequências"], Escritório Europeu de Patentes, patente EP2771468; Kelly Servick. "Broad Institute Takes a Hit in European CRISPR Patent Struggle" ["Instituto Broad sofre revés na luta pela patente do CRISPR], *Science*, 18 de janeiro de 2018; Rory O'Neill. "EPO Revokes Broad's CRISPR Patent" ["Escritório Europeu de Patentes revoga patente do CRISPR do Instituto Broad"], *Life Sciences Intellectual Property Review*, 16 de janeiro de 2020.
29. Entrevista do autor com Andy May.

CAPÍTULO 32: TERAPIAS

1. Rob Stein. "In a First, Doctors in U.S. Use CRISPR Tool to Treat Patient with Genetic Disorder" ["Pela primeira vez, médicos dos EUA usam a ferramenta CRISPR para tratar paciente com problema genético"], *Morning Edition*, NPR, 29 de julho de 2019; Rob Stein. "A Young Mississippi Woman's Journey through a Pioneering Gene-Editing Experiment" ["A jornada de uma jovem do Mississipi em um experimento pioneiro de edição genética"], *All Things Considered*, NPR, 25 de dezembro de 2019.
2. "CRISPR Therapeutics and Vertex Announce New Clinical Data" ["CRISPR Therapeutics e Vertex anunciam novos dados clínicos"], CRISPR Therapeutics, 12 de junho de 2020.
3. Rob Stein. "A Year In, 1st Patient to Get Gene-Editing for Sickle Cell Disease Is Thriving" ["Depois de um ano, primeiro paciente a passar por edição genética para tratar doença falciforme está bem"], *Morning Edition*, NPR, 23 de junho de 2020.
4. Entrevista do autor com Emmanuelle Charpentier.
5. Entrevista do autor com Jennifer Doudna.
6. "Proposal for an IGI Sickle Cell Initiative" ["Proposta para uma iniciativa do IGI para tratar célula falciforme"], Instituto de Genômica Inovadora, fevereiro de 2020.
7. Preetika Rana, Amy Dockser Marcus e Wenxin Fan. "China, Unhampered by Rules, Races Ahead in Gene-Editing Trials" ["China, livre de regras, assume a dianteira dos testes em edição genética"], *Wall Street Journal*, 21 de janeiro de 2018.
8. David Cyranoski. "CRISPR Gene-Editing Tested in a Person for the First Time" ["Edição genética por CRISPR é testada em uma pessoa pela primeira vez"], *Nature*, 15 de novembro de 2016.
9. Jennifer Hamilton e Jennifer Doudna. "Knocking Out Barriers to Engineered Cell Activity" ["Derrubando barreiras à atividade de células projetadas"], *Science*, 6 de fevereiro de 2020; Edward Stadtmauer, Carl June et al. "CRISPR-Engineered T Cells in Patients with Refractory Cancer" ["Células T projetadas por CRISPR em pacientes com câncer refratário"], *Science*, 6 de fevereiro de 2020.

10. "CRISPR Diagnostics in Cancer Treatments" ["Diagnósticos por CRISPR em tratamentos contra o câncer"], site do Mammoth Biosciences, 11 de junho de 2019.
11. "Single Ascending Dose Study in Participants with LCA10" ["Estudo de dose única ascendente em participantes com ACL10"], ClinicalTrials.gov, 13 de março de 2019, identificador: NCT03872479; Morgan Maeder e Haiyan Jiang. "Development of a Gene-Editing Approach to Restore Vision Loss in Leber Congenital Amaurosis Type 10" ["Desenvolvimento de uma abordagem de edição genética para restaurar a perda de visão por Amaurose Congênita de Leber tipo 10"], *Nature*, 21 de janeiro de 2019.
12. Marilynn Marchione. "Doctors Try 1st CRISPR Editing in the Body for Blindness" ["Médicos testam primeira edição por CRISPR no corpo para cegueira"], AP, 4 de março de 2020.
13. Sharon Begley. "CRISPR Babies' Lab Asked U.S. Scientist for Help to Disable Cholesterol Gene in Human Embryos" ["Laboratório de bebês do CRISPR pediu ajuda a cientistas dos EUA para desativar o gene do colesterol em embriões humanos"], *Stat*, 4 de dezembro de 2018; Anthony King. "A CRISPR Edit for Heart Disease" ["Uma edição por CRISPR para doença cardíaca"], *Nature*, 7 de março de 2018.
14. Matthew Porteus. "A New Class of Medicines through DNA Editing" ["Uma nova classe de medicamentos por meio da edição do DNA"], *New England Journal of Medicine*, 7 de março de 2019; Sharon Begley. "CRISPR Trackr: Latest Advances" ["CRISPR Trackr: últimos avanços"], *Stat Plus*.

CAPÍTULO 33: BIOHACKING

1. Josiah Zayner. "DIY Human CRISPR Myostatin Knock-Out" ["Faça você mesmo: CRISPR para bloquear a miostatina], YouTube, 6 de outubro de 2017; Sarah Zhang. "Biohacker Regrets Injecting Himself with CRISPR on Live TV" ["Biohacker se arrepende de ter injetado CRISPR em si mesmo ao vivo"], *The Atlantic*, 20 de fevereiro de 2018; Stephanie Lee. "This Guy Says He's the First Person to Attempt Editing His DNA with CRISPR" ["Este cara diz que foi a primeira pessoa a tentar editar seu DNA com CRISPR"], *BuzzFeed*, 14 de outubro de 2017.
2. Kate McLean e Mario Furloni. "Gut Hack", *New York Times*, op-doc, 11 de abril de 2017; Arielle Duhaime-Ross. "A Bitter Pill" ["Um comprimido amargo"], *The Verge*, 4 de maio de 2016.
3. "About us" ["Sobre nós"], The Odin. Disponível em: <https://www.the-odin.com/about-us/>; entrevistas do autor com Josiah Zayner.
4. Entrevistas do autor com Josiah Zayner e Kevin Doxzen.
5. Entrevista do autor com Josiah Zayner. Consulte também: Josiah Zayner. "CRISPR Babies Scientist He Jiankui Should Not Be Villainized" ["Cientista de bebês do CRISPR He Jiankui não deve ser vilanizado"], *Stat*, 2 de janeiro de 2020.

CAPÍTULO 34: DARPA E O ANTI-CRISPR

1. Heidi Ledford. "CRISPR, the Disruptor" ["CRISPR, o disruptor"], *Nature*, 3 de junho de 2015. Danilo Maddalo e Andrea Ventura. "In vivo Engineering of Oncogenic Chromosomal Rearrangements with the CRISPR/Cas9 System" ["Engenharia *in vivo* de rearranjos cromossômicos oncogênicos com o sistema CRISPR/Cas9"], *Nature*, 22 de outubro de 2014; Sidi Chen, Neville E. Sanjana, Feng Zhang e Phillip A. Sharp. "Genome-wide CRISPR Screen in a Mouse Model of Tumor Growth

and Metastasis" ["Telas genoma-largo de CRISPR em um modelo de crescimento tumoral e metástase de camundongo"], *Cell*, 12 de março de 2015.

2. James Clapper. "Threat Assessment of the U.S. Intelligence Community" ["Avaliação de ameaças da comunidade de inteligência dos EUA"], 9 de fevereiro de 2016; Antonio Regalado. "The Search for the Kryptonite That Can Stop CRISPR" ["A busca pela kryptonita que possa deter o CRISPR"], *MIT Technology Review*, 2 de maio de 2019; Robert Sanders. "Defense Department Pours $65 Million into Making CRISPR Safer" ["Departamento de defesa investe $65 milhões para deixar o CRISPR mais seguro"], *Berkeley News*, 19 de julho de 2017.
3. Agência de Projetos de Pesquisa Avançados do Departamento de Defesa. "Building the Safe Genes Toolkit" ["Construindo o kit de ferramentas para genes seguros"], 19 de julho de 2017.
4. Entrevista do autor com Jennifer Doudna.
5. Entrevista do autor com Joe Bondy-Denomy; Joe Bondy-Denomy, April Pawluk, Alan R. Davidson et al. "Bacteriophage Genes That Inactivate the CRISPR/Cas Bacterial Immune System" [Genes de bacteriófagos que inativam o sistema imunológico bacteriano CRISPR/Cas"], *Nature*, 17 de janeiro de 2013; Elie Dolgin. "Kill Switch for CRISPR Could Make Gene Editing Safer" ["Botão de desligar para CRISPR poderia tornar a edição genética mais segura"], *Nature*, 15 de janeiro de 2020.
6. Jiyung Shin, Joseph Bondy-Denomy e Jennifer Doudna. "Disabling Cas9 by an Anti-CRISPR DNA Mimic" ["Desativando o Cas9 com uma imitação de DNA anti- CRISPR"], *Science Advances*, 12 de julho de 2017.
7. Nicole D. Marino e Joseph Bondy-Denomy. "Anti-CRISPR Protein Applications: Natural Brakes for CRISPR-Cas Technologies" ["Uso da proteína anti-CRISPR: freios naturais para tecnologias CRISPR-Cas"], *Nature Methods*, 16 de março de 2020.
8. Entrevista do autor com Fyodor Urnov; Emily Mullin. "The Defense Department Plans to Build Radiation-Proof CRISPR Soldiers" ["O Departamento de Defesa planeja usar CRISPR para construir soldados à prova de radiação"], *One Zero*, 27 de setembro de 2019.
9. Entrevistas do autor com Jennifer Doudna e Gavin Knott.
10. Entrevistas do autor com Josiah Zayner.

CAPÍTULO 35: REGRAS DA ESTRADA

1. Robert Sinsheimer. "The Prospect of Designed Genetic Change" ["A perspectiva da alteração genética projetada"], *Engineering and Science*, Caltech, abril de 1969.
2. Bentley Glass. Discurso presidencial à Associação Americana para o Avanço da Ciência, 28 de dezembro de 1970, *Science*, 8 de janeiro de 1971.
3. John Fletcher. *The Ethics of Genetic Control: Ending Reproductive Roulette* [*A ética do controle: Colocando um fim na roleta reprodutiva*] (Doubleday, 1974), p. 158.
4. Paul Ramsey. *Fabricated Man* [*Homem fabricado*] (Yale, 1970), p. 138.
5. Ted Howard e Jeremy Rifkin. *Who Should Play God?* [*Quem deveria brincar de Deus?*] (Delacorte, 1977), p. 14; Dick Thompson. "The Most Hated Man in Science" ["O homem mais odiado da ciência"], *Time*, 4 de dezembro de 1989.
6. Shane Crotty. *Ahead of the Curve* [*Na vanguarda*] (Universidade da Califórnia, 2003), p. 93; Mukherjee. *The Gene*, p. 225.
7. Paul Berg et al. "Potential Biohazards of Recombinant DNA Molecules" ["Riscos biológicos potenciais de moléculas de DNA recombinante"], *Science*, 26 de julho de 1974.

8. Entrevista do autor com David Baltimore; Michael Rogers. "The Pandora's Box Conference" ["A conferência da Caixa de Pandora"], *Rolling Stone*, 19 de junho de 1975; Michael Rogers. *Biohazard* [*Risco biológico*] (Random House, 1977); Crotty. *Ahead of the Curve*, p. 104-108; Mukherjee. *The Gene*, p. 226-230; Donald S. Fredrickson. "Asilomar and Recombinant DNA: The End of the Beginning" ["Conferência de Asilomar e DNA recombinante: o fim do início"], in *Biomedical Politics* (National Academies Press, 1991); Richard Hindmarsh e Herbert Gottweis. "Recombinant Regulation: The Asilomar Legacy 30 Years On" ["Regulação recombinante: o legado Asilomar 30 anos depois"], *Science as Culture*, outono de 2005; Daniel Gregorowius, Nikola Biller-Andorno e Anna Deplazes-Zemp. "The Role of Scientific Self-Regulation for the Control of Genome Editing in the Human Germline" ["O papel da autorregulação científica para o controle da edição genômica na linha germinal humana"], *EMBO Reports*, 20 de fevereiro de 2017; Jim Kozubek. *Modern Prometheus* [*Prometeu moderno*] (Cambridge, 2016), p. 124.
9. Entrevistas do autor com James Watson e David Baltimore.
10. Paul Berg et al. "Summary Statement of the Asilomar Conference on Recombinant DNA Molecules" ["Declaração resumida da Conferência Asilomar sobre Moléculas de DNA recombinante"], *PNAS*, junho de 1975.
11. Paul Berg. "Asilomar and Recombinant DNA" ["Asilomar e DNA recombinante"], *The Scientist*, 18 de março de 2002.
12. Hindmarsh e Gottweis. "Recombinant Regulation", p. 301.
13. Claire Randall, Rabbi Bernard Mandelbaum e Bishop Thomas Kelly. "Message from Three General Secretaries to President Jimmy Carter" ["Mensagem de três secretários gerais ao presidente Jimmy Carter"], 20 de junho de 1980.
14. Morris Abram et al. *Splicing Life* [*Emendando a vida*], Comissão Presidencial para o Estudo dos Problemas Éticos em Medicina e na Investigação Biomédica e Comportamental, 16 de novembro de 1982.
15. Alan Handyside et al. "Birth of a Normal Girl after in vitro Fertilization and Preimplantation Diagnostic Testing for Cystic Fibrosis" ["Nascimento de uma menina normal após fertilização *in vitro* e diagnóstico pré-implantacional na fibrose cística"], *New England Journal of Medicine*, setembro de 1992.
16. Roger Ebert. *Crítica:* Gattaca, 24 de outubro de 1997, rogerebert.com.
17. Gregory Stock e John Campbell. *Engineering the Human Germline* [*Projetando a linha germinal humana*] (Oxford, 2000), p. 73-95; entrevistas do autor com James Watson; Gina Kolata. "Scientists Brace for Changes in Path of Human Evolution" ["Cientistas se preparam para mudanças no caminho da evolução humana"], *New York Times*, 21 de março de 1998.
18. Steve Connor. "Nobel Scientist Happy to 'Play God' with DNA" ["Cientista ganhador do Nobel feliz por 'brincar de Deus' com o DNA"], *The Independent*, 17 de maio de 2000.
19. Lee Silver. *Remaking Eden* (Avon, 1997), p. 4 (*De volta ao Éden*, Mercuryo, 2001).
20. Lee Silver. "Reprogenetics: Third Millennium Speculation" ["Reprogenética: a especulação do terceiro milênio"], *EMBO Reports*, 15 de novembro de 2000.
21. Gregory Stock. *Redesigning Humans: Our Inevitable Genetic Future* [*Reprojetando os humanos: nosso futuro genético inevitável*] (Houghton Mifflin, 2002), p. 170.
22. Council of Europe. "Oviedo Convention and Its Protocols" ["A Convenção de Oviedo e seus protocolos"], 4 de abril de 1997.
23. Sheryl Gay Stolberg. "The Biotech Death of Jesse Gelsinger" ["A morte biotecnológica de Jesse Gelsinger"], *New York Times*, 28 de novembro de 1999.

24. Meir Rinde. "The Death of Jesse Gelsinger" ["A morte de Jesse Gelsinger"], *Science History Institute*, 4 de junho de 2019.
25. Harvey Flaumenhaft. "The Career of Leon Kass" ["A carreira de Leon Kass"], *Journal of Contemporary Health Law & Policy*, 2004; "Leon Kass", Conversas com Bill Kristol, dezembro de 2015. Disponível em: <https://conversationswithbillkristol.org/video/leon-kass/>.
26. Leon Kass. "What Price the Perfect Baby?" ["Qual é o preço do bebê perfeito?"], *Science*, 9 de julho de 1971; Leon Kass. "Review of *Fabricated Man* by Paul Ramsey" ["Resenha de *Fabricated Man* de Paul Ramsey"], *Theology Today*, 1º de abril de 1971; Leon Kass. "Making Babies: the New Biology and the Old Morality" ["Fazendo bebês: a nova biologia e a velha moralidade"], *Public Interest*, inverno de 1972.
27. Michael Sandel. "The Case against Perfection" ["Contra a perfeição"], *The Atlantic*, abril de 2004; Michael Sandel. *The Case Against Perfection* (Harvard, 2007) (*Contra a perfeição: ética na era da engenharia genética*, Civilização Brasileira, 2013).
28. Francis Fukuyama, *Our Posthuman Future* (Farrar, Straus and Giroux, 2000), p. 10 (*Nosso futuro pós-humano*, Rocco, 2003).
29. Leon Kass et al. *Beyond Therapy: Biotechnology and the Pursuit of Happiness* [*Além da terapia: biotecnologia e a busca da felicidade*"], relatório do Conselho Presidencial de Bioética, outubro de 2003.

CAPÍTULO 36: DOUDNA ENTRA EM CENA

1. Doudna e Sternberg. *A Crack in Creation*, p. 198; Michael Specter. "Humans 2.0" ["Humanos 2.0"], *New Yorker*, 16 de novembro de 2015; entrevista do autor com Jennifer Doudna.
2. Entrevistas do autor com Sam Sternberg e Lauren Buchman.
3. Entrevistas do autor com George Church e Lauren Buchman.
4. Doudna e Sternberg. *A Crack in Creation*, p. 199-220; entrevistas do autor com Jennifer Doudna e Sam Sternberg.
5. Entrevistas do autor com David Baltimore, Jennifer Doudna, Sam Sternberg e Dana Carroll.
6. David Baltimore et al. "A Prudent Path Forward for Genomic Engineering and Germline Gene Modification" ["Um caminho prudente para a engenharia genômica e a alteração genética da linha germinativa"], *Science*, 3 de abril de 2015 (publicado on-line em 19 de março).
7. Nicholas Wade. "Scientists Seek Ban on Method of Editing the Human Genome" ["Cientistas querem proibição de método de edição do genoma humano"], *New York Times*, 19 de março de 2015.
8. Consulte, por exemplo: Edward Lanphier, Fyodor Urnov et al. "Don't Edit the Human Germ Line" ["Não editem a linha germinativa humana"], *Nature*, 12 de março de 2015.
9. Entrevistas do autor com Jennifer Doudna e Sam Sternberg; Doudna e Sternberg. *A Crack in Creation*, p. 214ff.
10. Puping Liang, Junjiu Huang et al. "CRISPR/Cas9-Mediated Gene Editing in Human Tripronuclear Zygotes" ["Edição genética mediada por CRISPR/Cas9 em zigotos triponucleares humanos"], *Protein & Cell*, maio de 2015 (publicado on-line em 18 de abril).
11. Rob Stein. "Critics Lash Out at Chinese Scientists Who Edited DNA in Human Embryos" ["Críticos atacam os cientistas chineses que editam o DNA de embriões humanos"], *Morning Edition*, NPR, 23 de abril de 2015.

12. Entrevistas do autor com Ting Wu, George Church e Jennifer Doudna; Johnny Kung. "Increasing Policymaker's Interest in Genetics" ["Aumentando o interesse dos legisladores na genética"], relatório do pgEd, 1º de dezembro de 2015.
13. Jennifer Doudna. "Embryo Editing Needs Scrutiny" ["A edição de embriões requer escrutínio"], *Nature*, 3 de dezembro de 2015.
14. George Church. "Encourage the Innovators" ["Incentivando os inovadores"], *Nature*, 3 de dezembro de 2015.
15. Steven Pinker. "A Moral Imperative for Bioethics" ["Um imperativo moral para a bioética"], *Boston Globe*, 1º de agosto de 2015; Paul Knoepfler, entrevista com Steven Pinker, *The Niche*, 10 de agosto 2015.
16. Entrevistas do autor com Jennifer Doudna, David Baltimore e George Church; *International Summit on Human Gene Editing* [Cúpula Internacional sobre a Edição do Genoma Humano], 1º a 3 de dezembro de 2015 (National Academies Press, 2015); Jef Akst. "Let's Talk Human Engineering" ["Vamos falar sobre engenharia humana"], *The Scientist*, 3 de dezembro de 2015.
17. R. Alto Charo, Richard Hynes et al. "Human Genome Editing: Scientific, Medical, and Ethical Considerations" ["Edição do genoma humano: considerações científicas, médicas e éticas"], relatório das Academias Nacionais de Ciências, Engenharia e Medicina, 2017.
18. Françoise Baylis. *Altered Inheritance: CRISPR and the Ethics of Human Genome Editing* [*Herança alterada: CRISPR e a ética da edição do genoma humano*] (Harvard, 2019); Jocelyn Kaiser. "U.S. Panel Gives Yellow Light to Human Embryo Editing" ["Comitê dos EUA dá luz amarela para a edição de embriões humanos"], *Science*, 14 de fevereiro de 2017; Kelsey Montgomery. "Behind the Scenes of the National Academy of Sciences' Report on Human Genome Editing" ["Os bastidores do Relatório da Academia Nacional de Ciências sobre a edição do genoma humano], *Medical Press*, 27 de fevereiro de 2017.
19. "Genome Editing and Human Reproduction" ["Edição genômica e reprodução genética"], Conselho Nuffield de Bioética, julho de 2018; Ian Sample. "Genetically Modified Babies Given Go Ahead by UK Ethics Body" ["Bebês geneticamente modificados liberados pelo órgão de ética do Reino Unido"], *Guardian*, 17 de julho de 2018; Clive Cookson. "Human Gene Editing Morally Permissible, Says Ethics Study" ["A edição do gene humano é moralmente admissível, afirma estudo de ética"], *Financial Times*, 17 de julho de 2018; Donna Dickenson e Marcy Darnovsky. "Did a Permissive Scientific Culture Encourage the 'CRISPR Babies' Experiment?" ["Uma cultura científica permissiva encorajou o experimento das "bebês CRISPR"?], *Nature Biotechnology*, 15 de março de 2019.
20. Lei de Apropriações Consolidadas de 2016, Lei Pública 114-113, Seção 749, 18 de dezembro de 2015; Francis Collins. "Statement on NIH Funding of Research Using Gene-Editing Technologies in Human Embryos" ["Declaração sobre o financiamento de pesquisas que usam tecnologias de edição de genes em embriões humanos pelos Institutos Nacionais de Saúde], 28 de abril de 2015; John Holdren. "A Note on Genome Editing" ["Uma nota sobre edição genômica"], 26 de maio de 2015.
21. "Putin said scientists could create Universal Soldier-style supermen" ["Putin disse que os cientistas poderiam criar super-homens ao estilo do Soldado Universal"], YouTube, 24 de outubro de 2017. Disponível em: <youtube.com/watch?v=9v3TNGmbArs>; "Russia's Parliament Seeks to Create Gene-Edited Babies" ["Parlamento russo quer criar bebês geneticamente editados"], *EU Observer*, 3 de setembro de 2019; Chris-

tina Daumann. "'New Type of Society'" ["'Novo tipo de sociedade'"], *Asgardia*, 4 de setembro de 2019.

22. Achim Rosemann, Li Jiang e Xinqing Zhang. "The Regulatory and Legal Situation of Human Embryo, Gamete and Germ Line Gene Editing Research and Clinical Applications in the People's Republic of China" ["A situação regulatória e legal da pesquisa em edição de embriões humanos, gametas e linha germinativa e aplicações clínicas na República Popular da China"], Conselho Nuffield de Bioética, maio de 2017; Jing-ru Li et. al. "Experiments That Led to the First Gene-Edited Babies" ["Experimentos que levaram aos primeiros bebês geneticamente editados"], *Journal of Zhejiang University Science B*, janeiro de 2019.

CAPÍTULO 37: HE JIANKUI

1. Esse trecho se baseia em: Xi Xin e Xu Yue. "The Life Track of He Jiankui" ["A trajetória de vida de He Jiankui"], *Jiemian News*, 27 de novembro de 2018; Jon Cohen. "The Untold Story of the 'Circle of Trust' behind the World's First Gene-Edited Babies" ["A história não contada do 'Círculo de Confiança' por trás dos primeiros bebês editados geneticamente"], *Science*, 1º de agosto de 2019; Sharon Begley e Andrew Joseph. "The CRISPR Shocker" ["A comoção do CRISPR"], *Stat*, 17 de dezembro de 2018; Zach Coleman. "The Businesses behind the Doctor Who Manipulated Baby DNA" ["Os negócios por trás do médico que manipulou o DNA de bebês"], *Nikkei Asian Review*, 27 de novembro de 2018; Zoe Low. "China's Gene Editing Frankenstein" ["O Frankenstein da edição genética chinês"], *South China Morning Post*, 27 de novembro de 2018; Yangyang Cheng. "Brave New World with Chinese Characteristics" ["Admirável mundo novo com características chinesas"], *Bulletin of the Atomic Scientists*, 13 de janeiro de 2019; He Jiankui. "Draft Ethical Principles" ["Princípios éticos"], YouTube, 25 de novembro de 2018. Disponível em: <youtube.com/watch?v=MyNHpMoPkIg>; Antonio Regalado. "Chinese Scientists Are Creating CRISPR Babies" ["Cientistas chineses estão criando bebês com o CRISPR"], *MIT Technology Review*, 25 de novembro de 2018; Marilynn Marchione. "Chinese Researcher Claims First Gene-Edited Babies" ["Pesquisador chinês reivindica primeiros bebês editados geneticamente"], AP, 26 de novembro de 2018; Christina Larson. "Gene-Editing Chinese Scientist Kept Much of His Work Secret" ["Cientista chinês que edita genes manteve grande parte de seu trabalho em segredo"], AP, 27 de novembro de 2018; Davies. *Editing Humanity*.
2. Jiankui He e Michael W. Deem. "Heterogeneous Diversity of Spacers within CRISPR" ["Diversidade heterogênea de espaçadores dentro do CRISPR"], *Physical Review Letters*, 14 de setembro de 2010.
3. Mike Williams. "He's on a Hot Streak" ["Ele está em uma ascendente"], *Rice News*, 17 de novembro de 2010.
4. Cohen. "The Untold Story"; Coleman. "The Businesses behind the Doctor".
5. Davies. *Editing Humanity*, p. 209.
6. Yuan Yan. "The Talent Magnet" ["O ímã de talentos"], *Beijing Review*, 31 de maio de 2018.
7. Luyang Zhao, Jiankui He et al. "Resequencing the *Escherichia coli* Genome by GenoCare Single Molecule" ["Resequenciamento do genoma de *Escherichia coli* pela molécula única do GenoCare"], bioRxiv, publicado on-line em 13 de julho de 2017.
8. Teng Jing Xuan. "CCTV's Glowing 2017 Coverage of Gene-Editing Pariah He Jiankui" ["A bela cobertura da CCTV sobre o pária da edição genética He Jiankui"],

Caixan Global, 30 de novembro de 2018; Rob Schmitz. "Gene-Editing Scientist's Actions Are a Product of Modern China" ["As ações do cientista que edita genes são um produto da China moderna"], *All Things Considered*, NPR, 5 de fevereiro de 2019.

9. "Welcome to the Jiankui He Lab" ["Bem-vindo ao laboratório de Jiankui He"]. O site http://sustc-genome.org.cn/people.html não está mais ativo; Regalado. "Chinese Scientists Are Creating CRISPR Babies" ["Cientistas chineses estão criando bebês com o CRISPR"].
10. He Jiankui. "CRISPR Gene Editing Meeting" ["Encontro de edição genética por CRISPR"], postagem de blog (em chinês), 24 de agosto de 2016. Disponível em: <http://blog.sciencenet.cn/home.php?mod=space&uid=514529&do=blog&id=998292>.
11. Cohen. "The Untold Story" ["A história não contada"]; Begley e Joseph. "The CRISPR Shocker" ["A comoção do CRISPR"]; entrevistas do autor com Jennifer Doudna; Jennifer Doudna e William Hurlbut. "The Challenge and Opportunity of Gene Editing" ["O desafio e a oportunidade da edição genética"], bolsa da Fundação Templeton 217.398.
12. Davies. *Editing Humanity*, p. 221; George Church. "Future, Human, Nature: Reading, Writing, Revolution" ["Futuro, Humano, Natureza: Leitura, Escrita, Revolução], Instituto de Genômica Inovadora, 26 de janeiro de 2017.
13. He Jiankui. "The Safety of Gene-Editing of Human Embryos to Be Resolved" ["A segurança da edição genética em embriões humanos a ser determinada"], postagem de blog (em chinês), 19 de fevereiro de 2017. Disponível em: <blog.sciencenet.cn/home.php?mod=space&uid=514529&do=blog&id=1034671>.
14. Entrevista do autor com Jennifer Doudna.
15. He Jiankui. "Evaluating the Safety of Germline Genome Editing in Human, Monkey, and Mouse Embryos" ["Avaliação da segurança da edição genômica da linha germinativa em embriões humanos, de macaco e de camundongo"], Simpósio do Laboratório Cold Spring Harbor, 29 de julho de 2017. Disponível em: <youtube.com/watch?v=llxNRGMxyCc&t=3s>; Regalado. "Chinese Scientists Are Creating CRISPR Babies" ["Cientistas chineses estão criando bebês com o CRISPR"].
16. Formulário de Inscrição para Aprovação de Ética Médica, Hospital Infantil e da Mulher HarMoniCare Shenzhen, 7 de março de 2017. Disponível em: <theregreview.org/wp-content/uploads/2019/05/He-Jiankui-Documents-3.pdf>; Cohen. "The Untold Story"; Kathy Young, Marilynn Marchione, Emily Wang et al. "First Gene-Edited Babies Reported in China" ["Primeiro bebê geneticamente modificado relatado na China"], YouTube, 25 de novembro de 2018; Gerry Shih e Carolyn Johnson. "Chinese Genomics Scientist Defends His Gene-Editing Research" ["Cientista chinês defende sua pesquisa em edição genética"], *Washington Post*, 28 de novembro de 2018.
17. Jiankui He. "Informed Consent, Version: Female 3.0" ["Consentimento esclarecido, versão: Feminino 3.0"], março de 2017. Disponível em: <theregreview.org/wp-content/uploads/2019/05/He-Jiankui-Documents-3.pdf>; Cohen, "The Untold Story"; Marilynn Marchione. "Chinese Researcher Claims First Gene-Edited Babies" ["Pesquisador chinês reivindica primeiros bebês editados geneticamente"], AP, 26 de novembro de 2018; Larson. "Gene-Editing Chinese Scientist Kept Much of His Work Secret".
18. Kiran Musunuru. *The Crispr Generation* [*A geração CRISPR*] (BookBaby, 2019).
19. Begley e Joseph. "The CRISPR Shocker". Consulte também: Pam Belluck. "How to Stop Rogue Gene-Editing of Human Embryos?" ["Como impedir a edição genética

desonesta de embriões humanos?"], *New York Times*, 23 de janeiro de 2019; Preetika Rana. "How a Chinese Scientist Broke the Rules to Create the First Gene-Edited Babies" ["Como um cientista chinês quebrou as regras para criar os primeiros bebês editados geneticamente"], *Wall Street Journal*, 10 de maio de 2019.

20. Entrevistas do autor com Matthew Porteus.
21. Cohen. "The Untold Story"; Begley e Joseph. "The CRISPR Shocker"; Marilyn Marchione e Christina Larson. "Could Anyone Have Stopped Gene-Edited Babies Experiment?" ["Alguém poderia ter impedido o experiment com os bebês geneticamente modificados?", AP, 2 de dezembro de 2018.
22. Pam Belluck. "Gene-Edited Babies: What a Chinese Scientist Told an American Mentor" ["Bebês editados geneticamente: o que um cientista chinês contou a um mentor americano"], *New York Times*, 14 de abril de 2019; "Statement on Fact-Finding Review related to Dr. Jiankui He" ["Declaração sobre a revisão da apuração dos fatos relacionada ao Dr. Jiankui He"], *Stanford News*, 16 de abril de 2019. Belluck foi o primeiro a publicar os e-mails entre He e Quake.
23. He Jiankui, sessão de perguntas e respostas, Segunda Cúpula Internacional sobre a Edição do Genoma Humano, Hong Kong, 28 de novembro de 2018; Cohen. "The Untold Story"; Marchione e Larson. "Could Anyone Have Stopped Gene-Edited Babies Experiment?"; Marchione. "Chinese Researcher Claims First Gene-Edited Babies"; Jane Qiu. "American Scientist Played More Active Role in 'CRISPR Babies' Project Than Previously Known" ["Cientista norte-americano desempenhou um papel mais ativo no projeto 'bebês CRISPR' do que se sabia anteriormente"], *Stat*, 31 de janeiro de 2019; Todd Ackerman. "Lawyers Say Rice Professor Not Involved in Controversial Gene-Edited Babies Research" ["Advogados dizem que professor da Rice não estava envolvido na pesquisa controversa com bebês geneticamente modificados"], *Houston Chronicle*, 13 de dezembro de 2018. Rice University, Faculty, Página da web desativada. Consulte a pesquisa de Michael Deem disponível no site da Rice: <https://search.rice.edu/?q=michael+deem&tab=Search>.
24. Cohen. "The Untold Story".
25. He Jiankui, Ryan Ferrell, Chen Yuanlin, Qin Jinzhou e Chen Yangran. "Draft Ethical Principles for Therapeutic Assisted Reproductive Technologies" ["Princípios éticos para tecnologias de reprodução assistida"], *CRISPR Journal*, publicado originalmente em 26 de novembro de 2019, mas depois retratado e removido do site. Consulte também: Henry Greeley. "CRISPR'd Babies" ["Bebês do CRISPR"], *Journal of Law and the Biosciences*, 13 de agosto de 2019.
26. Allen Buchanan. *Better Than Human* [*Melhor que humano*] (Oxford, 2011), p. 40, 101.
27. He Jiankui. "Draft Ethical Principles for Therapeutic Assisted Reproductive Technologies".
28. He Jiankui. "Designer Baby Is an Epithet" ["Bebê projetado é um epíteto"], e "Why We Chose HIV and *CCR5* First" ["Por que escolhemos começar com HIV e *CCR5*"], The He Lab, YouTube, 25 de novembro de 2018.
29. He Jiankui. "HIV Immune Gene CCR5 Gene Editing in Human Embryos" ["Edição do gene CCR5 imune ao HIV em embriões humanos"], Registro Chinês de Ensaios Clínicos, ChiCTR1800019378, 8 de novembro de 2018.
30. Jinzhou Qin, Michael W. Deem, Jiankui He et al. "Birth of Twins after Genome Editing for HIV Resistance" ["Nascimento de gêmeas após edição genômica para resistência ao HIV], enviado à *Nature* em novembro de 2019 (nunca publicado; recebi uma cópia de um pesquisador norte-americano que a recebeu de He Jiankui);

Qiu. "American Scientist Played More Active Role in 'CRISPR Babies' Project Than Previously Known".

31. Greely. "CRISPR'd Babies"; Musunuru. *The Crispr Generation*; entrevista do autor com Dana Carroll.
32. Regalado. "Chinese Scientists Are Creating CRISPR Babies".
33. Marchione. "Chinese Researcher Claims First Gene-Edited Babies"; Larson. "Gene-Editing Chinese Scientist Kept Much of His Work Secret".
34. He Jiankui. "About Lulu and Nana" ["Sobre Lulu e Nana"], YouTube, 25 de novembro de 2018.

CAPÍTULO 38: A CÚPULA DE HONG KONG

1. Entrevista do autor com Jennifer Doudna.
2. Entrevista do autor com David Baltimore.
3. Cohen. "The Untold Story".
4. Entrevistas do autor com Victor Dzau, David Baltimore e Jennifer Doudna.
5. Entrevistas do autor com Duanqing Pei.
6. Entrevistas do autor com Jennifer Doudna; Robin Lovell-Badge. "CRISPR Babies" ["Bebês do CRISPR"], *Development*, 6 de fevereiro de 2019.
7. Publicação chinesa em cache deletada do *China's People's Daily*, 26 de novembro de 2018. Disponível em: <ithome.com/html/discovery/396899.htm>.
8. Entrevistas do autor com Duanqing Pei e Jennifer Doudna.
9. Entrevistas do autor com Jennifer Doudna e Victor Dzau.
10. Segunda Cúpula Internacional sobre a Edição do Genoma Humano, Universidade de Hong Kong, 27 a 29 de novembro de 2018.
11. Sessão de He Jiankui, Segunda Cúpula Internacional sobre a Edição do Genoma Humano, Hong Kong, 28 de novembro de 2018.
12. Davies. *Editing Humanity*, p. 235.
13. Entrevista do autor com David Baltimore.
14. Entrevista do autor com Matthew Porteus.
15. Entrevistas do autor com Jennifer Doudna.
16. Entrevista do autor com Duanqing Pei.
17. Entrevistas do autor com Jennifer Doudna e David Baltimore.
18. Entrevistas do autor com Matthew Porteus e David Baltimore.
19. Mary Louise Kelly. "Harvard Medical School Dean Weighs In on Ethics of Gene Editing" ["O reitor da Faculdade de Medicina de Harvard avalia a ética na edição genética"], *All Things Considered*, NPR, 29 de novembro de 2018. Consulte também: Baylis. *Altered Inheritance*, p. 140; George Daley, Robin Lovell-Badge e Julie Steffann. "Depois da tempestade — Um caminho responsável para a edição do genoma"]; e R. Alta Charo. "Rogues and Regulation of Germline Editing" ["Trapaças e regulamentação da edição da linha germinativa"], *New England Journal of Medicine*, 7 de março de 2019; David Cyranoski e Heidi Ledford. "How the Genome-Edited Babies Revelation Will Affect Research" ["Como a revelação dos bebês de genoma editado vai afetar a pesquisa"], *Nature*, 27 de novembro de 2018.
20. David Baltimore et al. "Statement by the Organizing Committee of the Second International Summit on Human Genome Editing", 29 de novembro de 2018.

CAPÍTULO 39: ACEITAÇÃO

1. Entrevista do autor com Josiah Zayner.

2. Zayner. “CRISPR Babies Scientist He Jiankui Should Not Be Villainized”.
3. Entrevista do autor com Josiah Zayner.
4. Entrevista do autor com Jennifer Doudna, e jantar com ela e Andrew Doudna Cate.
5. Entrevistas do autor com Jennifer Doudna e Bill Cassidy.
6. Entrevista do autor com Margaret Hamburg e Victor Dzau; Walter Isaacson. “Should the Rich Be Allowed to Buy the Best Genes?” [“Os ricos devem ter permissão para comprar os melhores genes?”], *Air Mail*, 27 de julho de 2019.
7. Belluck. “How to Stop Rogue Gene-Editing of Human Embryos?”.
8. Eric S. Lander et. al. “Adopt a Moratorium on Heritable Genome Editing” [“Adotar uma moratória sobre a edição hereditária do genoma”], *Nature*, 13 de março de 2019.
9. Ian Sample. “Scientists Call for Global Moratorium on Gene Editing of Embryos” [“Cientistas pedem moratória global para a edição genética de embriões”], *Guardian*, 13 de março de 2019; Joel Achenbach. “NIH and Top Scientists Call for Moratorium on Gene-Edited Babies” [“Institutos Nacionais de Saúde e cientistas pedem moratoria para editar bebês geneticamente”], *Washington Post*, 13 de março de 2019; Jon Cohen. “New Call to Ban Gene-Edited Babies Divides Biologists”, *Science*, 13 de março de 2019; Francis Collins. “NIH Supports International Moratorium on Clinical Application of Germline Editing” [“Institutos Nacionais de Saúde apoiam moratória internacional para a aplicação médica da edição da linha germinativa”], declaração dos Institutos Nacionais de Saúde, 13 de março de 2019.
10. Entrevista do autor com Margaret Hamburg. Consulte também: Sara Reardon. “World Health Organization Panel Weighs In on CRISPR-Babies Debate” [“Comitê da Organização Mundial da Saúde se pronuncia no debate sobre bebês do CRISPR”], *Nature*, 19 de março de 2019.
11. Entrevista do autor com Jennifer Doudna. Para uma crítica forte ao argumento de Doudna, consulte: Baylis. *Altered Inheritance*, p. 163-166.
12. Kay Davies, Richard Lifton et al. “Heritable Human Genome Editing” [“Edição hereditária do genoma humano”], Comissão Internacional sobre o Uso Clínico da Edição da Linha Germinal Humana, 3 de setembro de 2020.
13. “He Jiankui Jailed for Illegal Human Embryo Gene-Editing” [“He Jiankui preso por edição genética ilegal de embriões humanos”], agência de notícias Xinhua, 30 de dezembro de 2019.
14. Philip Wen e Amy Dockser Marcus. “Chinese Scientist Who Gene-Edited Babies Is Sent to Prison” [“Cientista chinês que editou bebês é preso”], *Wall Street Journal*, 30 de dezembro de 2019.

CAPÍTULO 40: SINAIS VERMELHOS

1. Este capítulo se baseia em muitos escritos sobre a ética da engenharia genética, que incluem Françoise Baylis, Michael Sandel, Leon Kass, Francis Fukuyama, Nathaniel Comfort, Jason Scott Robert, Eric Cohen, Bill McKibben, Marcy Darnovsky, Erik Parens, Josephine Johnston, Rosemarie Garland-Thomson, Robert Sparrow, Ronald Dworkin, Jürgen Habermas, Michael Hauskeller, Jonathan Glover, Gregory Stock, John Harris, Maxwell Mehlman, Guy Kahane, Jamie Metzl, Allen Buchanan, Julian Savulescu, Lee Silver, Nick Bostrom, John Harris, Ronald Green, Nicholas Agar, Arthur Caplan e Hank Greeley. Também me baseei no trabalho do Centro Hastings, do Centro de Genética e Sociedade, do Centro Uehiro de **Ética Prática** da Universidade de Oxford e do Conselho Nuffield de Bioética.

2. Sandel. *The Case against Perfection*; Robert Sparrow. "Genetically Engineering Humans" ["Projetando humanos geneticamente"], *Pharmaceutical Journal*, 24 de setembro de 2015; Jamie Metzl. *Hacking Darwin* (Sourcebooks, 2019) (*Hackeando Darwin*, Faro Editorial, 2020); Julian Savulescu, Ruud ter Meulen e Guy Kahane. *Enhancing Human Capacities* [*Aumentando as capacidades humanas*] (Wiley, 2011).
3. Gert de Graaf, Frank Buckley e Brian Skotko. "Estimates of the Live Births, Natural Losses, and Elective Terminations with Down Syndrome in the United States" ["Estimativas de nascidos vivos, perdas naturais e interrupção eletiva em casos de Síndrome de Down nos Estados Unidos"], *American Journal of Medical Genetics*, abril de 2015.
4. Steve Boggan, Glenda Cooper e Charles Arthur. "Nobel Winner Backs Abortion 'for Any Reason'" ["Vencedor do prêmio Nobel apoia aborto por 'qualquer motivo'"], *The Independent*, 17 de fevereiro de 1997.

CAPÍTULO 41: EXPERIMENTOS MENTAIS

1. Matt Ridley. *Genome* (Harper Collins, 2000) (*Genoma*, Record, 2001), capítulo 4, apresenta uma descrição poderosa da doença de Huntington e do trabalho de pesquisa de Nancy Wexler.
2. Baylis. *Altered Inheritance*, p. 30; Tina Rulli. "The Ethics of Procreation and Adoption" ["A ética da procriação e da adoção"], *Philosophy Compass*, 6 de junho de 2012.
3. Adam Bolt, diretor, e Elliot Kirschner, produtor executivo, *Human Nature* [*Natureza humana*], documentário, Wonder Collaborative, 2019.
4. Minhas perguntas a David Sanchez e suas respostas foram transmitidas pela produtora de *Human Nature*, Meredith DeSalazar.
5. Rosemarie Garland-Thomson. "Welcoming the Unexpected" ["Acolhendo o inesperado"], in Erik Parens e Josephine Johnston. *Human Flourishing in an Age of Gene Editing* [*A prosperidade humana na era da edição genética*] (Oxford, 2019); Rosemarie Garland-Thomson. "Human Biodiversity Conservation" ["Conservação da biodiversidade humana"], *American Journal of Bioethics*, janeiro de 2015. Consulte também: Ethan Weiss. "Should 'Broken' Genes Be Fixed?" ["Genes 'defeituosos' devem ser consertados?"], *Stat*, 21 de fevereiro de 2020.
6. Jory Fleming. *How to Be Human* (Simon & Schuster, 2021).
7. Liza Mundy. "A World of Their Own" ["Um mundo só deles"], *Washington Post*, 31 de março de 2002; Sandel. *The Case against Perfection*; Marion Andrea Schmidt. *Eradicating Deafness?* [*Erradicando a surdez?*] (Manchester University Press, 2020).
8. Craig Pickering e John Kiely. "ACTN#: More Than Just a Gene for Speed" ["ACTN#: Mais que só um gene da velocidade"], *Frontiers in Physiology*, 18 de dezembro de 2017; David Epstein. *The Sports Gene* [*O gene do esporte*] (Current, 2013); Haran Sivapalan. "Genetics of Marathon Runners" ["A genética dos maratonistas"], *Fitness Genes*, 26 de setembro de 2018.
9. A Lei dos Norte-americanos com Deficiências define deficiência como "impedimento físico ou mental que limita consideravelmente uma ou mais atividades importantes da vida".
10. Fred Hirsch. *Social Limits to Growth* [*Os limites sociais do crescimento*] (Routledge, 1977); Glenn Cohen. "What (If Anything) Is Wrong with Human Enhancement? What (If Anything) Is Right with It?" ["O que há (se é que há) de errado com o aprimoramento humano? O que há (se é que há) de certo?"], *Tulsa Law Review*, 21 de abril de 2014.

11. Nancy Andreasen. "The Relationship between Creativity and Mood Disorders" ["A relação entre a criatividade e os transtornos de humor"], *Dialogues in Clinical Psychology*, junho de 2018; Neel Burton. "Hide and Seek: Bipolar Disorder and Creativity" ["Esconde-esconde: transtorno bipolar e criatividade"], *Psychology Today*, 19 de março de 2012; Nathaniel Comfort. "Better Babies" ["Bebês melhores"], *Aeon*, 17 de novembro de 2015.
12. Robert Nozick. *Anarchy, State, and Utopia* (Basic Books, 1974) (*Anarquia, estado e utopia*, WMF Martins Fontes, 2011).
13. Consulte Erik Parens e Josephine Johnston (eds.) *Human Flourishing in an Age of Gene Editing* [*A prosperidade humana na era da edição genética*] (Oxford, 2019).
14. Jinping Liu, Yan Wu et al. "The Role of NMDA Receptors in Alzheimer's Disease" ["O papel dos receptores NMDA na doença de Alzheimer"], *Frontiers in Neuroscience*, 8 de fevereiro de 2019.

CAPÍTULO 42: QUEM DEVE DECIDIR?

1. Academia Nacional de Ciências. "How Does Human Gene Editing Work?" ["Como funciona a edição genética humana?"], 2019, site removido; Marilynn Marchione. "Group Pulls Video That Stirred Talk of Designer Babies" ["Grupo retira vídeo que provocou discussão sobre bebês projetados"], AP, 2 de outubro de 2019.
2. Thread do Twitter, @FrancoiseBaylis, @pknoepfler, @UrnovFyodor, @theNASAcademies, entre outros, 1º de outubro de 2019.
3. John Rawls. *A Theory of Justice* (Harvard, 1971), p. 266, 92 (*Uma teoria da justiça*, Penso, 2013).
4. Nozick. *Anarchy, State and Utopia*, p. 315n.
5. Colin Gavaghan. *Defending the Genetic Supermarket* [*Defendendo o supermercado genético*] (Routledge-Cavendish, 2007); Peter Singer. "Shopping at the Genetic Supermarket" ["Comprando no supermercado genético"], in John Rasko (ed.). *The Ethics of Inheritable Genetic Modification* [*A ética da modificação genética hereditária*] (Cambridge, 2006); Chris Gyngell e Thomas Douglas. "Stocking the Genetic Supermarket" ["Abastecendo o supermercado genético"], *Bioethics*, maio de 2015.
6. Fukuyama. *Our Posthuman Future*, capítulo 1; George Orwell. *1984* (*1984*, Companhia das Letras, 2019); Aldous Huxley. *Brave New World* (Harper, 1932) (*Admirável mundo novo*, Biblioteca Azul, 2014).
7. Aldous Huxley. *Brave New World Revisited* (Harper, 1958), p. 120.
8. Aldous Huxley. *Island* (Harper, 1962), p. 232 (*A ilha*, Biblioteca Azul, 2017); Derek So. "The Use and Misuse of Brave New World in the CRISPR Debate" ["O uso e o mau uso do Admirável Mundo Novo no debate sobre o CRISPR"], *CRISPR Journal*, outubro de 2019.
9. Nathaniel Comfort. "Can We Cure Genetic Diseases without Slipping into Eugenics?" ["Podemos curar doenças genéticas sem cair na eugenia?"], *The Nation*, 3 de agosto de 2015; Nathaniel Comfort. *The Science of Human Perfection* [*A ciência da perfeição humana*] (Yale, 2012); Mark Frankel. "Inheritable Genetic Modification and a Brave New World" ["Modificação genética hereditária e um admirável mundo novo"], *Hastings Center Report*, 6 de março de 2012; Arthur Caplan. "What Should the Rules Be?" ["Quais devem ser as regras?"] *Time*, 14 de janeiro de 2001; Françoise Baylis e Jason Scott Robert. "The Inevitability of Genetic Enhancement Technologies" ["A inevitabilidade das tecnologias de aprimoramento genético"], *Bioethics*, fevereiro de 2004; Daniel Kevles. "If You Could Design Your Baby's Genes, Would

You?" ["Se pudesse projetar os genes do seu bebê, você faria isso?"], *Politico*, 9 de dezembro de 2015; Lee M. Silver. "How Reprogenetics Will Transform the American Family" ["Como a reprogenética vai transformar a família americana"], *Hofstra Law Review*, outono de 1999; Jürgen Habermas. *The Future of Human Nature* (Polity, 2003) (*O futuro da natureza humana*, Martins Fontes, 2004).

10. Entrevista do autor com George Church, e citado de modo similar em: Rachel Cocker. "We Should Not Fear 'Editing' Embryos to Enhance Human Intelligence" ["Não devemos temer 'editar' embriões para aprimorar a inteligência humana"], *The Telegraph*, 16 de março de 2019; Lee Silver. *Remaking Eden* (Morrow, 1997) (*De volta ao Éden*, Mercuryo, 2001); John Harris. *Enhancing Evolution* [*Melhorando a evolução*] (Princeton, 2011); Ronald Green. *Babies by Design* [*Bebês projetados*] (Yale, 2008).
11. Julian Savulescu. "Procreative Beneficence: Why We Should Select the Best Children" ["Generosidade procriativa: Por que devemos selecionar as melhores crianças"], *Bioethics*, novembro de 2001.
12. Antonio Regalado. "The World's First Gattaca Baby Tests Are Finally Here" ["Os primeiros testes em bebês como em *Gattaca* chegaram"], *MIT Technology Review*, 8 de novembro de 2019; Seção "Perguntas frequentes" do site da Genomic Prediction recuperada em 6 de julho de 2020; Hannah Devlin. "IVF Couples Could Be Able to Choose the 'Smartest' Embryo" ["Casais que fizerem FIV podem vir a escolher o embrião 'mais inteligente'"], *Guardian*, 24 de maio de 2019; Nathan Treff e Laurent Tellier. "Preimplantation Genetic Testing for Polygenic Disease Relative Risk Reduction" ["Teste genético pré-implantacional para redução de risco relativo de doenças poligênicas"], *Genes*, 12 de junho de 2020; Louis Lello e Stephen Hsu. "Genomic Prediction of 16 Complex Disease Risks" ["Previsão genética de 16 doenças complexas"], *Nature*, 25 de outubro de 2019. Em novembro de 2019, a revista *Nature* publicou uma correção relacionada a conflito de interesses dizendo que alguns dos autores não disseram serem afiliados à Genomic Prediction.
13. Além das fontes citadas anteriormente, consulte: Laura Hercher. "Designer Babies Aren't Futuristic. They're Already Here" ["Bebês projetados não são coisa do futuro. Eles já estão aqui"] *MIT Technology Review*, 22 de outubro de 2018; Ilya Somin. "In Defense of Designer Babies" ["Em defesa dos bebês projetados"], *Reason*, 11 de novembro de 2018.
14. Francis Fukuyama. "Gene Regime" ["Regime do gene"], *Foreign Policy*, março de 2002.
15. Francis Collins em Patrick Skerrett. "Experts Debate: Are We Playing with Fire When We Edit Human Genes?" ["Especialistas debatem: estamos brincando com fogo quando editamos genes humanos?"] *Stat*, 17 de novembro de 2016.
16. Russell Powell e Allen Buchanan. "Breaking Evolution's Chains" ["Quebrando as cadeias da evolução"], *Journal of Medical Philosophy*, fevereiro de 2011; Allen Buchanan. *Better Than Human* [*Melhor que humano*] (Oxford, 2011); Charles Darwin a J.D. Hooker, 13 de julho de 1856.
17. Sandel. *The Case against Perfection*; Leon Kass. "Ageless Bodies, Happy Souls" ["Corpos jovens, almas felizes"], *The New Atlantis*, janeiro de 2003; Michael Hauskeller. "Human Enhancement and the Giftedness of Life" ["Aprimoramento humano e o dom da vida"], *Philosophical Papers*, 26 de fevereiro de 2011.

CAPÍTULO 43: A JORNADA ÉTICA DE DOUDNA

1. Entrevistas do autor com Jennifer Doudna; Doudna e Sternberg. *A Crack in Creation*, p. 222-240; Hannah Devlin. "Jennifer Doudna: 'I Have to Be True to Who I

Am as a Scientist'" ["Jennifer Doudna: 'Tenho de ser fiel a quem eu sou como cientista'"], *The Observer*, 2 de julho de 2017.

CAPÍTULO 44: QUEBEC

1. Sanne Klompe, Samuel Sternberg et al. "Transposon-Encoded CRISPR-Cas Systems Direct RNA-Guided DNA Integration" ["Sistemas CRISPR-Cas codificados por transpóson direcionam integração do DNA guiada por RNA"], *Nature*, 11 de julho de 2019 (recebido em 15 de março de 2019; aceito em 4 de junho e publicado on-line em 12 de junho); Jonathan Strecker, Eugene Koonin, Feng Zhang et al. "RNA-Guided DNA Insertion with CRISPR-Associated Transposases" ["Inserção do DNA guiada por RNA com transposases associadas ao CRISPR"], *Science*, 5 de julho de 2019 (recebido em 4 de maio de 2019; aceito em 29 de maio e publicado on-line em 6 de junho).
2. Entrevistas do autor com Sam Sternberg, Martin Jinek, Jennifer Doudna e Joe Bondy-Denomy.
3. Entrevistas do autor com Feng Zhang.

CAPÍTULO 45: APRENDO A EDITAR

1. Entrevistas do autor com Gavin Knott.
2. "Alt-R CRISPR-Cas9 System: Delivery of Ribonucleoprotein Complexes into HEK-293 Cells Using the Amaxa Nucleofector System" ["Sistema Alt-R CRISPR--Cas9: entrega de ribonucleoproteína em células HEK-293 usando o sistema Amaxa Nucleofector"], IDTDNA.com; "CRISPR Gene-Editing Tools" ["Ferramentas de edição genética do CRISPR"], GeneCopoeia.com.
3. Entrevistas do autor com Jennifer Hamilton.

CAPÍTULO 46: WATSON REVISITADO

1. Entrevistas do autor com James Watson e Jennifer Doudna; "The CRISPR/Cas Revolution" ["A revolução do CRISPR/Cas"], reunião do Laboratório Cold Spring Harbor, 24 a 27 de setembro de 2015.
2. David Dugan, produtor; *DNA*, documentário, Windfall Films para a WNET/PBS e a BBC4, 2003; Shaoni Bhattacharya. "Stupidity Should Be Cured, Says DNA Discoverer" ["A estupidez deve ser curada, diz descobridor do DNA"], *The New Scientist*, 28 de fevereiro de 2003. Consulte também: Tom Abate. "Nobel Winner's Theories Raise Uproar in Berkeley" ["Teorias de ganhador do prêmio Nobel causam alvoroço em Berkeley"], *San Francisco Chronicle*, 13 de novembro de 2000.
3. Michael Sandel. "The Case against Perfection" ["Contra a perfeição"], *The Atlantic*, abril de 2004.
4. Charlotte Hunt-Grubbe. "The Elementary DNA of Dr Watson" ["O DNA elementar do Dr. Watson"], *Sunday Times* (Londres), 14 de outubro de 2007; entrevistas do autor com James Watson.
5. Entrevistas do autor com James Watson; Roxanne Khamsi. "James Watson Retires amidst Race Controversy" ["James Watson se aposenta em meio a controvérsia racial"], *The New Scientist*, 25 de outubro de 2007.
6. Entrevista do autor com Eric Lander; Sharon Begley. "As Twitter Explodes, Eric Lander Apologizes for Toasting James Watson" ["Enquanto o Twitter explode, Eric Lander se desculpa por ter brindado a James Watson"], *Stat*, 14 de maio de 2018.
7. Entrevistas do autor com James Watson.

8. "Decoding Watson".
9. Amy Harmon. "James Watson Had a Chance to Salvage His Reputation on Race. He Made Things Worse" ["James Watson teve a chance de recuperar sua reputação quanto à questão racial. Ele piorou as coisas"], *New York Times*, 1º de janeiro de 2019.
10. Harmon. "James Watson Had a Chance to Salvage His Reputation on Race.
11. "Decoding Watson"; Harmon. "James Watson Had a Chance to Salvage His Reputation on Race"; entrevistas do autor com James Watson.
12. James Watson. "An Appreciation of Linus Pauling" ["Um reconhecimento de Linus Pauling"], jantar em comemoração ao septuagésimo aniversário da revista *Time*, 3 de março de 1998.
13. Entrevistas do autor com James Watson. Usei algumas dessas citações, e também outras, em um artigo que escrevi: "Should the Rich Be Allowed to Buy the Best Genes?" ["Os ricos devem ter permissão para comprar os melhores genes?"].
14. "Decoding Watson".
15. Encontros do autor com James Watson, Rufus Watson e Elizabeth Watson.
16. Malcolm Ritter. "Lab Revokes Honors for Controversial DNA Scientist Watson" ["Laboratório revoga homenagens a Watson, polêmico cientista do DNA"], AP, 11 de janeiro de 2019.

CAPÍTULO 47: DOUDNA FAZ UMA VISITA

1. Visita do autor a James Watson com Jennifer Doudna. O livro da conferência foi projetado por Megan Hochstrasser, que trabalha no laboratório de Doudna.
2. Entrevistas do autor com Jennifer Doudna.

CAPÍTULO 48: CONVOCAÇÃO

1. Robert Sanders. "New DNA-Editing Technology Spawns Bold UC Initiative" ["Nova tecnologia de edição do DNA gera iniciativa ousada da Universidade da Califórnia"], *Berkeley News*, 18 de março de 2014; "About us" ["Sobre nós"], site do Instituto de Genômica Inovadora. Disponível em: <https://innovativegenomics.org/about-us/>. Foi relançado em janeiro de 2017 como Instituto de Genômica Inovadora.
2. Entrevista do autor com Dave Savage; Benjamin Oakes, Jennifer Doudna, David Savage et al. "CRISPR-Cas9 Circular Permutants as Programmable Scaffolds for Genome Modification" ["Permutações circulares do CRISPR-Cas9 como andaimes programáveis para modificação genômica"], *Cell*, 10 de janeiro de 2019.
3. Entrevistas do autor com Dave Savage, Gavin Knott e Jennifer Doudna.
4. Jonathan Corum e Carl Zimmer. "Bad News Wrapped in Protein: Inside the Coronavirus Genome" ["Más notícias embaladas em proteína: dentro do genoma do coronavírus"], *New York Times*, 3 de abril de 2020; GenBank, Institutos Nacionais de Saúde, Sequências de SARS-CoV-2, atualizado em 14 de abril de 2020.
5. Alexander Walls, David Veesler et al. "Structure, Function, and Antigenicity of the SARS-CoV-2 Spike Glycoprotein" ["Estrutura, função e antigenicidade da glicoproteína de pico de SARS-CoV-2"], *Cell*, 9 de março de 2020; Qihui Wang e Jianxun Qi. "Structural and Functional Basis of SARS-CoV-2 Entry by Using Human ACE2" ["Base estrutural e funcional da entrada de SARS-CoV-2 usando ACE2 humana"], *Cell*, 14 de maio de 2020; Francis Collins. "Antibody Points to Possible Weak Spot on Novel Coronavirus" ["Anticorpo aponta para um possível ponto fraco no novo coronavírus"], Institutos Nacionais de Saúde, 14 de abril de 2020; Bonnie

Berkowitz, Aaron Steckelberg e John Muyskens. "What the Structure of the Coronavirus Can Tell Us" ["O que a estrutura do coronavírus pode nos dizer"], *Washington Post*, 23 de março de 2020.

6. Entrevistas do autor com Megan Hochstrasser, Jennifer Doudna, Dave Savage e Fyodor Urnov.

CAPÍTULO 49: TESTAGEM

1. Shawn Boburg, Robert O'Harrow Jr., Neena Satija e Amy Goldstein. "Inside the Coronavirus Testing Failure" ["Por dentro das falhas de testagem do coronavírus"], *Washington Post*, 3 de abril de 2020; Robert Baird. "What Went Wrong with Coronavirus Testing in the U.S." ["O que deu errado com a testagem do coronavírus nos EUA"], *New Yorker*, 16 de março de 2020; Michael Shear, Abby Goodnough, Sheila Kaplan, Sheri Fink, Katie Thomas e Noah Weiland. "The Lost Month: How a Failure to Test Blinded the U.S. to COVID-19" ["O mês perdido: como uma falha na testagem cegou os EUA para a Covid-19"], *New York Times*, 28 de março de 2020.
2. Kary Mullis. "The Unusual Origin of the Polymerase Chain Reaction" ["A origem incomum da reação em cadeia da polimerase"], *Scientific American*, abril de 1990.
3. Boburg et al. "Inside the Coronavirus Testing Failure"; David Willman, "Contamination at CDC Lab Delayed Rollout of Coronavirus Tests" ["Contaminação no laboratório do Centro de Controle e Prevenção de Doenças atrasou testagem do coronavírus"], *Washington Post*, 18 de abril de 2020.
4. JoNel Aleccia. "How Intrepid Lab Sleuths Ramped Up Tests as Coronavirus Closed In" ["Como intrépidos investigadores de laboratório aceleraram os testes enquanto o coronavírus fechava o cerco"], *Kaiser Health News*, 16 de março de 2020.
5. Julia Ioffe. "The Infuriating Story of How the Government Stalled Coronavirus Testing" ["A história enfurecedora de como o governo paralisou os testes de coronavírus"], *GQ*, 16 de março de 2020; Boburg et al. "Inside the Coronavirus Testing Failure". O e-mail de Greninger a um amigo está na excelente reconstrução do *Washington Post*.
6. Boburg et al. "Inside the Coronavirus Testing Failure"; Patrick Boyle. "Coronavirus Testing: How Academic Medical Labs Are Stepping Up to Fill a Void" ["Testagem do coronavírus: como os laboratórios médicos acadêmicos estão agindo para preencher um vazio"], *AAMC*, 12 de março de 2020.
7. Entrevista do autor com Eric Lander; Leah Eisenstadt. "How Broad Institute Converted a Clinical Processing Lab into a Large-Scale COVID-19 Testing Facility in a Matter of Days" ["Como o Instituto Broad converteu um laboratório de processamento clínico em uma instalação para testes de COVID-19 em grande escala em questão de dias], *Broad Communications*, 27 de março de 2020.

CAPÍTULO 50: O LABORATÓRIO DE BERKELEY

1. Reunião da Equipe de Pesquisa para Resposta Rápida à Covid-19 do Instituto de Genômica Inovadora, 13 de março de 2020. Pude participar das reuniões e dos grupos de trabalho, a maioria pelo Zoom com discussões em canais do Slack.
2. Entrevistas do autor com Fyodor Urnov. Dmitry Urnov tornou-se professor na Universidade Adelphi em Nova York. Ele é um cavaleiro talentoso que certa vez acompanhou três cavalos em uma viagem marítima quando Nikita Khrushchev quis dá-los de presente ao industrialista norte-americano Cyrus Eaton. Ele e a esposa, Julia

Palievsky, escreveram *A Kindred Writer: Dickens in Russia* [*Um autor afim: Dickens na Rússia*]. Também são estudiosos de William Faulkner.

3. Entrevistas do autor com Jennifer Hamilton; Jennifer Hamilton. "Building a COVID-19 Pop-Up Testing Lab" ["Construindo um laboratório pop-up de testes da Covid-19"], *CRISPR Journal*, junho de 2020.
4. Entrevistas do autor com Enrique Lin Shiao.
5. Entrevistas do autor com Fyodor Urnov, Jennifer Doudna, Jennifer Hamilton e Enrique Lin Shiao; Hope Henderson. "IGI Launches Major Automated COVID-19 Diagnostic Testing Initiative" ["O IGI lança grande iniciativa automatizada para testes de diagnóstico de COVID-19"], *IGI News*, 30 de março de 2020; Megan Molteni e Gregory Barber. "How a Crispr Lab Became a Pop-Up COVID Testing Center" ["Como um laboratório de CRISPR se tornou um centro de testagem para COVID"], *Wired*, 2 de abril de 2020.
6. Consórcio do Instituto de Genômica Inovadora para testagem de SARS-CoV-2, Dirk Hockemeyer, Fyodor Urnov e Jennifer A. Doudna. "Blueprint for a Pop-up SARS-CoV-2 Testing Lab" ["Projeto de um laboratório pop-up de testagem de SARS-CoV-2"], *medRxiv*, 12 de abril de 2020.
7. Entrevistas do autor com Fyodor Urnov, Jennifer Hamilton e Enrique Lin Shiao.

CAPÍTULO 51: MAMMOTH E SHERLOCK

1. Entrevista do autor com Lucas Harrington e Janice Chen.
2. Janice Chen, Lucas B. Harrington, Jennifer A. Doudna et al. "CRISPR-Cas12a Target Binding Unleashes Indiscriminate Single-Stranded DNase Activity" ["Ligação alvo do CRISPR-Cas12a desencadeia atividade indiscriminada de DNase de cadeia única"], *Science*, 27 de abril de 2018 (recebido em 29 de novembro de 2017, aceito em 5 de fevereiro de 2018 e publicado on-line em 15 de fevereiro); John Carroll. "CRISPR Legend Jennifer Doudna Helps Some Recent College Grads Launch a Diagnostics Up-start" ["Lenda do CRISPR, Jennifer Doudna ajuda alunos de pós-graduação a lançar empreendimento de diagnóstico"], *Endpoints*, 26 de abril de 2018.
3. Sergey Shmakov, Omar Abudayyeh, Kira S. Makarova, Konstantin Severinov, Feng Zhang e Eugene V. Koonin. "Discovery and Functional Characterization of Diverse Class 2 CRISPR-Cas Systems" ["Descoberta e caracterização funcional de diversos sistemas CRISPR-Cas de classe 2"], *Molecular Cell*, 5 de novembro de 2015 (publicado on-line em 22 de outubro de 2015); Omar Abudayyeh, Jonathan Gootenberg, Eric Lander, Eugene Koonin e Feng Zhang. "C2c2 Is a Single-Component Programmable RNA-Guided RNA-Targeting CRISPR Effector" ["C2c2 é um efetor CRISPR de direcionamento de RNA guiado por RNA programável de componente único"], *Science*, 5 de agosto de 2016 (publicado on-line em 2 de junho de 2016).
4. Entrevistas do autor com Feng Zhang.
5. Alexandra East-Seletsky, Jamie Cate, Robert Tjian e Jennifer Doudna. "Two Distinct RNase Activities of CRISPR-C2c2 Enable Guide-RNA Processing and RNA Detection" ["Duas atividades distintas de RNase de CRISPR-C2c2 permitem processamento de RNA guia e detecção de RNA"], *Nature*, 13 de outubro de 2016. O CRISPR-C2c2 foi rebatizado de CRISPER-Cas13a.
6. Jonathan Gootenberg, Omar Abudayyeh, Cameron Myhrvold, Eugene Koonin, Feng Zhang et al. "Nucleic Acid Detection with CRISPR-Cas13a/C2c2" ["Detecção de ácido nucleico com CRISPR-Cas13a/C2c2"], *Science*, 28 de abril de 2017.

7. Jonathan Gootenberg, Omar Abudayyeh, Feng Zhang et al. "Multiplexed and Portable Nucleic Acid Detection Platform with Cas13, Cas12a, and Csm6" ["Plataforma de detecção de ácido nucleico multiplexada e portátil com Cas13, Cas12a e Csm6"], *Science*, 27 de abril de 2018. Consulte também: Abudayyeh et al. "C2c2 Is a Single Component Programmable RNA-Guided RNA-Targeting CRISPR Effector".
8. Entrevista do autor com Feng Zhang; Carey Goldberg. "CRISPR Comes to COVID" ["O CRISPR chega à Covid"], WBUR, 10 de julho de 2020.
9. Emily Mullin. "CRISPR Could Be the Future of Disease Diagnosis" ["O CRISPR pode ser o futuro do diagnóstico de doenças"], *OneZero*, 25 de julho de 2019; Emily Mullin. "CRISPR Pioneer Jennifer Doudna on the Future of Disease Detection" ["A pioneira do CRISPR Jennifer Doudna fala sobre o futuro da detecção de doenças"], *OneZero*, 30 de julho de 2019; Daniel Chertow. "Next-Generation Diagnostics with CRISPR" ["Diagnóstico de próxima geração com o CRISPR"], *Science*, 27 de abril de 2018; Ann Gronowski. "Who or What Is SHERLOCK?" ["Quem ou o que é SHERLOCK?"], *EJIFCC*, novembro de 2018.

CAPÍTULO 52: TESTES DE CORONAVÍRUS

1. Entrevistas do autor com Feng Zhang.
2. Feng Zhang, Omar Abudayyeh e Jonathan Gootenberg. "A Protocol for Detection of COVID-19 Using CRISPR Diagnostics" ["Um protocolo para a detecção da Covid-19 usando diasgnóstico por CRISPR"], site do Instituto Broad, publicado em 14 de fevereiro de 2020; Carl Zimmer. "With Crispr, a Possible Quick Test for the Coronavirus" ["Com o CRISPR, um possível teste rápido para o coronavírus"], *New York Times*, 5 de maio de 2020.
3. Goldberg. "CRISPR Comes to COVID"; "Sherlock Biosciences and Binx Health Announce Global Partnership to Develop First CRISPR-Based Point-of-Care Test for COVID-19" ["Sherlock Biosciences e Binx Health anunciam parceria global para desenvolver o primeiro teste *point-of-care* baseado em CRISPR para COVID-19"], *PR Newswire*, 1º de julho de 2020.
4. Entrevistas do autor com Janice Chen e Lucas Harrington; Jim Daley. "CRISPR Gene Editing May Help Scale Up Coronavirus Testing" ["Edição genética por CRISPR pode ajudar a acelerar testagem do coronavírus"], *Scientific American*, 23 de abril de 2020; John Cumbers. "With Its Coronavirus Rapid Paper Test Strip, This CRISPR Startup Wants to Help Halt a Pandemic" ["Com sua fita de teste rápido para o coronavírus, essa start-up do CRISPR quer ajudar a conter uma pandemia"], *Forbes*, 14 de março de 2020; Lauren Martz. "CRISPR-Based Diagnostics Are Poised to Make an Early Debut amid COVID-19 Outbreak" ["Os diagnósticos baseados em CRISPR estão prontos para uma estreia precoce em meio ao surto de COVID-19"], *Biocentury*, 28 de fevereiro de 2020.
5. James Broughton, Charles Chiu, Janice Chen et al. "A Protocol for Rapid Detection of the 2019 Novel Coronavirus SARS-CoV-2 Using CRISPR Diagnostics: SARS-CoV-2 DETECTR" ["Um protocolo para detecção rápida do novo coronavírus SARS-CoV-2 de 2019 usando diagnósticos CRISPR: SARS-CoV-2 DETECTR"], site do Mammoth Biosciences, publicado em 15 de fevereiro de 2020. Artigo completo do Mammoth com dados dos pacientes e outros detalhes: James Broughton, Janice Chen e Charles Chiu. "CRISPR-Cas12-Based Detection of SARS-CoV-2" ["Detecção de SARS-CoV-2 baseada em CRISPR-Cas12"], *Nature Biotechnology*, 16 de abril de 2020 (recebido em 5 de março de 2020). Consulte

também: Eelke Brandsma e Emile van den Akker. "Rapid, Sensitive and Specific SARS Coronavirus-2 Detection: A Multi-center Comparison between Standard qRT-PCR and CRISPR Based DETECTR" ["Detecção rápida, sensível e específica de SARS Coronavírus-2: uma comparação multicêntrica entre qRT-PCR padrão e DETECTR baseado em CRISPR"], *medRxiv*, 27 de julho de 2020.

6. Julia Joung, Jonathan S. Gootenberg, Omar O. Abudayyeh e Feng Zhang. "Point-of--Care Testing for COVID-19 Using SHERLOCK Diagnostics" ["Testagem *point--of-care* para COVID-19 usando diagnóstico SHERLOCK"], *medRxiv*, 5 de maio de 2020.
7. Entrevista do autor com Feng Zhang.
8. Entrevista do autor com Janice Chen.

CAPÍTULO 53: VACINAS

1. Ochsner Health System, fase 2/3 de estudo da Pfizer Inc. e BioNTech SE de vacina experimental, BNT162b2, contra SARS-CoV-2, iniciando em julho de 2020.
2. Entrevista do autor com Jennifer Doudna.
3. Simantini Dey. "Meet Sarah Gilbert" ["Conheça Sarah Gilbert"], *News18*, 21 de julho de 2020; Stephanie Baker. "Covid Vaccine Front-Runner Is Months Ahead of Her Competition" ["A vacina favorita contra COVID-19 está meses à frente das competidoras"], *Bloomberg BusinessWeek*, 14 de julho de 2020; Clive Cookson. "Sarah Gilbert, the Researcher Leading the Race to a Covid-19 Vaccine" ["Sarah Gilbert, a pesquisadora que lidera a corrida da vacina para Covid-19"], *Financial Times*, 24 de julho de 2020.
4. Entrevistas do autor com Ross Wilson e Alex Marson; relatório da IGI para solicitação de financiamento para sistema de entrega para vacinas de DNA, março de 2020; relato de Ross Wilson na reunião de resposta à Covid-19 do IGI, 11 de junho de 2020.
5. "A Trial Investigating the Safety and Effects of Four BNT162 Vaccines against COVID-2019 in Healthy Adults" ["Um ensaio que investiga a segurança e os efeitos de quatro vacinas BNT162 contra COVID-2019 em adultos saudáveis"], ClinicalTrials.gov, maio de 2020, identificador: NCT04380701; "BNT162 SARS-CoV-2 Vaccine" ["Vacina BNT162 para SARS-CoV-2"], *Precision Vaccinations*, 14 de agosto de 2020; Mark J. Mulligan, Uğur Şahin, Kathrin Jansen et. al. "Phase 1/2 Study of COVID-19 RNA Vaccine BNT162b1 in Adults" ["Estudo em fase 1/2 da vacina de RNA BNT162b1 para COVID-19 em adultos"], *Nature*, 12 de agosto de 2020.
6. Joe Miller. "The Immunologist Racing to Find a Vaccine" ["O imunologista correndo para encontrar uma vacina"], *Financial Times*, 20 de março de 2020.
7. Entrevista do autor com Phil Dormitzer; Matthew Herper. "In the Race for a COVID-19 Vaccine, Pfizer Turns to a Scientist with a History of Defying Skeptics" ["Na corrida por uma vacina COVID-19, a Pfizer recorre a um cientista com um histórico de desafiar os céticos"], *Stat*, 24 de agosto de 2020.
8. Entrevistas do autor com Noubar Afeyan e Christine Heenan.
9. Entrevista e troca de e-mails do autor com Josiah Zayner; Kristen Brown. "One Biohacker's Improbable Bid to Make a DIY Covid-19 Vaccine" ["A proposta improvável de um biohacker para uma vacina estilo faça-você-mesmo para Covid-19"], *Bloomberg BusinessWeek*, 25 de junho de 2020.
10. Jingyou Yu e Dan H. Barouch. "DNA Vaccine Protection against SARS-CoV-2 in Rhesus Macaques" ["Proteção da vacina de DNA contra SARS-CoV-2 em macacos Rhesus"], *Science*, 20 de maio de 2020.

11. Entrevistas do autor com Josiah Zayner; Kristen Brown. "Home-Made Vaccine Appeared to Work, but Questions Remain" ["Vacina feita em casa parecia funcionar, mas dúvidas permanecem"], *Bloomberg BusinessWeek*, 10 de outubro de 2020.
12. Ensaio clínico do sistema Ochsner Health da vacina Pfizer/BioNTech BNT162b2, liderado por Julia Garcia-Diaz, diretora de Pesquisa em Doenças Infecciosas Clínicas, e Leonardo Seoane, diretor acadêmico.
13. Entrevista do autor com Francis Collins; "Bioethics Consultation Service Consultation Report" ["Relatório de Consulta do Serviço de Consulta de Bioética"], Departamento de Bioética, Centro Clínico dos Institutos Nacionais de Saúde, 31 de julho de 2020.
14. Sharon LaFraniere, Katie Thomas, Noah Weiland, David Gelles, Sheryl Gay Stolberg e Denise Grady. "Politics, Science and the Remarkable Race for a Coronavirus Vaccine" ["Política, ciência e a extraordinária corrida para uma vacina contra o coronavírus"], *New York Times*, 21 de novembro de 2020; entrevistas do autor com Noubar Afeyan, Moncef Slaoui, Philip Dormitzer e Christine Heenan.

CAPÍTULO 54: CURAS POR CRISPR

1. David Dorward e Christopher Lucas. "Tissue-Specific Tolerance in Fatal COVID-19" ["Tolerância tecido-específico em Covid-19 fatal"], *medRxiv*, 2 de julho de 2020; Bicheng Zhag e Jun Wan. "Clinical Characteristics of 82 Cases of Death from COVID-19" ["Características clínicas de 82 casos de morte por COVID-19"], *Plos One*, 9 de julho de 2020.
2. Ed Yong. "Immunology Is Where Intuition Goes to Die" ["A imunologia é o último reduto da intuição"], *The Atlantic*, 5 de agosto de 2020.
3. Entrevista do autor com Cameron Myhrvold.
4. Jonathan Gootenberg, Omar Abudayyeh, Cameron Myhrvold, Eugene Koonin, Pardis Sabeti e Feng Zhang. "Nucleic Acid Detection with CRISPR-Cas13a /C2c2" ["Detecção de ácido nucleico com CRISPR-Cas13a/C2c2"], *Science*, 28 de abril de 2017.
5. Cameron Myhrvold, Catherine Freije, Jonathan Gootenberg, Omar Abudayyeh, Feng Zhang e Pardis Sabeti. "Field-Deployable Viral Diagnostics Using CRISPR-Cas13" ["Diagnósticos virais implantáveis em campo usando CRISPR-Cas13"], *Science*, 27 de abril de 2018.
6. Entrevista do autor com Cameron Myhrvold.
7. Cameron Myhrvold a Pardis Sabeti, 22 de dezembro de 2016.
8. Agência de Projetos de Pesquisa Avançados do Departamento de Defesa (DARPA), subsídio D18AC00006.
9. Susanna Hamilton. "CRISPR-Cas13 Developed as Combination Antiviral and Diagnostic System" ["CRISPR-Cas13 desenvolvido como combinação antiviral e sistema de diagnóstico"], *Broad Communications*, 11 de outubro de 2019.
10. Catherine Freije, Cameron Myhrvold, Omar Abudayyeh, Jonathan Gootenberg, Feng Zhang e Pardis Sabeti. "Programmable Inhibition and Detection of RNA Viruses Using Cas13" ["Inibição programável e detecção de vírus de RNA usando Cas13"], *Molecular Cell*, 5 de dezembro de 2019 (recebido em 16 de abril de 2019, revisado em 18 de julho de 2019, aceito em 6 de setembro de 2019 e publicado on-line em 10 de outubro de 2019); Tanya Lewis. "Scientists Program CRISPR to Fight Viruses in Human Cells" ["Cientistas programam CRISPR para combater vírus em células humanas"], *Scientific American*, 23 de outubro de 2019.

11. Cheri Ackerman, Cameron Myhrvold e Pardis C. Sabeti. "Massively Multiplexed Nucleic Acid Detection with Cas13m" ["Detecção de ácido nucleico massivamente multiplexado com Cas13m"], *Nature*, 29 de abril de 2020 (recebido em 20 de março de 2020 e aceito em 20 de abril de 2020).
12. Jon Arizti-Sanz, Catherine Freije, Pardis Sabeti e Cameron Myhrvold. "Integrated Sample Inactivation, Amplification, and Cas13-Based Detection of SARSCoV-2" ["Inativação de amostra integrada, amplificação e detecção baseada em Cas13 de SARSCoV-2"], *bioRxiv*, 28 de maio de 2020.
13. Entrevistas do autor com Stanley Qi.
14. Silvana Konermann e Patrick Hsu. "Transcriptome Engineering with RNATargeting Type VI-D CRISPR Effectors" ["Engenharia de transcriptoma com efetores CRISPR tipo VI-D"], *Cell*, 15 de março de 2018.
15. Steven Levy. "Could CRISPR Be Humanity's Next Virus Killer?" ["O CRISPR pode ser o próximo matador de vírus da humanidade?"], *Wired*, 10 de março de 2020.
16. Timothy Abbott e Lei [Stanley] Qi. "Development of CRISPR as a Prophylactic Strategy to Combat Novel Coronavirus and Influenza" ["Desenvolvimento de CRISPR como uma estratégia profilática para combater novos coronavírus e influenza"], *bioRxiv*, 14 de março de 2020.
17. Entrevista do autor com Stanley Qi.
18. Reunião semanal do IGI pelo Zoom, 22 de março de 2020; entrevistas do autor com Stanley Qi e Jennifer Doudna.
19. Stanley Qi, Jennifer Doudna e Ross Wilson. "A White Paper for the Development of Novel COVID-19 Prophylactic and Therapeutics Using CRISPR Technology" ["Uma proposta para o desenvolvimento de profilaxia e terapia para o nova Covid-19 usando tecnologia CRISPR"], não publicado, abril de 2020.
20. Entrevistas do autor com Ross Wilson; Ross Wilson. "Engineered CRISPR RNPs as Targeted Effectors for Genome Editing of Immune and Stem Cells In Vivo" ["Ribonucleoproteínas CRISPR projetadas como efetores direcionados para a edição genômica de células imunes e células-tronco *in vivo*"], não publicado, abril de 2020.
21. Theresa Duque. "Cellular Delivery System Could Be Missing Link in Battle against SARS-CoV-2" ["Sistema de entrega celular pode ser o elo perdido na batalha contra SARS-CoV-2"], *Berkeley Lab News*, 4 de junho de 2020.

CAPÍTULO 55: COLD SPRING HARBOR VIRTUAL

1. Kevin Bishop e outros me deram permissão para citar a reunião.
2. Andrew Anzalone, David Liu et al. "Search-and-Replace Genome Editing without Double-Strand Breaks or Donor DNA" ["Edição genômica por busca e substituição sem quebra de fita dupla ou DNA doador"], *Nature*, 5 de dezembro de 2019 (recebido em 26 de agosto, aceito em 10 de outubro e publicado on-line em 21 de outubro).
3. Megan Molteni. "A New Crispr Technique Could Fix Almost All Genetic Diseases" ["Uma nova técnica com CRISPR pode curar quase todas as doenças genéticas"], *Wired*, 21 de outubro de 2019; Sharon Begley. "New CRISPR Tool Has the Potential to Correct Almost All Disease-Causing DNA Glitches" ["Nova ferramenta CRISPR tem potencial para corrigir quase todas as falhas de DNA que causam doenças"], *Stat*, 21 de outubro de 2019; Sharon Begley. "You Had Questions for David Liu" ["Você tinha perguntas para David Liu"], *Stat*, 6 de novembro de 2019.
4. Beverly Mok, David Liu et al. "A Bacterial Cytidine Deaminase Toxin Enables CRISPR-Free Mitochondrial Base Editing" ["Uma toxina citidina desaminase bac-

teriana permite a edição da base mitocondrial livre de CRISPR"], *Nature*, 8 de julho de 2020.

5. Jonathan Hsu, David Liu, Keith Joung, Lucan Pinello et al. "PrimeDesign Software for Rapid and Simplified Design of Prime Editing Guide RNAs" ["Software PrimeDesign para projeto rápido e simplificado de RNAs-guia de edição principal"], *bioRxiv*, 4 de maio de 2020.
6. Audrone Lapinaite, Gavin Knott, David Liu e Jennifer A. Doudna. "DNA Capture by a CRISPR-Cas9-Guided Adenine Base Editor" ["Captura de DNA por um editor de base de adenina guiado por CRISPR-Cas9"], *Science*, 31 de julho de 2020.

CAPÍTULO 56: O PRÊMIO NOBEL

1. Entrevistas do autor com Heidi Ledford, Jennifer Doudna e Emmanuelle Charpentier.
2. Jennifer Doudna. "How COVID-19 Is Spurring Science to Accelerate" ["Como a Covid-19 está impulsionando a ciência a acelerar"], *The Economist*, 5 de junho de 2020. Consulte também: Jane Metcalfe. "COVID-19 Is Accelerating Human Transformation — Let's Not Waste It" ["A Covid-19 está acelerando a transformação humana — não vamos desperdiçar isso"], *Wired*, 5 de julho de 2020.
3. Michael Eisen. "Patents Are Destroying the Soul of Academic Science" ["As patentes estão destruindo a alma da ciência acadêmica"], *it is NOT junk* (blog), 20 de fevereiro de 2017.
4. "SARS-CoV-2 Sequence Read Archive Submissions" ["Envio de arquivos de leitura de sequência de SARS-CoV-2"], Centro Nacional de Informação Biotecnológica. Disponível em: <https://www.ncbi.nlm.nih.gov/sars-cov-2/>
5. Simine Vazire. "Peer-Reviewed Scientific Journals Don't Really Do Their Job" ["Revistas científicas revisadas por pares não fazem seu trabalho"], *Wired*, 25 de junho de 2020.
6. Entrevista do autor com George Church.
7. Entrevista do autor com Emmanuelle Charpentier.

ÍNDICE

Números em *itálico* se referem a fotografias.

CRÉDITOS DAS IMAGENS

Por ordem de entrada

Página 2: Brittany Hosea-Small / UC Berkeley
Página 9: [ambas] David Jacobs
Página 10: Jeff Gilbert / Alamy
Página 20: [em sentido horário] cortesia de Jennifer Doudna; Leah Wyzykowski; cortesia de Jennifer Doudna
Página 28: George Richmond / Wikimedia / domínio público [esquerda]; Wikimedia / domínio público [direita]
Página 34: A. Barrington Brown / Science Photo Library
Página 44: Universal History Archive / Universal Images Group / Getty Images [esquerda]; cortesia de Ava Helen e Linus Pauling Papers, Biblioteca da Universidade Estadual do Oregon
Página 45: Historic Images / Alamy
Página 48: cortesia de Jennifer Doudna
Página 56: National Human Genome Research Institute
Página 62: Jim Harrison
Página 72: reprodução YouTube
Página 82: cortesia de Jennifer Doudna
Página 90: cortesia de BBVA Foundation [superior]; cortesia de Luciano Marraffini [inferior]
Página 98: The Royal Society / CC BY-SA (https://creativecommons.org/licenses/by-sa/3.0)
Página 102: Mark Young
Página 108: Marc Hall / NC State (cortesia de Rodolphe Barrangou) [superior]; Franklin Institute / reprodução YouTube [inferior]
Página 116: cortesia de Genetech
Página 124: Roy Kaltschmidt / Lawrence Berkeley National Laboratory
Página 132: cortesia de Caribou Biosciences

Página 140: Hallbauer & Fioretti / Wikimedia Commons
Página 150: Berkeley Lab
Página 153: MRS Bulletin
Página 156: Miguel Riopa / AFP via Getty Images
Página 160: [em sentido horário] Edgaras Kurauskas / Universidade de Vilnius; Heribert Corn (cortesia de Krzysztof Chylinski); Michael Tomes (cortesia de Martin Jinek)
Página 170: Andriano_CZ / iStock via Getty Images
Página 176: [de cima para baixo] Justin Knight / McGovern Institute; Seth Kroll / Wyss Institute da Universidade de Harvard; Thermal PR
Página 180: Justin Knight / McGovern Institute
Página 186: Seth Kroll / Wyss Institute da Universidade de Harvard
Página 194: Wikimedia Commons
Página 206: Anastasiia Sapon / *The New York Times* / Redux
Página 214: cortesia de Martin Jinek
Página 222: cortesia de Rodger Novak
Página 232: BBVA Foundation
Página 240: Casey Atkins, cortesia do Instituto Broad
Página 248: cortesia de Sterne, Kessler, Goldstein & Fox P.L.L.C.
Página 262: Amanda Stults, RN, Instituto de Pesquisa Sarah Cannon / The Children's Hospital
Página 270: cortesia de The Odin
Página 276: Susan Merrell / UCSF
Página 284: National Academy of Sciences (cortesia do Laboratório Cold Spring Harbor) [superior]; Peter Breining / *San Francisco Chronicle* via Getty Images [inferior]
Página 300: Pam Risdom
Página 316: cortesia de He Jiankui [superior]; ABC News / reprodução YouTube [inferior]
Página 332: [ambas] Kin Cheung / AP / Shutterstock
Página 343: cortesia da Universidade da Califórnia D.C.
Página 354: Tom e Dee Ann McCarthy / Getty Images
Página 360: Wonder Collaborative
Página 386: Isaac Lawrence / AFP / Getty Images
Página 392: Nabor Godoy
Página 398: cortesia de Walter Isaacson
Página 404: [ambas]: Lewis Miller; PBS
Página 416: cortesia de Jennifer Doudna
Página 420: Irene Yi / UC Berkeley
Página 426: Fyodor Urnov
Página 432: Cortesia do Instituto de Genômica Inovadora
Página 439: Fyodor Urnov
Página 440: Mammoth Biosciences [superior]; Justin Knight / McGovern Institute [inferior]
Página 448: Omar Abudayyeh
Página 454: reprodução / YouTube
Página 472: Paul Sakuma [superior]; cortesia de Cameron Myhrvold [inferior]
Página 482: Wikimedia Commons [superior]; arquivos do Laboratório Cold Spring Harbor [inferior]
Página 492: Brittany Hosea-Small / UC Berkeley E103
Página 500: Gordon Russell

1ª edição	MARÇO DE 2021
impressão	CROMOSETE
papel de miolo	PÓLEN SOFT 70G/M²
tipografia	ADOBE CASLON PRO